国家卫生健康委员会"十四五"规划教材
全国高等学校药学类专业第九轮规划教材
供药学类专业用

U0292574

临床医学概论

第 3 版

主 编 于 锋 闻德亮

副主编 刘晓民 吴 勇 桂庆军

编 者 （以姓氏笔画为序）

于 锋（中国药科大学） 周晓辉（中国药科大学）

尹 凯（南方医科大学） 赵明沂（沈阳药科大学）

卢应梅（南京医科大学） 闻德亮（中国医科大学）

刘晓民（哈尔滨医科大学） 姜 威（佳木斯大学附属第一医院）

李 波（兰州大学第一临床医学院） 桂庆军（南华大学衡阳医学院）

李 骢（大连医科大学） 徐桂彬（广州医科大学）

吴 勇（福建医科大学） 黄 成（安徽医科大学）

张秀峰（海南医学院） 熊英琼（南昌大学第一临床医学院）

人民卫生出版社
·北 京·

图书在版编目（CIP）数据

临床医学概论 / 于锋，闻德亮主编 . —3 版 . —北京：人民卫生出版社，2023.1（2024.11重印）

ISBN 978-7-117-34388-6

I.①临… II.①于…②闻… III.①临床医学 —医学院校 —教材 IV.①R4

中国版本图书馆 CIP 数据核字（2022）第 258509 号

人卫智网	www.ipmph.com	医学教育、学术、考试、健康，购书智慧智能综合服务平台
人卫官网	www.pmph.com	人卫官方资讯发布平台

临床医学概论

Linchuang Yixue Gailun

第 3 版

主　　编：于　锋　闻德亮

出版发行：人民卫生出版社（中继线 010-59780011）

地　　址：北京市朝阳区潘家园南里 19 号

邮　　编：100021

E - mail：pmph @ pmph.com

购书热线：010-59787592　010-59787584　010-65264830

印　　刷：人卫印务（北京）有限公司

经　　销：新华书店

开　　本：850×1168　1/16　印张：23

字　　数：665 千字

版　　次：2011 年 7 月第 1 版　　2023 年 1 月第 3 版

印　　次：2024 年 11 月第 4 次印刷

标准书号：ISBN 978-7-117-34388-6

定　　价：76.00 元

出 版 说 明

全国高等学校药学类专业规划教材是我国历史最悠久、影响力最广、发行量最大的药学类专业高等教育教材。本套教材于1979年出版第1版，至今已有43年的历史，历经八轮修订，通过几代药学专家的辛勤劳动和智慧创新，得以不断传承和发展，为我国药学类专业的人才培养作出了重要贡献。

目前，高等药学教育正面临着新的要求和任务。一方面，随着我国高等教育改革的不断深入，课程思政建设工作的不断推进，药学类专业的办学形式、专业种类、教学方式呈多样化发展，我国高等药学教育进入了一个新的时期。另一方面，在全面实施健康中国战略的背景下，药学领域正由仿制药为主向原创新药为主转变，药学服务模式正由"以药品为中心"向"以患者为中心"转变。这对新形势下的高等药学教育提出了新的挑战。

为助力高等药学教育高质量发展，推动"新医科"背景下"新药科"建设，适应新形势下高等学校药学类专业教育教学、学科建设和人才培养的需要，进一步做好药学类专业本科教材的组织规划和质量保障工作，人民卫生出版社经广泛、深入的调研和论证，全面启动了全国高等学校药学类专业第九轮规划教材的修订编写工作。

本次修订出版的全国高等学校药学类专业第九轮规划教材共35种，其中在第八轮规划教材的基础上修订33种，为满足生物制药专业的教学需求新编教材2种，分别为《生物药物分析》和《生物技术药物学》。全套教材均为国家卫生健康委员会"十四五"规划教材。

本轮教材具有如下特点：

1. 坚持传承创新，体现时代特色　本轮教材继承和巩固了前八轮教材建设的工作成果，根据近几年新出台的国家政策法规、《中华人民共和国药典》(2020年版)等进行更新，同时删减老旧内容，以保证教材内容的先进性。继续坚持"三基""五性""三特定"的原则，做到前后知识衔接有序，避免不同课程之间内容的交叉重复。

2. 深化思政教育，坚定理想信念　本轮教材以习近平新时代中国特色社会主义思想为指导，将"立德树人"放在突出地位，使教材体现的教育思想和理念、人才培养的目标和内容，服务于中国特色社会主义事业。各门教材根据自身特点，融入思想政治教育，激发学生的爱国主义情怀以及敢于创新、勇攀高峰的科学精神。

3. 完善教材体系，优化编写模式　根据高等药学教育改革与发展趋势，本轮教材以主干教材为主体，辅以配套教材与数字化资源。同时，强化"案例教学"的编写方式，并多配图表，让知识更加形象直观，便于教师讲授与学生理解。

4. 注重技能培养，对接岗位需求　本轮教材紧密联系药物研发、生产、质控、应用及药学服务等方面的工作实际，在做到理论知识深入浅出、难度适宜的基础上，注重理论与实践的结合。部分实操性强的课程配有实验指导类配套教材，强化实践技能的培养，提升学生的实践能力。

5. 顺应"互联网＋教育"，推进纸数融合　本次修订在完善纸质教材内容的同时，同步建设了以纸质教材内容为核心的多样化的数字化教学资源，通过在纸质教材中添加二维码的方式，"无缝隙"地链接视频、动画、图片、PPT、音频、文档等富媒体资源，将"线上""线下"教学有机融合，以满足学生个性化、自主性的学习要求。

众多学术水平一流和教学经验丰富的专家教授以高度负责、严谨认真的态度参与了本套教材的编写工作，付出了诸多心血，各参编院校对编写工作的顺利开展给予了大力支持，在此对相关单位和各位专家表示诚挚的感谢！教材出版后，各位教师、学生在使用过程中，如发现问题请反馈给我们(renweiyaoxue@163.com)，以便及时更正和修订完善。

人民卫生出版社

2022年3月

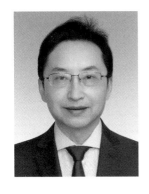

于 锋

　　教授,博士研究生导师,中国药科大学基础医学与临床药学学院原副院长,临床药学教研室主任,中国药科大学临床药学专业负责人,国家级一流本科专业建设点和一流课程负责人。曾获得江苏省教育厅"青蓝工程"中青年学术带头人称号。江苏省药学会不良反应专业委员会副主任委员、北京罕见病诊疗与保障学会理事、中国药学会循证药学专业委员会委员、江苏省医学会临床药学专业委员会委员等。曾获教育部教学成果奖一等奖和二等奖、江苏省教学成果奖特等奖、江苏省科学技术进步奖二等奖和三等奖、江苏省优秀博士论文等奖项。国家卫生健康委员会规划教材《临床医学概论》第 1 版和第 2 版主编。在国内外的各类期刊发表论文 200 余篇。

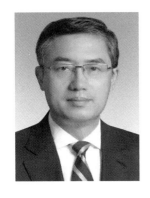

闻德亮

　　医学博士,二级教授,主任医师,博士研究生导师。现任锦州医科大学党委书记,中国医科大学双聘教授,兼任辽宁省科学技术协会第九届委员会副主席。享受国务院政府特殊津贴专家,国家重点研发计划重点专项首席科学家,全国高校黄大年式教师团队负责人,高等学校学科创新引智基地负责人,国家级一流本科课程负责人。先后主持承担"十一五"国家科技支撑重点计划项目、国家重点研发计划重点专项、国家自然科学基金面上项目等 20 余项科研项目 / 课题。在国内外学术期刊累计发表学术论文 200 余篇,主编专著及教材 13 部,其中两部获得首届国家级优秀教材奖。作为主要完成人获得国家级教学成果奖二等奖 2 项,作为主要参与者获得全国妇幼健康科学技术奖 1 项、辽宁省科学技术奖二等奖 1 项。

副主编简介

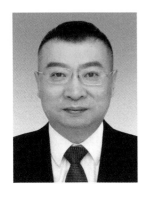

刘晓民

二级教授,博士研究生导师,哈尔滨医科大学附属第一医院内科学教研室主任、呼吸与危重症医学科二病房主任。中华医学会呼吸病学分会委员,中华预防医学会呼吸病预防与控制专业委员会委员,中国医药教育协会慢性气道疾病专业委员会副主任委员,黑龙江省医学会呼吸病学专业委员会主任委员,荣获"龙江名医""哈尔滨医科大学教学名师"称号。

参编国家卫生健康委员会规划教材 5 部,担任副主编 4 部。主持国家重点研发计划 1 项,发表科研及教学论文 60 余篇。

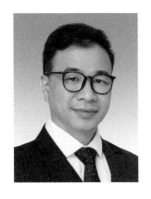

吴　勇

福建医科大学附属协和医院血液科主任医师,教授,博士研究生导师。中华医学会血液病学分会第十一届委员会实验诊断学组委员,中华医学会内科学分会第十三届委员会青年委员,中国中西医结合学会第八届血液学专业委员会委员,中国中西医结合学会血液学专业委员会骨髓增殖性肿瘤工作组副组长,中国医院协会病案专业委员会第七届委员会委员。

从事医疗、教学、科研工作 24 年,主持国家自然科学基金项目、国家人力资源部资助的留学回国人员科技活动项目及福建省自然科学基金重点项目 3 项,已在国内外核心期刊发表论文 40 余篇,其中以第一作者和通信作者发表 SCI 论文 20 余篇。先后获福建省科学技术进步奖、运盛青年科技奖及福建青年科技奖等省级以上科研奖项共 7 项。

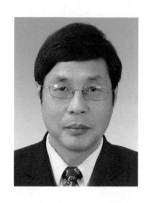

桂庆军

内科学教授,全国高等医学院校诊断学教学指导委员会常委,诊断学省级一流课程和省级精品课程负责人,南华大学督导团副团长兼医学组组长。

从事医学教育工作37年,多次获校级优秀教师、优秀共产党员、优秀副处级干部、优秀工会干部等荣誉称号。主编《临床基本技能学》《健康评估》国家级教材2部,副主编或参编全国规划教材《临床医学概论》、《诊断学》(第9版)等教材8部,作为主编获省级优秀教材1部。主持省级教研课题3项,主持或参与获得省级教学成果奖二等奖、三等奖各1项。主持或参与国家自然科学基金、省部级科研课题10余项,发表科研、教研论文90余篇。

前　言

随着我国健康事业的不断发展,药学教育正在从"以药物为中心"向"以患者为中心",进而向"以人民健康为中心"转变。为了适应这一发展趋势,《临床医学概论》应运而生,并得到各药学院校的广泛使用,取得了很好的教学效果。在前 2 版的基础上,本版教材充分体现了"三基"(基本理论、基本知识和基本技能)和"五性"(思想性、科学性、先进性、启发性和适用性),秉承了前 2 版教材"删繁就简,概括性强,由浅入深,重点突出,简明扼要"的编写特色,保持了以往版本的基本构架,在内容上做了适当的充实和调整,使得本教材更加符合药学教育和药学服务发展的需求,因而能够为药学类专业学生今后从事药学服务工作打下良好的基础。

本版教材主要做了以下充实和调整:在"内科学基础知识"章增加了"诊断疾病的步骤和临床思维方法",以帮助学生了解并初步建立临床思维;增加了"药学监护",介绍了药学监护的定义及实施的基本步骤和要求,以便药学专业学生能够初步了解药学监护的内容和要求;"肿瘤学概述"独立成章,较全面地介绍了肿瘤的临床表现、诊断的基本要素和治疗的基本原则等。肿瘤的具体病种分布在各系统章节中,使得学习更加系统,便于学生理解掌握;在各章节中根据需要适当增加了典型病案和知识链接,以便加深学生对医学知识的理解和拓展学生的知识面。

本版教材的主要使用对象是药学类专业本科生,适用于专业学习和考研参考。也可作为执业药师考试的参考书及药学科技工作者的医学参考读物。

感谢全体编者在本版教材的撰写中所倾注的努力和心血,也感谢张蔚在材料整理中所作出的贡献。但由于受篇幅、时间和水平的限制,难免出现差错和疏漏,敬请读者批评指正。

于　锋　闻德亮
2022 年 4 月

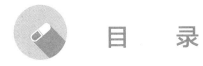

目　录

下篇　常见疾病

上篇

临床医学基础

第一章

内科学基础知识

第一章
教学课件

学习目标

1. **掌握** 问诊的方法与技巧,症状的问诊要点,体格检查的基本方法。
2. **熟悉** 问诊的内容,常见症状的病因与特点,一般检查及肺脏、心脏、腹部、神经反射检查的内容。
3. **了解** 病历书写;头颈部、脊柱与四肢、肛门、直肠与生殖器检查的相关内容。

第一节 概 述

疾病的诊断是临床医师的基本实践活动,也是一切临床医疗工作的基础和前提。疾病诊断的基本方法包括病史采集、体格检查及必要的辅助检查。

解决患者诊断问题的大多数线索和依据都来源于病史采集所获取的资料,病史资料主要通过问诊和阅读既往的病历获取。其中,问诊(inquiry)是病史采集(history taking)的主要手段,是医师通过对患者或相关人员的系统询问获取病史资料,经过综合分析而作出临床判断的一种诊断方法。某些疾病在早期可能仅有自觉症状而缺乏客观体征,这样问诊所得的资料就能更早地作为诊断依据。临床上约有半数疾病如慢性支气管炎、心绞痛、溃疡病、糖尿病等仅通过问诊即可得出初步诊断。相反,如果忽视问诊,使病史资料残缺不全,病情了解不够详细准确,往往造成临床工作中的漏诊或误诊,因而贻误治疗。问诊所得的资料,尤其是典型症状可为疾病诊断提供重要线索和依据,因此,掌握问诊的方法和常见症状及其临床意义不仅是每个临床医师必须掌握的基本功,也是了解病情和提高治疗效果不可缺少的基本临床技能之一。

问诊的重要性还体现在其为医患沟通、建立相互信任的医患关系的最重要的时机。正确的方法和良好的问诊技巧可使患者感到医师的亲切和可信,也更有信心与医师合作,可以更好地执行医嘱。问诊得到的资料不单可用于本次疾病的诊治和护理,还是一种法律文书,可作为医疗诉讼或者解决医疗纠纷的依据。

体格检查(physical examination)是医师运用自己的感官和借助某些辅助工具(听诊器、叩诊锤、血压计、体温计等)来客观地了解和评估身体状况的一系列最基本的检查方法。许多疾病通过体格检查再结合病史就可以作出临床诊断。体格检查的基本检查方法有 5 种:视诊、触诊、叩诊、听诊和嗅诊。

病历(medical record)是医务人员在医疗活动过程中形成的文字、符号、图表、影像、切片等资料的总和,包括门(急)诊病历和住院病历。病历书写是指医务人员通过问诊、查体、辅助检查、诊断、治疗、护理等医疗活动获得有关资料,并进行归纳、分析、整理形成医疗活动记录的行为。病历书写应当客观、真实、准确、及时、完整、规范。病历书写应使用蓝黑墨水、碳素墨水。病历书写应使用中文、通用的外文缩写,无正式中文译名的症状、体征、疾病名称等可以使用外文。病历书写应规范使用医学术语,文字工整,字迹清晰,表述准确,语句通顺,标点正确。病历书写过程中出现错字时,应当用双线划在错字上,保留原记录清楚、可辨,并注明修改时间,修改人签名。电子病历的内容应在确认无误的情况下签名,尽量避免修改。上级医务人员有审查修改下级医务人员书写的病历的责任。病历应当按照规定的内容书写,并由相应的医务人员签名。实习期医务人员、试用期医务人员书写的病历,应当经过本医疗机构注册的医务人员审阅、修改并签名。病历一律使用阿拉伯数字书写日期和时间,采用24小时制记录。

第二节 问诊的内容与方法

问诊指通过医师对患者主观感觉到的不适的具体内容的询问。问诊是医师的基本功,同时也是药师开展药学服务的必备技能之一。

一、问诊内容

(一)一般项目

一般项目(general data)主要指患者的基本情况,包括姓名、性别、年龄、民族、职业、婚姻状况、住址、电话及联系方式、特殊或紧急情况下的委托人、病史陈述者及其可靠性等。通过对患者基本情况的询问,可以掌握患者的基本信息,对于不能陈述病史的患者应在病历中详细记录病史陈述者与患者的关系,以备进一步查询。记录年龄时应填写实足年龄,不可用"儿"或"成"代替,因年龄本身也具有诊断参考意义。

(二)主诉

主诉(chief complaint)是患者对最主要的痛苦或症状和/或体征及其持续时间的叙述。症状是患者主观感觉到的不适,体征是医师通过检查或患者自己发现的异常。因此,主诉应体现症状、部位、时间三要素。主诉应简洁、明了,同时应该反映疾病过程,根据主诉可初步估计疾病属于哪个系统、病情的轻重与缓急,以进行有针对性的检查。

(三)现病史

现病史(history of present illness)是对主诉的进一步扩展和细化。首先,主诉与现病史在时间上应一致。其次,现病史应对患者患病后的整个过程进行详细的描述。这就需要对疾病的诱因、发生、发展、变化、诊治过程及效果等进行全面细致的询问。可按照以下内容和程序进行系统询问。

1. 起病的时间与急缓 当询问并总结出患者的主诉后,首先要询问症状出现的第一时间,也就是发生症状距离患者就诊的确切时间。时间应记录到年、月、日。有些急性发作的疾病则必须询问和记录到小时甚至分钟,这样才有可能作出确切的诊断和治疗计划。除判断发病的时间外,询问发病的具体时刻对疾病的诊断也是有意义的。

2. 主要症状及其特点 对于主要症状要进行详细的"追问式"询问,包括主要症状是什么,其出现的部位、性质、持续时间的长短、加重与缓解的因素等,以判断出可能的疾病性质,进而明确诊断。

3. 病因与诱因 对于症状出现的病因与诱因的判断,直接关系到疾病的正确诊断。因此,在病史询问的过程中,针对患者的症状尤其是主要症状,要详细询问可能的诱发因素。典型的诱因可能直接导致第一诊断。例如喘息的患者吸入花粉后加重,夜间尤其凌晨频繁发作,可以自然缓解,则患者为支气管哮喘的可能性极大。

4. 病情的演变 了解患者病情的演变对诊断具有重要意义。针对患者的症状,要询问其详细的变化经过,包括症状是在逐渐加重还是在逐渐减轻、症状发生的时间规律有无变化、症状的性质有无改变、症状的部位和范围有无变化、是否出现新的伴随症状及相关的伴随症状是否消失等,进而从中找出规律性,判断疾病的性质及可能的转归。例如上腹部疼痛逐渐转移为右下腹疼痛,提示患者可能为阑尾炎;胸骨后疼痛逐渐加重不缓解,应考虑急性心肌梗死的可能性。

5. 伴随症状 单一症状的问诊相对比较简单,也容易得出结论。然而,大部分疾病的症状是多发的,也只有在多发的症状框架下构成疾病。因此,只有掌握疾病的大部分症状后,才能对疾病作出正确的诊断。对于在就诊时患者的多个症状,需要在询问出主要症状之后,以主要症状为主线,展开进一步的询问,将伴随症状问清楚。以临床上常见的发热症状为例,单一的发热对疾病的正确诊断十分困难。若准确地询问出相应的伴随症状,对疾病的诊断则十分有益。发热伴有头痛,而无其他症状者,应考虑感染性发热或中枢神经系统疾病;发热伴有咽痛,要考虑是否为上呼吸道感染等情况。临床上要注意疾病的全身表现,在某种程度上,伴随症状越多,表面上看似疾病越复杂,但实际上对疾病的诊断帮助越大。

6. 诊治过程　临床上还有很多患者就诊时已经历过多个医疗机构的诊治过程或者自行治疗(尤其是药物治疗)。对大部分患者来说,就诊前的诊治过程都有一定的参考价值。具体的问诊内容包括在本次就诊前是否曾在其他医疗机构就诊过,何时、何地就诊,是否进行过检查,检查的具体内容和结果如何,能否提供相关的资料信息,是否被作出过诊断,诊断结果是什么,是否应用药物或其他方法治疗过,详细的治疗方案(包括药物名称、剂量、用法、使用时间、手术方式等),最后要询问治疗效果如何,有无药物副作用等。

7. 病程中的一般状况　医师对就诊的患者除进行疾病相关的症状问诊外,还要认真询问患者患病以来的一般状况,包括食欲和饮食情况、睡眠状况、总体的精神状态、大小便情况等。这些信息对于判断是否由于疾病导致的全身状态变化具有一定的帮助。

8. 并发疾病的症状　大部分患者在就诊时,主要是为了解决本次的新发疾病问题,也有部分患者在就诊同时患有另外一种疾病,如脑梗死伴肺炎的患者、糖尿病同时伴有肝脓肿的患者等。另外有部分患者既往曾经确诊过某一或某些疾病,本次入院时这些疾病尚未治愈,仍需要同时得到治疗。遇到这些情况,需要医师对第二种以上的疾病的症状进行同样细致的问诊,并在病历中分段进行详细的记录,在诊断中同样要予以体现。

(四) 既往史(past history)

1. 预防接种与传染性疾病史　要翔实地询问预防接种和传染性疾病史,包括是否已按照预防接种计划全部进行或部分进行或未进行;是否患过某种传染性疾病,或其他涉及本次就诊的相关传染性疾病,同时要询问相关疫苗的接种情况。

2. 药物及其他过敏史　患者本次就诊的疾病有可能与过敏因素有关,或者在就诊后涉及相关的治疗措施与过敏因素有关,因此要仔细询问是否有药物、食物及任何可能的过敏因素。

3. 手术、外伤及输血史　应询问患者是否有过手术的病史。如有,要询问何时、何地、何病、何种手术及效果;同样要询问外伤史;有输血史的患者,同样要询问为何输血、有无特殊血型、有无输血反应等。

(五) 系统回顾(systematic review)

在基本病史询问结束后,为了避免遗漏患者的症状或疾病及既往疾病史,应按照全身的各个系统进行简要的询问,并查找出与本次就诊可能相关的症状或疾病。包括呼吸、循环、消化、泌尿、血液、内分泌与代谢、神经精神、骨骼肌肉系统。在系统回顾中发现的问题如果与本次就诊的疾病或症状相关,则要注意对前面询问过的病史进行补充和更新。系统回顾应针对某个系统进行主要症状的询问,没有的症状可以快速进行,询问出的相关症状要根据其具体表现给予扩展,以期对疾病进行进一步的诊断。

(六) 个人史(personal history)

有些疾病与患者的个人经历相关,因此应询问以下内容。

1. 出生地及居留地　注意某些传染性疾病或地方病的高发区域的询问,同时注意询问患者在这些地区生活的时间等细节。

2. 生活习惯和嗜好　包括吸烟史、饮酒史、长期用药史及有无毒麻药品滥用史。

3. 职业与工作条件　有无粉尘、工农业毒物接触,放射性物质接触及长期生物燃料接触等。

4. 冶游史　如考虑本次疾病可能与不洁性行为有关,应策略性地进行询问。

（七）婚姻史(marital history)

询问患者结婚的年龄、配偶的健康状况(尤其注意传染性疾病)及相关疾病,可询问性生活情况(如不孕不育等)。

（八）月经与生育史(menstrual and childbearing history)

顺序询问女性患者的初潮年龄、经期天数、月经周期天数、末次月经时间、绝经年龄;相关疾病在问诊时要询问月经量、颜色、有无痛经、白带、月经的规律有无改变;询问具体的孕产情况及避孕措施等。

记录格式:初潮年龄$\dfrac{行经期(天)}{月经周期(天)}$末次月经时间(或绝经年龄)

例:$14\dfrac{3\sim6\ 天}{28\sim30\ 天}$ 2015 年 1 月 11 日(或 49 岁)

（九）家族史(family history)

1. 询问父母、子女、兄弟、姐妹的健康状况,尤其注意有无相关疾病的发生,死亡者要询问死亡的原因及年龄。

2. 询问家族中有无结核、肝炎、性病等传染性疾病史。

3. 询问有无家族遗传性疾病史,要询问患病的其他人与患者的关系及治疗、预后的相关情况。

二、问诊方法

问诊的方法是否得当、技巧如何,不仅关系到病史的准确性,更直接关系到诊断的正确与否。还与问诊者本身的文化素质、医学知识掌握的程度及沟通能力等密切相关。

（一）基本方法

1. 构建和谐的医患关系　医师在问诊时,应该与患者构建平等、和谐的关系,避免审问式的提问方式,要让患者感受到医师对其的关心、尊重和爱护。要杜绝生硬的语言,告知患者问诊的重要性,取得患者的信任,这样才可能获得真实的资料。

2. 问诊的开始　对于首次接诊的患者,问诊者首先应介绍自己的姓名、职务。对患者要采用尊称。问诊开始时可采用"您哪里最不舒服?"或"您这次看病主要原因是什么? 我来问一下您这次得病的具体情况"等方式。

3. 主题的切入　获得第一手的问诊资料,首先从患者最痛苦的感觉问起。患者的症状可能有很多,这时医师应根据总体的症状归纳出主要症状。切入主题的另一个主要问题是询问症状出现的时间。对于病情较轻、思维敏捷的患者,询问出症状的时间并不难,个别患者可能叙述不清,医师要给予启发。

4. 围绕主要症状的重点问诊　在询问和归纳出患者的主要症状之后,下一步就要以主要症状为主干,仔细询问主要症状的性质和时间,相关的每个次要症状都要询问出症状的具体性质和发生的时间,按照发病的先后顺序进行整理和归纳。除本次就诊的相关症状外,还要注意询问有无与该疾病的鉴别诊断相关的症状。

5. 问诊的系统性　问诊中,除沿着疾病的发生与发展过程询问外,还应该按照系统来进行询问,尤其对于症状比较复杂的患者。有时医师的询问得不出具体的诊断结论,此时可以按照全身各个系统的顺序进行规范的询问,也可以按照从上至下的顺序询问。例如只有发热作为主要症状的患者,在询问中要按呼吸系统、心血管系统、消化系统、泌尿系统、内分泌与代谢系统、骨关节、神经系统等顺序询问,也可以按照从头到脚的顺序询问相关可能会发热的疾病。临床上很多发热患者到呼吸科或感染科就诊,实际上经过询问,有许多患者是由于糖尿病合并脏器脓肿形成而发热;也有部分患者为感染性心内膜炎、根尖周脓肿、肛周脓肿等。对于这些疾病,如果缺少系统的询问,就不易得出正确的结论。

6. **答非所问时的处理**   医师在询问患者时,经常会遇到患者答非所问或者喋喋不休的情况,这时医师不要生硬地打断患者的陈述,也不能任由患者发挥。患者所叙述的与本次疾病有可能相关的不适可以让患者叙述,一旦偏离主题,医师要给予患者正确的引导,但是应杜绝诱导患者向着医师有利的方向叙述。也可以礼貌性地打断患者,让患者回到本次疾病的主题上。例如患者陈述与本病无关的内容时,可以告诉患者,"对不起,除了您说的这些外,我还想知道您还有其他感觉吗?"等来打断患者。

7. **医学术语**   对于病史的询问,医师不应使用医学术语,要将医学术语转换为患者能够理解的语言,以免造成患者的误解。文化水平较高或有一定医学知识的患者可能对医学术语能够正确理解;而部分文化水平较低、缺乏医学知识的患者往往容易曲解医师的医学术语,有时又碍于情面不愿意说不懂。例如询问患者有无发热,患者可能说热得非常严重,此时应确切地询问是否使用体温计测量体温。

8. **总结**   病史询问结束或某一段落结束后,医师应对患者的叙述进行简单的归纳总结,并陈述给患者,与患者共同核实其准确性。对于错误的内容要及时纠正,同时,也为医师进行下一步的询问和工作奠定基础。

9. **隐私及需要避讳的情况**   某些疾病的问诊,可能会涉及患者的隐私。例如患者不想让他人知道的疾病史(如性病、吸毒、酗酒等)、性生活情况和性行为等隐私性较强的问题,应杜绝第三人在场。同时应对患者讲清正确、真实叙述病史的重要意义和隐瞒病史可能造成误诊、误治的后果。同时,要保证患者的隐私不被泄露,最大限度地争取患者的积极配合。

(二) **特殊情况的问诊**

一般情况下,大多数患者的病史比较容易采集,只是医师的水平高低和患者的配合程度影响问诊资料的准确性和全面性。采取规范的问诊方法,可以取得满意的第一手资料。但是,有些情况下,病史的采集会遇到很大的障碍,主要包括以下情况。

1. **失语**   一种情况可能是患者患有神经系统疾病导致的语言障碍,对于可以通过动作、表情进行沟通的患者,应以医师的询问为主,需要医师通过大量的语言进行询问,患者通过表情回答有或无。另一种情况是患者听力丧失或聋哑,应通过肢体语言(如手语)或书面进行交流,询问出患者的症状。绝大多数医师不会手语,此时应充分利用患者家属或专业人员协助问诊。

2. **缄默**   对这类患者,医师在展开问诊前应注意在情感上与其进行交流,最大限度地取得患者的信任,询问过程中应给患者充分的思考时间,注意聆听患者的陈述,不能急于求成,以免加重患者的缄默,甚至对医师产生抵抗情绪而拒绝沟通。

3. **意识障碍**   首先,通过对患者的观察和简单交流,判断出患者意识障碍的类型。对于患者确实存在的、确切的意识障碍,不需要直接与患者进行交流,可以与患者共同生活的亲属或患者发生意识障碍时的现场人员进行交流,探讨意识障碍发生时患者的具体表现,以完善和确定患者的病史资料。对于癔症或诈病的患者,医师应通过体格检查及对患者既往精神状态的询问来明确病情。

4. **精神异常**   精神专科的医师对患有精神疾病的患者的问诊,通过专科的问诊方法不难取得翔实的资料。但是,如果原有精神疾病的患者本次因其他疾病就诊时,非精神科医师在问诊时应该对患者的陈述给予分析,并由家属配合提供有用的信息。如果患者的精神疾病未愈,可以考虑请精神专科医师协助治疗,待精神疾病的病情稳定后补充问诊。

5. **儿童和老年人**   婴幼儿无法提供病史,需由家长帮助提供相关信息。对儿童进行问诊时,一方面对其提供的信息要分析、整理和归纳;另一方面要有家长陪同,帮助补充相关信息。对于年龄过大、思维迟缓尤其是伴有脑血管疾病的老年患者,则应注意甄别其叙述内容的可靠性,同时要取得患者家属或共同生活者的配合,帮助纠正错误信息,同时也为医师提供更多的资料。

6. 其他 对于个别患者的主观说谎、对医师的不信任、夸大病情、文化程度低、危重等情况的问诊内容,医师应根据自身的知识进行适当、合理和恰当的综合判断;对于多种症状并存的患者,要抓住要点;对于有敌意或愤怒情绪的患者,要查找原因,避免冲突,寻求最佳的解决方法。

三、问诊过程中常见的错误

问诊过程中常见的错误主要有问诊时倾听不够(急于发问);问诊语言不恰当(医学术语);暗示性问诊情况较普遍(先入为主);大多不能将主要症状的特点问全,对慢性病情的发展与演变问不清(症状理解不够);问诊时观察患者不够仔细、思考问题不够全面,问诊结果完全与疾病的诊断不符(经验不足)。

实践证明,有效的问诊首先来自与患者良好的沟通,只有理论学习结合实际反复训练,才能较好地掌握问诊方法与技巧。

第三节 常见症状及其临床意义

症状(symptom)是指患者主观感受到的不适或痛苦的异常感觉或某些客观的病态改变。有些症状只有主观能够感觉到;也有些症状除主观能感觉外,客观检查也能发现,如黄疸、发热等。本节介绍临床常见的一些症状。

一、发热

发热(fever)指机体在致热原作用或各种原因引起的体温调节中枢的功能障碍下,导致体温升高超出正常范围。

正常人的腋温一般在36~37℃,因不同的测量方法而稍有差异。受体内外因素影响,体温的波动范围一般不超过1℃。

(一) 病因

导致发热的原因比较复杂多样,常见病因见表1-1。

表1-1 发热的病因与常见疾病

病因	常见疾病(情况)
感染性发热	各种病原体感染
非感染性发热	
血液病及结缔组织病	白血病、系统性红斑狼疮等
恶性肿瘤	各种恶性肿瘤
血栓及栓塞性疾病	心肌梗死等
物理性及化学性损害	中暑、大手术后、出血、大面积烧伤、重度催眠药中毒等
变态反应性疾病	风湿热、药物热、血清病等
内分泌与代谢疾病	甲状腺功能亢进症等
皮肤散热减少	广泛性皮炎等
颅内疾病	又称中枢性发热,见于癫痫、脑出血等情况
自主神经功能紊乱	分为原发性低热、感染后低热、夏季低热和生理性低热等

(二) 临床表现

1. 发热的分度 以口腔温度为标准,体温在37.3~38℃为低热,38.1~39℃为中度热,39.1~41℃为高热,41℃以上为超高热。

2.发热的分型　根据患者不同时间的体温数值,分为不同的热型。具体热型及其特点如下。

(1)稽留热:体温恒定维持在39~40℃以上数日或数周,24小时内波动不超过1℃。见于大叶性肺炎、斑疹伤寒等。

(2)弛张热:体温常在39℃以上,24小时内波动超过2℃。见于败血症、风湿热等。

(3)间歇热:体温骤升达高峰后持续数小时后骤降至正常(1日至数日),交替出现。见于疟疾、急性肾盂肾炎等。

(4)波状热:体温逐渐上升达39℃或39℃以上,数日后逐渐恢复正常,维持数日后又逐渐上升,反复多次出现。见于布鲁氏菌病等。

(5)回归热:体温骤升达39℃或39℃以上,持续数日后骤降至正常,高热与无热各持续数日后规律交替出现。见于回归热、霍奇金淋巴瘤等。

(6)不规则热:体温无规律。见于结核病、风湿热等。

(三)伴随症状

发热的伴随症状可能提示某些疾病(表1-2)。

表1-2　发热的常见伴随症状与相关疾病

伴随症状	相关疾病
寒战	肺炎、败血症、急性胆囊炎、急性肾盂肾炎、流行性脑脊髓膜炎(简称流脑)等传染性疾病及溶血、输血反应、药物热等
结膜充血	麻疹、流行性出血热、斑疹伤寒、钩端螺旋体病等
单纯疱疹	口唇的单纯疱疹见于大叶性肺炎、流脑、疟疾、流行性感冒(简称流感)等
淋巴结肿大	传染性单核细胞增多症、风疹、淋巴结结核、局灶性化脓性感染、白血病等
肝脾大	传染性单核细胞增多症、病毒性肝炎等传染性疾病及肝胆系统感染、血液病等
出血	重症感染、某些传染性疾病或血液病等
关节肿痛	败血症、猩红热、布鲁氏菌病、风湿热、结缔组织病、痛风等
皮疹	麻疹、猩红热、风疹、水痘、斑疹伤寒、风湿热、结缔组织病、药物热等
昏迷	发热后昏迷见于流行性乙型脑炎(简称乙脑)、斑疹伤寒、流脑等,昏迷后发热见于脑出血、某些药物中毒等

二、咳嗽与咳痰

咳嗽(cough)是一种反射性防御动作,咳嗽可以清除呼吸道内的分泌物或异物;通过咳嗽将气管、支气管内的分泌物或肺泡内的渗出物排出,称为咳痰(expectoration)。

(一)病因

除呼吸系统疾病外,其他系统疾病及因素也会导致咳嗽和/或咳痰,见表1-3。

表1-3　咳嗽、咳痰的病因与常见疾病

病因	常见疾病(情况)
呼吸道疾病	喉部疾病、呼吸道感染、物理及化学因素、过敏等
胸膜疾病	胸膜炎、胸膜间皮瘤、气胸、胸膜腔穿刺等
心血管系统疾病	心力衰竭导致的肺水肿或肺淤血、肺血栓栓塞症等
中枢神经因素	咳嗽中枢受刺激导致的反射性咳嗽、脑炎、脑膜炎等
其他因素	药物(血管紧张素转换酶抑制剂)性咳嗽、胃食管反流病、习惯性、心理性等

（二）临床表现

1. 咳嗽的性质　　咳嗽无或极少量痰称为干性咳嗽,常见于急、慢性咽喉炎,气管异物或肿瘤,胸膜疾病等。咳嗽伴咳痰称为湿性咳嗽,常见于肺炎、支气管扩张、肺脓肿等。

2. 咳嗽的时间与规律　　突发性咳嗽常见于吸入刺激性气体或异物。发作性咳嗽见于百日咳、咳嗽变异性哮喘等。长期慢性咳嗽多见于支气管扩张、肺结核等。夜间咳嗽多见于急性左心衰竭、咳嗽变异性哮喘等。

3. 痰的性状　　黏液性痰多见于急性气管支气管炎、支气管哮喘等。脓性痰多见于肺炎、肺脓肿等疾病。血性痰多见于气道黏膜受损;痰量较多常见于支气管扩张、肺脓肿等,而痰量少则常见于急性呼吸道炎症;铁锈色痰是肺炎球菌性肺炎的典型特征,绿色痰多见于铜绿假单胞菌感染,金黄色痰多见于金黄色葡萄球菌感染,粉红色泡沫状痰多见于肺水肿,恶臭痰常提示厌氧菌感染。

（三）伴随症状

咳嗽、咳痰的伴随症状对于相关疾病的诊断十分重要。相关伴随症状见表 1-4。

表 1-4　咳嗽与咳痰的主要伴随症状与相关疾病

伴随症状	相关疾病
发热	急性呼吸道感染、肺结核、结核性胸膜炎等
胸痛	肺炎、胸膜炎、支气管肺癌、肺栓塞、气胸等
呼吸困难	喉部水肿或肿瘤、支气管哮喘、慢性阻塞性肺疾病（COPD）、重症肺炎、大量胸腔积液或气胸、肺水肿、气道异物等
咯血	支气管扩张症、肺结核、肺脓肿、肺癌、二尖瓣狭窄、肺出血肾炎综合征等
脓痰	支气管扩张症、肺脓肿、肺囊肿合并感染、支气管胸膜瘘等
哮鸣音	支气管哮喘、急性左心衰竭、COPD、肺水肿、弥漫性泛细支气管炎、气管异物、肺癌等
杵状指（趾）	支气管扩张症、慢性肺脓肿、支气管肺癌、脓胸等
声音嘶哑	喉部疾病或肺癌等

三、咯血

咯血（hemoptysis）系指喉及喉以下的呼吸道任何部位的出血,经口腔咯出。但是,口腔、鼻腔甚至消化道出血也可能经口腔排出,此时应注意甄别。在判断出血部位时要注意检查口腔、鼻咽部有无出血灶,这些部位的出血相对容易诊断,而消化道出血所导致的呕血要与咯血进行鉴别。鉴别要点见表 1-5。

表 1-5　咯血与呕血的鉴别

鉴别要点	咯血	呕血
病因	肺结核、支气管扩张症、肺癌、肺炎、肺脓肿、心脏病等	消化性溃疡、肝硬化、急性胃黏膜病变、胆道出血、胃癌等
出血前的症状	咽痒、胸闷、咳嗽等	上腹部不适、恶心、呕吐等
出血方式	咯出,常伴有咳嗽动作	呕出,可为喷射状
出血颜色	鲜红（陈旧血液可能为暗红色）	暗红色或棕色,偶为鲜红
血中的混合物	痰液、泡沫	食物残渣、胃液
酸碱反应	碱性	酸性
黑便	无	有,多为柏油样,无呕血后可持续数日
出血后的痰液	血痰数日	无痰

（一）病因

咯血的病因与常见疾病见表 1-6。

表 1-6　咯血的病因与常见疾病

病因	常见疾病（情况）
支气管疾病	支气管扩张症、肺癌、支气管结核、慢性支气管炎、支气管结石或腺瘤等
肺部疾病	肺结核、肺炎、肺脓肿及肺淤血、肺栓塞、肺出血肾炎综合征等
心血管系统疾病	二尖瓣狭窄、肺动脉高压、高血压等
其他	血液病、某些急性传染性疾病、风湿性疾病、子宫内膜异位症等

（二）临床表现

咯血的临床表现与问诊要点见表 1-7。

表 1-7　咯血的临床表现与问诊要点

问诊要点	临床表现	可能疾病
发病年龄		
青壮年	反复咯血	肺结核、支气管扩张症、二尖瓣狭窄等
40 岁以上（长期吸烟）	痰中带血	支气管肺癌
儿童	伴咳嗽及少量咯血	特发性肺含铁血黄素沉着症
咯血性状		
	鲜红色	肺结核、支气管扩张症、肺脓肿、出血性疾病
	铁锈色血痰	肺炎球菌性肺炎、肺吸虫病、肺泡出血
	砖红色胶冻样	肺炎克雷伯菌肺炎
	暗红色血液	二尖瓣狭窄
	粉红色泡沫状	左心衰竭
	暗红色血痰	肺栓塞
咯血量		
小量	每日咯血量<100ml	肺癌等多为痰中带血
大量	每日咯血量>500ml	肺结核、支气管扩张症、慢性肺脓肿

（三）伴随症状

咯血的不同伴随症状对导致咯血疾病的诊断具有重要意义。如伴有发热提示为肺结核、肺炎、肺脓肿、流行性出血热、支气管肺癌等；伴有胸痛提示肺炎、肺结核、肺梗死、支气管肺癌等疾病；伴有脓性痰提示支气管扩张症、肺脓肿、肺结核继发细菌感染等；伴有杵状指（趾）提示支气管扩张症、肺脓肿、支气管肺癌等；伴皮肤黏膜出血见于血液病、流行性出血热等。

四、呼吸困难

呼吸困难（dyspnea）系指患者主观感觉到空气不足，呼吸费力；客观表现为呼吸用力，可伴有呼吸节律、频率及幅度的改变。

（一）病因

呼吸困难的病因与常见疾病见表 1-8。

表 1-8　呼吸困难的病因与常见疾病

病因	常见疾病（情况）
呼吸系统疾病	气道阻塞：喉、气管及支气管的炎症、水肿、肿瘤、异物及哮喘、COPD 等
	肺部疾病：肺炎、肺脓肿、肺结核、肺淤血、肺栓塞、肺间质病、肺泡细胞癌等
	胸壁、胸廓、胸膜疾病：胸壁炎症、胸廓畸形、胸腔积液、气胸、外伤等
	神经肌肉疾病：重症肌无力、药物导致呼吸肌麻痹等
	膈肌运动障碍：膈肌麻痹、大量腹水、妊娠末期、胃扩张、腹腔肿瘤等
心血管系统疾病	心力衰竭、心脏压塞、肺动脉高压、上腔静脉压迫等
中毒	糖尿病酮症酸中毒，镇静药、有机磷、亚硝酸盐、一氧化碳中毒等
神经精神疾病	脑出血、脑外伤、脑炎、脑肿瘤及精神因素等
血液系统疾病	重度贫血、高铁血红蛋白血症、硫化血红蛋白血症

（二）分类与临床表现

根据呼吸困难的特点，将其进行不同的分类，各种类型呼吸困难的临床表现不一，见表 1-9。

表 1-9　呼吸困难的分类与临床表现

分类	临床表现
肺源性呼吸困难	
吸气性呼吸困难	吸气显著费力，可见"三凹征"（胸骨上窝、锁骨上窝和肋间隙吸气时凹陷），伴干咳及高调吸气性喉鸣
呼气性呼吸困难	呼气费力、缓慢，呼气相延长，常伴呼气相哮鸣音
混合性呼吸困难	吸气与呼气均感觉费力，呼吸浅快，可有异常呼吸音或病理呼吸音
心源性呼吸困难	心力衰竭导致（尤其为左心衰竭），有心脏基础疾病，混合性呼吸困难，夜间发作多，卧位加重，坐位减轻，肺底湿啰音，喘鸣，心率快，咳粉红色泡沫状痰
中毒性呼吸困难	深大呼吸，见于尿毒症、糖尿病等
	呼吸浅慢伴节律异常，常见于镇静药、有机磷中毒等
神经性呼吸困难	呼吸深慢伴节律变化，常见于颅脑疾病如脑炎、脑出血等
精神性呼吸困难	呼吸浅快伴有叹息样呼吸或手足搐搦，严重者可有意识障碍，常见于癔症
血源性呼吸困难	呼吸浅，心率快，见于重度贫血、高铁血红蛋白血症、硫化血红蛋白血症、休克等

（三）伴随症状

因导致呼吸困难的原发病不同，可能会伴随不同的相关症状，这些伴随症状的询问对于判断原发病具有重要意义。发作性呼吸困难伴有哮鸣音见于支气管哮喘、心源性哮喘、急性喉水肿、气管异物、大面积肺栓塞等；伴有胸痛常见于肺炎、胸膜炎、肺栓塞、气胸、心肌梗死、肺癌等疾病，伴有发热见于肺炎、肺结核、肺脓肿、胸膜炎、心包炎等；伴有意识障碍常见于脑出血、脑膜炎、糖尿病酮症酸中毒、尿毒症、肺性脑病、中毒等。

五、胸痛

胸痛（chest pain）是临床上常见的症状之一，大部分由胸部疾病导致，但也可能是其他疾病的胸部表现。

（一）病因

导致胸痛的疾病较多，简单归纳为表 1-10。

表 1-10　胸痛的病因与常见疾病

病因	常见疾病（情况）
胸壁疾病	皮肤疾病、肋间神经炎、肋软骨炎、肋骨骨折、多发性骨髓瘤、白血病等
心血管系统疾病	冠状动脉粥样硬化性心脏病、心肌病、瓣膜病、心肌炎、急性心包炎、主动脉夹层等
呼吸系统疾病	胸膜炎、胸膜肿瘤、气胸、血胸、肺癌、肺炎、肺栓塞等
纵隔疾病	纵隔炎症、气肿及肿瘤等
其他	过度通气综合征、痛风、食管疾病、膈下脓肿、肝脓肿、脾梗死及神经症等

（二）临床表现

胸痛的发病特点往往提示某些疾病，见表 1-11。

表 1-11　胸痛的发病特点与临床意义

发病特点	临床意义
发病年龄	
青壮年	胸膜炎、气胸、心肌炎、风湿性心脏病等
中年以上	心绞痛、心肌梗死、肺癌等
胸痛部位	
固定部位伴压痛	胸壁疾病
伴皮肤红、肿、热、痛等改变	皮肤炎性疾病
单侧沿神经分布的水疱	带状疱疹
软骨部位局限隆起、压痛	肋软骨炎
胸骨后方、心前区、剑突下	心绞痛、心肌梗死等
胸背部向下发散	夹层动脉瘤
侧胸部	胸膜疾病
胸骨后	食管、纵隔疾病等
右下胸部	肝胆疾病、膈下脓肿等
肩部及腋下	肺癌等
胸痛性质	
刀割样或灼热样	带状疱疹
烧灼样	食管炎
阵发性刺痛	肋间神经痛
绞榨样、窒息感	心绞痛
剧痛、濒死感	心肌梗死
撕裂样、与呼吸有关	气胸
隐痛、钝痛或刺痛与呼吸有关	胸膜炎
胸背撕裂样	夹层动脉瘤
突发剧痛或绞痛伴呼吸困难	肺梗死等
持续时间	
阵发性	平滑肌痉挛或血管狭窄导致的缺血性疼痛
持续性	炎症、肿瘤、梗死
影响因素	
劳力或紧张加剧	心血管系统疾病
进食发作或加剧	食管疾病
咳嗽或呼吸加剧	胸膜或心包疾病

（三）伴随症状

根据胸痛的不同伴随症状，可以初步判断导致胸痛的可能疾病。如伴有咳嗽、咳痰和／或发热可能为气管、支气管或肺部疾病；伴有呼吸困难则可能为肺炎、气胸、胸膜炎、肺栓塞等疾病；伴有咯血则有可能为肺癌、肺栓塞等疾病；伴有面色苍白、大汗、血压下降等则多见于心肌梗死、夹层动脉瘤及大面积肺栓塞等。

六、恶心与呕吐

恶心（nausea）系指上腹部不适和紧迫欲吐的感觉。呕吐（vomiting）系指通过胃的强烈收缩导致胃或部分小肠内的内容物经过食管、口腔排出体外的现象。

（一）恶心、呕吐的类型与病因

恶心、呕吐的类型与病因见表 1-12。

表 1-12　恶心、呕吐的类型与病因

类型	病因
反射性呕吐	
咽部受刺激	吸烟、咳嗽、鼻咽部炎症或溢脓等
胃、十二指肠疾病	胃炎、消化性溃疡、功能性消化不良、急性胃扩张或幽门梗阻等
肠道疾病	急性阑尾炎、肠梗阻、急性出血坏死性肠炎、腹型过敏性紫癜等
肝胆胰疾病	急性肝炎、肝硬化、胆囊炎、胰腺炎等
腹膜、肠系膜疾病	急性腹膜炎
泌尿系统疾病	结石、肾炎等
其他	盆腔炎、心肌梗死、青光眼、屈光不正等
中枢性呕吐	
神经系统疾病	颅内感染、脑血管病、颅脑损伤、癫痫等
全身疾病	尿毒症、甲状腺危象、糖尿病酮症酸中毒、早孕等
药物	某些抗菌药物、抗肿瘤药、洋地黄、吗啡等
中毒	一氧化碳、有机磷、灭鼠药、酒精、重金属等
精神因素	胃神经症、癔症、神经性厌食症等
前庭障碍性呕吐	迷路炎、化脓性中耳炎、梅尼埃病、晕动病等

（二）临床表现

1. 呕吐的发生时间　晨起的呕吐常见于早孕、尿毒症、消化不良等；幽门梗阻常表现为晚上或夜间呕吐。

2. 呕吐与进食的关系　进食中呕吐多为幽门管溃疡或精神性呕吐；餐后较长时间出现呕吐多为幽门梗阻；集体餐后呕吐多为食物中毒。

3. 呕吐的特点　进食后立即呕吐，恶心轻，反复发作，多为神经官能性；喷射性呕吐多为颅内高压所致。

4. 呕吐物的性质　腐败或发酵气味者多为胃潴留；粪臭味提示低位小肠梗阻；含有大量酸性液体提示消化性溃疡；咖啡色呕吐物提示上消化道出血。

（三）伴随症状

不同的伴随症状提示导致恶心、呕吐的疾病不同，见表 1-13。

表 1-13　恶心、呕吐的伴随症状与临床意义

伴随症状	临床意义
腹痛、腹泻	急性胃肠炎、霍乱、细菌性食物中毒等
发热、寒战伴右上腹痛	胆囊炎、胆石症等
头痛、呕吐	颅内高压、青光眼等
眩晕、眼球震颤	前庭性器官疾病
其他	服用某些药物者,可能是药物反应
	育龄妇女早孕可能

七、呕血与便血

呕血(hematemesis)系指上消化道疾病(指十二指肠悬韧带以上的消化器官)或全身疾病所致的急性上消化道出血经口腔呕出。便血(hematochezia)系指消化道出血经由肛门排出。

(一)病因

呕血主要由上消化道疾病或全身疾病引起,便血则以下消化道疾病为主。呕血和便血的常见病因见表 1-14。

表 1-14　呕血、便血的病因与常见疾病

病因	常见疾病(情况)
消化系统疾病	
食管疾病	食管炎症、肿瘤、异物、食管 - 贲门黏膜撕裂、食管裂孔疝等
胃及十二指肠疾病	消化性溃疡、胃炎、胃癌、急性糜烂出血性胃炎、胃黏膜脱垂等
门静脉高压	食管 - 胃底静脉曲张破裂
胆道疾病	胆道结石、胆道蛔虫、胆囊及胆管肿瘤等出血进入十二指肠
胰腺疾病	胰腺炎、胰腺肿瘤出血
小肠疾病	肠结核、肠伤寒、肠炎、小肠肿瘤、溃疡、肠套叠等
结肠疾病	细菌性痢疾、血吸虫病、溃疡性结肠炎、结肠肿瘤、息肉等
直肠肛管疾病	损伤、非特异性直肠炎、直肠息肉、肿瘤、痔等
全身疾病	
血液疾病	白血病、血小板减少性紫癜
感染性疾病	流行性出血热、败血症等
结缔组织病	系统性红斑狼疮、血管炎等
其他	慢性肺源性心脏病、尿毒症等

(二)临床表现

呕血和便血的临床表现见表 1-15。

表 1-15　呕血与便血的临床表现

临床表现	特征
呕血	上腹部不适,呕血性胃内容物,可呈咖啡色,部分血液经肠道排出形成黑便
便血	出血量多、速度快,呈鲜红色;量小、肠道停留时间长,呈暗红色,可混有粪便;对于<15ml/d 的消化道出血,大便颜色无法辨认,需用隐血试验证实
周围循环衰竭	当失血量达到一定程度时,可出现冷汗、四肢厥冷、脉搏增快,甚至失血性休克
血液学改变	失血一定时间后,可出现血红蛋白下降等表现
其他	大量呕血可出现氮质血症、发热等

（三）伴随症状

详细了解呕血、便血的相关伴随症状，有助于判断导致呕血与便血的原发病。呕血与便血的常见伴随症状及其特点见表 1-16。

表 1-16　呕血、便血的常见伴随症状与相关疾病

伴随症状	特点	相关疾病
腹痛	慢性、周期性、节律性上腹痛	消化性溃疡
	上腹绞痛或有黄疸	胆道出血
	慢性上腹痛，伴消瘦、贫血	胃癌
	腹痛伴脓血便，便后疼痛减轻	痢疾、溃疡性结肠炎
	伴血便	坏死性肠炎、肠套叠等
肝脾大	肝区痛，肝大、质地硬，消瘦	肝癌
	脾大、肝掌、蜘蛛痣、腹水等	门静脉高压
黄疸	寒战、发热、右上腹疼痛	胆道疾病
发热	伴便血	传染性疾病、败血症、部分肿瘤等
出血倾向	皮肤黏膜出血	血液病、传染性疾病
剧烈呕吐	呕吐后出血	贲门黏膜撕裂
大手术或脑血管病	疾病较重	急性胃黏膜病变
头晕、口渴、冷汗	随体位变动而发生，伴肠鸣、黑便	活动性出血
腹部肿块	同时便血	肠道肿瘤、肠结核、肠套叠等
皮肤改变	肝掌、蜘蛛痣	肝硬化门静脉高压

八、腹痛

腹痛（abdominal pain）临床常见，多由腹部疾病导致，也可由腹腔外或全身疾病导致。一般临床将腹痛分为急性腹痛和慢性腹痛两大类。

（一）病因

导致腹痛的病因非常多，且非常复杂，主要病因归纳为表 1-17。

表 1-17　腹痛的病因与常见疾病

病因	常见疾病（情况）
急性腹痛	
腹腔器官急性炎症	急性胃炎、肠炎、胰腺炎、胆囊炎、阑尾炎等
空腔脏器阻塞或扩张	肠梗阻、肠套叠、胆石症、胆道蛔虫病、泌尿系结石梗阻等
脏器扭转或破裂	肠扭转或绞窄、胃肠穿孔、肠系膜或大网膜扭转、卵巢囊肿蒂扭转、腹腔脏器或异位妊娠破裂等
腹膜炎症	胃肠穿孔导致的腹膜炎或自发性腹膜炎
腹腔内血管阻塞	缺血性肠病、腹主动脉瘤、门静脉血栓形成等
腹壁疾病	外伤、脓肿、带状疱疹等
胸腔疾病导致的腹部牵涉性疼痛	肺炎、肺梗死、胸膜炎、心绞痛、心肌梗死、心包疾病、食管裂孔疝、胸椎结核等
全身疾病	腹型过敏性紫癜、糖尿病酮症酸中毒、尿毒症、铅中毒等

续表

病因	常见疾病（情况）
慢性腹痛	
腹腔脏器慢性炎症	慢性胃炎、慢性胆囊炎及胆道感染、慢性胰腺炎、结核性腹膜炎、溃疡性结肠炎等
消化道运动障碍	功能性消化不良、肠易激综合征等
消化性溃疡	胃及十二指肠溃疡
腹腔脏器的扭转或梗阻	慢性胃肠道扭转、慢性肠梗阻等
脏器包膜的牵张	肝淤血、肝炎、肝脓肿、肝脏肿瘤等
中毒与代谢障碍	铅中毒、尿毒症等
肿瘤压迫及浸润	恶性肿瘤等

（二）临床表现

1. 腹痛的部位、性质和程度　一般腹痛部位多为病变所在部位，见表 1-18。

表 1-18　腹痛的部位、性质、程度与疾病的关系

疼痛部位	性质和程度	常见疾病
中上腹痛	剧痛或烧灼痛	消化性溃疡穿孔
	持续性隐痛	慢性胃炎或消化性溃疡
	持续性钝痛或刀割样阵发加剧	急性胰腺炎
右上腹痛	持续性剧痛或阵发性绞痛	胆囊炎、胆石症、肝脓肿等
	阵发性钻顶样疼痛	胆道蛔虫病
右下腹痛	持续性剧痛或隐痛	急性阑尾炎
脐部或脐周痛	间断性	小肠疾病
下腹或左下腹部痛	间断性隐痛、胀痛	结肠疾病、膀胱炎、盆腔炎等
	突发剧烈疼痛	异位妊娠破裂
弥漫性或部位不定	持续性或间歇性剧烈疼痛	急性弥漫性腹膜炎、机械性肠梗阻、铅中毒、血卟啉病、腹型紫癜等

2. 诱发因素　腹痛的诱发因素与疾病的性质相关。如进食油腻食物后的疼痛多为胆囊炎或胆石症；酗酒、暴饮暴食后的疼痛可能由急性胰腺炎导致；腹部手术后数日至十余年出现的疼痛应注意机械性肠梗阻的可能性；腹部受暴力作用后的疼痛应注意肝、脾破裂；与月经来潮相关的腹痛可能为子宫内膜异位；餐后 2~4 小时疼痛多见于十二指肠溃疡。同时应注意与体位的关系，某些体位可使腹痛加剧或减轻，有可能成为诊断的线索。

（三）伴随症状

临床上，腹痛常伴随许多相关症状，了解这些症状对导致腹痛的疾病的诊断意义重大，见表 1-19。

表 1-19　腹痛的常见伴随症状与相关疾病

伴随症状	相关疾病
发热、寒战	急性胆道感染、胆囊炎、肝脓肿、腹腔脓肿或腹腔外感染性疾病
黄疸	肝胆胰疾病、急性溶血性贫血
休克或伴贫血	有贫血可见于腹腔脏器破裂；无贫血见于胃肠穿孔、绞窄性肠梗阻、急性出血坏死性胰腺炎、心肌梗死等

续表

伴随症状	相关疾病
呕吐	胃、十二指肠溃疡或胃炎,胃肠道梗阻
反酸、嗳气	胃、十二指肠溃疡或胃炎
腹泻	消化吸收障碍或肠道炎症、溃疡或肿瘤
血尿	可能为泌尿系统疾病(如泌尿系结石)所致

九、腹泻

腹泻(diarrhea)系指排便次数增多,粪质稀薄,或带有黏液、脓血或未消化的食物。液状便,每日3次以上;或每日总量>200g,其中含水量>80%,可认为是腹泻。腹泻按照持续时间分为急性和慢性2种类型,病程超过2个月者为慢性腹泻。

(一)病因

腹泻的病因与常见疾病见表1-20。

表 1-20　腹泻的病因与常见疾病

病因	常见疾病(情况)
急性腹泻	
肠道疾病	各种病原体感染导致的肠炎、出血坏死性肠炎、克罗恩病、溃疡性结肠炎、急性缺血性肠病、抗生素相关性肠炎等
急性中毒	食用毒蕈、河鲀、鱼胆及砷、磷、铅、汞等中毒
全身性感染	败血症、伤寒、钩端螺旋体病等
其他	变态反应性肠炎、过敏性紫癜、甲状腺危象、药物等
慢性腹泻	
消化系统疾病	
胃部疾病	慢性萎缩性胃炎、胃切除后胃酸缺乏
肠道感染	结核、细菌性痢疾、阿米巴病、血吸虫病、钩虫病、绦虫病等
肠道非感染性疾病	克罗恩病、溃疡性结肠炎、结肠多发性息肉、吸收不良综合征等
肠道肿瘤	肠道恶性肿瘤
胰腺疾病	慢性胰腺炎、胰腺癌、胰腺切除术后等
肝胆疾病	肝硬化、胆汁淤积性黄疸、胆囊炎、胆石症等
全身疾病导致腹泻	
内分泌与代谢疾病	甲状腺功能亢进、肾上腺皮质功能减退、胃泌素瘤、类癌综合征、糖尿病性肠病等
其他系统疾病	系统性红斑狼疮、硬皮病、尿毒症、放射性肠炎等
药物副作用	甲状腺素、洋地黄类、某些抗肿瘤药及抗菌药物等
神经功能紊乱	肠易激综合征等

(二)临床表现

1. 起病及病程　急性腹泻病程短,多为感染或食物中毒;慢性腹泻病程长,多见于慢性感染、非特异性炎症、消化功能障碍、肿瘤等。

2. 腹泻次数及粪便性状　急性感染性腹泻每日排便数次甚至数十次,水样便多见,少数脓血便;慢性腹泻多表现为排便次数增多,多为稀便,亦可见黏液或脓血,见于慢性细菌性痢疾、炎症肠病、肿瘤等。

3. 与腹痛的关系　急性感染性腹泻常伴有腹痛;小肠疾病的疼痛常在脐周围;结肠病变的疼痛

多在下腹。

（三）伴随症状

详细了解腹泻的伴随症状或体征,有助于对腹泻的病因作出诊断,见表 1-21。

表 1-21　腹泻的伴随症状与临床意义

伴随症状	临床意义
发热	肠道感染性疾病、肿瘤、败血症等
里急后重	结直肠病变如痢疾、直肠炎、直肠肿瘤等
消瘦	恶性肿瘤、肠结核、吸收不良综合征等
皮疹或皮下出血	败血症、伤寒、麻疹、过敏性紫癜等
腹部包块	肿瘤、肠结核、克罗恩病、血吸虫性肉芽肿等
脱水	霍乱、食物中毒、尿毒症等
关节痛、肿胀	克罗恩病、溃疡性结肠炎、系统性红斑狼疮、肠结核等

十、黄疸

黄疸(jaundice)系指由于血清中的胆红素升高致皮肤、黏膜和巩膜发黄的症状和体征。

正常情况下,胆红素进入与离开血液循环的量保持动态平衡,正常血清总胆红素(TB)为 1.7~17.1μmol/L,其中结合胆红素(CB)为 0~3.42μmol/L、非结合胆红素(UCB)<11.1μmol/L。当 TB 在 17.1~34.2μmol/L 时,临床上不易察觉到黄疸,此时称为隐性黄疸。当 TB 超过 34.2μmol/L 时,出现临床所见的黄疸。

（一）分类

1. 按病因分类　按照病因,黄疸分为溶血性黄疸、肝细胞性黄疸、胆汁淤积性黄疸及先天性非溶血性黄疸 4 类。

2. 按胆红素的性质分类　分为以非结合胆红素增高为主的黄疸和以结合胆红素增高为主的黄疸 2 类。

（二）病因

1. 溶血性黄疸　所有导致溶血的疾病均可产生溶血性黄疸,病因与常见疾病见表 1-22。

表 1-22　溶血性黄疸的病因与常见疾病

病因	常见疾病(情况)
先天性溶血性贫血	地中海贫血、遗传性球形红细胞增多症等
后天性获得性溶血性贫血	自身免疫性溶血性贫血、新生儿溶血、不同血型输血后溶血、蚕豆病、蛇毒等毒素、阵发性睡眠性血红蛋白尿等

2. 肝细胞性黄疸　各种导致肝细胞严重损害的疾病均可导致黄疸发生,如病毒性肝炎、肝硬化、中毒性肝炎、钩端螺旋体病、败血症等。

3. 胆汁淤积性黄疸　胆汁淤积性黄疸的病因与常见疾病见表 1-23。

表 1-23　胆汁淤积性黄疸的病因与常见疾病

病因	常见疾病(情况)
肝内性胆汁淤积性黄疸	
肝内阻塞性胆汁淤积	肝内泥沙样结石、癌栓、寄生虫病
肝内胆汁淤积	病毒性肝炎、药物性胆汁淤积、原发性胆汁性肝硬化等
肝外性胆汁淤积性黄疸	胆总管结石、狭窄、炎性水肿、肿瘤、胆道蛔虫阻塞等

4. 先天性非溶血性黄疸　本类黄疸是由于肝细胞对胆红素的摄取、结合和排泄有缺陷所致,临床少见。主要疾病有 Gilbert 综合征、Dubin-Johnson 综合征、Crigler-Najjar 综合征和 Rotor 综合征等。

(三)临床表现

3 种常见的黄疸的主要临床表现见表 1-24。

表 1-24　3 种常见的黄疸的主要临床表现

类型	黄疸程度	皮肤颜色	皮肤瘙痒	其他症状
溶血性黄疸	轻度	浅柠檬色	无	原发病表现:发热、腰痛、贫血、血红蛋白尿;慢性溶血可有脾肿大
肝细胞性黄疸	较重	浅黄色至深黄色	轻度	肝脏原发病表现:疲乏、食欲减退、出血、腹水、昏迷等
胆汁淤积性黄疸	重	暗黄色、黄绿色	重	心动过速、尿色深、粪便颜色浅

(四)伴随症状

对于出现黄疸的患者,同样需要认真询问其伴随症状,并结合其体征,这样才能对黄疸产生的原因和原发疾病进行确切诊断。黄疸的主要伴随症状包括发热、上腹部剧痛、肝大、胆囊肿大、脾大及腹水等,见表 1-25。

表 1-25　黄疸的伴随症状与相关疾病

伴随症状	相关疾病
发热	急性胆管炎、肝脓肿、败血症、肺炎、病毒性肝炎等
上腹部剧痛	胆道结石、肝脓肿、胆道蛔虫病、化脓性胆管炎、病毒性肝炎、肝癌等
肝大	病毒性肝炎、急性胆道感染或阻塞、肝癌、肝硬化等
胆囊肿大	肿瘤或结石导致的胆总管梗阻
脾大	病毒性肝炎、钩端螺旋体病、败血症、疟疾、肝硬化、溶血性贫血、淋巴瘤等
腹水	重症肝炎、肝硬化、肝癌等

十一、水肿

水肿(edema)系指人体组织间隙有过多的液体积聚导致组织肿胀。液体在体内组织间隙中弥漫性分布时呈全身性水肿;液体在局部组织间隙积聚时称为局部性水肿;液体积聚于体腔中时称为积液。

(一)病因与临床表现

不同类型的水肿,产生的病因不同,其临床表现也各异,见表 1-26。

表 1-26　各种类型水肿的病因与临床表现

分类	病因	临床表现
全身性水肿		
心源性水肿	右心衰竭	自足部开始,向上延及全身,发展缓慢,对称、凹陷、坚实,可有胸腔积液、腹水,心脏增大及杂音、肝大等
肾源性水肿	肾炎、肾病	自颜面开始,发展快,软而移动性大,常有尿常规改变、血压增高等
肝源性水肿	肝硬化失代偿	以腹水为主,头面部及上肢一般不出现水肿
内分泌与代谢疾病所致	甲状腺功能减退	黏液性水肿,非凹陷、不受体位影响,局部皮肤粗糙、增厚、温度低

续表

分类	病因	临床表现
	甲状腺功能亢进	部分患者有凹陷性或胫前黏液性水肿
	库欣综合征	面部及下肢轻度水肿
	糖尿病	发生心肾并发症前可出现水肿
营养不良性水肿	低蛋白血症等	先有体重减轻,水肿从足部开始至全身
妊娠性水肿	多为生理性	分娩后自行消退
其他全身性水肿	结缔组织病	硬皮病等
	经前期紧张综合征	经前 7~14 日出现,经期后消退,眼睑、下肢多见
局部性水肿	淋巴回流障碍	病变相关部位水肿
	静脉回流障碍	静脉曲张、静脉血栓、静脉炎等相应表现
	血管神经性	相应部位出现水肿

(二)伴随症状

水肿是许多疾病的共同症状,因此要注意除水肿以外的其他伴随症状。如同时伴有呼吸困难,应注意心脏病、上腔静脉阻塞综合征等;消瘦见于营养不良等;伴有蛋白尿多见于肾脏疾病;伴有肝大见于心脏疾病、肝脏疾病及营养不良;伴有心率减慢多见于甲状腺功能减退;与月经周期有关的见于经前期紧张综合征等。

十二、尿频、尿急与尿痛

尿频(frequent micturition)指单位时间内排尿次数增多。正常成人白天排尿 4~6 次,夜间 0~2 次,超过此排尿次数称为尿频。尿急(urgent micturition)系指患者一旦有尿意即要排尿,难以控制。尿痛(dysuria)系指排尿时感觉耻骨上区、会阴部及尿道疼痛或烧灼感。尿频、尿急和尿痛合称为膀胱刺激征。

(一)病因与临床表现

1. 尿频　导致尿频的原因较多,有生理因素也有病理因素。尿频的常见原因、临床特点见表 1-27。

表 1-27　尿频的病因与常见疾病

类型	病因	临床表现	常见疾病
生理性尿频	饮水过多、精神紧张或寒冷	尿量大多正常,无尿急、尿痛	生理性
病理性尿频			
多尿性	渗透性利尿	次数多,每次量正常,总量多	糖尿病、尿崩症、精神性多饮、急性肾衰竭多尿期
炎症性	膀胱、尿道受刺激	尿量少,多有尿急、尿痛	膀胱炎、尿道炎、前列腺炎等
神经性	中枢及周围神经病变	尿量少,无尿急、尿痛	癔症、神经源性膀胱
容量减少性	膀胱受压迫等导致	持续性,尿量少	膀胱肿瘤、结核、子宫或卵巢压迫
尿道口病变	尿道受刺激	次数增多	尿道口息肉、处女膜伞、尿道旁腺囊肿等

2. 尿急　膀胱、尿道与前列腺的炎症、结石、异物、肿瘤及神经源性膀胱等均可导致尿急。

3. 尿痛　尿急通常伴有尿痛,导致尿急的原因常可引起尿痛。尿道炎一般在排尿开始时疼痛,膀胱炎一般在排尿末疼痛。

（二）伴随症状

除尿频、尿急和尿痛外,还可以伴随其他症状,应仔细询问,见表1-28。

表1-28　尿频、尿急与尿痛的伴随症状及相关疾病

伴随症状	相关疾病
尿频伴尿急、尿痛	膀胱炎、尿道炎、前列腺炎、肾盂肾炎
尿频伴尿急、尿痛、血尿、低热、盗汗等	膀胱结核
尿频伴多饮、口渴	糖尿病、尿崩症
尿频伴尿急、无痛性血尿	膀胱癌
尿频伴尿线细、排尿困难	前列腺增生
尿频、尿急、尿痛伴尿流中断	膀胱结石阻塞尿道

十三、头痛

头痛(headache)系指眉弓、耳郭上部、枕外隆突连线以上部位的疼痛。

（一）病因

头痛的病因复杂,发病机制不清,病因与常见疾病见表1-29。

表1-29　头痛的病因与常见疾病

病因	常见疾病(情况)
颅脑病变	
感染	脑炎、脑膜炎、脑膜脑炎、脑脓肿等
脑血管疾病	蛛网膜下腔出血、脑出血、脑梗死、高血压脑病、脑血管畸形、风湿性等或血栓闭塞性脑脉管炎等
占位性病变	脑肿瘤、脑寄生虫病等
外伤	脑震荡、脑挫伤、硬脑膜下血肿、颅内血肿、脑外伤后遗症等
其他	偏头痛、癫痫、腰椎穿刺后遗症等
颅外病变	
颅骨疾病	颅骨凹陷、肿瘤等
颈部疾病	颈椎病等
神经痛	三叉神经痛、舌咽神经及枕神经痛
其他	眼、耳、齿等疾病导致的疼痛,如青光眼等
全身疾病	
急性感染	流感、伤寒及肺炎等
心血管系统疾病	高血压等
中毒	铅、酒精、一氧化碳、有机磷等中毒
其他	尿毒症、低血糖、肺性脑病、贫血、系统性红斑狼疮、中暑等
神经精神因素	抑郁、焦虑等

（二）临床表现

不同病因导致的头痛临床上各有特点,见表1-30。

表 1-30　头痛的发病特点与临床意义

发病特点	临床意义
起病	
急性起病伴发热	感染的可能性大
急剧疼痛伴意识障碍	颅内血管疾病
长期反复发作性	偏头痛、紧张性头痛或丛集性头痛
慢性进行性伴颅内高压	颅内占位
部位	
单侧	偏头痛、丛集性头痛常见
深在、弥散	颅内病变多见
额部、全头	高血压多见
全头	多为感染
头、颈部	蛛网膜下腔出血、脑脊髓膜炎等
潜在、局限	眼源性
浅表性	鼻源性、牙源性等
程度与性质	
剧烈	三叉神经痛、偏头痛、脑膜刺激等
轻至中度	脑肿瘤等
搏动性	高血压、血管性、感染等
电击样	神经痛等
重压、紧箍性	紧张性头痛
出现时间及持续时间	
清晨加剧	颅内占位多见
上午或清晨	鼻窦炎等
晚间	丛集性头痛
月经期	女性偏头痛
持续性,偶可缓解	肿瘤
加重或减轻的因素	
咳嗽、体位变化等加剧	高血压、颅内高压性头痛、颅内感染、脑肿瘤
坐位或立位出现,卧位缓解	低颅压性头痛
颈部运动加剧	颈肌急性炎症
活动或按摩颈肌缓解	颈肌痉挛

(三) 伴随症状

某些伴随症状或体征对于疾病的诊断具有一定意义。如伴有剧烈呕吐可能为颅内压增高,呕吐后疼痛减轻可能为偏头痛等;伴有眩晕可能为小脑肿瘤、椎基底动脉供血不足等;伴有发热可能为颅内或全身性感染;伴有慢性疼痛伴精神障碍可能为颅内肿瘤;慢性疼痛突然加剧伴意识障碍则有脑疝的可能性;伴随癫痫发作可能为脑血管畸形、颅内寄生虫病或肿瘤;如果同时存在脑膜刺激征,则应注意脑膜炎、蛛网膜下腔出血等;伴有视力障碍可见于青光眼或脑肿瘤等。

十四、意识障碍

意识障碍(disturbance of consciousness)系指人对周围环境及自身状态的识别和察觉能力出现障碍。

(一) 病因

意识障碍多由高级神经中枢功能活动受损所引起,其病因与常见疾病见表 1-31。

表 1-31 意识障碍的病因与常见疾病

病因	常见疾病（情况）
重症急性感染	败血症、肺炎、中毒性菌痢、伤寒、恙虫病及颅脑感染等
颅脑非感染性疾病	
脑血管疾病	脑缺血或出血、蛛网膜下腔出血、脑栓塞、脑血栓形成、高血压脑病等
脑占位性疾病	脑肿瘤、脑脓肿
颅脑损伤	脑震荡、脑挫裂伤、外伤性颅内血肿、颅骨骨折等
癫痫	多种疾病导致或原因不明
内分泌与代谢疾病	甲状腺危象、甲状腺功能减退、低血糖、糖尿病高渗性昏迷、尿毒症、肝性脑病、肺性脑病、妊娠中毒症等
心血管系统疾病	休克、心律失常导致的 Adams-Stokes 综合征等
水、电解质平衡失调	低钠血症、低氯性碱中毒、高氯性酸中毒、毒蛇咬伤等
外源性中毒	镇静药、有机磷、氰化物、一氧化碳、酒精、吗啡等
物理性及缺氧性损害	中暑、触电、日射病、高原病等

（二）临床表现

意识障碍有不同的类型及不同程度的表现，见表 1-32。

表 1-32 意识障碍的类型与临床表现

类型	临床表现
嗜睡	最轻，持续睡眠，可被唤醒，正常回答问题及反应，刺激去除后又快速入睡
意识模糊	较嗜睡深，能保持简单的精神活动，对时间、地点、人物的定向力发生障碍
昏睡	熟睡，强刺激可醒，答话含糊或答非所问，唤醒后很快即可再次入睡
昏迷	意识持续中断或完全丧失
轻度昏迷	意识大部分丧失，无自主运动，对声、光刺激无反应，疼痛刺激可产生防御反应。角膜反射、瞳孔对光反射、眼球运动、吞咽反射均存在
中度昏迷	对周围事物及各种刺激均无反应，强烈刺激可产生防御反射。角膜反射减弱，瞳孔对光反射迟钝，眼球无转动
深昏迷	全身肌肉松弛，各种刺激无反应，深、浅反射均消失
谵妄	以兴奋性增高为主，意识模糊、定向力丧失、感觉错乱、躁动不安，言语杂乱

（三）伴随症状

导致意识障碍的原发病不同，可以具有不同的伴随症状，见表 1-33。

表 1-33 意识障碍的伴随症状及其临床意义

伴随症状	临床意义
发热	先发热后意识障碍见于重症感染；先意识障碍后发热多为脑出血、蛛网膜下腔出血、巴比妥类药物中毒等
呼吸缓慢	吗啡类、巴比妥类、有机磷中毒、银环蛇咬伤等
瞳孔散大	颠茄类、酒精中毒、氰化物中毒、癫痫、低血糖等
瞳孔缩小	吗啡类、巴比妥类、有机磷中毒等
心动过缓	颅内高压症、房室传导阻滞、吗啡类、毒蕈中毒等
高血压	高血压脑病、脑血管意外、肾炎、尿毒症等

续表

伴随症状	临床意义
低血压	休克
皮肤黏膜改变	感染、出血性疾病、一氧化碳中毒等
脑膜刺激征	脑膜炎、蛛网膜下腔出血等
瘫痪	脑出血、脑梗死等

(闻德亮)

第四节 体 格 检 查

一、体格检查的基本方法

体格检查是指医师运用自己的感官或借助简便的工具(如体温表、血压计、听诊器、手电筒、叩诊锤等)客观地了解和评估患者身体状况的过程。通过体格检查,可以对患者的身体状况进行比较深入的了解,结合患者的病史、临床表现及必要的实验室及仪器设备检查结果,对患者的疾病作出诊断。体格检查是医师的基本技能之一。体格检查的基本方法包括视诊、触诊、叩诊、听诊和嗅诊。体格检查应全面、系统、规范,同时又要有所侧重。检查要按照一定的次序进行,避免频繁搬动患者,注意上下、左右的对照。体格检查过程中应注意关心、体贴患者,态度和蔼,仪表庄重,检查室内的光线、温度要适宜,环境要安静,被检查部位要充分暴露,同时注意其他部位的保暖。体格检查的过程既是基本技能的操作过程,也是临床经验的积累过程,还是与患者交流、沟通、建立良好医患关系的过程。

(一)视诊

视诊(inspection)指医师用眼睛观察患者全身或局部表现情况的一种诊断方法。通过视诊可以了解患者的全身一般状态和许多体征,如年龄、发育、营养、意识状态、表情、体位等;局部视诊可了解身体各部分的改变,如患者的皮肤、胸廓、关节等局部表现。通过视诊可以初步对某些疾病作出诊断。

(二)触诊

触诊(palpation)是医师通过手接触被检查者身体的某些部位产生的感觉,从而判断相关部位状况的一种检查方法。触诊的适用范围很广,可遍及身体各部,尤以腹部更为重要。通过触诊可以发现机体某些部位的异常征象,如痛觉、摩擦感、震颤及包块的大小、硬度、活动度等。触诊最常用的部位是手指指腹。触诊时医师应手脑并用,边检查边思索,注意病变的部位、特点、毗邻关系,以明确病变的性质和来源。

1. 触诊的方法   由于触诊的部位和目的不同,分为浅部和深部触诊 2 种主要方法。

(1)浅部触诊法:检查者将手放在被检查的部位,通过掌指关节和腕关节的协同活动,以旋转或滑动的方式轻轻施加压力来感觉手下异常与否。主要用于体表浅在病变的检查,如淋巴结、皮下肿瘤、关节、软组织、血管、神经、精索等。

(2)深部触诊法:检查者用单手或双手重叠置于被检查部位的上方,由浅入深,逐渐施加压力,感觉手下的异常,同时观察和询问患者的感觉。腹部深部触诊法触及的深度常常在 2cm 以上,有时可达 4~5cm,主要用于检查和评估腹腔病变和脏器情况。根据所要检查的部位不同,深部触诊法又分为深部滑行触诊法、双手触诊法、深压触诊法和冲击触诊法几种。其中深部滑行触诊法主要用于腹腔深部包块及胃肠病变,双手触诊法多用于肝、脾和肾脏及腹腔肿物的检查,深压触诊法用于探查腹腔深在的病变或确定腹腔固定的压痛点如阑尾压痛点等,冲击触诊法(又称浮沉触诊法)一般只用于腹腔大量积液时肝、脾的触诊。

2. 触诊的注意事项 因触诊可能给患者带来不适,因此在触诊前应对患者讲清目的,消除患者的紧张情绪,争取患者的配合。同时检查者双手要温暖,手法应轻柔。为了取得满意的效果,患者要根据所检查的部位采用适当的体位,充分暴露被检查的部位。对下腹部进行检查时要嘱咐患者排尿或排便。

(三) 叩诊

叩诊(percussion)是医师用手指叩击被检查者身体的某一部位,使之振动产生音响,检查者根据音响和振动的情况来判断被检查部位有无异常的一种检查方法。叩诊在胸、腹部检查中尤为重要,多用于确定肺部病变性质如实变、气胸、积液等及心脏的界限、肝脏的大小、腹水的有无,也用于检查某些深部脏器或包块有无疼痛等。因叩诊的部位不同,被检查者须采取适宜的体位。

1. 叩诊的方法 根据叩诊的手法和目的不同,叩诊分为直接叩诊法和间接叩诊法2种方法。

(1)直接叩诊法:医师将右手中间三指并拢,用其掌面或指端直接拍击被检查部位,借拍击或叩击所产生的反响和手指振动感来判断被检查部位有无异常。适用于胸部和腹部范围较广泛的病变,如大量胸腔积液或气胸及大量腹水等大面积病变的初步判断。

(2)间接叩诊法:医师将左手中指第二指节紧贴于被检部位,其他各指略抬起,勿与体表接触。右手指自然弯曲,右手中指指端垂直叩击左手中指第二指节末端指关节或第二指骨远端。叩诊时以右手腕关节与掌指关节的活动为主,避免肘关节和肩关节的参与。叩击动作要灵活、短促、富有弹性。叩击要短促,同一部位叩击不超过2~3下。叩击力量要均匀适中,使产生的声响一致,才能准确判断叩诊音的变化。

2. 叩诊的注意事项 因叩诊的声音较小,应注意环境要安静,体位要适当,被检查部位应暴露,根据检查部位的不同采用不同的力度和方法,同时注意手下的感觉及左右、上下的对比。

(四) 听诊

听诊(auscultation)是指医师通过听觉感知患者身体各部位发出的声响,进而判断相关部位有无异常的一种检查方法。广义的听诊包括患者身体发出的所有声响。它是临床诊断疾病的一项基本技能和重要手段,在诊断心、肺疾病中尤为重要。

听诊器的历史

听诊分为直接听诊法和间接听诊法2种方法。直接听诊法是医师将耳直接贴附于被检查者的体表上来听诊,目前只有在紧急情况下才采用;而间接听诊法是将听诊器置于被检查器官上方,听及相关部位的音响,广泛应用于肺部、心脏、腹部、血管等部位。听诊要注意保持环境的安静、温暖,充分暴露被检查部位,注意摒除干扰等。

(五) 嗅诊

嗅诊(olfactory examination)是医师通过嗅觉来判断患者所发出的气味,进而判断有无异常的一种检查方法。多用于昏迷患者在辅助检查结果回报前的快速判断。也可根据分泌物气味的异常来协助相关疾病的诊断。如咳脓臭痰多提示厌氧菌感染;呼气呈烂苹果味见于糖尿病酮症酸中毒,而刺激性蒜味多见于有机磷农药中毒等。嗅诊可以帮助医师为初步诊断提供一定的线索,需要结合其他相关资料才能作出正确的诊断。

二、体格检查的基本项目

体格检查包括一般检查及头部、颈部、胸部、腹部、生殖器、肛门、直肠、脊柱、四肢和神经系统检查。

(一) 一般检查

1. 性别 正常人的性征特征明显,性别不难判断。性征的正常发育受雌激素和雄激素分泌的影响,男性有睾丸、阴茎,成年男性的腋毛多,阴毛呈菱形分布,有胡须、喉结,声音低而洪亮,皮脂腺分泌多;女性有阴道、子宫及卵巢等性器官,成年女性的乳房等部位发育。某些疾病可导致性征的改变。

2. 年龄　随着年龄增长,机体发生发育、成熟、衰老等一系列过程。年龄与疾病的发生及预后有密切的关系。在年龄的不同阶段,疾病的发生概率也不同,如佝偻病、麻疹等多发生于幼儿及儿童;结核病、风湿热等多发生于少年与青年;动脉硬化性疾病、某些癌肿等多发生于老年。一般通过问诊即可得知,但在某些特殊的情况下,如患者处于昏迷状态或隐瞒年龄时则需通过观察皮肤、肌肉、毛发、牙齿等情况判断年龄的大小。

3. 生命体征　包括体温、呼吸、脉搏和血压,是判断生命活动是否存在及其质量的指标,也是体格检查的必测项目,测定后应进行及时准确的记录。

(1) 体温(temperature, T): 体温测量的方法有口测、肛测与腋测法,其中最常用的为腋测法。测前擦干腋窝汗液,并保证腋窝附近无冷、热物品干扰,将体温计水银柱甩至 35℃ 以下,将体温计头端置于患者腋窝深处,嘱患者夹紧上臂,10 分钟后读数。正常值为 36~37℃,生理情况下体温在 24 小时内波动不超过 1℃。进食或运动后体温稍高,经前及妊娠时体温偏高。

(2) 呼吸(respiration, R): 通过观察患者胸廓或腹部的起伏记录呼吸次数,正常成人静息状态下的呼吸频率为 12~20 次/min。呼吸过速见于发热、疼痛、贫血、甲状腺功能亢进及心力衰竭等情况,一般体温升高 1℃,呼吸大约增加 4 次/min。呼吸过缓见于麻醉药或镇静药过量和颅内压增高。在观察呼吸频率的同时,也要注意呼吸的节律。呼吸逐渐由浅慢变深快,继之由深快变浅慢,直至呼吸暂停,然后再重复以上变化的周期性呼吸,形式似海潮涨退,故称为潮式呼吸。有规律地呼吸几次后呼吸停止一段时间,再开始呼吸,如此反复发生的呼吸节律称为间停呼吸(Biot 呼吸),常在临终前发生。

(3) 脉搏(pulse, P): 检查脉搏主要触诊浅表的动脉,最常触诊的是桡动脉,必要时可触及肱动脉、股动脉、颈动脉及足背动脉等。至少触摸 30 秒,记录脉搏次数。同时注意检查患者的两侧桡动脉搏动是否一致及脉搏的强弱、节律等情况。正常成人在安静、清醒状态下的脉率为 60~100 次/min。儿童较快,女性稍快,老年人偏慢。运动、发热、疾病等可影响脉搏的次数。

(4) 血压(blood pressure, BP): 是指体循环动脉血压。最常采用的测量方法为袖带加压测量法,常用的血压计为汞柱式血压计。血压测量前半小时禁烟、咖啡等刺激物,患者安静休息 5 分钟以上,仰卧或坐位,用于测量血压的上肢充分暴露并外展 45°,肘部与心脏处于同一水平,将袖带紧缚于上臂,下缘在肘横纹上 2~3cm 处,检查者触及被检者的肘部肱动脉搏动最强处后,将听诊器体件置于肱动脉上方,向袖带内充气使汞柱上升,边充气边听诊,待肱动脉搏动的声音消失后,再充气,使汞柱再升高约 30mmHg 后,以每秒 2mmHg 左右的下降速度缓慢放气,双眼与汞柱保持水平,听到第一个响亮的搏动声音时的汞柱刻度为收缩压,音调突然变沉闷后最终消失时的刻度为舒张压。测量结束后解开袖带,关闭血压计。

4. 发育与体型

(1) 发育(development): 年龄、智力、体格成长状态(身高、体重及第二性征)等因素共同决定发育是否正常。正常人各个年龄阶段的身高、体重存在一定的关系。发育同时受遗传、种族、营养代谢及体育锻炼等诸多因素的影响。病态发育与内分泌关系密切,如新生儿期出现甲状腺功能减退,可导致体格矮小、智力低下,称为呆小病;性激素减少可导致性征的异常等。

(2) 体型(habitus): 体型是身体各部位发育的外部总体表现。根据骨骼、肌肉的生长与脂肪分布的状态不同,体型分为无力型(瘦长型)、正力型(匀称型)和超力型(矮胖型)3 种。

5. 营养状态(state of nutrition)　营养状态与食物的摄入、消化、吸收和代谢等因素密切相关。评价营养状态应根据皮肤、毛发、脂肪、肌肉的发育情况综合判断。最简便的检查营养状态的方法是观察皮下脂肪的充实程度。前臂屈侧或上臂背侧下 1/3 处的皮下脂肪分布是判断脂肪充实程度的最合适的部位。营养状态分为良好、中等和不良 3 种。异常的营养状态还包括营养过度,主要表现为脂肪增加,当体重超过标准体重 20% 以上时称为肥胖(obesity)。体重低于标准体重的 10% 称为消瘦,极度消瘦称为恶病质。

6. 意识状态(state of consciousness)　通过问诊过程中与患者的交流可以判断患者的意识状态,必要时可通过刺激患者的身体某些部位、瞳孔检查等帮助判断。意识障碍分为嗜睡、意识模糊、昏睡、昏迷、谵妄等不同的类型。

7. 语调(tone)与语态(voice)　语调是指说话的音调。神经系统和发音器官的疾病可导致音调异常,如喉返神经受损可导致声音嘶哑、脑血管疾病可导致发声障碍等。语态指言语节奏。语态异常多见于中枢神经系统疾病,如帕金森病等。

8. 面容(facial features)与表情(expression)　面容是指面部状态,表情是指在面部或姿态上思想感情的表现。正常人表情自然,患病时多表情痛苦。某些疾病可出现具有特征性面容与表情,通过视诊观察到的相关面容与表情对疾病具有诊断价值。如面色苍白、唇舌色淡,表情疲惫常见于各种原因导致的贫血。

9. 体位(position)　指患者身体所处的状态。正常人或轻症患者的身体活动自如,不受限制,称为自主体位;患者不能自己调整或变化体位,称为被动体位,见于极度衰竭或意识障碍患者;患者为减轻痛苦被迫采取的某种特殊的体位称为强迫体位,如心、肺功能不全者为减少回心血量和减轻心脏负担而采取的强迫坐位,亦称端坐呼吸。

10. 步态(gait)　步态指走路的姿态。正常人因年龄、机体状态的不同,步态稍有差别。某些疾病可导致出现特征性步态,如慌张步态(festinating gait)见于帕金森病患者。

11. 皮肤　皮肤本身的疾病可导致皮肤的异常,许多疾病在病程中可伴随着多种皮肤病变和反应,这些通过视诊可以判断,有时尚需配合触诊。皮肤检查过程中要注意以下几点。

(1)颜色:皮肤的颜色与毛细血管的分布、血液的充盈程度、色素量的多少及皮下脂肪的厚薄等诸多因素有关。

(2)湿度:皮肤的湿度与汗腺分泌功能有关。风湿病、甲状腺功能亢进、佝偻病等可出现多汗;结核病可出现入睡后大量出汗,又称盗汗。

(3)弹性:皮肤弹性的检查方法常选择手背或上臂内侧,以拇指和示指将皮肤提起后松开,观察皮肤皱褶平复的速度。随着年龄增长,皮肤的弹性可逐渐减退。消耗性疾病、脱水等患者的皮肤弹性减低,发热等病理状态下弹性增加。

(4)皮疹:皮疹可以由皮肤本身的疾病导致,也可以是许多全身疾病如传染性疾病、药物过敏等情况的局部表现。对于视诊所观察到的皮疹,应进一步询问出现与消失的时间、发展顺序、部位、形态、颜色、压之是否褪色、平坦或隆起、是否瘙痒、有无脱屑等情况。

(5)皮下出血:皮下出血多由造血系统疾病、严重感染、血管损伤或中毒等导致。根据出血的具体情况,分为:①直径<2mm为瘀点;②直径3~5mm为紫癜;③直径>5mm为瘀斑;④片状出血伴皮肤隆起称为血肿。

(6)蜘蛛痣与肝掌:皮肤小动脉末梢分支性扩张所形成的血管痣称为蜘蛛痣(spider angioma),压迫蜘蛛痣的中心后周围的小血管网可以消失。大、小鱼际发红,加压后褪色称为肝掌(liver palm)。两者多见于肝炎或肝硬化。

(7)水肿:通过视诊可见较重的水肿,部分患者可通过按压胫骨前等部位判断水肿有无及严重程度。轻度水肿主要见于眼睑、胫骨前等部位;中度水肿全身均可见;重度水肿皮肤发亮甚至有液体渗出,另外可同时伴有胸腔、腹腔等浆膜腔积液。

(8)皮下结节:皮下结节通过视诊和触诊检查,应注意大小、硬度、部位、活动度及有无压痛。风湿病、动脉炎、感染性心内膜炎、寄生虫病等均可见皮下结节。恶性肿瘤的皮下转移也可表现为皮下结节。

(9)瘢痕:外伤、感染、手术等均可出现瘢痕,应注意检查和描述。

(10)毛发:不同性别、年龄、种族、遗传及营养状态、精神状态等均可导致毛发的差异。部分内分泌疾病可导致毛发增多,如肾上腺皮质激素增多;脱发则常见于皮肤疾病、神经营养障碍、发热性疾病、内分泌异常及理化因素等。

12. 淋巴结　一般检查中只能检查身体各部的表浅淋巴结。正常的表浅淋巴结直径多在 0.2~0.5cm,质地柔软,表面光滑,不与毗邻组织粘连,不易触及,无压痛。

(1)表浅淋巴结呈组群分布,包括头颈部淋巴结、上肢淋巴结和下肢淋巴结。

(2)淋巴结的检查方法与顺序:通过视诊和触诊检查淋巴结。视诊要注意局部和全身表现,触诊采用浅部滑行触诊法。发现肿大的淋巴结后要注意其部位、大小、数目、硬度、压痛、活动度、有无粘连及局部皮肤表面情况。淋巴结检查应在相应的全身各个系统检查的同时进行。

(3)常见淋巴结肿大的病因:局限性淋巴结肿大多见于非特异性淋巴结炎、淋巴结结核和恶性肿瘤的淋巴结转移;全身性淋巴结肿大见于感染性疾病、血液系统疾病及结缔组织病等。

(二) 头部检查

1. 头发与头皮　检查时要注意头发的色泽、疏密度及有无脱发等具体特点,同时分开头发观察头皮的颜色,有无头屑、外伤、血肿及瘢痕等。

2. 头颅　视诊头颅的大小、形态、活动;触诊头颅有无包块、压痛及异常隆起。头颅的运动异常可见于颈椎疾病、神经系统疾病等情况。

3. 颜面及其器官

(1)眼:首先进行眼的功能检查,包括视力、视野和色觉等检查。其次进行外眼的检查,眼睑主要检查有无睑内翻、上睑下垂、闭合障碍等;检查结膜有无充血、出血、黄疸等;同时注意检查眼球有无突出或下陷,判断患者的眼球运动有无异常。最后进行眼前节检查,包括角膜的透明度,巩膜的颜色,虹膜的形状,瞳孔的大小、形状、对光反射和集合反射等。

(2)耳:通过视诊观察耳郭的外形、大小、位置及对称性,有无畸形、外伤等;检查外耳道是否通畅及有无异常分泌物;通过触诊检查双侧乳突有无压痛;听力异常一般在与患者交流时可以初步判断,也可以通过摩擦手指等方法粗测听力,必要时应用专科设备进行精确测量。

(3)鼻:主要通过视诊检查鼻的外形有无异常,鼻翼有无扇动,鼻中隔是否偏曲,有无鼻出血,鼻腔是否通畅,鼻腔黏膜有无肿胀及异常分泌物等。通过触诊检查患者的上颌窦、额窦和筛窦有无压痛。

(4)口:主要通过视诊检查口唇的颜色,有无皲裂及糜烂;口腔黏膜的颜色,有无出血点、瘀斑、溃疡等;检查牙齿的颜色、排列,注意有无龋齿、残根、缺牙等;检查牙龈有无出血及溢脓,有无颜色异常,如铅线等;检查舌的外观、形态和运动;咽部检查要注意软腭、扁桃体和咽后壁,重点观察咽部黏膜、扁桃体等情况;通过嗅诊判断口腔气味有无异常;检查腮腺有无肿大。

(三) 颈部检查

1. 颈部的外形与分区　正常人颈部直立、对称。每侧颈部分为颈前三角和颈后三角。颈前三角为胸锁乳突肌内缘、下颌骨下缘与前正中线之间的区域;颈后三角为胸锁乳突肌后缘、锁骨上缘与斜方肌前缘之间的区域。

2. 颈部检查的内容　正常人颈部直立,伸屈及转动自由。检查时注意有无抬头困难、颈部偏斜及运动受限。同时观察颈部皮肤有无异常,有无包块及颈部血管异常,如颈动脉异常搏动、颈静脉充盈等。正常人甲状腺外观不突出,检查时应嘱被检查者做吞咽动作,结合触诊进行判断甲状腺是否肿大及性质的变化,发现甲状腺肿大后要对甲状腺进行听诊,进一步判断有无血管杂音。最后检查气管位置是否居中。根据气管的偏移方向可以判断病变的性质,如大量胸腔积液或气胸时气管偏向健侧。

(四) 胸部检查

1. 胸部的体表标志　有些胸部的体表标志为人本身的解剖特征,有些则是人为所设定的。主要用于体格检查时反映和记录脏器各部分的异常变化在体表上的投影,从而进行定位。主要的胸部体表标志有骨骼标志、垂直线标志、自然陷窝与解剖区域等。常用的骨骼标志有胸骨角、剑突及肩胛骨等；常用的体表标志线有前正中线、锁骨中线、肩胛线、后正中线等。正常人的肺尖位于锁骨之上，肺下界左、右两侧肺下界的位置基本相似，位于锁骨中线第 6 肋间隙、腋中线第 8 肋间隙、肩胛线第 10 肋骨水平。

2. 胸壁、胸廓与乳房

（1）胸壁：在检查胸壁时，除注意营养状态、皮肤、脂肪、肌肉及淋巴结外，还应检查胸壁静脉是否曲张、皮下有无气肿和胸壁及胸骨有无压痛、肋间隙有无凹陷或膨隆等。

（2）胸廓：正常胸廓两侧大致对称，其大小和外形在个体间有一定差异。成人的胸廓前后径较左右径短，前后径与左右径之比为 1：1.5；小儿和老年人的胸廓前后径略小于左右径或相等。检查时，应注意观察胸廓的外形及对称性。如肺气肿时胸廓前后径增加，有时与左右径几乎相等，称为桶状胸。

（3）乳房：正常儿童及男性的乳房不明显，乳头一般位于第 4 肋间锁骨中线处。女性的乳房在青春期逐渐长大，呈半球形，乳头亦逐渐长大呈圆柱形。检查乳房时一般先视诊，然后再触诊。

3. 肺与胸膜　进行胸部检查时，患者一般采取坐位或仰卧位，腰部以上应充分暴露，检查室内应舒适和温暖，以免因寒冷诱发肌肉颤动而影响检查效果。肺和胸膜的检查按照视、触、叩、听的顺序综合进行。

（1）视诊：要充分暴露胸部，观察胸廓的形态、对称性、肋骨的走行方向、肋间隙宽度、腹上角膨隆或凹陷等。重点检查呼吸运动，观察内容包括呼吸方式、频率、节律等。

（2）触诊：首先检查胸廓扩张度，正常双侧对称，一侧胸廓扩张度受限常见于大量胸腔积液、气胸、胸膜增厚及肺不张等。其次检查语音震颤。语音震颤是指被检查者发出声音时所产生的声波振动，沿气管、支气管及肺泡传至胸壁，检查者可用手触及，亦称触觉语颤。语颤增强表明声波传导增强，见于肺炎、肺结核、肺梗死等；语音震颤减弱或消失主要见于肺气肿、阻塞性肺不张、胸腔积液或积气。最后检查胸膜摩擦感。胸膜摩擦感指呼吸时脏层和壁层胸膜互相摩擦，并可被检查者的手感觉到的摩擦感。呼气和吸气时均可出现，但吸气末与呼气开始时更为明显，常见于纤维素性胸膜炎。

（3）叩诊：叩诊在胸部的检查中具有重要价值。胸部叩诊的方法有间接叩诊法和直接叩诊法 2 种，其中以间接叩诊法为主。

1）叩诊的方法：叩诊前胸部时，检查者左手中指平贴在肋间隙，与肋骨平行；叩诊肩胛间区时，左手中指应与脊柱平行；至肩胛下角以下，左手中指仍需平贴于肋间隙并与肋骨平行。首先双侧对称地叩诊肺尖，然后前胸、侧胸、背部。从上而下、由外至内、左右对比地叩诊，注意双侧叩诊音的变化。

2）正常叩诊音：在正常胸部叩诊，肺野大部呈清音。由于多种因素的影响，存在生理性差异。左侧腋前线下方有胃泡的存在，故叩诊呈鼓音。

3）正常肺下界的叩诊：正常人两侧肺下界大致相同，于锁骨中线、腋中线及肩胛线上分别位于第 6 肋间隙、第 8 肋间隙和第 10 肋间隙。正常人肺下界的移动范围为 6~8cm。

4）胸部异常叩诊音：正常肺的清音区内如出现浊音、实音、过清音或鼓音，则称为异常叩诊音，多提示肺、胸膜、膈或胸壁有病理改变。异常叩诊音的类型取决于病变的性质、范围及部位的深浅。如胸腔积液时患侧叩诊音为浊音或实音。

（4）听诊：肺部听诊时，被检查者取坐位或卧位。听诊顺序由肺尖开始，自上而下，分别检查前胸部、侧胸部和背部；而且要在左右对称部位进行对比。受检者微张口，平静呼吸，必要时配合咳嗽或深呼吸。先听诊吸气相，再听诊呼气相，每个点至少听诊 1~2 个呼吸周期。听诊内容包括正常呼吸音、异常呼吸音及附加音。前、侧胸部听诊包括锁骨中线、腋前线和腋中线 3 条线，左右及上中下对照，共听诊 18 个区域，背部听诊包括肩胛间区、肩胛线和腋后线共 12 个区域。

1）正常呼吸音：常见的正常呼吸音包括支气管呼吸音（bronchial breath sound），其音调强而高，呼气时间较吸气时间长。支气管呼吸音主要分布于喉部，胸骨上窝，背部第 6、第 7 颈椎和第 1、第 2

胸椎附近的区域。肺泡呼吸音(vesicular breath sound),是一种叹息样的或柔和吹风样的"fu-fu"声,在大部分肺野内均可听及。吸气的音响比呼气强,音调较高,吸气时相较长。支气管肺泡呼吸音(bronchovesicular breath sound),为支气管呼吸音和肺泡呼吸音的混合,又称为混合呼吸音。吸气音与肺泡呼吸音相似,但音调高且较响亮;呼气音与支气管呼吸音相似,但强度弱、音调低;吸气和呼气时相基本相等。支气管肺泡呼吸音主要分布在胸骨角附近及肩胛间区第3、第4胸椎水平。

2)异常呼吸音(abnormal breath sound):肺泡呼吸音增强见于运动、贫血、酸中毒等;肺泡呼吸音减弱或消失见于各种原因所致的胸廓运动受限、呼吸肌病变、支气管阻塞、压迫性肺膨胀不全等;呼气音延长主要见于支气管炎、支气管哮喘等;粗糙性呼吸音见于支气管炎或肺炎早期。异常呼吸音还包括异常支气管呼吸音,即在正常肺泡呼吸音与支气管肺泡呼吸音听诊区内听到支气管呼吸音,又称为管状呼吸音,常见于肺组织实变、肺内大空腔及压迫性肺不张等;在正常肺泡呼吸音听诊区内听到支气管肺泡呼吸音为异常支气管肺泡呼吸音,主要是见于支气管肺炎、肺结核等。

3)啰音(rale):啰音是呼吸音以外的附加音。啰音按其性质的不同分为干啰音(dry rale)和湿啰音(moist rale)2种。干啰音的产生基础是由于气管、支气管狭窄或部分阻塞,当气流通过狭窄的管腔时发生湍流所产生的音响。主要特点为持续时间较长的带有乐音性的呼吸附加音,音调较高,性质、部位、数量容易发生变化,吸气和呼气时均可听到,但以呼气时明显。发生于双侧肺部的干啰音常见于支气管哮喘、慢性支气管炎和心源性哮喘等。湿啰音是由于吸气时气流通过呼吸道内的稀薄分泌物时形成水泡破裂所产生的声音,故又称为水泡音(bubble sound)。按支气管口径的不同和腔内渗出物的多少,可分为大、中、小水泡音和捻发音。湿啰音的特点是呼吸音以外的附加音断续而短暂,一次常常连续多个出现,吸气时尤其是吸气末明显,部位较固定,性质不易改变,可同时出现大、中、小水泡音,在咳嗽后可减轻或消失。

4)语音共振(vocal resonance):语音共振产生的方式与语音震颤基本相同,但较其更为灵敏。检查者用听诊器在肺泡呼吸音听诊区内进行检查。

5)胸膜摩擦音(pleural friction rub):胸膜摩擦音是胸膜发生炎症或纤维渗出时,随呼吸运动脏层和壁层胸膜相互摩擦所产生的声音。在吸气或呼气时均可听到,但一般在吸气末或呼气初较为明显,屏气时即消失。胸膜摩擦音最易听到的部位是前下侧胸壁。常发生于纤维素性胸膜炎、肺梗死、胸膜肿瘤及尿毒症患者,亦可见于严重脱水患者。

4. 心脏

(1)视诊:检查者视线应与胸廓同高,必要时需在切线位置观察心前区有无隆起或异常搏动。隆起者多见于先天性心脏病。观察心尖搏动的位置、强度与范围。正常成人的心尖搏动位于第5肋间,左侧锁骨中线内侧0.5~1.0cm,搏动直径为2.0~2.5cm;肥胖或消瘦及心脏增大者的位置可以发生相应的改变。高热、贫血、甲状腺功能亢进者的心尖搏动增强,而心肌病等情况下心尖搏动可减弱,粘连性心包炎则出现负性心尖搏动。

(2)触诊:心脏触诊的目的是进一步确定心尖搏动和心前区异常搏动的位置、范围、强度,同时检查有无震颤及心包摩擦感。检查方法为检查者将右全手掌置于心前区,触及搏动或震颤后逐渐缩小至小鱼际、示指和中指指腹或单指。左心室肥厚时可触及心尖抬举样搏动,先天性心脏病或瓣膜病时相应部位可触及震颤,心包炎时可在心前区或胸骨左缘第3、第4肋间触及心包摩擦感。

(3)叩诊:心脏叩诊的主要目的是确定心脏浊音界,以判断心脏的大小及形状。心脏浊音界分为相对浊音界和绝对浊音界。心脏左、右缘被肺脏遮盖部分为相对浊音界,未被肺遮盖部分(紧贴胸壁部分)为绝对浊音界。

心脏相对浊音界的叩诊采用间接叩诊法,力度及中指移动范围不宜过大。叩诊顺序为先左后右,左侧在触及的心尖搏动外2~3cm处开始,自外向内,逐个肋间向上叩诊,直至第2肋间;右侧首先叩出肝上界,自肝上界上第1肋间,自外向内,逐个肋间向上叩诊,直至第2肋间。逐一标记浊音点,测量各点距前正中线的距离及左侧锁骨中线距前正中线的距离,判断心界的大小。正常成人心脏相对浊音界的大小见表 1-34。

表 1-34 正常成人心脏相对浊音界的大小

右 /cm	肋间	左 /cm
2~3	Ⅱ	2~3
2~3	Ⅲ	3.5~4.5
3~4	Ⅳ	5~6
	Ⅴ	7~9

注:左锁骨中线距前正中线 8~10cm。

(4)听诊

1)心脏瓣膜听诊区:即心脏各瓣膜开放与关闭时产生的声音传导至体表最易听清的位置。二尖瓣听诊区位于心尖搏动最强点,也称心尖区;胸骨左缘第 2 肋间为肺动脉瓣区;胸骨右缘第 2 肋间为主动脉瓣区;胸骨左缘第 3 肋间为主动脉瓣第二听诊区;胸骨左缘第 4、第 5 肋间为三尖瓣区。

2)听诊顺序:通常听诊顺序可以从心尖区开始,逆时针方向依次听诊。即心尖区—肺动脉瓣区—主动脉瓣区—主动脉瓣第二听诊区—三尖瓣区。

3)听诊内容:包括心率、心律、心音、额外心音、杂音和心包摩擦音。正常成人的心率为 60~100 次 /min,超过 100 次 /min 为心动过速,低于 60 次 /min 为心动过缓,各种生理与病理因素及药物作用均可导致心率改变;正常人心律的基本规则,各种病理因素可引起心律异常,如期前收缩、心房颤动等;正常人可闻及第一和第二心音,部分青少年可闻及第三心音,如出现第四心音则为病理性心音。额外心音(extra cardiac sound)是指在正常第一、第二心音外的病理性附加音,常见的额外心音包括奔马律、开瓣音及心包叩击音等;心脏杂音(cardiac murmur)则是指在心音与额外心音之外的异常声音,主要由于血液层流、血液加速、异常血流通道等原因形成,包括收缩期杂音、舒张期杂音和连续性杂音等,闻及杂音应分析其最响部位及传导方向、性质、时期、强度与形态,以及体位、呼吸和运动对其影响;心包摩擦音则是由于心包脏层与壁层之间粗糙、摩擦导致的声音,多见于心包炎。

(五)腹部检查

1. 腹部的体表标志与分区

(1)体表标志:常用的腹部的体表标志包括肋弓下缘、剑突、脐、髂前上棘、腹直肌外缘、腹中线、腹股沟韧带、耻骨联合、肋脊角等。

(2)分区:四区法为通过脐划出一水平与一垂直线,分出左、右上腹和左、右下腹;九区法为两侧肋弓下缘连线和两侧髂前上棘连线两条水平线,左、右髂前上棘与腹中线连线的中点划两条垂线,构成 9 个区域,即左、右季肋部,左、右腰部,左、右髂部及上、中、下腹部。

2. 视诊

(1)腹部外形:有无全腹或局部膨隆及凹陷。腹部膨隆多见于腹水、脏器肿大、气腹等,而腹部凹陷则多见于消瘦及脱水患者。

(2)观察腹式呼吸运动的强弱、有无腹壁静脉曲张。

(3)观察有无胃肠型及蠕动波,判断有无胃肠道梗阻。

(4)注意腹壁有无皮疹、色素沉着、腹纹、瘢痕及疝、体毛分布等。

3. 触诊 检查前应嘱患者排尿后取仰卧位,双手自然置于身体两侧,双腿屈起并稍分开。检查者前臂与患者腹部处于同一水平,全手掌置于腹部,使患者适应片刻,首先进行浅部触诊,自左下腹开始,逆时针至右下腹;然后进行深部触诊。触诊检查的主要内容包括以下方面。

（1）腹壁紧张度：采用浅部触诊法。腹壁紧张、强直，称为板状腹，多见于腹膜炎；腹壁柔韧而抵抗，不易压陷，称为柔韧感，常见于结核性腹膜炎。

（2）压痛及反跳痛：正常腹部触诊时无痛感，如出现压痛，多为腹腔内存在病变；在触诊的压痛点处以并拢的2~3个手指深压片刻后，迅速抬起手指，如患者感觉疼痛加重，称为反跳痛，多提示腹膜壁层受炎症累及。腹肌紧张、压痛和反跳痛同时出现，称为腹膜刺激征，多见于腹膜炎。

（3）脏器触诊：肝脏触诊可采用单手或双手触诊法，正常肝脏不易触及，当触及肝脏时要注意大小、质地、边缘、表面状态、有无压痛、搏动及肝震颤、肝区摩擦感等；正常脾脏不能触及，如触及脾脏，提示脾脏肿大2倍以上，脾脏下缘不超过肋下2cm为轻度肿大，超过肋下2cm但在脐水平以上为中度肿大，超过脐水平或超过腹正中线为高度肿大。

（4）腹部肿块：腹部触诊时注意正常脏器与肿块的区别。正常腹部可以触及腹直肌肌腱及腱划、腰椎椎体及骶骨岬、乙状结肠粪块、横结肠及盲肠等。如果触及上述以外的内容，则为异常，要注意描述部位、大小、形态、质地、压痛、搏动、移动度等。

（5）液波震颤（fluid thrill）：液波震颤主要用于检查腹部有无游离液体。此法用于检查腹水时，需有3 000~4 000ml以上的液量才能查出，故该方法不如移动性浊音敏感。

（6）振水音（succussion splash）：振水音见于胃内有较大量的液体及气体。空腹或餐后6~8小时以上出现振水音提示幽门梗阻或胃扩张。

4. 叩诊

（1）正常腹部叩诊音：大部分腹部叩诊音为鼓音，一般从左下腹开始逆时针叩诊至右下腹，再至脐部，借此可获得腹部叩诊音的总体印象。

（2）移动性浊音：腹腔内的液体随体位的变化而移动，叩诊时浊音区也发生变动的现象称为移动性浊音。主要用于检查有无腹水。当腹腔内的游离腹水在1 000ml以上时，即可查出移动性浊音阳性。

（3）肋脊角叩击痛：检查者左手掌置于肋脊角处，右手握拳，叩击左手手背。肾炎、肾盂肾炎、肾结石、肾结核及肾周围炎时，肾区有不同程度的叩击痛。

5. 听诊　腹部听诊一般在视诊后进行，以免因腹部触诊及叩诊后导致肠管蠕动增加，而出现肠鸣音亢进。腹部的听诊除肠鸣音外，还要听诊腹中部及两侧的动脉有无血管杂音。

（六）生殖器、肛门、直肠检查

1. 男性生殖器　男性生殖器包括阴茎、阴囊、前列腺和精囊等，检查时采取视诊与触诊结合的方式，先进行外生殖器检查，必要时检查内生殖器。

（1）阴茎：首先观察阴茎的大小和形态，正常成年人的阴茎长7~10cm。然后检查包皮的长度，是否存在包皮过长或包茎；将包皮上翻充分暴露阴茎头及阴茎颈，观察表面有无异常。最后医师用示指与拇指轻轻挤压龟头使尿道张开，检查尿道口有无红肿及异常分泌物及溃疡。

（2）阴囊：检查时患者取站立位或仰卧位，两腿稍分开。检查方法为检查者将双手拇指置于患者阴囊前方，其余手指托住阴囊后方，拇指滑行触诊检查阴囊情况。注意检查阴囊的皮肤、外形，精索的形状、有无压痛及结节，睾丸的大小、形态、硬度、有无压痛，同时要检查附睾的大小、有无结节和压痛等。

（3）前列腺：前列腺的检查方法为患者取肘膝卧位，检查者戴指套（或手套），指端涂润滑剂，慢慢插入患者肛门，向腹侧触诊，注意检查前列腺的大小、质地、有无压痛及表面情况等。

2. 女性生殖器　女性生殖器一般不做常规检查项目，当考虑全身疾病与生殖器有关时，可进行外生殖器检查；如考虑存在妇产科疾病时，应由妇产科医师进行检查。注意未婚妇女一般禁止进行阴道检查，以免损伤处女膜。

3. 肛门与直肠　根据病情需要，患者可以采取肘膝位、侧卧位或截石位等体位。一般采用视诊与触诊进行检查，必要时借助内镜等器械帮助检查。

（1）视诊：观察肛门周围皮肤的外观，有无脓血、黏液、肛裂、外痔、瘘管口或脓肿等。

(2)触诊:肛门和直肠的触诊方法为肛诊或直肠指诊。触诊时医师右手示指戴指套或手套,并涂以润滑剂,将示指置于肛门外口轻轻按摩,等患者的肛门括约肌适应放松后,再徐徐插入肛门、直肠内。检查肛门及括约肌的紧张程度,肛管和直肠内壁,注意有无压痛、黏膜是否光滑、有无肿块及搏动感。男性肛诊有助于检查前列腺及精囊,女性可以帮助检查子宫颈、子宫和输卵管等。

（七）脊柱、四肢检查

1. 脊柱

(1)脊柱弯曲度:正常人直立时,脊柱侧面观察呈 4 个生理性弯曲,颈段稍前凸,胸段稍后凸,腰段明显前凸,骶部明显后凸。检查时要注意观察脊柱生理弯曲是否存在,还要检查脊柱有无侧凸和前后突出等病理性变形。

(2)脊柱活动度:正常人的脊柱有一定的活动度,但各部位的活动范围明显不同,颈椎段和腰椎段的活动范围最大。检查颈椎段时,检查者固定患者肩部,嘱其颈部前屈、后伸、侧弯和旋转以判断颈段活动情况;同样检查腰椎段时,则固定患者髋部,嘱其腰部活动,以判断腰段活动情况,进而判断患者是否存在脊柱活动受限。颈椎或腰椎及其周围组织的疾病均可以导致相应节段活动受限。

(3)脊柱的压痛与叩击痛:患者取坐位,检查者以右手拇指自上而下逐个按压脊椎棘突和椎旁肌肉,同时询问患者有无疼痛。脊柱叩击痛的检查方法一般采用叩诊锤直接叩击各个椎体棘突的方法,称为脊柱直接叩击法。另一种方法为患者取坐位,检查者左手掌置于患者头顶部,右手握拳叩击左手手背,询问患者有无脊柱某一部位疼痛,称为间接叩击法。正常人无压痛及叩击痛。

2. 四肢与关节 四肢与关节的检查通常采用视诊与触诊相互配合,特殊情况下还需进行叩诊和听诊检查。

(1)上肢:观察上肢长度及皮肤有无异常,各个关节有无畸形,有无肝掌和杵状指等;触诊上肢皮肤的弹性,滑车上淋巴结有无肿大,同时检查患者双侧桡动脉搏动是否一致,有无交替脉、水冲脉、奇脉和毛细血管搏动征等;嘱患者上肢运动,注意观察肩、肘及腕关节的活动情况,同时检查上肢的屈、伸和握力等;最后检查上肢的生理和病理反射。上肢检查的同时注意检查肩关节、肘关节、腕关节及手的形态、运动等。

(2)下肢:观察下肢长度及皮肤有无异常,关节形态是否正常,有无杵状趾,有无静脉曲张;触诊包括腘窝淋巴结的检查,下肢有无水肿及足背动脉搏动是否正常;嘱患者下肢活动观察有无活动障碍,同时嘱患者下肢屈、伸和抬举,观察下肢肌力是否正常;最后进行下肢的生理和病理反射检查。下肢检查的同时检查髋关节、膝关节、踝关节和足的形态、运动等。

（八）神经系统检查

1. 脑神经 12 对脑神经的检查对颅脑疾病的定位诊断具有重要意义,大部分脑神经的检查在全身各个系统和器官的检查中已经进行,部分脑神经的检查需要单独进行,检查时应注意双侧对比。

嗅神经主要通过患者对气味的辨别来检查,前提是排除鼻黏膜病变;通过对视力、视野和眼底的检查判断视神经的功能;动眼神经、滑车神经、展神经这 3 对神经共同支配眼球运动,可通过眼裂外观、眼球运动、瞳孔及其对光反射、调节反射等来判断;通过检查面部感觉、角膜反射、咀嚼和露齿等动作来判断三叉神经的功能;通过面部表情、运动、鼓腮等动作及味觉的检查来判断面神经的功能;通过听力检查及观察有无平衡失调来判断前庭蜗神经的功能;通过观察患者有无声音嘶哑、呛咳和吞咽障碍等来判断舌咽、迷走神经的功能;通过检查患者耸肩、转头的情况判断副神经的功能;通过伸舌动作等判断舌下神经的功能有无异常。

2. 运动功能 在上肢和下肢的检查过程中,通过患者运动来判断患者的肌力、肌张力、有无瘫痪及患者有无不自主运动和共济运动情况。肌力分为 6 级:0 级为完全瘫痪,无肌肉收缩;1 级为仅有肌肉收缩,不能产生动作;2 级为肢体可以在床面水平移动,不能克服自身重力抬离床面;3 级为肢体可抬离床面,但不能对抗阻力;4 级为可对抗阻力,但肌力减弱;5 级为正常肌力。

3. **感觉功能**　感觉功能的检查包括浅感觉、深感觉和复合感觉检查。检查时注意左右、上下的区别,需要时应详细检查,以帮助判断疾病的性质并对病变作出定位。浅感觉检查主要包括痛觉、触觉和温度觉的检查;深感觉检查包括运动觉、位置觉和振动觉的检查;复合感觉检查包括皮肤定位觉、两点辨别觉、实体觉和体表图形觉等的检查。感觉功能的检查根据病情需要在各个部位检查时分别进行,也可以单独完成。

4. **神经反射**　为了避免过多地移动患者,在全身体格检查的过程中,各种神经反射的检查已经贯穿在各个相应部位的检查中。神经反射包括生理反射和病理反射。下面将临床常用的神经反射简单归纳为如下几点。

(1)浅反射:包括角膜反射、腹壁反射、提睾反射、跖反射和肛门反射,这些反射为刺激皮肤、黏膜或角膜等引起的反应。一般在相应部位的检查时根据需要进行。

(2)深反射:为刺激骨膜、肌腱,经深部感受器完成的反射称为深反射,包括肱二头肌反射、肱三头肌反射、桡骨骨膜反射、膝反射、跟腱反射等。深反射的检查在上肢和下肢的检查过程中分别完成。

(3)病理反射:指锥体束病损时出现的异常反射,注意1岁半以内出现这种反射不属于病理反射。常见的病理反射包括以下几种。①巴宾斯基(Babinski)征:用竹签沿足底外侧缘,由后向前至小趾近根部并转向内侧,阳性为踇趾背伸,余四趾呈扇形展开。②奥本海姆(Oppenheim)征:检查者用拇指及示指沿患者胫骨前缘用力自上向下滑压,阳性表现与巴宾斯基征一致。③戈登(Gordon)征:检查者用手以一定的力量捏压患者的腓肠肌,阳性同巴宾斯基征。④霍夫曼(Hoffmann)征:检查者左手把持患者腕部,用右手中指和示指夹住患者中指并稍向上提,使患者腕部处于轻度过伸位,以拇指迅速刮弹患者中指指甲,患者的其余四指向掌侧屈曲为阳性。除霍夫曼征在上肢检查时进行外,其他病理反射的检查在下肢检查时进行。

(4)脑膜刺激征:见于脑膜炎、颅内高压及蛛网膜下腔出血等疾病,是脑膜受激惹的体征。主要检查内容为以下几个方面。

1)颈强直:患者仰卧,检查者一手托于患者颈部,另一手置于患者前胸部,做屈颈动作,如感觉到抵抗力增加,称为颈强直。一般在头部检查时完成。

2)克尼格(Kernig)征:患者取仰卧位,检查者将一侧下肢的髋关节和膝关节屈曲成直角,抬举患者同侧小腿,正常膝关节可伸达135°以上。如果伸膝受阻伴疼痛与屈肌痉挛,为克尼格征阳性。一般在下肢检查时进行。

3)布鲁津斯基(Brudzinski)征:患者仰卧,下肢伸直,检查者一手托患者颈部,另一手置于患者前胸部,做屈颈动作时,双髋和膝关节同时屈曲为阳性。一般在头部检查时进行。

第五节　病历书写

一、病历书写的基本要求

病历是指医护人员在医疗活动过程中形成的文字、符号、图表、影像、切片等资料的总和。病历是患者的健康档案,是正确诊断疾病和制订治疗、预防措施的重要依据,是医疗保险赔付参考的主要依据,是医疗纠纷和诉讼的重要依据,是医护工作质量的反映。病历包括门(急)诊病历和住院病历。病历书写是指医务人员通过问诊、查体、辅助检查、诊断、治疗及护理等医疗活动获得有关资料,并进行归纳、分析、整理形成医疗活动记录的行为。病历书写应当客观、真实、准确、及时、完整、规范。病历书写应当使用蓝黑墨水、碳素墨水,使用中文和通用的外文缩写,无正式中文译名的症状、体征、疾病名称等可以使用外文,应规范使用医学术语,字迹清晰,表述准确,语句通顺,标点正确。出现错字时,应当用双线划在错字上,保留原记录清楚、可辨,并注明修改时间,修改人签名。上级医务人员有审查修改下级医务人员书写的病历的责任。病历应当按照规定的内容和格式书写,并由相应的医务人员签名。实习期医务人员、试用期医务人员书写的病历,应当经过本医疗机构注册的医务人员审阅、修改并签名。一律使用阿拉伯数字书写日期和时间,采用 24 小时制记录。在病历书写中应注意体现患者的知情权和选择权。我国卫生行政主管部门对病历书写作出严格的规范与要求,严禁涂改、伪造、销毁或抢夺病历资料。

二、住院病历书写内容

住院病历包括入院记录、病程记录、会诊记录、转科记录、出院记录、死亡记录、手术记录、各种知情同意书及病重危通知书等。入院记录是指患者入院后,经主治医师通过问诊、体格检查、辅助检查等获得患者资料,经过归纳分析、综合判断后书写而成的记录。完整的入院记录是最详细和最完整的病历模式,一般由实习医师、进修医师或住院医师书写。要求在患者入院后 24 小时内完成。完整入院记录的内容与格式如下。

（一）患者一般情况

包括患者姓名、性别、年龄、民族、婚姻状况、出生地(写明省、市、县)、工作单位、职业、入院时间、记录时间、病史陈述者、可靠程度。

（二）主诉

是指患者就诊的主要原因,包括症状(或体征)及持续时间。

（三）现病史

包括患者本次疾病的发生、演变、诊疗等方面的详细情况,应当按时间顺序书写。内容包括发病情况、主要症状特点及其演变与发展情况、伴随症状、发病以来的诊疗经过及结果、发病以来的一般情况的变化,以及与鉴别诊断有关的阳性或阴性资料等。

1. 发病情况　发病的时间、地点、起病缓急、前驱症状、可能的原因或诱因。

2. 主要症状特点及其演变与发展情况　按发生的先后顺序描述主要症状的部位、性质、持续时间、程度、缓解或加剧因素,以及演变与发展情况。

3. 伴随症状　记录伴随症状,描述伴随症状与主要症状之间的相互关系。

4. 发病以来的诊疗经过及结果　记录患者发病后到入院前,在院内外接受检查与治疗的详细经过及效果。对患者提供的药名、诊断和手术名称需加引号以示区别。

5. 发病以来的一般情况　简要记录患者发病后的精神状态、睡眠、食欲、大小便、体重等情况。与本次疾病虽无紧密关系,但仍需治疗的其他疾病情况可在现病史后另起一段予以记录。

（四）既往史

是指患者过去的健康和疾病情况,包括既往一般健康状况、疾病史、传染性疾病史、预防接种史、手术外伤史、输血史、食物或药物及其他过敏史等。

（五）个人史,婚育史、月经史,家族史

1. 个人史　主要记录出生地及长期居住地,生活习惯及有无烟酒、药物等嗜好,职业与工作条件及有无工业毒物、粉尘、放射性物质接触史,有无冶游史。

2. 婚育史、月经史　婚姻状况、结婚年龄、配偶健康状况、性生活情况、有无子女等。女性的月经史主要记录患者的初潮年龄、行经期天数、间隔天数、末次月经时间(或闭经年龄)、月经量、痛经及生育等情况。

3. 家族史　父母、兄弟、姐妹的健康状况,有无与患者类似的疾病,有无家族遗传倾向的疾病如血友病、高血压等,家族中有无结核、肝炎等传染性疾病。

（六）体格检查

应当按照系统循序进行书写。内容包括体温、脉搏、呼吸、血压,一般情况,皮肤、黏膜、全身表浅淋巴结,头部及其器官,颈部,胸部(胸廓、肺部、心脏、血管),腹部(肝、脾等),直肠、肛门、外生殖器,脊柱,四肢,神经系统等。

(七) 专科情况

根据专科需要记录专科特殊情况,如外科、耳鼻咽喉科、眼科、妇产科、口腔科、介入放射科、神经精神科等专科。

(八) 辅助检查

指入院前所做的与本次疾病诊断相关的主要检查及其结果,应分类按检查时间顺序记录检查结果。如是在其他医疗机构所做的检查,应当写明该机构名称、检查号及检查日期。

(九) 初步诊断

指经治医师根据患者入院时的情况,综合分析所作出的诊断,书写于住院病历或入院记录末页中线右侧。如初步诊断为多项时,应当主次分明。对待查病例应列出可能性较大的诊断。

(十) 书写入院记录的医师签名

在初步诊断的右下角签全名,字迹应清楚易认。

三、病历的格式(举例)

姓名:刘 ××

性别:女

年龄:38 岁

婚姻:已婚

民族:汉

职业:农民

籍贯:×× 省 ×× 县

住址:×× 省 ×× 县 ×× 乡 ×× 村 ×× 组(电话)

病史叙述者:患者本人

可靠程度:可靠

入院日期:2022-03-09

记录日期:2022-03-09

病　史

主诉:劳累后心悸、气促 6 年,加重 1 个月余,下肢水肿 1 周。

现病史:患者自 6 年前开始起病,每于过劳或爬楼梯时感心悸气促,休息后即减轻,当时曾在 ×× 县人民医院做 X 线胸片检查,发现"心脏扩大",因症状不重故未治疗。4 年前的冬季因天气寒冷"感冒",咳嗽剧烈,休息时亦心悸、气促,夜间喜用高枕,伴发热入院,经注射"氨苄西林"等治疗(量不详),并卧床休息 2 周,症状消失。今年 2 月初因劳累过度,心悸气促不能平卧。在当地治疗,症状无好转。近 1 周来出现下肢水肿、尿少、色黄。大便成形,每日 1 次。食欲缺乏,睡眠欠佳,体重无明显变化。病程中未用过"洋地黄"。

既往史:过去体质较弱,自幼常有咽痛发作。25 岁时患"急性阑尾炎"行"阑尾切除术"。否认"肝炎""结核病"等传染性疾病史及接触史,预防接种史不详,无外伤、输血史及药物过敏史,无长期用"洋地黄"及其他药物史。

系 统 查 询

1. 呼吸系统　自幼常有咽痛,发作时咽部有异物感,有时伴发热,服"消炎药"数日即愈。近 4 年来,冬季常有轻咳,无痰,无胸痛、盗汗。

2. 心血管系统　见现病史,无心前区疼痛、头昏、头痛及晕厥史。

3. 消化系统　无反酸、嗳气、腹痛、腹泻、呕吐、黑便史。

4. 泌尿系统　无尿频、尿急、尿痛、排尿困难、腰痛史。

5. 血液系统　无头晕、眼花、耳鸣、鼻出血、牙龈出血、黄疸、淋巴结肿大、骨骼疼痛史。

6. 内分泌与代谢系统　无多饮、多尿、多汗、怕热史，性格、智力、皮肤、性欲无明显变化。

7. 神经系统　无意识障碍、记忆力改变、视力障碍、抽搐、瘫痪、精神异常等病史。

8. 关节及运动系统　6 年前于天冷或气候变化时出现两膝关节疼痛，非游走性，局部无红肿及运动障碍。

个人史：生于原籍，未去过其他地方，初中毕业后就地务农，无烟酒嗜好，无毒物及疫水接触史，无重大精神创伤史。

月经史：14 $\frac{4}{28}$ 2022-3-8，月经量不多，无血块及痛经。白带量不多，无异味。

婚姻生育史：21 岁结婚，婚后育有 1 女 1 男。

家族史：父母均健在，有 1 妹 1 弟，妹有膝关节痛发作史，弟健康，否认"肝炎""结核病"等传染性疾病史及遗传病史，家属成员中无同样疾病患者。

体 格 检 查

T 37.2℃，P 92 次 /min，R 26 次 /min，BP 102/64mmHg。

一般状态：发育正常，营养中等，神志清楚，慢性病容，表情倦怠，半卧位，检查合作。

皮肤：干燥、弹性减弱，无出血点、蜘蛛痣、皮疹。

淋巴结：两颌下均可触及一个淋巴结，直径 0.8cm，质软，可移动，无压痛。其他表浅淋巴结无肿大。

头部：头颅无畸形，无压痛，无肿块，头发无异常。

眼：眉毛无脱落。眼睑无下垂、水肿及内外翻。结膜无充血、出血及滤泡。巩膜未见黄染。角膜透明。瞳孔大小正常、两侧等圆，对光反射、调节反射存在。

耳：听力正常，外耳道无流脓，乳突无压痛。

鼻：无畸形，鼻中隔无偏曲，鼻腔通畅、无异常分泌物，鼻旁窦无压痛。

口腔：无特殊气味，唇发绀，牙齿排列整齐，无龋齿，牙龈无红肿溢脓，舌苔薄白，咽部充血，扁桃体二度肿大，无异常分泌物，腮腺无肿大。

颈部：颈软，可见颈静脉怒张及动脉搏动，气管居中，甲状腺无肿大。

胸廓：对称无畸形，肋间隙无明显增宽及变窄，胸壁无压痛，胸壁静脉无曲张，乳房扁平、松弛、无硬结。无皮下捻发感。

肺

视诊：呼吸运动两侧相等，呼吸较浅快，节律规则。

触诊：呼吸运动减弱，两侧相等，语音震颤两侧对称，无胸膜摩擦感。

叩诊：两肺呈清音，右肺尖宽 3cm，左肺尖宽 4cm，肺下界在右锁骨中线、腋中线及肩胛线处分别为第 6、第 8、第 10 肋间，两肺下界移动度约 3cm。

听诊：两肺肺泡呼吸音稍减弱，可闻及散在干啰音，肺底部可闻及湿啰音，以右侧为甚，未闻及异常呼吸音，语音传导无明显增强或减弱，未闻及胸膜摩擦音。

心 脏

视诊：心前区无隆起，心尖搏动弥散在左侧第 5 肋间锁骨中线外 2.5cm 处最明显。未见其他部位异常搏动。

触诊：心尖搏动位置同上，弥散，无抬举感，未触及心包摩擦感。

叩诊：心脏相对浊音界如下。

右 /cm	肋间	左 /cm
2	II	3
3.5	III	6
5	IV	8
—	V	10.5

左锁骨中线距前正中线的距离为 9cm,心界向两侧扩大。

听诊:心率 104 次 /min,节律绝对不齐,心音强弱不等,肺动脉瓣区第二音亢进,未闻及附加音。心尖部可闻 4/6 级收缩期吹风性杂音及舒张期隆隆性杂音,前者向背部传导,未闻及心包摩擦音。

血管检查:桡动脉搏动两侧相等。有脉搏短绌,脉率 92 次 /min。未见毛细血管搏动征,无枪击音及杜氏双重杂音。

腹　部

视诊:腹部饱满,腹壁静脉无曲张,未见胃肠型及蠕动波。

触诊:腹软,无压痛及反跳痛,未扪及腹部肿块。肝脏右肋缘下 2cm,剑突下 4cm,质地中等,边缘圆钝,表面光滑,有轻度压痛。脾、肾、胆囊均未扪及,肋脊点无压痛,液波震颤阳性。

叩诊:腹中部鼓音,两侧浊音,移动性浊音阳性,双肾区、肝区均有轻叩痛。

听诊:肠鸣音 6 次 /min,无振水音及血管杂音。

肛门及外生殖器:无外痔、脱肛。外生殖器无畸形,发育正常。

脊柱及四肢:无畸形,各关节无红肿,活动自如,无杵状指(趾),手指轻度发绀,双下肢中度凹陷性水肿。

神经系统:双侧肱二头肌、肱三头肌腱反射及双膝、跟腱反射均正常。Babinski 征 (−),Oppenheim 征 (−),Gordon 征 (−),Kernig 征 (−),Brudzinski 征 (−)。

实验室及器械检查

血常规:RBC $3.9×10^{12}$/L,Hb 108g/L,WBC $8.4×10^9$/L,N 0.78,L 0.22。

尿常规:深黄色,微浊,酸性,相对密度 1.019,蛋白(+),糖(−);镜检白细胞 1~3/HP,透明管型 0~1/HP。

心电图:心房颤动,左心房、右心室肥大。

摘　要

患者刘 ××,女,38 岁,农民,因劳累后心悸、气促 6 年,加重 1 个月余,夜间不能平卧,近 1 周出现下肢水肿,于 2022 年 3 月 9 日入院。病程中未用过"洋地黄"治疗。入院时体格检查:T 37.2℃,P 92 次 /min,呼吸急促,R 26 次 /min,BP 102/64mmHg。口唇发绀,颈静脉怒张,心界向两侧扩大,心率 104 次 /min,节律绝对不齐,肺动脉瓣区第二心音亢进,心尖区 4/6 级收缩期吹风样杂音及舒张期隆隆样杂音,脉搏短绌,两肺有散在干啰音,肺底部有湿啰音,肝大右肋缘下 2cm、剑突下 4cm,并有压痛,腹水征阳性,双下肢中度凹陷性水肿。RBC $3.90×10^{12}$/L,Hb 108g/L,WBC $8.4×10^9$/L,N 0.78,L 0.22。尿常规:蛋白(+);镜检白细胞 1~3/HP,透明管型 0~1/HP。

初步诊断:

1. 风湿性心脏病

　　二尖瓣狭窄并关闭不全

　　心脏扩大

　　心房颤动

　　心功能IV级

2. 慢性扁桃体炎

医师签名:×××

第六节　诊断疾病的步骤和临床思维方法

诊断是医师将所获得的各种临床资料经过综合、整理、分析、评价后,对患者所患疾病提出的一种符合临床思维逻辑的判断和得出符合事实的结论的过程。如果这种逻辑判断符合疾病的客观存在,诊断就应该是正确的;如果不符合客观存在,则诊断就是错误的。诊断疾病是医师最重要也是最基本的临床实践活动之一。诊断疾病的过程是一个逻辑思维过程,也是医师认识疾病、认识疾病客观规律的过程。能否正确及时地诊断疾病,是临床医师的医学知识水平、临床实践技能和逻辑思维方法掌握和运用的集中反映。

一、诊断疾病的步骤

诊断疾病应有 4 个步骤:①搜集临床资料;②综合、整理、分析、评价资料;③提出初步诊断;④确立及修正诊断。

(一) 搜集临床资料

1. 病史采集　症状是病史的主体,症状的特点及其发生、发展与演变情况对于形成诊断起重要作用。详尽而完整的病史可解决近半数的诊断问题。但症状不是疾病,医师应该透过症状,结合医学知识和临床经验来认识和探索客观存在的疾病特点。病史采集要全面系统、真实可靠,病史要反映出疾病的动态变化及个体特征。

2. 体格检查　在病史采集的基础上,应对患者进行全面、有序、重点、规范和正确的体格检查,所发现的阳性体征和阴性表现都可以成为诊断疾病的重要依据。体格检查结合病史资料可解决半数以上的诊断问题。在体格检查过程中要注意核实和补充病史资料,因此应边查边问、边查边想,使获得的资料具有完整性和真实性。

3. 实验室检查及其他检查　在获得病史和体格检查资料的基础上,选择一些基本的必要的实验室检查和其他检查,无疑会使临床诊断更准确、可靠。在选择检查时应考虑:①检查的意义;②检查的时机;③检查的敏感性和特异性;④检查的安全性;⑤检查的成本与效果分析等。

(二) 综合、整理、分析、评价资料

对病史、体格检查、实验室检查和其他检查所获得的各种临床资料进行综合、整理、分析、评价是非常重要,但又常被忽视的一个环节。疾病表现是复杂多样的,患者因受神经类型、性格特点、文化素养、知识层次、心理状态和社会因素等的影响,所述的病史常常是琐碎、凌乱、不确切、主次不分、顺序颠倒,甚至有些虚假、隐瞒或遗漏等现象。因此,医师必须对病史资料进行综合、整理、分析、评价,使病史具有真实性、系统性和完整性,只有这样的病史,才能为正确诊断提供可靠的依据。

实验室检查和其他检查结果必须与病史资料和体格检查结果结合起来进行综合、整理、分析、评价,切不可单靠某项检查结果诊断疾病。由于检查时机和技术因素等影响,一两次阴性结果往往不足以排除疾病的存在。因此,在分析评价结果时必须考虑:①假阴性和假阳性问题;②误差大小;③有无影响检查结果的因素;④结果与其他临床资料是否相符、如何解释等。

通过对各种临床资料进行综合、整理、分析、评价后,医师应对疾病的主要临床表现及特点、疾病的演变情况、治疗效果等有清晰明确的认识,为提出初步诊断打下基础。

(三) 提出初步诊断

在对各种临床资料进行综合、整理、分析、评价后,医师结合掌握的医学知识和临床经验,将可能性较大的几个疾病排列出来,逐一进行鉴别,形成初步诊断。初步诊断带有主观臆断的成分,这是由于在认识疾病的过程中,医师只发现了某些自己认为特异的征象。由于受到病情发展不充分、病情变化的复杂性和医师认识水平的局限性等影响,这些征象在诊断疾病中的作用常常受到限制。这是导

致临床思维方法片面、主观的重要原因。因此,初步诊断只能为疾病进行必要的治疗提供依据,为确立和修正诊断奠定基础。

(四) 确立及修正诊断

认识常常不是一次就能完成的。初步诊断是否正确,也需要在临床实践中验证。因此,提出初步诊断之后给予必要的治疗、客观细致的病情观察、某些检查项目的复查及选择一些必要的特殊检查等,都将为验证诊断、确立诊断和修正诊断提供可靠依据。临床上常常需要严密观察病情,随时发现问题,提出问题,查阅文献资料解决问题,或是开展讨论等,这在一些疑难病例的诊断和修正诊断过程中发挥重要作用。

诊断疾病不能撒大网,必须按照诊断疾病的步骤进行,这种认识疾病的程序不能遗漏、不能跨越,一般不容颠倒。在诊断疾病的过程中,这种思维程序应该成为医师自觉的临床实践活动和临床思维方法。

二、临床思维方法

临床思维方法是医师认识疾病、判断疾病和治疗疾病等临床实践过程中采用的一种逻辑推理方法。诊断疾病过程中的临床思维就是将疾病的一般规律应用到判断特定个体所患疾病的思维过程。

(一) 临床思维的两大要素

1. 临床实践　通过各种临床实践活动,如病史采集、体格检查、选择必要的实验室检查和其他检查及诊疗操作等工作,细致而周密地观察病情,发现问题,分析问题,解决问题。

2. 科学思维　这是对具体的临床问题比较、推理、判断的过程,在此基础上建立疾病的诊断。即使暂时诊断不清,也可对各种临床问题的属性范围作出相对正确的判断。这一过程是任何仪器设备都不能代替的思维活动。临床医师通过实践获得的资料越翔实、知识越广博、经验越丰富,这一思维过程就越快捷、越切中要害、越接近实际,也就越能作出正确的诊断。

(二) 临床诊断的几种思维方法

1. 推理是医师获取临床资料或诊断信息之后到形成结论的中间思维过程。推理有前提和结论两部分。推理不仅是一种思维形式,也是一种认识各种疾病的方法和表达诊断依据的手段。

(1)演绎推理:是从带有共性或普遍性的原理出发,来推论对个别事物的认识并导出新的结论。结论是否正确,取决于临床资料的真实性。演绎推理所推导出的临床初步诊断常常是不全面的,因此有其局限性。

(2)归纳推理:是从个别和特殊的临床表现导出一般性或普遍性结论的推理方法。医师所搜集的每个诊断依据都是个别的,根据这些诊断依据而提出的临床初步诊断就是由个别上升到一般、由特殊性上升到普遍性的过程和结果。

(3)类比推理:是医师认识疾病的重要方法之一。类比推理是根据 2 个或 2 个以上的疾病在临床表现上有某些相同或相似,但也有不同之处,经过比较、鉴别、推论而确定其中一个疾病的推理方法。临床上常常应用鉴别诊断来认识疾病的方法就属此例。

2. 根据所发现的诊断线索和信息去寻找更多的诊断依据。当医师获得临床资料中有价值的诊断信息后,经过较短时间的分析产生一种较为可能的临床印象,根据这一印象再进一步去分析、评价和搜索临床资料,可获取更多的有助于证实诊断的依据。

3. 根据患者的临床表现去对照疾病的诊断标准和诊断条件。对患者的典型的特异性临床表现逐一与疾病诊断标准对照,这也是形成临床诊断的一种方法。

4. 经验再现　医师在临床实践过程中积累的知识和技能称为临床经验,它在诊断疾病的各个环节中都起重要作用。在诊断疾病的过程中,经验再现的例子很多,但应注意“同病异症”和“同症异病”的现象。经验再现只有与其他诊断疾病的临床思维方法结合起来,才能更好地避免诊断失误。

广博的医学知识、丰富的临床经验、敏锐细致的病情观察、符合逻辑的临床思维程序、灵活正确的分析评价是正确诊断疾病的必要条件。

（三）临床思维中应注意的问题

1. 现象与本质　现象系指患者的临床表现，本质则为疾病的病理改变。在诊断分析过程中，要求现象能反映本质，现象要与本质统一。

2. 主要与次要　患者的临床表现复杂，临床资料也较多，分析这些资料时，要分清哪些资料反映疾病的本质。反映疾病本质的是主要临床资料，缺乏这些资料则临床诊断不能成立。次要资料虽然不能作为主要的诊断依据，但可为确立临床诊断提供旁证。

3. 局部与整体　局部病变可引起全身改变，因此不仅要观察局部变化，也要注意全身情况，不可"只见树木，不见森林"。

4. 典型与不典型　大多数疾病的临床表现易于识别，所谓的典型与不典型是相对而言的。造成临床表现不典型的因素有：①年老体弱患者；②疾病晚期患者；③治疗的干扰；④多种疾病的干扰影响；⑤婴幼儿；⑥器官移位者；⑦医师的认识水平不足等。

（四）临床思维的基本原则

1. 首先考虑常见病与多发病　在选择第一诊断时首先选择常见病、多发病。疾病的发病率可受多种因素的影响，疾病谱随不同年代、不同地区而变化。在几种诊断可能性同时存在的情况下，要首先考虑常见病的诊断，这种选择原则符合概率分布的基本原理，有其数学、逻辑学依据，在临床上可以大大减少诊断失误的机会。

2. 应考虑当地流行和发生的传染性疾病与地方病。

3. 尽可能以一种疾病去解释多种临床表现　若患者的临床表现确实不能用一种疾病解释时，可再考虑有其他疾病的可能性。

4. 首先应考虑器质性疾病的存在　在器质性疾病与功能性疾病相鉴别有困难时，首先考虑器质性疾病的诊断，以免延误治疗，甚至给患者带来不可弥补的损失。如表现为腹痛的结肠癌患者，早期诊断可手术根治，如当作功能性肠病治疗则可错失良机。有时器质性疾病可能存在一些功能性疾病的症状，甚至与功能性疾病并存，此时亦应重点考虑器质性疾病的诊断。

5. 首先应考虑可治性疾病的诊断　当诊断有 2 种可能时，一种是可治且疗效好，而另一种是目前尚无有效疗且预后甚差，此时在诊断上应首先考虑前者。如一咯血患者，胸片显示右上肺阴影诊断不清时，应首先考虑肺结核的诊断，有利于及时处理。当然，对不可治的或预后不良的疾病亦不能忽略。

6. 医师必须实事求是地对待客观现象，不能仅仅根据自己的知识范围和局限的临床经验任意取舍。不应将临床现象牵强附会地纳入自己理解的框架之中，以满足不切实际的所谓诊断的要求。

7. 以患者为整体，但要抓准重点、关键的临床现象。这对急诊重症病例的诊断尤为重要。只有这样，患者才能得到及时恰当的诊疗。要避免见病不见人的现象。

（五）临床思维误区——常见诊断失误的原因

由于各种主、客观原因，临床诊断往往与疾病本质发生偏离而造成诊断失误，表现为误诊、漏诊、病因判断错误、疾病性质判断错误及延误诊断等。

临床上常见的诊断失误的原因有：

1. 病史资料不完整、不确切，未能反映疾病进程和动态及个体特征，因而难以作为诊断依据。亦可能由于资料失实、分析取舍不当，导致误诊、漏诊。

2. 观察不细致或检查结果误差较大。临床观察和检查中遗漏关键征象，不加分析地依赖检查结果或对检查结果解释错误，都可能得出错误的结论，也是误诊的重要因素。

3. 先入为主，主观臆断，妨碍客观而全面地搜集、分析和评价临床资料。某些个案的经验或错误的印象占据思维的主导地位,致使判断偏离疾病的本质。

4. 医学知识不足,缺乏临床经验。对一些病因复杂、临床罕见疾病的知识匮乏、经验不足,未能及时有效地学习各种知识,是构成误诊的另一种常见原因。

5. 其他如病情表现不典型、诊断条件不具备及复杂的社会原因等均可能是导致诊断失误的因素。

任何一种疾病的临床表现都各不相同,只有从实践中积累知识,从误诊中得到教益,遵照诊断疾病的基本原则,运用正确的临床思维方法才会减少诊断失误的发生。

三、临床诊断的内容和格式

诊断是医师制订治疗方案的依据,它必须是全面概括且重点突出的综合诊断。诊断内容包括:

1. 病因诊断 根据典型的临床表现,明确提出致病原因,如风湿性心瓣膜病、结核性脑膜炎、血友病等。病因诊断对疾病的发展、转归、治疗和预防都有指导意义,因而是最重要的也是最理想的临床诊断内容。

2. 病理解剖诊断 对病变部位、性质、细微结构变化的判断,如二尖瓣狭窄、肝硬化、肾小球肾炎、骨髓异常增生综合征等。其中有的需要组织学检查,有的也可由临床表现联系病理学知识而提出。

3. 病理生理诊断 是疾病引起的机体功能变化,如心功能不全、肝肾功能障碍等。它不仅是机体和脏器功能判断所必需的,而且也可由此作出预后判断和劳动力鉴定。

4. 疾病的分型与分期 不少疾病有不同的分型与分期,其治疗及预后意义各不相同,诊断中亦应予以明确。如大叶性肺炎可有逍遥型、休克型;传染性肝炎可分甲、乙、丙、丁、戊、己、庚等多种类型;肝硬化有肝功能代偿期与失代偿期之分。对疾病进行分型、分期可以充分发挥其对治疗选择的指导作用。

5. 并发症的诊断 并发症是指原发病的发展或是在原发病的基础上产生和导致机体脏器的进一步损害。虽然与主要疾病的性质不同,但在发病机制上有密切关系。如慢性肺部疾病并发肺性脑病、风湿性心瓣膜病并发亚急性感染性心内膜炎等。

6. 伴发病的诊断 伴发病是指同时存在的、与主要诊断的疾病不相关的疾病,其对机体和主要疾病可能发生影响,如龋齿、肠道蛔虫病等。

有些疾病一时难以明确诊断,临床上常常用主要症状或体征的原因待诊作为临时诊断,如发热原因待诊、腹泻原因待诊、黄疸原因待诊、血尿原因待诊等。对于待诊病例应尽可能根据临床资料的分析和评价,提出一些诊断的可能性,按可能性大小排列,反映诊断的倾向性。如发热原因待诊:①伤寒;②恶性组织细胞病待排除。黄疸原因待诊:①药物性肝内胆汁淤积性黄疸;②淤胆型肝炎待排除。对"待诊"患者提出诊断的倾向性有利于合理安排进一步的检查和治疗,并应尽可能在规定的时间内明确诊断。如果没有提出诊断的倾向性,仅仅一个症状的待诊等于未作出诊断。

临床综合诊断传统上应写在病历记录末页的右下方。诊断之后要有医师签名,以示负责。

(桂庆军)

第七节 药 学 监 护

一、概述

1. 定义 在 1975 年,Mikeal 等第一次描述了"药学监护"的概念。其中提到药学监护(pharmaceutical care)由专业医务人员提供,包括为患者开具处方和帮助患者正确服用药物。

20世纪90年代,Douglas Helper和Linda Strand提出最著名的"药学监护"的定义,标志着国际药学监护的开始,使得药学监护的概念在医院和社区药房得到广泛讨论并促进其落地实施。作者描述药学监护的定义为"以达到改善患者'生活质量'的确切结局为目的,负责任地提供药物治疗服务。"同时,作者认为"药学监护是通过流程与患者和其他专业人员共同协作,制订、实施、监控患者的治疗计划,最终帮助患者获得良好的治疗结局。"

2013年,欧洲药学监护联盟(PCNE)综合各方国家专家的需求和建议,在大会上给出"药学监护"的官方定义,即"药学监护是药师为优化患者合理用药并改善其健康结局,而对患者个体治疗作出的贡献。"

2. 目的与意义　药学监护的主要目的是首先发现患者药物治疗中已存在的或者潜在的问题,然后解决已有的问题,预防潜在的问题,从而帮助患者获得最佳的治疗效果。

药学监护的重要目标是与患者建立一种相互信任、相互尊重、相互分享的有意义的治疗关系,从而帮助患者积极参与治疗之中,获得良好的临床治疗效果。

药学监护的实施是需要多学科合作的,药师需要与来自不同专业的其他医务人员如医师、麻醉师、护士、营养师等,并且与患者一起,共同评估患者用药和疾病状况来完成这项工作。需要注意的是,药学监护是以"患者为中心"的,即医务工作者所能做的是利用所有资源为患者提供所有可能的治疗路径,并通过患者可以理解的语言解释给患者听,帮助患者作出最适合自己的治疗决策。

二、药学监护方法

药学监护实践的最好方式就是借助发生在患者和监护者之间的互动过程,这种互动就是患者监护流程。患者监护流程经过无数人的实践,最后归纳出3个主要步骤:①患者及其疾病的评估与用药引起的药物治疗问题的确认;②监护计划的拟定;③患者的随访评估。监护者的具体药物治疗评估和患者监护流程见表1-35。

表1-35　监护者的具体药物治疗评估和患者监护流程

监护步骤	工作内容	责任
患者评估	和患者见面 引导患者说出预知的相关信息 运用药物治疗评估方法作出合理的药物治疗决策	建立治疗关系 确定患者是谁,了解患者就诊的原因,患者的个人信息,用药体验和其他的临床信息
监护计划	建立治疗目标 选择合适的干预手段用于解决药物治疗问题、达到治疗目标、预防药物治疗问题、作出随访评估的日程表	与患者和其他监护人员商讨并确认药物治疗的重点及时间范围;考虑备选的治疗计划、选择患者个体的药物治疗方案、考虑非药物干预、患者教育
随访评估	明确反映患者的真实结局临床和/或化验指标,将它们和治疗目标进行对比来判断药物治疗的有效性 明确不良反应的临床和/或化验指标来判断药物治疗的安全性 记录药物治疗控制每个疾病的临床状况 重新评估患者出现的新的药物治疗问题 制订下次随访评估的日程表	评估药物治疗的有效性 评估药物治疗的安全性 判断患者的依从性 对药物治疗是否有效控制患者状况作出评估 确认新的药物治疗问题及其原因 提供下次持续的监护

确认药物治疗问题是患者治疗评估的核心,是用药监护中的关键步骤。其在药师工作责任中的重要性等同于诊断疾病在医师职责中的重要性。这也是药师可以作出的最重要的贡献之一。

虽然存在成千上万的需要药物治疗的急性和慢性疾病及相关的药物问题,但药物治疗问题可归为7类。这7类问题是由明尼苏达大学药学监护彼得斯研究所的研究小组于1990年首次定义的,并通过试验得出这 7 类问题(表 1-36)适合于各种环境、文化和语言背景下的药学监护。

表 1-36　7 类药物治疗问题

药物治疗问题	药物治疗问题的描述
不必要的药物治疗	此时患者无临床适应证,不需要药物治疗
需要增加药物治疗	需要新增药物来治疗或预防一种疾病
无效药物	药物没有起效,不能产生患者所需的预期效果
给药剂量过低	给药剂量过低,患者未达到预期的治疗效果
药物不良反应	患者使用药物后发生不良反应
给药剂量过高	药物治疗剂量过大,导致患者发生不良反应
患者依从性	患者不能或不愿意按医嘱服药治疗

治疗目标指导所有随后的决策、行动、干预措施和患者教育,所以治疗目标必须是患者和监护者共同制订的。干预措施大致可以分为两大类。第一类是旨在解决已经确认的治疗问题,如开始新的药物治疗、增加药物剂量、减少药物剂量等;第二类旨在保证患者达到治疗目标,如药物合理使用的患者教育、改善生活方式的指导建议,以提高药物治疗方案的成功率。

三、随访评估

随访评估的目的是确定患者药物治疗的实际临床效果,并对比预期的治疗目标,以确定药物治疗的有效性和安全性,并评估患者的依从性,确认患者正在使用药物治疗的疾病现状。随访评估期间监护者可以收获到临床经验和新的知识,以及了解到什么药物、多少剂量时最有效或者可能造成最大的伤害。每次随访评估,监护者必须确定从上次和患者见面后是否产生新的药物治疗问题或者疾病。如果有新的药物治疗问题产生,患者监护流程需要重新启动。

(于　锋)

思考题

1. 问诊主要包括哪些内容?
2. 如何达到有效的问诊?
3. 试述体格检查的基本方法和临床应用。
4. 描述生命体征的检查项目及其正常值。
5. 试述诊断疾病的步骤。
6. 试述 7 类药物诊疗问题。

第一章
目标测试

第二章

外科学基础知识

第二章
教学课件

学习目标

掌握 外科疾病的分类；无菌技术及其常用的技术方法；外科常见体液和酸碱平衡失调；休克的分类、临床表现、治疗原则；常用的麻醉方法；重症监护治疗（ICU）与复苏；疼痛治疗；术后常见并发症；外科感染及抗菌药物应用原则。

熟悉 手术中的无菌原则；围手术期的术前、术后处理；外科患者的代谢及营养治疗；外科感染的种类。

了解 手术人员和患者手术区域的准备；体外循环。

案例分析 1

患者，女，26岁，以"晕厥30分钟"为主诉急诊入院。患者述其19岁时因晕厥倒地送往医务室，医师诊断为低血糖，让其注意饮食，其后的7年中经常出现头晕、疲乏症状。入院查体：体温37.2℃，其余体格检查、心电图检查、血常规检查等均未见明显异常。首诊医师当时考虑病毒感染，予以抗病毒药物治疗。患者的症状稍好转，出院。1年后患者怀孕，诉症状消失，感觉自己重获新生；孩子出生后，患者再次出现头晕、乏力，并伴随肌肉抽搐、肌肉疼痛、关节疼痛等症状，故再次入院就诊。经风湿科、神经科、心理科、内分泌科等多学科会诊，结合血液检查、DR检查、CT检查结果，均未发现异常，对症治疗后患者出院。3年后患者再次妊娠，妊娠期间症状消失，但分娩后病情再次加重。患者就诊于心胸外科时，医师在心脏听诊时闻及收缩中期喀喇音及收缩中、晚期杂音，即予以超声心动图检查，见二尖瓣前、后两叶越过二尖瓣环突入左心房，结合病史、查体等资料，最终确诊为二尖瓣脱垂。

至此，患者的病痛终于得到揭秘：因该患者罹患二尖瓣脱垂，日常生活中心排血量较低，所以常常出现脑供血缺乏导致的疲乏、头晕等症状；而在妊娠期间全身血液总量上升，心排血量亦随之上升，故在妊娠期间症状消失；而一旦分娩后，机体的循环血量再次恢复至正常，则会导致症状再次出现。

案例分析 2

14岁小儿，以"右膝关节肿胀疼痛伴高热3个月"为主诉就诊。曾于当地医院诊断为化脓性关节炎，予以静脉注射第三代头孢菌素类抗感染药物，病情未见好转而就诊。入院后完善术前检查，关节引流液中培养出鲍曼不动杆菌和克雷伯菌，遂行关节镜下清创术，术中未见明显脓苔，切除炎性滑膜，安放闭式引流冲洗，静脉注射第一代头孢菌素类抗感染药物。术后体温正常3日后又开始发热，更换抗菌药物，疗效不明显。请全院及全国知名专家会诊，仍诊断为化脓性关节炎，由知名专家亲自上台，实施关节开放清创术，再次置管冲洗。术后当日体温下降，第2日恢复正常，第3日体温又逐渐升高，最高达39.8℃，多次关节液细菌培养结果同前。后转入全国著名专科医院，再次行全身检查、关节液培养，结果均同前，最终决定应用亚胺培南西司他丁钠静脉注射连续3日，体温恢复至正常，但第4日后体温再度升高，患者家属放弃进一步治疗而出院。

出院后仍有发热,口服乡村医师调剂的第一代头孢菌素类抗感染药物,1个月后电话随访,家属确认患者痊愈。

该患者的治疗过程中,手术、药物与自然康复,多因素相互作用,复合起效,单一疗法均无法独立治愈该病例。因此,在外科临床工作中,既应该思路清晰,也同时兼收并蓄,以使复杂病情的患者早日康复。

第一节 概 述

外科在古代意为用"手"治疗疾病的专科技艺,其治疗范畴多专注于体表。古代的中医外科操作尚有较为系统的理论指导,西方的很多外科工作则笼罩在神学阴影之下,甚至部分工作是由理发匠完成的。而现代外科学(surgery)则是一门研究外科疾病的发生、发展规律,并将之用于临床诊断、预防和治疗的科学,是以手术切除、修补为主要治疗手段的专业领域,是医学科学的一个重要组成部分,与其他自然科学密不可分。

现代外科学奠基于19世纪40年代,先后通过麻醉技术解决了手术疼痛,通过无菌技术与抗菌药物相结合解决了伤口感染,通过止血、输血技术解决了出血等瓶颈问题,从而使外科学进入较快的发展期。20世纪50年代初期,外科学进入迅速发展阶段,低温麻醉和体外循环的研究成功为心脏直视手术开辟了发展道路,使外科学攻克了人体手术的"最后一个禁区";20世纪60年代,显微外科技术的发展推动了创伤、整复和器官移植外科的前进;特别是近30年,外科疾病的诊断和治疗水平均有很大的进步,医学分子生物学、免疫学与干细胞基础研究,人类基因组学、蛋白质组学、代谢组学及多组学联合研究计划,先进的仪器设备、材料科学与生物工程、机器人外科手术和远程外科手术等高新技术,以及循证医学的广泛开展和完善使外科学正经历着巨大变革。

由于外科学的巨大发展,分科成为必然趋势。根据工作对象和性质,分为实验外科和临床外科;在临床外科,根据人体系统又分为神经外科、泌尿外科、骨科、血管外科等;按人体部位分,有头颈外科、胸心外科、腹部外科,甚至细分为肝胆外科、肛肠外科、乳腺外科、脊柱外科、膝关节外科等;根据年龄特点,可分为小儿外科、老年外科,现在的胎儿手术已非罕见,但尚未成为专科;按手术方式分,有显微外科、腔镜外科等;按手术目的分,有整复外科、移植外科等;按疾病性质分,有肿瘤外科、急症外科等;按器官功能分,有内分泌外科,甚至细分为甲状腺外科等;近年又有学者依据手术创伤程度提出微创外科的概念。上述外科分类驳杂不一,具有一定的重复交叉,但可以满足具体临床工作之需。而有些外科专业早已独立成科,如口腔和耳鼻咽喉专业等。

无论如何分科,外科学的最重要的任务依旧是外科疾病的治疗。外科疾病(surgical disease)是指那些只有通过手术或手法整复处理才能获得最好治疗效果的疾病。与古代外科不同,现代外科的治疗范畴已扩展至人体的每个内脏器官。在整个医学的历史发展中,根据病因不同,外科疾病大致可分为7类。

1. 损伤 由暴力或其他致伤因子引起的人体组织破坏,如肝脾破裂、各类骨折、烧伤等,多需要手术或其他外科处理,以修复组织和恢复功能。

2. 感染 致病微生物侵入机体,致组织器官损害、破坏,形成局限性感染病灶或脓肿,多需要手术治疗。如化脓性阑尾炎、下肢坏疽、肝脓肿等。

3. 肿瘤 绝大多数良性肿瘤经手术切除后可以达到根治性治疗效果;对恶性肿瘤,手术能达到根治、延长生存时间或者缓解症状的效果。

4. 畸形 先天畸形,如先天性心脏病、唇裂等均需施行手术治疗;后天畸形,如烧伤后瘢痕挛缩也多需手术整复。

5. 内分泌功能失调 如垂体瘤、甲状腺和甲状旁腺功能亢进症等。

6. 寄生虫病 如肝棘球蚴病和胆道蛔虫病等。

7. 其他 器官梗阻如肠梗阻、尿路梗阻等,血液循环障碍如下肢静脉曲张、门静脉高压症等,结石形成如胆石症、尿路结石,以及不同原因引起的大出血等常需手术治疗。

同时,需要认识到外科疾病与内科疾病的相对性与统一性。内科一般以应用药物为主要疗法的疾病为对象;而外科疾病并非都必须手术治疗,常是疾病发展到一定阶段才需要手术。强分内外,不但狭隘,还可能使患者蒙受本可避免的痛苦与伤害,如化脓性感染,在早期可先用内科药物治疗即可能使患者痊愈,只有形成脓肿时才需要施行外科引流。不仅如此,由于医学科学的进展,特别是新药的研发,使很多原来认为应当手术的疾病可以改用内科疗法治疗。例如在抑制胃酸分泌的 H_2 受体拮抗剂和质子泵抑制剂面世之前,为了抑制胃酸分泌所致的消化性溃疡,很多患者不得不接受胃大部切除手术,但在上述药物广泛应用之后,其抑酸效果甚至比手术效果更加明显,则这一类手术明显减少。特别在近年由于介入放射学和内镜诊疗技术的迅速进展,使外科疾病和内科疾病更趋于交叉。

第二节 外科学常用技术与方法

一、麻醉

(一) 概述

麻醉是指应用药物或其他方法来消除手术时的疼痛。麻醉作用的产生主要是利用麻醉药使中枢神经系统或神经系统中的某些部位受到暂时的、完全可逆的抑制。古代即有麻醉方法的雏形。公元 200 年,我国名医华佗即"以酒服麻沸散,既醉无所觉",并应用于临床手术;公元 13 世纪的金元时代,中医外科医师在骨折或脱臼的整复前常用乌头、曼陀罗等药物先行麻醉。1846 年 Morton 在美国麻省总医院公开演示了乙醚麻醉并获得成功,开启了现代麻醉学。

现代麻醉学(anesthesiology)除解决手术无痛的问题外,还要保障患者安全,调整肌肉松弛,为适应手术需要和为手术操作创造方便的条件。此外,麻醉专业在急救复苏、重症监护治疗、急性和慢性疼痛治疗等方面也积累了丰富的临床经验,进行了广泛的科学研究,并逐渐形成较完整的理论系统。

(二) 常用的麻醉方法和管理

根据麻醉作用部位和所用药物的不同,临床上经常采用的麻醉方法如下:①全身麻醉,包括呼吸道吸入全身麻醉、静脉注射或肌内注射全身麻醉;②局部麻醉,包括表面麻醉、局部浸润麻醉、区域阻滞、神经阻滞等;③椎管内麻醉,包括脊椎麻醉(腰麻)、硬膜外阻滞(硬膜外麻醉)、骶管阻滞、腰硬联合麻醉等。

上述各种麻醉都有自己的优缺点,临床上常采用几种方法合并使用,即复合麻醉,以取长补短,使麻醉更趋完善。如局部麻醉与全身麻醉复合、静脉麻醉与吸入麻醉复合等。

1. 全身麻醉 麻醉药经呼吸道吸入或静脉注射、肌内注射进入人体内,产生中枢神经系统抑制,临床表现为神志消失、全身痛觉丧失、遗忘、反射抑制和一定程度的肌肉松弛,这种方法称为全身麻醉。对中枢神经系统抑制的程度与血液内的药物浓度有关,并且可以调控。这种抑制是完全可逆的,当药物被代谢或从体内排出后,患者的神志和各种反射逐渐恢复。

(1) 全身麻醉药的分类

1) 吸入麻醉药(inhalation anesthetics):是指经呼吸道吸入进入人体内并产生全身麻醉作用的药物。一般用于全身麻醉的维持,有时也用于麻醉诱导。常用的吸入麻醉药有氧化亚氮(笑气,nitrous oxide,N_2O)、恩氟烷(安氟醚,enflurane)、异氟烷(异氟醚,isoflurane)、七氟烷(七氟醚,sevoflurane)、地氟烷(地氟醚,desflurane)等。

2) 静脉麻醉药(intravenous anesthetics):经静脉注射进入体内,通过血液循环作用于中枢神经系统而产生全身麻醉作用的药物称为静脉麻醉药。其优点为诱导快,对呼吸道无刺激性,对环境无污染。常用的静脉麻醉药有硫喷妥钠(thiopental sodium)、氯胺酮(ketamine)、依托咪酯(乙咪酯, etomidate)、丙泊酚(异丙酚,普鲁泊福,propofol)等。

3)肌肉松弛药(muscle relaxant):简称肌松药,能阻滞神经肌肉传导功能而使骨骼肌松弛,是全麻用药的重要组成部分。但是,肌松药只能使骨骼肌麻痹,而不产生麻醉作用,不能使患者的神志和感觉消失,也不产生遗忘作用。肌松药不仅便于手术操作,也有助于避免深麻醉带来的危害。肌松药可分为以琥珀胆碱为代表的去极化类肌松药和以筒箭毒碱为代表的非去极化类肌松药两大类。常用的肌松药有琥珀胆碱(司可林,suxamethonium,succinylcholine,scoline)、泮库溴铵(潘可罗宁,pancuronium bromide)、维库溴铵(万可罗宁,vecuronium bromide)、罗库溴铵(爱可松,rocuronium bromide)、顺阿曲库铵(cisatracurium)等。

4)麻醉性镇痛药:包括吗啡(morphine)、哌替啶(度冷丁,pethidine)、芬太尼(fentanyl)、瑞芬太尼(remifentanil)、舒芬太尼(sufentanil)等。

(2)全身麻醉的实施:全身麻醉的实施过程包括诱导、维持、深度判断及呼吸道管理等诸多方面,是专业性极强的复杂医疗过程,由麻醉科专业人员实施,同时亦需要其他专业团队的密切配合。

(3)全身麻醉的并发症

1)反流与误吸:全麻时容易发生反流与误吸,尤其以产科和小儿外科患者较多。

2)呼吸道梗阻:以声门为界,呼吸道梗阻可分为上呼吸道梗阻和下呼吸道梗阻。上呼吸道梗阻的常见原因为机械性梗阻,如舌后坠;下呼吸道梗阻的常见原因为气管导管扭折、导管斜面过长而紧贴在气管壁上、分泌物或呕吐物误吸入后堵塞气管及支气管。

3)通气不足:麻醉期间和全麻后都可能发生通气不足,主要表现为CO_2潴留和/或低氧血症。

4)低氧血症:吸空气时$SpO_2 < 90\%$,$PaO_2 < 8kPa(60mmHg)$或吸纯氧时$PaO_2 < 12kPa(90mmHg)$即可诊断为低氧血症(hypoxemia)。

5)低血压:麻醉期间收缩压下降超过基础值的30%或绝对值低于80mmHg者应及时处理。

6)高血压:麻醉期间舒张压高于100mmHg或收缩压高于基础值的30%,都应根据原因进行适当治疗。

7)心律失常:可发生窦性心动过速,迷走神经反射性心动过缓、心搏骤停,期前收缩、室性期前收缩等多种心律失常。

8)高热、抽搐和惊厥:常见于小儿麻醉。由于婴幼儿的体温调节中枢尚未发育完善,体温极易受环境温度的影响。如对高热处理不及时,可引起抽搐甚至惊厥,应积极进行物理降温。

2. 局部麻醉　用局部麻醉药(local anesthetics)暂时阻滞某些周围神经的冲动传导,使这些神经所支配的区域产生麻醉作用,称为局部麻醉,简称局麻。广义的局部麻醉包括椎管内麻醉。局部麻醉是一种简便易行、安全有效、并发症较少的麻醉方法,并可保持患者意识清醒,适用于较表浅、局限的手术。因此,施行局部麻醉时应熟悉局部解剖和局部麻醉药的药理作用,掌握规范的操作技术。

(1)常用的局部麻醉药:局部麻醉药的麻醉效果与药物本身的解离常数(pK_a)、脂溶性(与麻醉效能呈正相关)、血浆蛋白结合率(与作用时间呈正相关)相关。常用的局部麻醉药见表2-1。

表2-1　常用的局部麻醉药

通用名	别名	作用特点
普鲁卡因(procaine)	奴佛卡因(novocaine)	弱效、短效、安全、常用
丁卡因(tetracaine)	地卡因(pontocaine)	强效、长效
利多卡因(lidocaine)	赛罗卡因(xylocaine)	中等效能、中等时效、快速耐药
布比卡因(bupivacaine)	丁哌卡因(marcaine)	强效、长效、血浆蛋白结合率高,常用于神经阻滞、脊椎麻醉和硬膜外阻滞,具有心脏毒性
罗哌卡因(ropivacaine)	—	类似于布比卡因,心脏毒性小

(2)局部麻醉方法

1)表面麻醉(topical anesthesia):是指将穿透力强的局部麻醉药施用于黏膜表面,使其透过黏膜而阻滞位于黏膜下的神经末梢,使黏膜产生麻醉现象的麻醉方法。眼、鼻、咽喉、气管、尿道等处的浅表手术或内镜检查常用此法。常用药物为 1%~2% 丁卡因或 2%~4% 利多卡因。

2)局部浸润麻醉:是指将局部麻醉药注射于手术区的组织内,阻滞神经末梢而达到麻醉作用的麻醉方法。基本操作方法是先在手术切口线一端进针,针的斜面向下刺入皮内,注药后形成橘皮样隆起,称为皮丘。将针拔出,在第一个皮丘的边缘再进针,如法操作形成第二个皮丘,如此在切口线上形成皮丘带。再经皮丘向皮下组织注射局部麻醉药,即可切开皮肤和皮下组织。上述操作法的目的是让患者只在第一针刺入时有痛感。常用药物为 0.5% 普鲁卡因或 0.25%~0.5% 利多卡因。

3)区域阻滞:包围手术区,在其四周和底部注射局部麻醉药,阻滞通入手术区的神经纤维,称为区域阻滞。适用于肿块切除术,如乳房良性肿瘤切除术、头皮手术等。用药同局部浸润麻醉。

4)神经阻滞:是指在神经干、神经丛、神经节的周围注射局部麻醉药,阻滞其冲动传导,使所支配的区域产生麻醉作用的麻醉方法。常用的神经阻滞有肋间、眶下、坐骨、指(趾)神经干阻滞,颈丛、臂神经丛阻滞,以及诊疗用的星状神经节和腰交感神经节阻滞等。

3. 椎管内麻醉 椎管内有 2 个可用于麻醉的腔隙,即蛛网膜下腔和硬膜外隙。根据局部麻醉药注入的腔隙不同,分为脊椎麻醉(腰麻)、硬膜外阻滞、腰硬联合麻醉(combined spinal and epidural anesthesia,CSEA),统称为椎管内麻醉。

成人的脑脊液总容积为 120~150ml,其中脊蛛网膜下腔内仅 25~30ml,在脊椎麻醉时起稀释和扩散局部麻醉药的作用。局部麻醉药注入蛛网膜下腔后被稀释,且脊神经根是裸露的,易于被局部麻醉药所阻滞,因此脊椎麻醉与硬膜外阻滞相比较,脊椎麻醉的用药浓度较高,但容积较小,剂量也小(为后者的 1/5~1/4),而稀释后的浓度远较硬膜外阻滞低。脊椎麻醉与硬膜外阻滞时,局部麻醉药可作用于脊髓表面和脊神经根,脊神经中的感觉神经被阻滞后能阻滞皮肤和肌肉的疼痛传导,用针刺法测定皮肤痛觉消失的范围即麻醉平面。

椎管内麻醉对呼吸、循环、胃肠道及肝肾功能均可能有一定影响,并可发生尿潴留。

(1)脊椎麻醉:局部麻醉药注入蛛网膜下腔,阻滞部分脊神经的传导功能而引起相应支配区域的麻醉作用称为脊椎麻醉(spinal anesthesia)。通常须行脊椎麻醉穿刺术。

1)分类:可根据给药方式、麻醉平面和局部麻醉药液的比重分类。

①根据给药方式分类:可分为单次法和连续法。

②根据麻醉平面分类:阻滞平面达到或低于 T_{10} 为低平面脊椎麻醉,高于 T_{10} 但低于 T_4 为中平面脊椎麻醉,达到或高于 T_4 为高平面脊椎麻醉。现已不用高平面脊椎麻醉。

③根据局部麻醉药液的比重分类:所用药液的比重高于、等于和低于脑脊液比重时,分别称为重比重、等比重和轻比重脊椎麻醉。一般多用重比重液。

2)常用的局部麻醉药:普鲁卡因、丁卡因、布比卡因等。

3)并发症:①术中并发症包括血压下降、心率减慢、呼吸抑制、恶心、呕吐等;②术后并发症包括脊椎麻醉后头痛、尿潴留、化脓性脑脊膜炎及一系列脊椎麻醉后神经并发症等。

4)适应证:脊椎麻醉适用于 2~3 小时以内的下腹部、盆腔、下肢和肛门会阴部手术,如阑尾切除、疝修补、半月板摘除、痔切除、肛瘘切除等。

5)禁忌证:①中枢神经系统疾病,如脑脊膜炎、脊髓前角灰白质炎、颅内压增高等;②休克;③穿刺部位有皮肤感染;④脓毒症;⑤脊柱外伤或结核;⑥急性心力衰竭或冠状动脉粥样硬化性心脏病发作;⑦凝血功能障碍;⑧不能合作者,如小儿或精神病患者一般不用脊椎麻醉。

(2)硬膜外阻滞:将局部麻醉药注射到硬膜外隙,阻滞部分脊神经的传导功能,使其所支配区域的感觉和 / 或运动功能消失的麻醉方法称为硬膜外阻滞(epidural block)或硬膜外麻醉。适用于直肠、肛门和会阴部手术的骶管阻滞(caudal block)也是硬膜外阻滞的一种。

1)分类:有单次法和连续法 2 种,临床常用连续法。

2)常用的局部麻醉药:利多卡因、丁卡因、布比卡因和罗哌卡因。

3)并发症:①术中并发症,可能发生全脊椎麻醉(total spinal anesthesia)、局部麻醉药毒性反应、血压下降、呼吸抑制、恶心、呕吐等;②术后并发症,可能发生神经损伤、硬脑膜外血肿、脊髓前动脉综合征、硬膜外脓肿、导管拔出困难或折断等。

4)适应证:最常用于横膈以下的各种腹部、腰部和下肢手术,且不受手术时间限制。还用于颈部、上肢和胸壁手术。

5)禁忌证:与脊椎麻醉相似。

(3)腰硬联合麻醉:又称腰 - 硬联合阻滞,近年来较广泛用于下腹部及下肢手术。其特点是既有脊椎麻醉起效快、镇痛完善与肌肉松弛的优点,又有硬膜外阻滞时调控麻醉平面、满足长时间手术需要等优势。

二、无菌技术

感染是外科的最主要的危险之一。无菌技术(aseptic technique)是指针对感染来源和途径所采取的一种有效的预防方法。灭菌是指杀灭一切活的微生物;而消毒是指杀灭病原微生物和其他有害微生物,并不要求清除或杀灭所有微生物(如芽孢等)。灭菌法一般是指预先用物理方法彻底消灭掉与手术区或伤口接触的物品上所附带的微生物;有的化学品如甲醛、戊二醛、环氧乙烷等可以杀灭一切微生物,故也可在灭菌法中应用。消毒法又称抗菌法,常指应用化学方法来消灭微生物,如器械的消毒、手术室空气的消毒、手术人员的手臂消毒及患者的皮肤消毒。

(一) 灭菌、消毒法

1. 灭菌法

(1)高压蒸汽灭菌法:应用最普遍,效果可靠。高压蒸汽灭菌法多用于一般能耐受高温的物品,如金属器械、玻璃、陶瓷、敷料类等灭菌。

(2)煮沸灭菌法:常用的有煮沸灭菌器。但一般铝锅或不锈钢锅洗去油脂后,也可用于煮沸灭菌。本法适用于金属器械、玻璃及橡胶类等物品,在水中煮沸至100℃,持续 15~20 分钟,一般细菌可被杀灭,但带芽孢的细菌至少需要煮沸 1 小时才能杀灭。

(3)火烧法:在紧急情况下,金属器械的灭菌可用此法,但此法对锐利器械的锋刃损伤较大。

2. 消毒法

(1)药液浸泡消毒法:锐利的器械、内镜等不适于热力灭菌的器械可用化学药液浸泡消毒,浸泡时间一般不少于 30 分钟。

1)1∶1 000 苯扎溴铵(新洁尔灭)溶液:常用于刀片、剪刀、缝针的消毒。

2)70%~75% 乙醇:用途与苯扎溴铵溶液相同。

3)10% 甲醛溶液:适用于输尿管导管、塑料类、有机玻璃的消毒。

4)2% 中性戊二醛水溶液:用途与苯扎溴铵溶液相同,但效果更好。

5)1∶1 000 氯己定(洗必泰)溶液:抗菌作用较苯扎溴铵强。

(2)熏蒸法

1)甲醛气体熏蒸法:常用于丝线、纤维内镜、精密仪器、手术野照明灯、电线等消毒。熏蒸 1 小时以上可达消毒目的,灭菌时间为 6~12 小时。

2)环氧乙烷(过氧乙烯)熏蒸法:常用于各种导管、仪器及器械的消毒。

3. 其他非常用方法

(1)紫外线消毒法:适宜强度的紫外线照射可有效破坏微生物的遗传物质,杀灭悬浮在空气中和依附在物体表面的微生物,适用于手术室、换药室和隔离病房等空间的消毒。

(2)电离辐射灭菌法:应用电离辐射过程中的射线可杀灭微生物,主要用于药物如抗生素等的制备过程,也用于一次性医用物品的灭菌。

(二)手术人员和患者手术区域的准备

1. 手术人员的准备

(1)一般准备:进手术室前需更换手术室专用的清洁鞋、衣、裤,戴好口罩、帽子。帽子要遮住全部头发,口罩遮盖口、鼻;剪短指甲。手臂皮肤有破损或化脓性感染者不能参加手术。

(2)手臂消毒法:常用肥皂水刷洗、乙醇或苯扎溴铵浸泡法。洗手消毒后,若手臂不慎碰触未经消毒的物品时,应重新洗手。

(3)穿无菌手术衣和戴无菌手套的方法

1)穿无菌手术衣:穿无菌手术衣的过程中,注意勿将衣服的外面对向自己或触碰到其他物品及地面,未戴手套的手不得碰触衣服的外面。

2)戴无菌手套:尚未戴无菌手套的手只允许接触手套套口向外翻折的部分,不可接触手套的外面;已戴一只手套的手,不可接触另一手套的内面和未戴手套的手。

2. 患者手术区域的准备

(1)手术前皮肤准备:目的是尽可能消灭或减少切口处及其周围皮肤上的细菌。手术区域皮肤的毛发应剃除,用温肥皂水擦洗干净。剃毛时勿损伤皮肤。手术区域皮肤用 2.5%~3% 碘酊和 70% 乙醇、0.5% 碘伏,或用 1:1 000 苯扎溴铵溶液消毒。

(2)手术区域皮肤消毒

1)消毒范围应至少包括手术切口周围 15cm 的区域。

2)消毒步骤应该自上而下,自切口中心向外周,涂擦时应稍用力,方向应一致,不可遗漏空白或自外周返回中心的部位。

3)对感染伤口或肛门等处手术,则应自手术区域从外周逐渐涂向感染伤口或会阴肛门处。

4)对婴儿皮肤及成人口腔、肛门、外生殖器、面部皮肤等处,可选用刺激性小、作用较持久的 0.75% 吡咯烷酮碘消毒。

3. 手术区域铺无菌巾　目的是除显露出手术切口所必需的最小皮肤区外,其他部位均需予以遮盖,以避免和尽量减少手术中的污染。小手术仅盖 1 块孔巾即可,较大的手术需铺盖无菌巾和其他必要的布单。原则上是除手术野外,至少要有 2 层无菌巾遮盖。在手术区域皮肤粘贴无菌塑料薄膜的方法目前也较常用。

(三)手术中的无菌原则

1. 手术人员洗手后,手臂不准再接触未经消毒的物品。穿无菌手术衣和戴无菌手套后,手术人员肩以上、腰以下、背部及手术台平面以下的无菌巾均应视为是有菌地带,不可触碰。

2. 不准在手术人员的肩以上、腰以下和背后传递手术器械、敷料和用品;坠落手术台边或无菌巾以外的器械物品等不准拾回,若要再用需重新消毒。

3. 术中如发现手套破损或接触到非无菌区,应及时更换;衣袖如碰触有菌物品,应加套无菌袖套或更换手术衣。

4. 术中如无菌巾等覆盖物已湿透或碰触有菌物品时,应加盖无菌巾;如患者需更换体位另选切口做手术时,需重新消毒、铺单。

5. 同侧手术人员如需调换位置时,应先退一步,侧过身,背对背地转身到另一位置,以防污染。

6. 做皮肤切口前及缝合皮肤前后,应再次用乙醇或苯扎溴铵溶液消毒皮肤。

7. 皮肤切口边缘应以大纱布垫或无菌巾遮盖,并用巾钳固定;切开空腔脏器前,先用盐水纱布垫保护好周围组织,以防止或减少内容物溢出造成污染。

8. 手术进行过程中,手术人员避免向手术区咳嗽或打喷嚏;应随时警惕有无灰尘、小昆虫或汗珠落入手术区内。

9. 参观手术人员不可贴近手术人员或站高于手术台平面,不得随意在室内来回走动;禁止患有上呼吸道感染或急性化脓性感染者进入手术室;进入手术室前应先更换手术室的参观衣、鞋,并戴好口罩、帽子。

三、手术治疗

(一) 手术的类型

1. **急症手术** 各种创伤、急性大出血和急腹症患者的手术等属于急症手术。这类患者发病急、病情发展快,只能在一些必要的环节上分秒必争地完成准备工作,及时手术,否则将会延误治疗,造成严重后果。

2. **限期手术** 有些疾病手术前准备的时间不能任意延长,否则会失去手术的时机。为了取得较好的手术效果,要在相应的时间内有计划地完成各项准备工作,及时完成手术,这类疾病的手术称为限期手术。如恶性肿瘤、甲状腺功能亢进症患者的手术等。

3. **择期手术** 大多数需要外科治疗的患者病情发展均较缓慢,短时期内不会发生很大变化,手术可选择在患者的最佳状态下进行。这类手术的特点是术前准备时间的长短不受疾病本身的限制,手术的迟早也不会影响治疗的效果,手术可选择在做好充分准备和条件成熟的情况下进行。如脊髓灰质炎后遗症的矫正手术、可复性腹股沟疝的修补术和无并发症消化性溃疡的胃大部切除术等。

(二) 手术过程中的常用操作与器械

1. **体位** 适宜的体位是手术操作的基础,可在麻醉成功后,根据手术需求,精心摆放并用绑缚工具良好固定。

2. **切口** 理想的切口可使术野显露充分,手术操作便利,组织损伤小,术后愈合牢固,对功能的影响轻微,应谨慎选择。

3. **组织分离与暴露** 组织分离工具种类繁多,可根据手术需要、医师习惯、患者经济状况及医院条件适当选择。操作上常采用钝钳甚至手指等器具进行钝性剥离,或应用剪、刀等锋利器具进行锐性剥离。刀具及使用手法亦多种多样,常用的有执弓式、执笔式、指压式、上挑式等,可在术中灵活地组合使用。

4. **止血** 手术通常会造成不同程度的组织损伤,因此多伴有出血,术中常采用压迫、钳夹、结扎、缝扎、电凝、局部或全身应用止血药等方法进行止血操作。

5. **缝合** 无论是在术中还是术毕,通常需要对多种组织进行缝合操作,目的是将切开的组织靠拢、对合,消灭间隙,以助愈合。操作原则是由深至浅,对位缝合。缝合手法繁多,常用的就有单纯间断缝合、褥式缝合、内翻缝合、外翻缝合、8 字缝合、荷包缝合、减张缝合等数十种,可在术中灵活地组合使用。近年来,又不断有皮钉、医用缝合拉扣、皮肤胶带、皮肤黏合剂等新的缝合器具与方法面世。

四、围手术期处理

围手术期是指从决定手术治疗时起,到与本次手术有关的治疗基本结束为止的一段时间,包括手术前、手术中和手术后 3 个阶段。围手术期处理(perioperative management)是为患者手术顺利做好准备并促进术后尽快康复。

(一) 术前的一般准备

1. **心理准备** 医务人员就疾病的诊断、施行手术的必要性、可能取得的效果及手术的危险性、可能出现的不良反应和并发症等,向患者及其家属予以适度的解释。同时应履行书面知情同意手续。

2. 适应性锻炼　长期吸烟者住院后应立即戒烟,学会正确的咳痰方法;术后病情需要较长时间卧床者,术前应进行卧床大小便的练习;患者有义齿应取出等。

3. 饮食管理　术前 12 小时禁食、6 小时禁水,以防麻醉和手术过程中发生呕吐而误吸入肺;胃肠道的较大手术,术前 24~48 小时开始改成流质饮食,有幽门梗阻、慢性结肠梗阻者,禁食的时间还可提前;少数较复杂的手术如半肝切除术,胰、十二指肠切除术和全胃切除术等,甚至要在术前 3~5 日开始进行深静脉营养代替口服饮食。

4. 肠道处理　需要全麻和硬膜外阻滞者,手术前 1 日晚和手术当日清晨各灌肠 1 次,排出积存的粪块,可减轻术后腹胀,并防止麻醉后肛门松弛致粪便污染手术台;肛门和直肠常规手术如痔切除等应进行清洁灌肠;结、直肠的大手术(如直肠癌根治术)应术前 3~5 日即开始每晚灌肠 1 次,并口服肠道抗菌药物 2~3 日。

5. 手术前用药　体质差伴营养不良的患者,术前数日可适当输入适量的白蛋白液、复方氨基酸等,并口服各种维生素。恶性肿瘤如胃癌、大肠癌患者可辅助以免疫治疗。手术复杂和时间较长或在感染区内的手术,可以酌情预防性应用抗菌药物,对降低术后切口感染的发生率有一定作用;对紧张焦虑的患者可使用镇静药,如苯巴比妥。全身麻醉者术前需注射阿托品或东莨菪碱,以减少呼吸道分泌物。

(二)术前的特殊准备

各主要脏器手术前需要做好一些准备工作,以提高患者对手术的耐受性,利于术后康复。例如术前慢性贫血、营养不良的患者,应给予高蛋白质及高糖饮食,并补给各种维生素,必要时多次少量输血或血浆。幽门梗阻患者常伴有较严重的水与电解质紊乱,术前应加以纠正;同时每晚用温盐水洗胃 1 次,共 3~5 日,有利于减轻胃黏膜炎症与水肿。肝脏疾病的手术前准备应加强保肝措施,以增加肝糖原的储备。婴幼儿手术前应特别注意水、电解质紊乱的纠正。宜常规应用维生素 K,以纠正术中的出血倾向。老年人常伴慢性心血管系统疾病和肺气肿,对手术的耐受性相应较弱,术前应该特别注意改善心功能和肺功能,加强营养,纠正贫血,最大限度地增加手术的安全性。

(三)手术切口与愈合情况的记录

切口的分类和愈合情况的记录:根据手术中的无菌程度,通常将缝合的切口分为 3 类,即清洁切口(Ⅰ类切口)、可能污染切口(Ⅱ类切口)和污染切口(Ⅲ类切口)。切口愈合的情况也分为 3 级,即甲级愈合、乙级愈合和丙级愈合。如甲状腺大部切除术后愈合优良,则记以"Ⅰ/甲";胃大部切除术切口血肿,则记以"Ⅱ/乙"等。

(四)术后并发症的防治

1. 术后出血

(1)病因:术中止血不彻底、不完善,如结扎血管的缝线松脱;小血管断端的痉挛及血凝块的覆盖,使创面出血暂时停止而使部分出血点被遗漏。

(2)临床表现:浅表手术后的出血表现为局部渗血多,并逐渐形成血肿,一般不引起严重后果,如疝修补术后的阴囊血肿。但发生于甲状腺术后的颈部血肿可压迫气管引起呼吸困难,甚至可突然发生窒息。术后 1~2 周内,化脓伤口深部突然出现血块或有鲜血涌出,或大量呕血、黑便、尿血和咯血。严重出血可发展为出血性休克,后果较为严重。

(3)防治措施:手术止血要彻底,较大的血管出血应该缝扎或双重结扎止血较为可靠。一旦发生术后出血,应立即输血,并同时做好再次手术止血的准备。如保守措施无效,应尽早手术探查并止血。

2. 肺不张与肺炎

(1)病因:手术后的肺部并发症中以肺不张最常见。长期吸烟的患者常伴有慢性气管炎,呼吸道内的分泌物较多,而术中及术后应用各种镇痛药和镇静药又抑制呼吸道的排痰功能。切口疼痛、术后胃肠胀气和长期卧床使肺的扩张受到影响。过于黏稠的分泌物无力咳出时,可阻塞小支气管,所属肺泡内的空气被完全吸收后,肺组织萎陷。肺不张常常伴有肺部感染,使病情更加严重。

(2)临床表现:多数患者表现为术后 2~3 日开始烦躁不安,呼吸急促,心率增快;严重者伴有发绀、缺氧,甚至血压下降。患者常有咳嗽,但黏稠痰液不易咳出。胸部透视或拍片即可确诊。

(3)防治措施:术前 1~2 周严格禁烟,并积极治疗急、慢性呼吸道感染;术后强调早期活动,帮助患者咳嗽,排出黏痰。进行有效的胃肠减压,减少胃肠胀气对呼吸的影响。清除支气管内的黏痰是治疗的关键,口服祛痰药、定时进行雾化吸入可使黏痰变稀,容易咳出;必要时经导管行气管内吸痰。重危或昏迷患者因无法咳嗽,可考虑行气管切开术。

3. 下肢深静脉血栓形成

(1)病因:术后长期卧床,下肢静脉回流缓慢;手术创伤和组织破坏后,大量凝血物质进入血流;盆腔和下腹部手术可引起静脉壁损伤,有利于血栓形成;严重脱水患者的血液浓缩,血流缓慢。已经形成的血栓容易脱落,可引起肺梗死或致死性肺动脉栓塞。

(2)临床表现:一般无全身不适,初期局部体征也不明显,随后患者自觉小腿肌肉疼痛、下肢肿胀。如果髂、股静脉内形成血栓,则整个下肢严重水肿,皮肤发白或发绀,局部有压痛,浅静脉常有代偿性扩张。血管造影可以确定病变部位。

(3)防治措施:手术后应加强早期活动,尤其是下肢的自动或被动活动,加速下肢静脉回流。低分子右旋糖酐静脉滴注对容易发生静脉栓塞的患者有一定的预防作用。如证实为深静脉血栓形成,应卧床休息,抬高患肢,全身应用抗菌药物,局部理疗,并早期应用链激酶和尿激酶,对血栓的溶解有一定作用。

4. 急性胃扩张

(1)病因:水、电解质紊乱,麻醉口罩下加压呼吸时大量氧气灌入胃内,腹部术后持续性幽门痉挛,严重感染和休克等均能诱发急性胃扩张。大量体液与电解质进入胃内,使胃容量迅速、急剧增加,胃腔扩大。

(2)临床表现:患者自觉上腹饱胀和重物感,呈进行性加重。频繁、无力的呕吐,每次呕吐物的量很少,呕吐后自觉症状不减轻,呕吐物为棕绿色或褐色,潜血阳性。严重者呼吸急促,烦躁不安,面色苍白,迅速出现脱水和电解质紊乱,甚至发生休克。查体见上腹部或全腹部膨隆,伴压痛,振水音阳性。胃管减压时可吸出大量胃液,随后腹胀有所减轻。

(3)防治措施:腹部手术后应保持胃肠减压管的通畅,更换口径较大的胃管,彻底减压。同时应注意纠正水、电解质紊乱,必要时输入适量的全血或血浆。

5. 泌尿系统并发症

(1)尿潴留

1)病因:手术后尿潴留较为多见。常见病因有盆腔手术、会阴部手术,切口疼痛引起膀胱和后尿道括约肌反射性痉挛,以及患者不习惯床上排尿等。

2)临床表现:凡是手术后 6~8 小时尚未排尿,或者虽有排尿,但尿量甚少,次数频繁;在下腹部耻骨上区进行叩诊检查,发现明显的浊音区。

3)防治措施:如无禁忌证,可让患者进行热敷或温水坐浴;协助患者坐于床沿或立起排尿。如无效,可在无菌条件下进行导尿。

(2)尿路感染

1)病因:手术后泌尿系统并发感染以膀胱炎最为常见。各种原因所致的尿潴留、多次导尿和长期留置导尿管等均容易引起膀胱炎。膀胱的感染又可沿输尿管逆行向上,蔓延到肾盂。

2)临床表现:单纯性尿路感染主要表现为尿道和尿道口疼痛,排尿时尤为明显,尿道有脓性分泌物。膀胱炎发生后,则出现膀胱刺激征——尿频、尿急和尿痛,有时伴有排尿困难。如出现发冷、发热和肾区疼痛,则表示肾盂已有感染。

3）防治措施：正确预防和治疗尿潴留是减少尿路感染的关键。已发生感染时，应碱化尿液，保持充分的尿量和排尿通畅。局部理疗、热敷和口服解痉药可解除膀胱颈痉挛、减轻疼痛，同时可全身应用抗菌药物。

6. 切口感染和裂开

（1）切口感染

1）病因：腹部切口感染的主要致病菌有金黄色葡萄球菌、粪链球菌、铜绿假单胞菌和大肠埃希菌，以及肠道内的无芽孢厌氧菌，特别是脆弱拟杆菌等。切口感染发生的时间大多在术后7~10日。

2）临床表现：术后3~4日，已经正常的体温重新上升，应首先想到切口感染。如同时出现切口胀痛和跳痛，应立即进行检查。切口局部肿胀、发红、有明显的压痛，甚至有脓性分泌物由缝合针眼溢出，均说明已发生感染。少数患者可伴有全身症状，有时因感染的位置较深，不易早期发现。

3）防治措施：严格无菌技术；广谱抗菌药物的预防性应用；严重污染切口的延期缝合；增强患者的抵抗力等。

（2）切口裂开

1）病因：切口裂开的发生与下列因素有关，包括年老体弱、营养不良、慢性贫血等患者术后切口愈合不佳；切口局部张力过大，切口的血肿和化脓性感染；缝线过细，缝扎不紧，在麻醉不满意的情况下缝合时腹膜被撕破；突然咳嗽、用力排便和呕吐，术后胃肠胀气。

2）临床表现：患者在一次突然腹部用力后，随之切口疼痛并有血性渗出，严重时有内脏由裂开的切口脱出，常见的为大网膜和小肠袢，可发生休克。

3）防治措施：纠正患者的营养状况，老年患者的切口采用减张缝合法，术后腹部应用腹带适当包扎等可减少切口裂开的机会。如切口已裂开，无论是完全性或部分性裂开，只要没有感染，均应立即手术，重新逐层缝合腹壁，并加减张缝合。

五、体外循环

体外循环（extracorporeal circulation，ECC）是指使用特殊装置将人体静脉血引出体外，进行人工气体交换、温度调节和过滤等处理，再泵入人体动脉内的一项生命支持技术，又称心肺转流术（cardiopulmonary bypass，CPB）。其目的是暂时取代人体的心、肺功能，维持全身重要组织器官的血液供应和气体交换。体外循环技术是心脏外科和一些特殊手术的必要条件。

（一）体外循环的基本装置

体外循环的基本装置主要包括血泵（人工心）、氧合器（人工肺）、变温器、滤器及附属装置五部分。

（二）体外循环的实施

1. 体外循环的准备工作　包括制订体外循环方案、体外循环的预充和血液稀释等工作。

2. 体外循环的实施环节　包括管路建立、低温维持、体外循环转流、体外循环监测等环节。

（三）心肌保护

在体外循环心内直视手术时，为了保证手术野安静、无血，必须暂时钳闭升主动脉，阻断冠状血液循环，造成心肌缺血、缺氧及再灌注损伤。为了既能获得无血手术野的条件，又能提供良好的心肌保护，有利于术后恢复良好功能，常采用的保护措施和方法称为心肌保护（myocardial protection）。目前最常采用的是主动脉内灌注冷心脏停搏液法。心脏停搏液可以分为晶体液、含血液和全氟化合物3类，灌注方法有顺行灌注、逆行灌注、顺行-逆行联合灌注3种。

六、重症监护

（一）重症监护治疗

重症监护病房（intensive care unit，ICU）是医院集中各有关专业的知识和技术、先进的监测和治疗设备,对重症病例进行严密监护和救治的专业科室,是现代化医院中不可缺少的医疗单位。ICU 重症患者的生命支持技术水平直接反映医院的综合救治能力,体现医院的整体医疗水平,是现代化医院的重要标志。目前在术后危重症抢救等很多临床领域中,ICU 发挥出不可替代的作用。

ICU 的设立应根据医院的规模、病种、技术力量和设备条件而定。规模较小的医院可设综合性 ICU,为各专业服务。500 张床位以上的医院应设有专业性 ICU,如外科重症监护病房(SICU)、冠心病监护病房(CCU)和呼吸监护病房(RICU)等。无论是综合性还是专业性 ICU,都是一个多专业协作的医疗单位,必须分工明确、组织有序。

（二）ICU 的工作内容

ICU 的主要工作内容是应用先进的监测与生命支持技术,对重症患者的生理功能进行连续、动态的定性和 / 或定量监测,对重症患者的病理生理状态、病情严重性和治疗迫切性进行评估,提供规范的、高质量的生命支持,改善重症患者的预后。

1. 监测的目的

（1）早期发现高危因素:早期发现严重威胁患者生命的高危因素,可及时采取干预措施,避免疾病进一步恶化。这对于高危患者尤为重要。

（2）连续评价器官功能状态:发现器官功能障碍的早期证据,为预防和治疗器官功能障碍提供依据。

（3）评估原发病的严重程度:通过连续、动态的监测和检查,并结合病史,较为准确地评估疾病严重程度及其动态变化,可预测重症患者的病情发展趋势及预后。

（4）指导诊断和鉴别诊断:根据监测资料,为疾病的诊断和鉴别诊断提供依据。

（5）实施早期目标指导治疗(early goal-directed therapy,EGDT):在一定的时间内根据连续监测的生理参数及其对治疗的反应,随时调整治疗方案(如药物浓度和给药速度等),以期达到目标生理学指标。

2. 重症监护治疗的内容　对重症患者的监测已从过去的器官功能检查发展为全身各器官系统的综合性床旁快速监测。检测内容也从基本生命体征的监测,发展到全面的器官系统功能的监测;从最初的器官水平的功能监测,深入到组织水平。

（1）心血管系统:可行心电图监测、血流动力学监测、组织灌注监测等。

（2）呼吸系统:可行呼吸功能监测与呼吸治疗。

（三）病情的评估

ICU 主要收治那些经过严密监测和积极治疗后有可能恢复的各类危重患者,因此,在 ICU 对病情和预后进行正确的评估对治疗十分重要。使用统一的标准对 ICU 患者的病情进行评估具有以下意义:①可正确评估病情的严重程度和预后;②合理选用治疗用药物和措施,并评估其疗效;③为患者转入或转出 ICU 提供客观标准;④可根据干预措施的效果来评价医护的质量。

常用的病情评分系统有急性生理学和慢性健康状况评价(acute physiology and chronic health evaluation,APACHE)、治疗干预评分系统(therapeutic intervention scoring system,TISS)、多器官功能障碍评分(multiple organ dysfunction score)、脓毒症相关性器官功能衰竭评价(sepsis-related organ failure assessment,SOFA)等。

（四）心肺脑复苏

心肺复苏(cardiopulmonary resuscitation,CPR)是指针对呼吸和心搏骤停所采取的紧急医疗措施,以人工呼吸替代患者的自主呼吸,以心脏按压形成暂时的人工循环并诱发心脏的自主搏动。但是,心肺复苏的成功不仅是要恢复自主呼吸和心跳,更重要的是恢复中枢神经系统功能。从心搏骤停到细胞坏死的时间以脑细胞最短,因此维持适当的脑组织灌流是心肺复苏的重点,一开始就应积极防治脑细胞损伤,力争脑功能的完全恢复。故目前将心肺复苏扩展为心肺脑复苏（cardio-pulmonary-cerebral resuscitation，CPCR）。复苏可分为3个阶段：基本生命支持、加强生命支持和复苏后治疗。

1. 基本生命支持　基本生命支持（basic life support，BLS）又称初期复苏或心肺复苏，是心搏骤停后挽救患者生命的基本急救措施。胸外心脏按压和人工呼吸（包括呼吸道管理）是BLS的主要措施。成年患者的BLS的主要内容包括以下方面。

（1）尽早识别心搏骤停，并启动急诊医疗体系（emergency medical service system，EMSS）：对心搏骤停的早期识别十分重要，但有时即使专业救治人员也不一定能够迅速判断是否有脉搏，此时应立即开始CPR；如果有2人或2人以上在急救现场，一人应立即开始进行胸外心脏按压，其他人电话求助启动EMSS。

（2）尽早开始CPR：包括心脏按压与人工呼吸2个方面。

1）心脏按压：CPR期间的组织灌注主要依赖心脏按压，心脏按压有胸外心脏按压和开胸心脏按压2种方式。最常用的胸外心脏按压是CPR的重要措施。现场复苏时，首先进行胸外心脏按压30次，随后再开放呼吸道并进行人工呼吸。及早开始胸外心脏按压可尽早建立血液循环，将氧带到大脑和心脏。开胸心脏按压的效果好，但对技术条件的要求高，有可能会延迟复苏时间。对于胸廓畸形、胸外伤、多发肋骨骨折、心脏压塞等患者，应首选开胸心脏按压。胸外心脏按压的效果不佳并超过10分钟者，只要具备开胸条件，亦应采用开胸心脏按压。

2）人工呼吸：CPR期间人工呼吸与心脏按压同样重要，尤其是因窒息导致心搏骤停者，如儿童、溺水者、已存在低氧血症者。先心脏按压30次，再进行人工呼吸2次。在呼吸道管理的基础上，可采用的人工呼吸方式主要有2种，即徒手人工呼吸和简易人工呼吸器。

（3）尽早电除颤：电除颤（electric defibrillation）是以一定量的电流冲击心脏，从而使心室颤动终止的方法。目前认为电除颤是终止心室颤动和无脉性室性心动过速的最有效的方法。施行电除颤的速度是复苏成功的关键，心室颤动后4分钟内、CPR 8分钟内电除颤可使预后明显改善。这也是尽早启动EMSS的目的之一。

2. 加强生命支持　加强生命支持（advanced life support，ALS）是基本生命支持的延续，是以高质量的复苏技术，复苏器械、设备和药物治疗争取最佳疗效和预后的复苏阶段，是生命链中的重要环节。其内容包括以下方面。

（1）呼吸支持：在ALS阶段应利用专业人员的优势和条件，进行高质量的心脏按压和人工呼吸。

（2）恢复和维持自主循环：ALS期间应着力恢复和维持自主循环，为此应强调高质量的CPR和对心室颤动及无脉性室性心动过速者进行早期电除颤。

（3）CPR期间的监测：包括①心电图；②呼气末CO_2（$PETCO_2$）；③冠状动脉灌注压（coronary perfusion pressure，CPP）和动脉血压；④中心静脉血氧饱和度（$ScvO_2$）等。

（4）药物治疗：复苏时用药的目的是激发心脏恢复自主搏动并增强心肌收缩力，防治心律失常，调整急性酸碱失衡，补充体液和电解质。心肺复苏中的首选药物是肾上腺素（epinephrine），其他常用药物有血管升压素（vasopressin）、利多卡因（lidocaine）、胺碘酮（amiodarone）、阿托品、氯化钙、碳酸氢钠等。

3. 复苏后治疗（post-resuscitation care，PRC）

（1）呼吸管理：常规进行吸氧治疗；对于昏迷，自主呼吸尚未恢复，或有通气或氧合功能障碍者应进行机械通气治疗。

（2）维持血流动力学稳定：脑损伤程度和血流动力学稳定性是影响心肺复苏后成活的2个决定因素。应加强生命体征监测，全面评价患者的循环状态。一般认为，维持血压在正常或稍高于正常水平为宜。

（3）多器官功能障碍或衰竭的防治：心搏骤停虽只有数分钟，但复苏后的多器官功能障碍却可持续数小时以至数日,即所谓的心搏骤停后综合征(post-cardiac arrest syndrome)。因此,复苏后应保持呼吸和循环功能稳定,根据监测结果调整体液平衡,改善组织灌注压和心肌收缩力,使血流动力学处于最佳状态,以改善组织的血流灌注和供氧。

(4)脑复苏:为了防治心搏骤停后缺氧性脑损伤所采取的措施称为脑复苏(cerebral resuscitation)。脑复苏的主要任务是防治脑水肿和颅内压增高,以减轻或避免脑组织再灌注损伤,保护脑细胞功能。经常采用的治疗方案如下。

1)低温治疗:体温每降低 1℃,可使脑代谢率下降 5%~6%,脑血流量降低约 6.7%,颅内压下降 5.5%。这对于防治复苏后发生的脑水肿和颅内高压十分有利。此外,低温对其他器官功能也具有保护作用,但总疗程一般不超过 5 日。

2)促进脑血流灌注:应适当提高动脉压,降低颅内压和防治脑水肿。脱水、低温和肾上腺皮质激素的应用仍是现今常用的防治急性脑水肿和降低颅内压的措施。适当的血液稀释[红细胞压积(HCT)30%~35%]有利于改善脑血流灌注,促进神经功能恢复。

3)药物治疗:目前在脑复苏中较多使用肾上腺皮质激素,一般主张使用 3~4 日即停药,以免引起并发症。

七、营养支持

临床营养支持疗法是近年来临床医学中的重大发展之一,已经成为危重患者救治中非常重要的临床措施。外科患者的物质代谢与能量代谢均可能出现重大改变,因此合理的营养支持会显著地避免或减少并发症的发生。

(一)肠内营养

肠内营养(enteral nutrition,EN)是经胃肠道提供代谢需要的营养物质及其他各种营养素的营养支持方式,整个过程近似生理状态。

肠内营养的途径有口服和经导管输入 2 种。其中经导管输入包括鼻胃管、鼻十二指肠管、鼻空肠管和胃空肠造瘘管。途径的选择取决于个人情况,但是由于可以利用小口径软管进行鼻胃和鼻十二指肠管饲,因而这是较好的途径。

管饲营养可用于胃肠道功能健全的患者,以补充口饲或完全取而代之。此法适用于需要加强蛋白质和能量供给而又不能或不愿接受经口补充的患者。这种方法比全肠外营养更安全、更价廉,同时也是胃肠道完整性未受损害情况下的最佳途径。

EN 制剂的成分包括碳水化合物、蛋白质、脂肪或其代谢产物,也含有电解质、维生素和微量元素等。EN 制剂可分成 2 类:①以整蛋白为主的制剂,适用于胃肠道功能正常者;②以蛋白水解产物(或氨基酸)为主的制剂,适用于胃肠道消化、吸收功能不良者。

适应证:长期厌食,吞咽和咀嚼困难,头、颈部损伤,意识障碍或昏迷,大面积烧伤,消化道瘘,肠道炎性疾病,急性胰腺炎,慢性消耗性疾病,纠正和预防手术前后营养不良,广泛肠切除后小肠适应期,以及吸收不良患者如克罗恩病患者。

禁忌证:麻痹性和机械性肠梗阻、消化道活动性出血及休克均系 EN 的禁忌证。严重腹泻或极度吸收不良时也应当慎用。

并发症:机械性并发症,饲管堵塞,误吸,腹泻和胃肠不适等胃肠道并发症,电解质紊乱,容量过负荷及高渗性综合征等。

(二)肠外营养

肠外营养(parenteral nutrition,PN)是从静脉内供给营养作为手术前后及危重患者的营养支持,全部营养从肠外供给称为全肠外营养(total parenteral nutrition,TPN)。

TPN 可提供患者的每日全部营养素需要量。肠外营养的途径有周围静脉营养和中心静脉营养。

短期可使用外周静脉,但是长期以该法提供高浓度的溶液易导致血栓形成,因此通常需要中心静脉途径。除在医院内通过此途径给予长期 TPN 外,许多丧失小肠功能者也可以在家中给予 TPN 以维持其有效的生活。

PN 制剂包括葡萄糖、脂肪乳剂、复方氨基酸溶液及各种电解质和微量元素、维生素等营养素。还有含有各种营养素的全营养混合液。

适应证:胃肠道梗阻,胃肠道吸收功能障碍(短肠综合征、小肠疾病、放射性肠炎、顽固性呕吐等),重症胰腺炎,高分解代谢状态,严重营养不良,大手术、创伤的围手术期,肠外瘘炎性肠道疾病,严重营养不良的肿瘤患者,重要脏器功能不全(肝、肾、心、肺功能不全),炎性粘连性肠梗阻等。

禁忌证:胃肠功能正常者、适应肠内营养或 5 日内可恢复胃肠功能者,不可治愈、无存活希望、临终或不可逆性昏迷患者,需急诊手术、术前不可能实施营养支持者,心血管功能或严重代谢紊乱需要控制者。

常见并发症:①代谢性并发症,包括血清电解质紊乱、微量元素缺乏、必需脂肪酸缺乏及糖代谢紊乱等。对脂肪乳剂的迟发性不良反应有肝脾大,肝脏氨基转移酶轻度增高,血小板减少,白细胞减少及肺功能检查有改变。②机械性并发症,最常见的是气胸和血肿形成。血栓或空气栓塞及由导管引起的败血症是 TPN 治疗最常见的严重并发症。

（三）营养问题中的药学服务

临床营养支持疗法并非简单的营养物质叠加,而是一个复杂的系统工程,特别是在 TPN 患者中更是如此,因此完整的 TPN 工作需要多学科的临床人员协同工作。美国的营养支持小组(nutrition support team,NST)就要求有药师加入,并规定了药师在 NST 中的具体职责:①参与静脉营养液的配制;②对静脉营养液进行质量检验;③就与药物相关的问题提供咨询,例如药物与营养素的相互作用、合适的给药途径与方案、患者使用的其他药物与肠外营养液的配伍等;④监测与肠外营养相关的数据;⑤参与发展和保持具有高效益、低成本的营养治疗配方。这些规定对营养问题中的药学服务具有一定的指导意义,可适当借鉴。

（周晓辉）

第三节 外科常见基础病症

一、休克

（一）概念

休克(shock)是机体有效循环血容量减少、组织灌注不足、细胞代谢紊乱和功能受损的病理过程,它是一个由多种病因引起的综合征。氧供给不足和需求增加是休克的本质,产生炎症介质是休克的特征。

（二）分类

休克常分为以下 5 种类型:①低血容量性休克;②感染性休克;③心源性休克;④神经性休克;⑤过敏性休克。

（三）病理生理

有效循环血容量锐减、组织灌注不足及产生炎症介质是各类休克的共同的病理生理基础,机体会发生一系列序发性改变。

1. 微循环的变化　微循环收缩期、微循环扩张期、微循环衰竭期。

2. 代谢改变　包括无氧代谢引起代谢性酸中毒、能量代谢障碍等。

3. 炎症介质释放和细胞损伤等。

4. 内脏器官的继发性损害　肺、肾、脑、心脏、肝脏、胃肠道等器官均可发生不同程度的损伤性改变。

（四）临床表现

休克的早期即休克代偿期，机体的代偿能力强，如处理及时、得当，休克可较快得到纠正。但如病情进入晚期即休克抑制期，则救治比较困难。此时，患者可出现神情淡漠、反应迟钝，甚至昏迷；口唇、肢端发绀；脉搏细速、血压进行性下降。严重时，全身皮肤、黏膜明显发绀，脉搏摸不清、血压测不出，尿少甚至无尿。若皮肤、黏膜出现瘀斑或消化道出血，提示病情已发展至弥散性血管内凝血阶段。若出现进行性呼吸困难、脉速、烦躁、发绀，一般吸氧已不能改善呼吸状态，应考虑并发急性呼吸窘迫综合征。

（五）诊断

关键是应早期及时发现休克。要点是凡遇到严重损伤、大量出血、重度感染及过敏患者和有心脏病病史者，应想到并发休克的可能性；临床观察中，对于有出汗、兴奋、心率加快、脉压小或尿少等症状者应怀疑为休克。若患者出现神志淡漠、反应迟钝、皮肤苍白、呼吸浅快、收缩压降至 90mmHg 以下及尿少者，则标志着患者已进入休克抑制期。

（六）监测

休克的监测是休克诊治中的重要内容，不但可了解患者的病情变化和治疗反应，还可以为调整治疗方案提供客观依据。主要包括以下几个方面。

1. 一般监测

(1)精神状态：反映脑组织血液灌流和全身循环状况。

(2)皮肤温度、色泽：反映体表灌流状况。

(3)血压：维持稳定的组织器官灌注压在休克的治疗中十分重要。

(4)脉率：其变化多出现在血压变化之前。

(5)尿量：反映肾血液灌注状况。

2. 特殊监测　包括多种血流动力学监测项目。

(1)中心静脉压（CVP）：中心静脉压代表右心房或者胸腔段腔静脉内压力的变化，可反映全身血容量与右心功能之间的关系。

(2)肺动脉压（PAP）及肺动脉楔压（PAWP）：反映肺静脉、左心房和左心室的功能状态。

(3)心排血量（CO）和心脏指数（CI）：反映心排血量及外周血管阻力。

(4)动脉血气分析：了解休克时的酸碱平衡情况。

(5)动脉血乳酸盐：有助于估计休克及复苏的变化趋势。

(6)弥散性血管内凝血（DIC）的检测等。

（七）治疗

休克的治疗应针对引起休克的原因和休克不同发展阶段的重要生理紊乱采取相应的治疗措施，重点是恢复灌注和对组织提供足够的氧。近年强调氧供应和氧消耗超常值的复苏概念，最终目的是防止多器官功能障碍综合征（multiple organ dysfunction syndrome，MODS），主要包括以下几个方面。

1. 一般紧急治疗　包括积极处理引起休克的原发伤、病。如创伤制动、大出血止血、保证气道通畅等。

2. 补充血容量　是纠正休克引起的组织低灌注和缺氧的关键。

3. 积极处理原发病　应在尽快恢复有效循环血量后，及时施行手术处理原发病。有的情况下，应在积极抗休克的同时手术，以免延误抢救时机。

4. 纠正酸碱平衡失调　目前对酸碱平衡的处理多主张宁酸勿碱。根本措施是改善组织灌注，并适时和适量地给予碱性药物。

5. **应用血管活性药** 前提是充分容量复苏。使用的血管活性药可分为3个类别,即①血管收缩药:多巴胺、去甲肾上腺素和间羟胺等。②血管扩张药:分为α受体拮抗剂和抗胆碱药2类。前者包括酚妥拉明、酚苄明等,能解除去甲肾上腺素所引起的小血管收缩和微循环淤滞并增强左室收缩力;后者包括阿托品、山莨菪碱和东莨菪碱等,可使血管扩张,从而改善微循环。③强心药:包括兴奋α和β肾上腺素受体兼有强心功能的药物,如多巴胺和多巴酚丁胺等;其他还有强心苷如去乙酰毛花苷(西地兰)等。有时会将血管收缩药与扩张药联合应用,如去甲肾上腺素和硝普钠联合静脉滴注。

6. **弥散性血管内凝血的治疗** 改善微循环可以使用肝素抗凝,或使用抗纤溶药如氨甲苯酸、氨基己酸及抗血小板黏附和聚集的阿司匹林、双嘧达莫和小分子右旋糖酐等。

7. **皮质类固醇和其他药物的应用** 可以将皮质类固醇用于感染性休克和其他较严重的休克。亦应加强营养代谢支持和免疫调节治疗,并适时酌情使用:①钙通道阻滞剂如维拉帕米、硝苯地平和地尔硫䓬等;②吗啡类拮抗剂如纳洛酮;③氧自由基清除剂如超氧化物歧化酶(SOD);④前列腺素(PG);⑤能量合剂如三磷酸腺苷 - 氯化镁($ATP-MgCl_2$)等药物。

二、疼痛

疼痛是许多疾病的常见或主要症状,同时其本身亦可引起机体的呼吸系统、心血管系统、消化系统、内分泌系统、精神情绪、免疫功能、凝血机制等诸多方面发生一系列病理生理变化,影响患者康复或降低患者的生活质量。目前,疼痛已逐渐成为重要的医学问题,对疼痛的诊断和治疗日趋专业化。

(一)临床分类

1. **按疼痛程度分类** ①轻微疼痛;②中度疼痛;③剧烈疼痛。

2. **按起病缓急分类** ①急性疼痛(acute pain):是指最近产生并可能持续时间较短的疼痛,发生于创伤、手术、急性炎症、急性脏器缺血如心肌梗死等,以及急性脏器梗阻、牵张如肠梗阻、胆道梗阻、输尿管梗阻等;②慢性疼痛(chronic pain):是指疼痛持续超过一种急性疾病的一般病程或超过损伤愈合所需的一般时间,或疼痛复发持续超过1个月,如慢性腰腿痛、癌性疼痛等。

3. **按疼痛部位分类** ①浅表痛:位于体表或黏膜,以角膜和牙髓最敏感,性质多为锐痛,比较局限,定位明确;②深部痛:内脏、关节、韧带、骨膜等部位的疼痛,一般为钝痛,不局限,患者常常难以明确指出疼痛部位。

(二)治疗

1. **急性疼痛的治疗** 急性疼痛不仅造成患者的痛苦,还带来严重的心理与生理损害,增加并发症的发生率,延长恢复时间,增加医疗费用,增加致残率和死亡率。术后疼痛是临床最常见和最需要麻醉医师处理的急性疼痛。

急性疼痛的病程虽短,但治疗意义十分重大。例如积极的术后疼痛治疗可以使患者缓解紧张情绪,降低围手术期心血管系统并发症的发生率;敢于深呼吸和咳嗽,降低肺不张、肺感染的发生率;早期下床活动,减少下肢血栓的形成并有利于肠道恢复通气;还被认为可以增强患者免疫力、改善睡眠、促进机体恢复等。

随着镇痛技术的发展,急性疼痛的治疗已经从以往的保守治疗改为积极主动治疗。保守治疗的方法是根据患者的需要给予肌内注射或静脉注射镇痛药,往往是患者已经不能忍受疼痛时才给药。而积极主动治疗则意味着最佳的疼痛控制方案、预先对患者进行教育、规范化的疼痛评估和监测、新的治疗模式(如患者自控镇痛、硬膜外镇痛、连续神经阻滞镇痛)等。事实证明,积极主动治疗带来更佳的镇痛效果,提高患者的生活质量,更符合人道主义的要求。

(1)急性疼痛的治疗原则

1)重视对患者的教育和心理指导:患者的积极参与是取得良好镇痛效果的关键。

2)加强随访和评估:要达到好的镇痛效果,就应及时评估疼痛程度的变化,观察镇痛的不良反应和患者的恢复情况。

3）疼痛治疗宜尽早进行：疼痛一旦形成，其治疗更加困难。

4）提倡平衡镇痛和多模式互补镇痛，尽量减少阿片类药物的应用。

5）个体化镇痛：不同患者对疼痛和镇痛药的反应的个体差异很大，因此镇痛方法应因人而异。

6）了解疼痛治疗的目标：理想的疼痛治疗目标是使疼痛完全缓解，但临床实践中往往不能完全控制疼痛，而是将疼痛控制在可以忍受和相对舒适的水平。

7）区分神经病理性疼痛：对神经病理性疼痛的治疗常需要加用抗惊厥药和三环类抗抑郁药。

8）规范疼痛治疗的记录、管理和组织，重视疼痛和治疗的变化。

（2）急性疼痛的常用治疗方法：常用药物包括对乙酰氨基酚等非甾体抗炎药、局部麻醉药、*N*-甲基-*D*-天冬氨酸（NMDA）受体拮抗剂、阿片类药物、抗惊厥药和三环类抗抑郁药等。

常用方法包括口服、肌内注射、皮下注射、静脉注射与直肠给药等传统方式，以及其他疗法，包括热敷、电刺激、认知行为疗法等，但这些方法存在局限性和隐患。目前以硬膜外镇痛和患者自控镇痛（patient controlled analgesia，PCA）的方法为好。

1）硬膜外镇痛：包括硬膜外单次和持续给药。常选用吗啡，可重复给药。

2）PCA：即在患者感到疼痛时，可自行按压PCA装置的给药键，按设定的剂量注入镇痛药，从而达到镇痛效果。它弥补了传统镇痛方法存在的镇痛不足和忽视患者个体差异及难以维持血药浓度稳定等问题。PCA又可以分为患者自控静脉镇痛（PCIA），主要以麻醉性镇痛药为主，常用吗啡、芬太尼或曲马多等；患者自控硬膜外镇痛（PCEA），主要以局部麻醉药和麻醉性镇痛药复合应用，常用0.1%~0.2%布比卡因加小剂量的芬太尼或吗啡。使用时需要调整负荷剂量（loading dose）、单次剂量（bolus dose）、锁定时间（lockout time）、背景剂量（basal infusion）等参数。

与其他治疗手段相同，镇痛治疗也会带来一些不良作用，如恶心、呕吐、皮肤瘙痒、尿潴留、呼吸抑制等，从而影响疼痛治疗的开展。因此，无论应用上述疼痛治疗中的哪种方法，均应该充分做好准备，治疗和抢救并发症和药物不良反应。

2. 慢性疼痛的治疗

（1）慢性疼痛的诊治范围：①头痛，如偏头痛、紧张性头痛；②颈肩痛和腰腿痛，如颈椎病、颈肌筋膜炎、肩周炎、腰椎间盘突出症、腰椎骨质增生症、腰背肌筋膜炎、腰肌劳损；③四肢慢性损伤性疾病，如滑囊炎、狭窄性腱鞘炎（如弹响指）、腱鞘囊肿、肱骨外上髁炎（网球肘）；④神经痛，如三叉神经痛、肋间神经痛、灼性神经痛、幻肢痛、糖尿病神经痛；⑤周围血管疾病，如血栓闭塞性脉管炎、雷诺综合征；⑥癌性疼痛；⑦艾滋病疼痛等。

（2）慢性疼痛的常用治疗方法

1）药物治疗：是疼痛治疗的最基本、最常用的方法。一般慢性疼痛患者需较长时间用药，应采取定时、定量用药。

①解热消炎镇痛药：常用的有阿司匹林、对乙酰氨基酚、保泰松、羟布宗（羟基保泰松）等。

②麻醉性镇痛药：这类药物很多有成瘾性，仅用于急性剧痛和晚期癌性疼痛。常用的有吗啡、哌替啶、芬太尼、美沙酮、可待因和喷他佐辛等。

③镇静催眠药：以苯二氮䓬类最常用，如地西泮、硝西泮、艾司唑仑、咪达唑仑等；也可用巴比妥类药物。应注意药物的依赖性和耐药性。

④抗癫痫药：苯妥英钠和卡马西平治疗三叉神经痛有效。

⑤抗抑郁药：慢性疼痛的折磨可使患者出现精神忧郁、情绪低落、言语减少、行动迟缓等，需用抗抑郁药。常用的有丙米嗪、阿米替林、多塞平（多虑平）和马普替林等。

2）神经阻滞：是慢性疼痛的主要治疗手段。一般选用长效局部麻醉药，对癌性疼痛、顽固性头痛（如三叉神经痛）可以采用无水乙醇或5%~10%苯酚，以达到长期镇痛的目的。常用的神经阻滞方法参见本书麻醉章节内容。许多疾病的疼痛与交感神经有关,可通过交感神经阻滞进行治疗。常用的交感神经阻滞方法有星状神经节阻滞和腰交感神经阻滞。

3)椎管内注药:①蛛网膜下腔注药。应用无水乙醇或 5%~10% 酚甘油注入以治疗晚期癌性疼痛。②硬膜外隙注药。应用糖皮质激素、吗啡等阿片类药物、局部麻醉药等药物,必要时可以合用。

4)痛点注射:主要用于慢性疼痛疾病,如腱鞘炎、肩周炎、肱骨外上髁炎、紧张性头痛及腰肌劳损等,可在局部固定压痛点注药。

5)其他方法:还包括针灸疗法、推拿疗法、物理疗法(简称理疗)、心理疗法等。

3. **癌性疼痛的治疗** 约 70% 的晚期癌症患者都有剧烈疼痛,这对患者、家庭和社会都带来很大的影响。现在绝大多数癌性疼痛都能得到有效控制。但是癌症患者常常有严重的心理障碍,因此在积极治疗癌性疼痛的同时要重视心理治疗,包括缓和照顾(palliative care)。

(1)癌性疼痛的三阶梯疗法(WHO 推荐)

1)基本原则:①根据疼痛程度选择镇痛药;②口服给药,一般以口服药为主;③按时服药,根据药理特性有规律地按时给药;④个体化用药,应根据具体患者和疗效用药。

2)三阶梯疗法:第一阶梯,轻度疼痛时选用非阿片类镇痛药,代表药物是阿司匹林;第二阶梯,在轻、中度疼痛时单用非阿片类镇痛药不能控制疼痛,应加用弱阿片类药物以提高镇痛效果,代表药物是可待因;第三阶梯,选用强阿片类药物,代表药物是吗啡。

(2)椎管内注药

1)吗啡:可选择与疼痛部位相应的间隙进行穿刺,成功后置入导管以便反复注药。每次注入吗啡 1~2mg,用生理盐水 10ml 稀释,每日 1 次。

2)蛛网膜下腔内注入神经破坏性药物:常用苯酚或无水乙醇注入蛛网膜下腔,破坏后根神经,使其产生脱髓鞘作用、丧失传导功能而达到镇痛的目的。

3)放疗、化疗和激素疗法:均为治疗癌症的方法,同时也可用作晚期癌性疼痛的镇痛。

(三)疼痛管理

疼痛管理在医疗服务中有重要作用。实施有效的疼痛管理对减轻患者疼痛程度,帮助患者尽早活动和机体功能趋于正常有着不可忽视的作用;更能帮助患者及早出院、缓解医疗费用对患者产生的经济负担,进而提升患者对医护人员及医疗过程等的满意程度。

1. **疼痛程度的评估**

(1)常用方法

1)视觉模拟评分法(visual analogue scale, VAS):是临床上最常用的量化疼痛程度的方法。即在一个 10cm 长的标尺上,两端分别标明"0"和"10"的字样。"0"代表无痛,"10"代表最剧烈的疼痛。让患者根据自己以往的经验对当前所感受疼痛的程度在标尺上标出相应的位置,起点(0 点)至记号点的距离(以 cm 表示)即为评分值。

2)数字分级评分法(numerical rating scale, NRS):是用 0~10 这 11 个数字表示疼痛程度。0 表示无痛,10 表示剧痛。被测者根据个人疼痛感受选择一个数字表示疼痛程度。

(2)特殊方法

1)面部表情疼痛量表(faces pain scale):通过 6 个不同的呈水平排列的面部表情进行疼痛评估。适用于交流困难如儿童、老年人、意识不清或其他交流障碍的患者。

2)行为疼痛量表(behavioral pain scale, BPS):用于评估机械通气的危重症患者。

3)重症监护室疼痛观察工具法(critical pain observation tool, CPOT):是一种为无法交流的 ICU 患者开发的疼痛行为客观量表。

4)活动性疼痛:指以肢体舒适开展(如有效咳嗽、深呼吸、功能锻炼、翻身等)功能活动时的疼痛强度。

2. 疼痛管理模式

(1)多模式疼痛管理:是术后加速康复(enhanced recovery after surgery,ERAS)理念中不可或缺的组成部分。即不止 1 种镇痛方式,而是将不同的作用机制进行组合,对患者进行不同方式的给药,镇痛药以多种途径并以较少的药量作用于患者机体,有效地弱化了某一种镇痛药因大量使用对患者造成机体或神经损伤等副作用。

(2)个体化疼痛管理:由于患者的年龄、性别、文化程度等差异,所需要的疼痛管理措施也不尽相同。

(3)规范化疼痛管理。

(4)医护一体化疼痛管理:这种模式强调医护双方共同参与、相互合作。

3. 疼痛管理干预措施

(1)组建疼痛小组,由医师、药师、护士、麻醉师构成。

(2)对患者进行疼痛评估。

(3)对护士进行疼痛知识的培训。

案例分析 3

案例:患者,女,55 岁,因"右股骨头无菌性坏死"入院。入院后行"右侧全髋关节置换术",使用 PCA(舒芬太尼 + 地佐辛 + 雷莫司琼)镇痛,手术当晚出现恶心、呕吐 2 次,术后如何进行疼痛管理?

分析分析:术后呕吐 2 次,考虑与使用阿片类药物有关,关闭 PCA 镇痛泵,并给予甲氧氯普胺注射液 10mg 肌内注射。患者的 VAS 评分为 4 分,给予帕瑞昔布 40mg b.i.d. 静脉注射后,疼痛控制良好,VAS 评分<3 分,未再次出现呕吐。

三、体液失衡

(一) 体液代谢失调

体液的主要成分是水和电解质。它分为细胞内液和细胞外液两部分,其量随性别、年龄和胖瘦而异。成年男性的体液量一般为体重的 60%,成年女性的体液量约占体重的 50%,两者均有 ±15% 的变化幅度。小儿的脂肪较少,故体液量占体重的比例较高,在新生儿中可达体重的 80%。细胞外液中的最主要的阳离子是 Na^+,主要的阴离子是 Cl^-、HCO_3^- 和蛋白质;细胞内液中的主要阳离子是 K^+ 和 Mg^{2+},主要阴离子是 HPO_4^{2-} 和蛋白质。细胞外液和细胞内液的渗透压相等,一般为 290~310mOsm/L。

1. 体液平衡及渗透压调节 机体主要通过肾来维持体液平衡,保持内环境稳定。肾的调节功能受神经和内分泌反应的影响。一般先通过下丘脑 - 垂体 - 抗利尿激素系统来恢复和维持体液的正常渗透压,然后通过肾素 - 血管紧张素 - 醛固酮系统来恢复和维持血容量。但是,血容量锐减又兼有血浆渗透压降低时,前者对抗利尿激素的促进分泌作用远强于低渗透压对抗利尿激素分泌的抑制作用。因此,优先保持和恢复血容量,使重要器官的灌流得到保证,维持生命安全。

当体内水分丧失时,细胞外液的渗透压即增高,刺激下丘脑 - 垂体 - 抗利尿激素系统,产生口渴反应,增加饮水,以及促使抗利尿激素分泌增加。远曲肾小管和集合管上皮细胞在抗利尿激素的作用下,加强水分的重吸收,于是尿量减少,保留水分于体内,使细胞外液的渗透压降低。反之,体内水分增多时,细胞外液的渗透压即降低,抑制口渴反应,并使抗利尿激素分泌减少,远曲肾小管和集合管上皮细胞重吸收水分减少,排出体内多余的水分,使细胞外液的渗透压增高。这种抗利尿激素分泌的反应十分敏感。血浆渗透压较正常增减不到 2% 时,即有抗利尿激素分泌的变化,使机体的水分保持动态的稳定。

当细胞外液减少,特别是血容量减少时,血管内压力下降,肾入球小动脉的血压也相应下降,位于管壁的压力感受器受到压力下降的刺激,使肾小球旁细胞增加肾素的分泌;同时,随着血容量减少和血压下降,肾小球滤过率也相应下降,以致流经远曲肾小管的 Na^+ 明显减少。Na^+ 的减少能刺激位于远曲肾小管致密斑的钠感受器,引起肾小球旁细胞增加肾素的分泌。此外,全身血压下降也可使交感神经兴奋,刺激肾小球旁细胞分泌肾素。肾素催化存在于血浆中的血管紧张素原,使其转变为血管紧张素Ⅰ,再转变为血管紧张素Ⅱ,引起小动脉收缩和刺激肾上腺皮质球状带,增加醛固酮分泌,促进远曲肾小管对 Na^+ 的重吸收和促使 K^+、H^+ 的排泌。随着 Na^+ 重吸收的增加,Cl^- 的重吸收也有增加,重吸收的水也就增多,结果使细胞外液的量增加。循环血量回升和血压逐渐回升后,即反过来抑制肾素释放,醛固酮的产生减少,于是 Na^+ 的重吸收减少,从而使细胞外液量不再增加,保持稳定。

2. 体液平衡失调　体液平衡失调可以表现为容量失调、浓度失调或成分失调。容量失调系指体液量的等渗性减少或增加,仅引起细胞外液量的改变,从而发生失水或水过多。浓度失调系指细胞外液内水分的增加或减少,以致渗透微粒的浓度发生改变,也即是渗透压发生改变,如低钠血症或高钠血症。细胞外液内其他离子的浓度改变虽能产生各自的病理生理影响,但因量少而不致明显改变细胞外液的渗透压,故仅造成成分失调,如酸中毒或碱中毒、低钾血症或高钾血症,以及低钙血症或高钙血症等。

(1) 水和钠代谢紊乱:在细胞外液中,水和钠的关系非常密切,故一旦发生代谢紊乱,失水和失钠常同时存在。血钠的正常值为 135~145mmol/L。不同类型的水和钠代谢紊乱的特征见表 2-2。

表 2-2　不同类型的水和钠代谢紊乱的特征

失水类型	丢失成分	典型病症	临床表现	实验室检查
等渗性失水	等比 Na^+、H_2O	肠瘘	舌干,不渴	血浓缩,血 Na^+ 正常
低渗性失水	$Na^+ > H_2O$	慢性肠梗阻	神志差,不渴	血 Na^+ ↓
高渗性失水	$H_2O > Na^+$	食管癌梗阻	有口渴	血 Na^+ ↑

1) 等渗性失水:又称急性失水或混合性失水。外科患者最易发生这种失水。水和钠成比例地丧失,血清钠仍在正常范围内,细胞外液的渗透压也保持正常。它造成细胞外液量(包括循环血量)迅速减少。

①病因

a. 消化液急性丧失,如大量呕吐、肠瘘等。

b. 体液体内转移,体液在感染区或软组织内丧失,如腹腔感染、肠梗阻、烧伤等。这些丧失的液体有着与细胞外液基本相同的成分。

②临床表现

a. 患者有尿少、厌食、恶心、乏力等,但不口渴;舌干燥,眼球下陷,皮肤干燥、松弛。

b. 短期内体液的丧失达到体重的 5%,即丧失细胞外液的 25% 时患者出现脉搏细速、肢端湿冷、血压不稳定或下降等血容量不足的症状。

③诊断

a. 主要依靠病史和临床表现:应详细询问有无消化液或其他体液的大量丧失;失液或不能进食已持续多少时间;每日的失液量估计有多少及失液的性状等。

b. 实验室检查:红细胞计数、血红蛋白量和血细胞比容明显增高,表示有血液浓缩。血清 Na^+ 和 Cl^- 一般无明显降低。尿比重增高。必要时进行血气分析或二氧化碳结合力测定,以确定有无酸(或碱)中毒。

④治疗原则

a. 治疗原发病,去除病因。

b. 静脉滴注平衡盐溶液或等渗盐水,使血容量得到尽快补充。

c. 如果单用等渗盐水,因溶液中的 Cl^- 含量比较高,大量输入后有引起高氯性酸中毒的风险。

d. 在纠正失水后,排钾量会有所增加,故应注意预防低钾血症的发生。尿量超过 40ml/h 后需补钾。

2)低渗性失水:又称慢性失水或继发性失水。水和钠同时缺失,但失水少于失钠,故血清钠低于正常范围,细胞外液呈低渗状态。如血容量严重减少,将发生低钠性休克。

①病因

a. 胃肠道消化液持续丧失,如反复呕吐、消化道瘘或慢性肠梗阻,以致钠随着大量消化液而排出。

b. 大创面慢性渗液。

c. 肾排出水和钠过多,例如应用排钠利尿药(氯噻酮、依他尼酸等)时未注意补给适量的钠盐,以致体内失钠相对多于失水。

d. 治疗等渗性失水时补充水分过多。

②临床表现:低渗性失水随失钠程度的不同而不同。一般均无口渴感。常见症状有头晕、视物模糊、软弱无力、脉搏细速、起立时容易晕倒等;当循环血量明显下降时,肾的滤过量相应减少,以致体内代谢产物潴留,可出现神志不清、肌痉挛性疼痛、肌腱反射减弱、昏迷等。

根据失钠程度,低渗性失水可分为 3 度。轻度:血钠浓度低于 135mmol/L;中度:血钠浓度低于 130mmol/L;重度:血钠浓度低于 120mmol/L。

③诊断

a. 主要依据病史和临床表现。

b. 实验室检查:尿比重常在 1.010 以下,尿 Na^+ 和 Cl^- 明显减少;血钠浓度低于 135mmol/L;红细胞计数、血红蛋白量、血细胞比容及血尿素氮值均增高。

④治疗原则

a. 积极处理致病原因。

b. 静脉滴注含盐溶液或高渗盐水,以纠正细胞外液的低渗状态和补充血容量。

c. 重度失钠出现休克者应先补足血容量,以改善微循环和组织器官灌注。

d. 尿量超过 40ml/h 后需补钾。

3)高渗性失水:又称原发性失水。水和钠虽同时缺失,但失水多于失钠,故血清钠高于正常范围,细胞外液呈高渗状态。患者有明显的口渴感。

①病因

a. 摄入水分不够,如食管癌患者吞咽困难、重危患者给水不足、鼻饲高渗饮食或静脉注射大量高渗盐水溶液。

b. 水分丧失过多,如高热大量出汗(汗液中含氯化钠 0.25%)、大面积烧伤暴露疗法、糖尿病未控制所致的大量尿液排出等。

②临床表现:失水程度不同,症状亦不同。可将高渗性失水分为 3 度。轻度失水:除口渴外无其他症状,失水量为体重的 2%~4%;中度失水:极度口渴,乏力、尿少和尿比重增高、唇舌干燥、皮肤弹性差、眼窝凹陷,常有烦躁不安,失水量为体重的 4%~6%;重度失水:除上述症状外,出现躁狂、幻觉、谵妄甚至昏迷等脑功能障碍的症状,失水量超过体重的 6%。

③诊断

a. 病史和临床表现:有助于诊断。

b. 实验室检查:尿比重高;红细胞计数、血红蛋白量、血细胞比容轻度升高;血钠浓度在

150mmol/L 以上。

④治疗原则

a. 去除病因。

b. 无法口服的患者可静脉滴注 5% 葡萄糖溶液或低渗 0.45% 氯化钠溶液。

c. 高渗性失水者实际上也有失钠,所以在纠正时需要适当补钠。

d. 尿量超过 40ml/h 后需补钾。

4)水中毒:又称稀释性低血钠。系指机体的入水总量超过排水量,以致水在体内潴留,引起血液渗透压下降和循环血量增多。

①病因

a. 各种原因所致的抗利尿激素分泌过多。

b. 肾功能不全,排尿能力下降。

c. 机体摄入水分过多或接受过多的静脉输液。

②临床表现:急性水中毒发病急骤,常引起一系列神经、精神症状,如头痛、嗜睡、躁动、精神错乱、定向能力失常、谵妄,甚至昏迷。慢性水中毒的症状往往不是很明显。

③诊断

a. 病史和临床表现:有助于诊断。

b. 实验室检查:红细胞计数、血红蛋白量、血细胞比容和血浆蛋白量均降低;血浆渗透压降低。

④治疗原则

a. 一经诊断,应立即停止水分摄入。

b. 程度较轻者,在机体排出多余的水分后,即可解除水中毒;程度严重者,还需要使用利尿药以促进水分排出。

c. 常用药物有 20% 甘露醇或 25% 山梨醇 200ml 快速静脉滴注(20 分钟内滴完);也可静脉注射呋塞米、依他尼酸。

(2)电解质代谢失调

i. 钾的异常:血钾浓度的正常值为 3.5~5.5mmol/L。钾代谢异常有低钾血症和高钾血症,以前者为常见。

1)低钾血症(hypokalemia):血钾浓度低于 3.5mmol/L。

①病因

a. 长期进食不足。

b. 应用呋塞米、依他尼酸等利尿药,肾小管性酸中毒及盐皮质激素过多,使钾从肾排出过多。

c. 补液患者长期接受不含钾盐的液体,或静脉营养液中钾盐补充不足。

d. 呕吐、持续胃肠减压、禁食、肠瘘、结肠绒毛状腺瘤和输尿管乙状结肠吻合术等,钾从肾外途径丧失。

e. 钾向组织内转移,见于大量静脉滴注葡萄糖和胰岛素,或代谢性、呼吸性碱中毒。

②临床表现

a. 肌无力:为最早的表现,一般先出现四肢肌肉软弱无力,以后影响躯干和呼吸肌。有时可有吞咽困难,还可有弛缓性瘫痪、腱反射减退或消失。患者有恶心、呕吐和肠蠕动消失等肠麻痹的表现。

b. 心脏受累:主要表现为传导和节律异常。典型的心电图改变为早期出现 T 波降低、变宽、双相或倒置,随后出现 ST 段降低、Q-T 间期延长和 U 波。

③诊断

a. 病史和临床表现:有助于诊断。

b. 实验室检查:血钾浓度低于 3.5mmol/L;心电图检查。

④治疗原则

a. 积极处理造成低钾血症的病因。

b. 可采用口服或静脉滴注的方式分次补钾。常用的钾制剂是 10% 氯化钾。

2）高钾血症（hyperkalemia）：血钾浓度超过 5.5mmol/L。

①病因

a. 进入体内（或血液内）的钾增多，如口服或静脉滴注氯化钾、服用含钾药物、组织损伤，以及大量输入保存期较久的库血等。

b. 肾排钾功能减退。应用保钾利尿药（如螺内酯、氨苯蝶啶等），以及盐皮质激素不足等。

c. 钾从细胞内移出，如溶血、酸中毒，以及静脉滴注精氨酸等。

②临床表现

a. 一般无特异性症状，有时有轻度神志模糊或淡漠、感觉异常和四肢软弱等；严重高钾血症有微循环障碍的表现，如皮肤苍白、发冷、青紫、低血压等。

b. 常出现心动过缓或心律不齐，甚至发生心搏骤停。

c. 典型的心电图改变为早期 T 波高而尖、Q-T 间期延长，随后出现 QRS 增宽。

③诊断

a. 病史和临床表现：有助于诊断。

b. 实验室检查：血钾超过 5.5mmol/L；心电图检查。

④治疗原则

a. 促使钾转入细胞内：输注碳酸氢钠溶液、葡萄糖溶液及胰岛素。

b. 应用阳离子交换树脂。

c. 透析疗法：腹膜透析或血液透析。

d. 静脉注射 10% 葡萄糖酸钙溶液 20ml 能对抗高钾对心肌的毒性作用。

ii. 钙的异常：正常血钙浓度为 2.25~2.75mmol/L，相当恒定。

1）低钙血症：可发生于急性胰腺炎、坏死性筋膜炎、肾衰竭、胰及小肠瘘和甲状旁腺受损害的患者。临床表现主要由神经肌肉的兴奋性增强所引起，如容易激动、口周和指（趾）尖麻木及针刺感、手足搐搦、肌肉和腹部绞痛、腱反射亢进等。

治疗原则为在诊治原发病的基础上，可静脉注射葡萄糖酸钙或氯化钙以缓解症状，长期治疗可以口服钙剂及维生素 D 替代。

2）高钙血症：主要发生于甲状旁腺功能亢进症、骨转移性癌等患者。早期症状有乏力、食欲减退、恶心、呕吐和体重下降等。血清钙浓度进一步增高时，可出现严重头痛、背部和四肢疼痛等。

对于甲状旁腺功能亢进患者可进行手术治疗。静脉注射硫酸钠可增加钙经尿排出，但作用不显著。

（二）酸碱平衡失调

酸碱平衡是机体内环境稳定的重要组成部分。体液的酸碱度以 pH 表示，正常值为 7.40±0.05。血浆 pH 大小主要取决于血浆中 HCO_3^- 与 H_2CO_3 两者的比值，正常成人的血浆 HCO_3^- 参考值为 24mmol/L，H_2CO_3 为 1.2mmol/L，两者的比值为 20/1。若血浆 HCO_3^-/H_2CO_3 比值<20/1（pH<7.35），则表明有酸中毒；若比值>20/1（pH>7.45），则表明有碱中毒。这些情况称为酸碱平衡失调，它是多种疾病和病理过程的继发改变，可使病情加重。严重酸、碱中毒可导致患者死亡。

人的体液保持一定的 pH，以维持正常的生理和代谢功能。人体在代谢过程中既产酸也产碱，故体液中的 H^+ 浓度经常发生变动。但人体能通过体液的缓冲系统、肺的呼吸和肾的调节作用，使血液内的 H^+ 浓度仅在小范围内变动，保持血液的 pH 在正常范围内。

原发性酸碱平衡失调有代谢性酸中毒、代谢性碱中毒、呼吸性酸中毒和呼吸性碱中毒 4 种。如果有 2 种或 2 种以上的原发性酸碱平衡失调同时存在，称为混合型酸碱平衡失调。不论发生哪种酸碱平衡失调,机体都有继发性代偿反应,减轻酸碱紊乱,pH 恢复至正常范围,以维持内环境稳定。

根据代偿程度,酸碱平衡失调可分为未代偿(早期或代偿反应未起作用)、部分代偿(pH 未能恢复正常)、代偿和过度代偿,但是很少发生完全代偿。

1. 代谢性酸中毒 代谢性酸中毒(metabolic acidosis)最为常见,由于酸性物质积聚或产生过多,或体内的 HCO_3^- 丢失过多所引起。

(1)病因

1)HCO_3^- 丢失过多:见于腹泻、肠瘘、胆瘘和胰瘘等,也见于输尿管乙状结肠吻合术后。应用碳酸酐酶抑制剂(如乙酰唑胺)也可引起 HCO_3^- 丧失。

2)肾功能不全:肾小管分泌 H^+ 功能失常,但肾小球滤过功能正常,造成 HCO_3^- 重吸收和 / 或尿液酸化障碍。

3)体内的有机酸形成过多:组织缺血、缺氧、急性循环衰竭等产生大量丙酮酸和乳酸,发生乳酸酸中毒。在糖尿病或长期不能进食时,体内的脂肪分解过多,可形成大量酮体积聚,引起酮体酸中毒。

4)应用氯化铵、盐酸精氨酸或盐酸过多:以致血 Cl^- 增多、HCO_3^- 减少,引起酸中毒。

(2)临床表现:轻度代谢性酸中毒无明显症状,重症患者可有疲乏、眩晕、嗜睡或烦躁等。呼吸明显加深、加快,呼出气带有酮味。患者常可伴有失水症状,并易发生心律不齐、急性肾功能不全和休克等。

(3)诊断

1)病史和临床表现:严重腹泻、肠瘘、休克等病史,呼吸又深又快等。

2)血气分析:血液 pH 和 HCO_3^- 明显下降。

(4)治疗原则:边治疗边观察,逐步纠正酸中毒。

1)去除病因,辅以补充液体,则较轻的代谢性酸中毒(血浆 HCO_3^- 为 16~18mmol/L)可自行纠正。

2)低血容量性休克伴有代谢性酸中毒,经补充血容量纠正休克之后,常可随之被纠正。

3)对于重症酸中毒患者(血浆 HCO_3^-<10mmol/L),应在输液的同时酌量使用碱剂治疗。常用的碱性药物是碳酸氢钠溶液。

2. 代谢性碱中毒 代谢性碱中毒(metabolic alkalosis)由体内 H^+ 丢失或 HCO_3^- 增多所引起。

(1)病因

1)酸性胃液丧失过多:是外科患者中发生代谢性碱中毒的最常见的原因。

2)碱性物质摄入过多:长期服用碱性药物所引起。患者胃内的盐酸被中和减少,进入肠内后不能充分中和肠液中的碳酸氢盐,以致后者重新吸收入血。

3)缺钾:低钾血症时,每 3 个 K^+ 从细胞内释出,即有 2 个 Na^+ 和 1 个 H^+ 进入细胞内,引起细胞内酸中毒和细胞外碱中毒。同时,远曲肾小管细胞向尿液中排出过多的 H^+,HCO_3^- 的回收增加,细胞外液发生碱中毒。

4)某些利尿药的作用:例如呋塞米和依他尼酸能抑制近曲肾小管对 Na^+ 和 Cl^- 的重吸收,而并不影响远曲肾小管内的 Na^+ 和 H^+ 交换。因此,随尿排出的 Cl^- 比 Na^+ 多,回入血液的 Na^+ 和 HCO_3^- 增多,可发生低氯性碱中毒。

(2)临床表现:一般无明显症状,可有呼吸变浅、变慢,或有嗜睡、精神错乱等精神神经方面的异常;严重者可因脑代谢障碍而发生昏迷。

(3)诊断

1)根据病史和临床表现可作出初步诊断。

2)血气分析:血液 pH 和 HCO_3^- 明显增高,$PaCO_2$ 正常。可伴有低氯血症和低钾血症。

(4)治疗原则:纠正碱中毒不宜过于迅速,一般也不要求完全纠正。

1)积极治疗原发病。

2)轻症低氯性碱中毒可静脉滴注等渗盐水或葡萄糖盐水,必要时可补充盐酸精氨酸。同时补给氯化钾以纠正低钾血症。

3)重症碱中毒(血浆 HCO_3^- 45~50mmol/L,pH>7.65)可应用稀盐酸溶液。

3. 呼吸性酸中毒　呼吸性酸中毒(respiratory acidosis)系指肺泡通气功能减弱,不能充分排出体内生成的 CO_2,以致血液的 PCO_2 增高,引起高碳酸血症。

(1)病因

1)全身麻醉过深、镇静药过量、心搏骤停、气胸、急性肺水肿、支气管痉挛、喉痉挛和呼吸机使用不当等显著地影响呼吸,使通气不足,引起急性、暂时性高碳酸血症。

2)一些能引起 PCO_2 持久性增高的疾病,如肺组织广泛纤维化、重度肺气肿等慢性阻塞性肺疾病有换气功能障碍或肺泡通气-血流匹配失调,故能引起 CO_2 在体内潴留,导致高碳酸血症。

(2)临床表现:患者可有胸闷、呼吸困难、头痛、发绀等,严重者可有血压下降、谵妄、昏迷等。脑缺氧可引起脑水肿、脑疝,甚至呼吸骤停。

(3)诊断

1)根据呼吸功能障碍的病史,以及上述临床表现,可初步诊断。

2)血气分析:pH 明显下降,PCO_2 增高,血浆 HCO_3^- 可正常。

(4)治疗原则:积极治疗原发病,改善通气功能,减轻酸中毒程度,如有针对性地采取控制感染、扩张小支气管、促进排痰等措施。必要时可做气管插管或气管切开术并使用呼吸机。

4. 呼吸性碱中毒　呼吸性碱中毒(respiratory alkalosis)系指肺泡通气过度,体内生成的 CO_2 排出过多,以致血 PCO_2 降低,引起低碳酸血症。

(1)病因:癔症、精神过度紧张、发热、创伤、感染、中枢神经系统疾病、轻度肺水肿、低氧血症、肝衰竭和使用呼吸机不当等。慢性呼吸性碱中毒在外科患者中比较少见。

(2)临床表现:大多数患者表现出呼吸急促。呼吸性碱中毒发生后,患者可有眩晕,肌震颤及手足搐搦,手、足和口周麻木和针刺感等。

(3)诊断

1)根据病史和临床表现可作出诊断。

2)血气分析:pH 增高,$PaCO_2$ 和 HCO_3^- 降低。

(4)治疗原则:积极治疗原发病,降低患者的通气过度。用纸袋罩住口鼻以增加呼吸道无效腔,可减少 CO_2 的呼出。也可吸入含 5% CO_2 的氧气进行对症治疗。

案例分析 4

案例:患者,男,30 岁,因"间歇性腹痛 2 周加重 1 日"就诊。伴有恶心、呕吐,呕吐物为消化液。自发病以来,不能进食,精神萎靡,尿少;近 1 日肛门无排气、排便。既往有肺结核病史,并经抗结核治疗后症状好转。查体:体温 37.2℃,血压 95/60mmHg,脉搏 108 次/min,呼吸 24 次/min。患者面色苍白,眼窝内陷,皮肤弹性差。腹平软,脐周压痛明显,无明显的肌紧张,肠鸣音弱。血生化检查:血钾 3.3mmol/L,血钠 131mmol/L,血氯 90mmol/L。腹部 CT 平扫:小肠梗阻。入院诊断为结核性腹膜炎伴有肠梗阻。予以急诊手术,术后禁食水、胃肠减压,患者出现腹胀、心悸、软弱无力。实验室检查:血钾 2.5mmol/L,血钠 140mmol/L,血氯 88mmol/L。心电图检查:ST 段压低、T 波低平和增宽,有 U 波。患者发生何种类型的水、电解质代谢紊乱? 原因是什么?

分析:治疗前为等渗性脱水,原因包括①患者不能进食;②频繁呕吐致大量消化液丢失;③肠梗阻,血钠 131mmol/L,治疗后出现低钾血症;④患者禁食水,持续胃肠减压;⑤术后未补钾;⑥心悸、腹胀、乏力、不能行走等症状为低钾血症的临床表现;⑦血钾 2.5mmol/L;⑧心电图检查显示 ST 段压低、T 波低平和增宽、有 U 波,为低血钾的心电图表现。

四、外科感染

（一）外科感染的特点

1. 概念　外科感染（surgical infection）通常指需要外科处理的感染，包括与创伤、烧伤、手术相关的感染。

2. 分类　分为非特异性和特异性感染。

(1)非特异性感染：又称化脓性感染或一般性感染，常见如疖、痈、丹毒、急性乳腺炎、急性阑尾炎等。常见的致病菌包括金黄色葡萄球菌、大肠埃希菌、铜绿假单胞菌、链球菌等。

(2)特异性感染：如结核、破伤风、气性坏疽、念珠菌病等。

根据病程长短，外科感染可分为急性、亚急性与慢性感染。病程在3周之内为急性感染，超过2个月为慢性感染，介于两者之间为亚急性感染。感染亦可按照发生条件分类，如机会性（条件性）感染、二重感染（菌群交替）、医院内感染等。

外科感染的发生与病原体的数量和毒力有关，局部或全身免疫力下降亦是引发感染的条件。

（二）外科感染的治疗原则

外科感染处理的关键在于控制感染源和合理应用抗感染药物。去除感染灶、通畅引流是外科治疗的基本原则，抗感染药物不能取代引流等外科处理。

1. 疖与痈

(1)病因：疖（furuncle）和痈（carbuncle）都是毛囊及其周围组织的急性细菌性化脓性炎症，大多为金黄色葡萄球菌感染。痈的炎症范围比疖大，病变累及深层皮下结缔组织，全身反应较重，甚至发展为脓毒症。

(2)临床表现：疖好发于头面颈项和背部，初始局部皮肤有红、肿、痛的小硬结（直径<2cm左右）；数日后肿痛范围扩大，小硬结中央组织坏死、软化，出现黄白色脓栓，触之稍有波动；继而大多脓栓可自行脱落、破溃，待脓液流尽后炎症逐步消退愈合。

痈发病以中、老年人居多，大部分患者合并有糖尿病。病变好发于皮肤较厚的项部和背部，俗称"对口疔"和"搭背"。

颌面部的疖、痈十分危险，位于鼻、上唇及周围"危险三角区"，称为面疖和唇痈，临床症状明显，病情严重。特别是处理不当，如被挤碰时，病菌可经内眦静脉或眼静脉进入颅内海绵状静脉窦，引起颅内化脓性海绵状静脉窦炎，出现颜面部进行性肿胀、寒战、高热、头痛、呕吐、昏迷甚至死亡。

(3)诊断：根据临床表现，本病易于诊断。

(4)预防和治疗

1)局部处理：可选用热敷、超短波、红外线等理疗，也可敷贴中药金黄散、玉露散或鱼石脂软膏。痈出现多个脓点、表面呈紫褐色或已破溃流脓时，需要及时切开引流：①十字切口；②切口长度要超过炎症范围少许，深达筋膜；③伤口内填塞炒布条止血。

2)药物治疗：可选用青霉素类或头孢菌素类抗菌药物，应用清热解毒中药方剂。有糖尿病病史者应给予胰岛素或降血糖药物。

2. 急性蜂窝织炎

(1)病因：急性蜂窝织炎（acute cellulitis）是发生在皮下、筋膜下、肌间隙或深部蜂窝组织的急性、弥漫性、化脓性感染。致病菌主要是溶血性链球菌，其次为金黄色葡萄球菌，以及大肠埃希菌或其他类型的链球菌。

(2)临床表现：通常分表浅和深部，可有如下几种特殊类型。

1)产气性皮下蜂窝织炎：致病菌以厌氧菌为主。

2)新生儿皮下坏疽。

3）口底、颌下蜂窝织炎。

（3）诊断：诊断多不困难，行分泌物涂片可检出致病菌。

（4）预防和治疗

1）抗菌药物：可用青霉素或头孢菌素类抗菌药物。

2）局部处理：形成脓肿应及时切开引流。

3）对症处理。

3. 丹毒

（1）病因：丹毒（erysipelas）是乙型溶血性链球菌侵袭感染皮肤淋巴管网所致的急性非化脓性炎症，好发于下肢与面部。

（2）临床表现：起病急，可有畏寒、发热、头痛、全身不适等。此外，丹毒经治疗好转后，可因病变复发而导致淋巴管阻塞、淋巴液淤滞，最终形成淋巴水肿、肢体肿胀、局部皮肤粗厚，甚至发展成“象皮肿”。

（3）预防和治疗：治疗时注意卧床休息，抬高患肢；局部可用 50% 硫酸镁溶液湿敷。

4. 浅部急性淋巴管炎和淋巴结炎

（1）病因：是指病菌如乙型溶血性链球菌、金黄色葡萄球菌等从皮肤、黏膜破损处或其他感染病灶侵入淋巴系统，导致淋巴管与淋巴结的急性炎症，一般属非化脓性感染。

（2）临床表现：管状淋巴管炎多见于四肢，下肢更常见。浅部病变表皮下可见红色条线，有触痛，扩展时红线向近心端延伸，中医称“红丝疔”。

（3）诊断：本病的诊断一般不难。

（4）预防和治疗：急性淋巴管炎应着重治疗原发感染病灶。

5. 脓毒症

（1）病因：脓毒症（sepsis）常继发于严重的外科感染，是机体对感染的反应失调而导致危及生命的器官功能障碍。当脓毒症合并出现严重的循环障碍和细胞代谢紊乱时，称为脓毒症休克（septic shock），其死亡风险与单纯脓毒症相比显著升高。

（2）临床表现：脓毒症的常见表现包括①发热，可伴寒战；②心率加快，脉搏细速，呼吸急促或困难；③神志改变，如淡漠、烦躁、谵妄、昏迷；④肝脾可肿大，可出现皮疹。

（3）诊断：不同病原菌引发的脓毒症有不同的临床特点。

（4）预防和治疗：致病菌的检出对脓毒症的确诊和治疗具有重要意义。治疗可大致分为四部分，即：①早期复苏；②抗微生物治疗；③感染原控制；④其他辅助治疗。

6. 破伤风

（1）病因：破伤风（tetanus）是常和创伤相关联的一种特异性感染。病菌是破伤风梭菌，为专性厌氧菌，革兰氏染色阳性。

（2）临床表现：破伤风的潜伏期一般为 7~8 日，可短至 24 小时或长达数月、数年。典型症状是在肌紧张性收缩（肌强直、发硬）的基础上阵发性强烈痉挛，相应出现的征象为张口困难（牙关紧闭）、“苦笑面容”“角弓反张”“侧弓反张”。

（3）诊断：主要根据临床表现进行诊断。

（4）预防和治疗：创伤后早期彻底清创，改善局部循环是预防破伤风发生的重要措施。

破伤风是一种极为严重的疾病，为此要采取积极的综合治疗措施，包括清除毒素来源、中和游离毒素、控制和解除痉挛、保持气道通畅和防治并发症等。

7. 气性坏疽

（1）病因：气性坏疽（gas gangrene）是厌氧菌感染的一种，即梭状芽孢杆菌所致的肌坏死或肌炎。

（2）临床表现：通常在伤后 1~4 日发病，最快者可在伤后 8~10 小时，最迟为 5~6 日。临床特点是病情急剧恶化,烦躁不安,夹有恐惧或欣快感;皮肤、口唇变白,大量出汗,脉搏快速,体温逐步上升。随着病情发展,可发生溶血性贫血、黄疸、血红蛋白尿,酸中毒,全身情况可在12~24小时内迅速恶化。

(3)诊断:早期诊断的重要依据是局部表现,伤口内分泌物涂片检查有革兰氏阳性染色粗大杆菌和X线检查显示伤处软组织间积气有助于确诊。

(4)预防:对容易发生此类感染的创伤应特别注意,如开放性骨折合并大腿、臀部广泛肌肉损伤或挤压伤者、有重要血管损伤或继发血管栓塞者;用止血带时间过长、石膏包扎太紧者。预防的关键是尽早彻底清创,包括清除失活、缺血的组织,去除异物特别是非金属性异物;对深而不规则的伤口要充分敞开引流,避免死腔存在;筋膜下张力增加者应早期切开筋膜减张等。对疑有气性坏疽的伤口,可用3%过氧化氢或1:1000高锰酸钾等溶液冲洗、湿敷。挫伤、挤压伤的软组织在早期较难判定其活力,24~36小时后界限才趋明显,这段时间内要密切观察。对腹腔穿透性损伤,特别是结肠、直肠、会阴部创伤,也应警惕此类感染的发生。上述患者均应早期使用大剂量的青霉素和甲硝唑。

(5)治疗:一经诊断,需立即开始积极治疗。主要措施有:①急诊清创;②应用抗菌药物;③高压氧治疗;④全身支持治疗。

(三)外科感染中抗感染药物的使用

抗菌药物在预防、控制与治疗外科感染中发挥重要作用。不合理地使用抗菌药物会增加病原菌的耐药性,导致二重感染。因此,合理地应用抗菌药物至关重要。

1. 抗菌药物合理应用的基本原则

(1)尽早确认致病菌:对明确或怀疑外科感染者,应尽早查明致病菌并进行药敏试验,有针对性地选用抗菌药物。危重患者在未获知致病菌及药敏试验结果前,应在临床诊断的基础上预测最有可能的致病菌种,并结合当地的细菌耐药情况,选择适当的药物进行治疗;获知致病菌与药敏试验结果后,应结合之前的治疗效果对用药方案作出调整。

(2)选择最佳的抗菌药物:各种抗菌药物均有特定的抗菌谱与适应证,不同的致病菌对药物的敏感性也不同,要根据临床诊断、细菌学检查、药物的效应及药动学特点(吸收、分布、代谢和排泄过程),选择疗效高、毒性小、应用方便、价廉易得的药物。

(3)制订合理的用药方案:包括以下几个因素。

1)给药途径:感染局限或较轻,可接受口服给药者应选用口服吸收完全的抗菌药物;重症感染者应给予静脉给药,以确保药效。

2)给药剂量:按各种抗菌药物的治疗剂量范围给药。氨基糖苷类、喹诺酮类等剂量依赖性抗菌药物的杀菌效应与药物浓度相关,给药剂量宜偏向高限;β-内酰胺类、大环内酯类等时间依赖性抗菌药物只要血药浓度超过最低抑菌浓度(MIC)即可发挥杀菌效应,因此给药剂量宜偏向低限,维持血药浓度大于MIC水平即可。

3)给药次数:根据药动学和药效学原则确定给药次数。半衰期短者如青霉素、头孢菌素类、克林霉素等应一日给药多次;喹诺酮类、氨基糖苷类等可一日给药1次。

4)疗程:多数外科感染经有效的抗菌药物治疗5~7日即可控制。脓毒症的抗菌药物治疗疗程一般维持7~10日。抗菌药物一般在患者的体温正常、白细胞计数正常、病情好转、局部病灶控制后停药。骨髓炎、感染性心内膜炎、植入物感染等常需6~12周的疗程,过早停药可使感染不易控制。

5)联合用药:联合用药的指征有①病因未明的严重感染,包括免疫缺陷者的严重感染;②单一抗菌药物不能控制的混合感染或严重感染,如腹膜炎、脑膜炎、感染性心内膜炎、脓毒症等;③需长时间用药,病原菌易产生耐药性的感染,如结核病、尿路感染等;④减少个别药物的剂量,降低毒性反应,如两性霉素B与氟胞嘧啶联用治疗深部真菌病。

2. 围手术期预防用药的原则 目的在于预防和减少手术相关的外科感染,包括术后切口感染、手术深部或腔隙感染和可能发生的全身性感染。预防性应用抗菌药物的指征主要是清洁-污染手术和污染手术；在一些特殊情况下，清洁手术也需要预防性应用抗菌药物。

(1) 清洁手术：手术野无污染，通常不需预防性应用抗菌药物，仅在下列情况中考虑预防用药。①手术范围大、时间长，污染机会增加；②手术涉及重要脏器，一旦发生污染将造成严重后果者，如头颅手术、心脏手术、眼内手术等；③异物植入手术；④患者为高龄或免疫缺陷者等高危人群。

(2) 清洁 - 污染手术：指呼吸道、消化道、泌尿系统和女性生殖道手术，或经以上器官的手术。由于手术部位存在大量人体寄生菌样，手术时可能污染手术野造成感染，因此需预防性应用抗菌药物。

(3) 污染手术：指由于胃肠道、尿路、胆道体液大量溢出或开放性创伤等已造成手术野严重污染的手术，需预防性应用抗菌药物。

3. 抗菌药物在特殊人群中的应用　患者的病理、生理及免疫状况可影响药物的作用，即使是同一种抗菌药物，在不同的患者体内其吸收、分布、代谢与排泄过程也会有差异，用药时应予以重视。特别是对特殊人群，用药需遵循个体化原则。

(1) 肾功能减退者：根据感染的严重程度、病原菌种类及药敏试验结果等，选用低肾毒性或无肾毒性的抗菌药物；必须使用肾毒性抗菌药物时，应调整给药剂量和方法。

(2) 肝功能减退者：①主要经肝脏清除的药物，肝功能减退可导致药物清除明显减少，若无明显的毒性反应，仍可正常使用，但治疗过程中需严密监测肝功能，必要时减量；若发生毒性反应，应避免使用此类药物。②经肝、肾途径清除的药物，严重肝病时应减量应用。③主要经肾清除的药物，无须调整用药剂量。

(3) 老年患者：老年患者的肾功能呈生理性减退，因此给药时应按轻度肾功能减退情况减量，即使用正常治疗量的 1/2~2/3；宜选用毒性低、杀菌作用强的药物，若必须使用高毒性药物，应同时行血药浓度监测，并及时调整剂量。

(4) 新生儿患者：新生儿感染应避免使用毒性大的抗菌药物，若确有应用指征，必须同时行血药浓度监测，并及时调整剂量；避免使用可能发生严重不良反应的抗菌药物；主要经肾代谢的药物需减量应用；给药方案应按新生儿的日龄进行调整。

(5) 儿童患者：尽量避免使用有耳、肾毒性的抗菌药物，如氨基糖苷类和万古霉素，若确有应用指征，需在使用过程中严密观察不良反应；四环素类抗菌药物可致牙齿黄染及牙釉质发育不良，不可用于 8 岁以下的儿童；喹诺酮类抗菌药物对骨骼发育可能产生不良影响，应避免用于 18 岁以下的未成年人。

(6) 妊娠期患者：对胎儿有致畸或明显毒性作用的药物，如四环素类、喹诺酮类应避免使用。对母体和胎儿均有毒性的药物，如氨基糖苷类和万古霉素应避免使用；确有应用指征时，需行血药浓度监测。对母体和胎儿均无明显影响，且无致畸作用的药物，如 β- 内酰胺类适宜在妊娠期使用。

(7) 哺乳期患者：哺乳期患者使用抗菌药物，药物均可自乳汁分泌，不论乳汁中的药物浓度如何，均可对乳儿产生潜在影响。因此，哺乳期患者使用任何抗菌药物均应暂停哺乳。

合理地选择抗菌药物，既要依据致病菌的种类和药敏试验结果，同时还要考虑患者生理病理的具体状况。

五、器官移植

(一) 概述

1. 概念　移植（transplantation）是指将一个个体有活力的细胞、组织或器官（移植物，graft）用手术或其他方法，植入自体或另一个体的体内，以替代或增强原有细胞、组织或器官功能的医学技术。提供移植物的个体称为供者或供体（donor），而接受移植物的个体称为受者或受体（recipient）。

2. 移植的主要分类

(1) 根据植入的移植物不同，分为器官移植、组织移植和细胞移植。

1) 器官移植：主要是指植入实体器官整体或部分，并需要进行器官所属血管及其他功能性管道结构重建的移植。如肾、肝、心脏、肺、胰腺、小肠、脾移植，以及心肺、肝肾、胰肾联合移植和腹腔器官簇移植等。

2) 组织移植：是指植入某一种组织如角膜、皮肤、筋膜、肌腱、软骨、骨、血管等，或整体联合几种组织如皮肌瓣等移植。

3) 细胞移植：是指将适量游离的具有某种功能的活细胞输注到受体的血管、组织、器官或体腔内的技术。

(2) 按供体、受体的种系和基因关系分类

1) 两者基因完全相同（如同卵双生间）的异体移植称为同系移植或同基因移植，移植后不会发生排斥反应。

2) 种系相同而基因不同，如人与人之间的移植称为同种异体移植，移植后会发生排斥反应。

3) 不同种系之间的移植，如人与狒狒之间的移植称为异种移植，移植后如不采取合适的免疫抑制措施，不可避免地将发生强烈的排斥反应。

(3) 按供体、受体是否为同一个体，分为自体移植和异体移植。

(4) 按植入部位不同，分为原位移植和异位移植。

(5) 根据供体是否存活，分为尸体供体移植和活体供体移植。前者移植物来自心/脑死亡供体，后者移植物来自依法自愿捐献自身器官的自然人。

为准确描述某种移植术，往往综合使用上述分类，如活体亲属同种异体原位肝移植。

(二) 移植免疫

移植术后受体免疫系统与供体移植物相互作用而产生的特异性免疫应答称为移植排斥反应（transplantation rejection），也称移植免疫反应。

移植物的来源和遗传背景不同，移植后发生的排斥反应也不同。非同卵双生的供体、受体间进行移植，一般均发生排斥反应。移植后发生排斥反应是影响移植物存活和功能的最大障碍。

1. 移植抗原 引起移植排斥反应的抗原称为移植抗原，包括：①主要组织相容性复合体抗原（major histocompatibility complex antigen, MHCA）；②次要组织相容性抗原（minor histocompatibility antigen, mHA）；③其他参与排斥反应的抗原，包括 ABO 血型抗原和组织特异性抗原等。

2. 临床排斥反应的机制和分类 器官移植后，根据免疫攻击的方向不同，可分为 2 种不同类型的排斥反应。

(1) 宿主抗移植物反应（host versus graft reaction, HVGR）：即临床常提到的排斥反应。①超急性排斥反应（hyperacute rejection, HAR）：在移植物再灌注后数分钟至数小时内发生，是典型的体液免疫反应。通常由于受体预先存在抗供体抗原的抗体[如 ABO 血型不相容或多次妊娠、反复输血和曾接受过器官移植而对人白细胞抗原（human leukocyte antigen, HLA）致敏]迅速与移植物的内皮细胞结合，激活补体而直接破坏靶细胞。同时，也激活凝血反应，导致移植物的微血管系统广泛微血栓形成。一旦发生，抗排斥治疗往往难以逆转，只能切除移植物。②急性排斥反应（acute rejection, AR）：由 T 细胞和抗体介导，在临床上最常见。一旦确诊则应尽早治疗，大剂量激素冲击，应用抗淋巴细胞球蛋白制剂或调整免疫抑制方案通常有效。③慢性排斥反应（chronic rejection, CR）：发生于移植后数周、数月，甚至数年。慢性排斥反应对免疫抑制剂不敏感，是影响移植物长期存活的主要原因。

(2) 移植物抗宿主反应（graft versus host reaction, GVHR）：GVHR 引起的移植物抗宿主病（graft versus-host disease, GVHD）可引发多器官功能衰竭和受体死亡。

3. 排斥反应的防治

(1) 组织配型：① ABO 血型检查；② HLA 分型；③群体反应性抗体（panel reactive antibody, PRA）检测；④淋巴细胞毒交叉配型。

(2)受体的预处理:方法包括①血浆置换去除受体血液内预存的特异性抗体;②利妥昔单抗清除 B 细胞和预防抗体介导的排斥反应;③大剂量静脉注射免疫球蛋白(intravenous immunoglobulin,IVIg)中和抗体等。

(3)免疫抑制剂的应用:临床治疗急性排斥反应分为基础治疗和挽救治疗。基础治疗即应用免疫抑制剂有效预防排斥反应的发生。当发生急性排斥反应时,需加大免疫抑制剂用量或调整免疫抑制剂方案以逆转排斥反应,即为挽救治疗。临床常用的免疫抑制剂主要分为免疫诱导用药和免疫维持用药两大类。

1)免疫诱导用药:主要是抗淋巴细胞球蛋白制剂,包括多克隆抗体和单克隆抗体。

2)免疫维持用药

①糖皮质激素:常用的有氢化可的松琥珀酸钠、甲泼尼龙琥珀酸钠等,对单核巨噬细胞、中性粒细胞、T 细胞和 B 细胞均有较强的抑制作用。激素可用于基础治疗,也是治疗急性排斥反应的首选药物。

②抗增殖类药物:硫唑嘌呤(azathioprine,Aza)可抑制细胞 DNA 合成,对 T 细胞增殖的抑制作用较为明显,主要毒副作用为肝毒性及骨髓抑制。

③钙调磷酸酶抑制剂(calcineurin inhibitor,CN):是免疫维持治疗的最基本的药物之一,包括环孢素(cyclosporin)和他克莫司(tacrolimus,TAC)。

④哺乳动物雷帕霉素靶蛋白(mammalian target of rapamycin,mTOR)抑制剂:如西罗莫司(sirolimus)和依维莫司(everolimus)等。

免疫抑制剂使用的基本原则是联合用药,减少单一药物的剂量及毒副作用,并增加协同治疗作用。

4. 移植免疫耐受　移植免疫耐受是指受体免疫系统在不使用任何免疫抑制剂的情况下,对移植物不产生排斥反应,且保持对其他抗原的免疫应答反应,从而使移植物长期存活的免疫状态。

(李　波)

思考题

1. 简述外科学的概念和外科疾病的常见种类。
2. 围手术期有哪些注意事项?
3. 常用的麻醉方法有哪些?
4. 休克的监测包括哪些方面?
5. 癌性疼痛三阶梯疗法的基本原则是什么?
6. 外科感染中抗菌药物合理应用的基本原则是什么?

第二章
目标测试

第三章

常用辅助检查

学习要点

掌握 血常规检查的内容与正常值及主要临床意义。

熟悉 实验室检查的适应证；尿液常规、生化检测的各项正常值及临床意义；X 线检查、CT 检查、磁共振和心电图检查的适应证；正常心电图各波段的形成及正常值。

了解 各种影像学检查的成像机制；常见疾病的影像学检查结果分析；心电图的形成原理；肺功能检查；粪便检查、肿瘤标志物检查及药物监测的相关内容。

0301

第三章
教学课件

第一节 概 述

辅助检查（accessory examination）是借助医学实验仪器、设备对人体的血液、分泌液、排泄液、细胞及组织器官等进行成分检测分析，以及对组织器官形态结构、显微结构、功能状态进行检查以辅助临床诊断。包括实验室检查、心电图（ECG）、脑电图、肌电图、肺功能、内镜检查、放射性核素显像、X线检查、计算机断层扫描术（CT）、磁共振成像（MRI）、超声成像（USG）等。

第二节 实验室诊断及其临床意义

一、血、尿、便常规检查

（一）血常规检查

血液的一般检测包括血液细胞成分的常规检测（简称血常规检查）、网织红细胞检测和红细胞沉降率检测等。传统的血常规检查只包括红细胞（red blood cell，RBC）计数、血红蛋白（hemoglobin，Hb）测定、白细胞（white blood cell，WBC）计数、白细胞分类计数 4 项。目前使用全自动血液分析仪进行检测，检测项目包括血红蛋白测定、红细胞计数、红细胞平均值测定、红细胞形态检测、白细胞计数和白细胞分类计数、血小板计数、血小板平均值测定和血小板形态检测等。

1. 红细胞计数和血红蛋白测定

（1）红细胞计数、血红蛋白测定、红细胞平均值测定参考值：见表 3-1。

（2）临床意义

1）红细胞及血红蛋白增多：①相对性增多。血浆容量减少使 RBC 浓度增高，见于严重呕吐、腹泻、大量出汗、烧伤、慢性肾上腺皮质功能减退、尿崩症、甲状腺危象、糖尿病酮症酸中毒等。②绝对性增多。与红细胞生成素增加相关，如胎儿、新生儿、高原人群、慢性肺部疾病患者、肾癌患者等；真性红细胞增多症等。

2）红细胞及血红蛋白减少

生理性减少：见于婴幼儿、妊娠中至后期、老年人。

表 3-1　红细胞检测参考值

	红细胞计数 / ($\times 10^{12}$/L)	血红蛋白 / (g/L)	血细胞比容 / (L/L)	平均红细胞容积 /fl	平均红细胞血红蛋白量 /pg	平均红细胞血红蛋白浓度 /%
成人	4.0~5.5（男） 3.5~5.0（女）	120~160（男） 110~150（女）	0.40~0.50（男） 0.37~0.48（女）	80~100	27~34	32~36
新生儿	5.2~6.4	180~190	0.48~0.69（1 日） 0.48~0.75（2 日） 0.44~0.72（3 日）	—	—	—

病理性减少：①红细胞生成减少，见于再生障碍性贫血、白血病、慢性肾功能不全、慢性感染、巨幼细胞贫血、缺铁性贫血、铁粒幼细胞贫血、地中海贫血等；②红细胞破坏过多，见于遗传性球形红细胞增多症、脾功能亢进症、溶血性贫血、蚕豆病等；③红细胞丢失过多，见于急性失血、慢性失血等。

2. 白细胞计数和白细胞分类计数　外周血中的白细胞（WBC）根据形态分为中性粒细胞（neutrophil, N）、嗜酸性粒细胞（eosinophil, E）、嗜碱性粒细胞（basophil, B）、单核细胞（monocyte, M）、淋巴细胞（lymphocyte, L）。白细胞计数即单位体积的血液内的各种 WBC 总数，通常用 10^9 个 /L 或个 /mm^3 表示。

（1）白细胞计数及分类参考值：见表 3-2。

表 3-2　白细胞计数及分类参考值

	白细胞计数 / (10^9/L)	中性粒细胞 /%	嗜酸性粒细胞 /%	嗜碱性粒细胞 /%	单核细胞 /%	淋巴细胞 /%
参考值	4~10	50~70	0.5~5	0~1	3~8	20~40
	15~20 （新生儿）	31~40 （新生儿 ~ 婴儿）	0.5~5 （新生儿 ~ 婴儿）	0~0.75 （新生儿 ~ 婴儿）	12 （2~7d）	40~60 （新生儿 ~ 婴儿）
	11~12 （婴儿）				1~8 （7d 后）	

（2）临床意义

1）中性粒细胞

生理性增多：见于饱餐、激动、剧烈运动、高温、严寒、新生儿、月经期、妊娠期。

病理性增多：见于①急性感染或炎症，如细菌、病毒、真菌、立克次体、钩体病、寄生虫等引起的全身性或局部感染，为最常见的原因；②广泛的组织损伤或坏死，见于严重外伤、手术、大面积烧伤、心肌梗死、肺梗死；③急性溶血；④急性失血；⑤急性中毒，包括内源性中毒与外源性中毒；⑥恶性肿瘤。

中性粒细胞减少：白细胞<4×10^9/L 称为白细胞减少；中性粒细胞<1.5×10^9/L 称为粒细胞减少；<0.5×10^9/L 称为粒细胞缺乏。常见：①感染性疾病，如流感、麻疹、风疹、肝炎等病毒感染，伤寒、粟粒型结核等细菌感染，慢性消耗性疾病或晚期恶性肿瘤；②血液系统疾病，见于急性再生障碍性贫血、粒细胞缺乏、非白血性白血病、恶性贫血、阵发性睡眠性血红蛋白尿等；③物理与化学因素损伤，如放射线、核素、毒物、药物等损伤；④单核巨噬细胞系统功能亢进，见于脾功能亢进症；⑤自身免疫病，见于系统性红斑狼疮等。

2）嗜酸性粒细胞

嗜酸性粒细胞增多：①变态反应性疾病，见于哮喘、荨麻疹、药物过敏等；②寄生虫病，见于血吸虫病、丝虫病、囊虫病等；③皮肤病，见于湿疹、剥脱性皮炎、银屑病等；④血液病，见于慢性髓细胞性白血病、恶性淋巴瘤、嗜酸性粒细胞白血病等；⑤恶性肿瘤，见于某些上皮系肿瘤如肺癌等；⑥传染性疾病，见于猩红热急性期等；⑦其他，如风湿性疾病、腺垂体功能减退、肾上腺皮质功能减退等；⑧高嗜酸细胞综合征,如肺浸润性嗜酸细胞增多症、过敏性肉芽肿、嗜酸性粒细胞心内膜炎等。

嗜酸性粒细胞减少:见于长期使用糖皮质激素者。

3)嗜碱性粒细胞:嗜碱性粒细胞增多见于过敏性结肠炎,药物、食物等超敏反应,骨髓纤维化,慢性溶血,脾切除,嗜碱性粒细胞白血病等。

4)淋巴细胞

生理性增多:见于儿童,出生 4~6 日可达 50%,4~6 岁后逐渐下降。

病理性增多:①感染性疾病,见于麻疹、风疹、肝炎等病毒感染;②血液系统疾病,见于淋巴细胞白血病、淋巴瘤等;③急性传染性疾病恢复期;④组织移植,如移植物抗宿主反应。

淋巴细胞减少:见于应用肾上腺皮质激素、烷化剂,放射线损伤,免疫缺陷病等。

异型淋巴细胞增多:①病毒感染,见于传染性单核细胞增多症等;②药物过敏;③输血、血液透析;④其他,如免疫性疾病、放疗治疗等。

5)单核细胞

生理性增多:儿童、新生儿可达 9%~15% 或更多。

病理性增多:①感染,见于疟疾、黑热病、结核病、感染性心内膜炎等,以及急性感染恢复期;②血液病,如单核细胞白血病、粒细胞缺乏恢复期、恶性组织细胞病、淋巴瘤等;③急性传染性疾病。

3. 红细胞沉降率(erythrocyte sedimentation rate,ESR)检测

(1)参考值:成年男性为 0~15mm/h;成年女性为 0~20mm/h。

(2)临床意义

1)生理性变化:新生儿可较慢,儿童、妇女月经期、老年人均可出现增快。

2)病理性增快:①炎症,见于急性炎症、慢性炎症活动期;②组织损伤及坏死;③恶性肿瘤;④高球蛋白血症;⑤贫血;⑥高胆固醇血症。

4. 网织红细胞(reticulocyte)检测

(1)参考值:成人为 0.005~0.015(0.5%~1.5%),绝对值为(24~84)×10⁹/L;儿童为 0.005~0.015(0.5%~1.5%);新生儿初生 3 日内为 0.04~0.06(4%~6%),出生后 7 日降低至 0.02 以下,并保持较低水平,约 0.003。

(2)临床意义

1)反映骨髓造血功能:①网织红细胞增多表示骨髓红细胞系增生旺盛;②网织红细胞减少表示骨髓造血功能减低。

2)作为贫血治疗的疗效判断和治疗性试验的观察指标。

3)作为病情观察的指标。

5. 血小板计数(platelet count,PC 或 Plt)检测

(1)参考值:正常值为(100~300)×10⁹/L;<100×10⁹/L 为减少;>400×10⁹/L 为增加。

(2)临床意义

1)血小板减少:①生成障碍,如再生障碍性贫血、白血病、骨髓纤维化、放射病等;②破坏过多,如特发性血小板减少性紫癜、系统性红斑狼疮、脾功能亢进症等;③消耗过多,如弥散性血管内凝血等;④分布异常,如脾大、血液被稀释等。

2)血小板增多:①一过性增多,如急性大出血、溶血或脾切除术后;②持续性增多,如见于慢性髓细胞性白血病、真性红细胞增多症、原发性血小板增多症。

(二)尿液常规检查

尿液是血液经过肾小球滤过、肾小管重吸收和稀释后所形成的。尿液检查的目的包括协助泌尿系统疾病的诊断及疗效观察;评估其他系统疾病引起的肾损伤;药物监测;某些职业病、中毒的辅助诊断;健康检查等。

1. **尿标本的收集**　①晨尿：以清晨第一次尿标本最理想，晨尿较为浓缩，偏酸性，且有形成分较多；②随机尿；③24 小时尿：用于尿蛋白、尿糖、电解质等的定量；④清洁中段尿：用于尿培养和细菌检查。

2. **一般性状检查**

（1）尿量：①正常人的 24 小时尿量为 1 000~2 000ml；②>2 500ml/24h 为多尿（polyuria），暂时性多尿见于饮水过多或应用利尿药后，病理性多尿见于糖尿病、尿崩症、肾小管疾病、急性肾衰竭（ARF）多尿期、精神性多尿等；③<400ml/24h 或<17ml/h 为少尿（oliguria）；④<100ml/24h 为无尿（anuria）。

（2）尿液颜色：正常尿液多透明，从无色澄清至淡黄色或琥珀色。尿液颜色改变及临床意义见表 3-3。

表 3-3　尿液颜色改变及临床意义

尿液颜色	临床意义
几乎无色，透明	尿崩症、肾萎缩、糖尿病、多囊肾、慢性肾功能不全等
鲜红色	急性肾炎、肾结核、肾肿瘤、尿路结石、IgA 肾病、出血性疾病等
酱油色或茶色	各种原因引起的溶血或输血反应、挤压综合征等
深黄色（泡沫或金黄色）	肝细胞性黄疸或胆汁淤积性黄疸
橙色	服用药物大黄、番泻叶
乳白色	肾盂肾炎、膀胱炎、丝虫病、脂肪挤压伤、骨折、肾病综合征等
蓝色、蓝绿色	使用亚甲蓝、靛蓝等药物
黄色荧光	服用维生素 B_{12} 等

（3）气味：正常新鲜尿液无异味。①新鲜尿有氨味，见于慢性膀胱炎；②烂苹果味，见于糖尿病酮症酸中毒；③蒜臭味，见于有机磷农药中毒或食用大蒜、葱。

（4）酸碱度（pH）：正常尿 pH 为 4.5~8.0（均值为 6.5）。①碱性尿，见于碱中毒、肾小管性酸中毒、呕吐、使用利尿药、碳酸氢钠等；②酸性尿，见于酸中毒、发热、痛风、糖尿病、低钾性碱中毒、白血病、使用氯化铵及食入大量肉类等。

（5）尿比重（urine specific gravity，USG）：正常尿比重为 1.015~1.025。①尿比重升高见于急性肾炎（少尿期）、高热、脱水、出汗过多、糖尿病、心力衰竭、休克、蛋白尿、使用放射性造影剂后等；②低尿比重见于急性肾小管坏死、肾间质性疾病、尿崩症、慢性肾衰竭（CRF）、药物所致的肾损伤。

3. **化学检查**

（1）尿蛋白

1）参考值为定量 0~80mg/24h，定性阴性；增高为定量>150mg/24h，定性阳性。

2）临床意义

生理性增多：见于运动、紧张、交感兴奋。

病理性增多：①肾小球性蛋白尿，见于肾小球肾炎、肾病综合征、糖尿病、原发性高血压、系统性红斑狼疮、妊娠高血压综合征等；②肾小管性蛋白尿，见于肾盂肾炎、间质性肾炎、肾小管酸中毒、重金属（如汞、镉、铋等）中毒、药物（如庆大霉素、多黏菌素 B 等）使用、肾移植术后等；③混合性蛋白尿，见于肾小球肾炎、肾盂肾炎后期、糖尿病、系统性红斑狼疮等；④溢出性蛋白尿，见于多发性骨髓瘤、浆细胞病等；⑤组织性蛋白尿，见于肾盂肾炎等；⑥假性蛋白尿，见于膀胱炎、尿道炎、尿道出血等。

（2）尿糖

1）参考值：阴性。

2）临床意义：①血糖增高性糖尿，见于糖尿病、甲状腺功能亢进症、嗜铬细胞瘤、库欣综合征；②肾性糖尿，见于慢性肾炎、肾病综合征、家族性糖尿；③假性糖尿，尿中的还原物如尿酸、维生素 C、异烟肼、阿司匹林等班氏定性检测呈现假阳性;④一过性糖尿,如大量进食碳水化合物、静脉滴注大量葡萄糖和应激性糖尿;⑤其他糖尿,如乳糖、半乳糖、果糖、甘露糖、戊糖等因进食过多或体内代谢失调。

(3)尿酮体

1)参考值:定性阴性。

2)临床意义:①糖尿病酮症;②非糖尿病性酮尿,见严重妊娠反应剧烈呕吐、重症子痫。

(4)尿胆红素与尿胆原

1)参考值:尿胆红素定性阴性;尿胆原阴性或弱阳性。

2)临床意义:①尿胆红素阳性,见于肝细胞性黄疸、胆汁淤积性黄疸、先天性高胆红素血症;②尿胆原阳性,见于肝细胞性黄疸、溶血性黄疸;③尿胆原减低或消失,见于胆汁淤积性黄疸。

(5)尿亚硝酸盐

1)参考值:阴性。

2)临床意义:①细菌感染,如对于大肠埃希菌等细菌引起的尿路感染,尿亚硝酸盐阳性;②进食富含硝酸盐的食物如波菜、卷心菜时可出现假阳性。

(6)尿隐血

1)参考值:阴性。

2)临床意义:阳性见于①血红蛋白尿,如溶血性贫血;②泌尿系统疾病,见于肾炎、结石、感染、肿瘤、尿道损伤等;③出血性疾病;④其他,如剧烈运动、久站、重体力劳动、月经期等。

4. 显微镜检查

(1)细胞

1)红细胞

①参考值:正常人的尿沉渣红细胞为 0~3/ 高倍视野(HPF),>3 个 /HPF 称为镜下血尿,>10 个 /HPF 称为肉眼血尿。红细胞多形性>80% 时称为肾小球性血尿,红细胞多形性<50% 时称为非肾小球性血尿。

②临床意义:肾小球性血尿见于急性肾炎、慢性肾炎、急进性肾炎、狼疮性肾炎、肾病综合征等;非肾小球性血尿见于尿路感染、肾结石、肾结核、多囊肾等。

2)尿白细胞

①参考值:正常人的尿沉渣白细胞<5 个 /HPF,>5 个 /HPF 称为镜下脓尿。

②临床意义:白细胞增加最常见于各种尿路感染。

3)上皮细胞:肾小管上皮细胞(又称小圆上皮细胞)见于肾小管病变和肾移植排斥反应;移行上皮细胞又称大圆形细胞,见于膀胱炎和膀胱癌。

(2)管型(cast):①透明管型,见于正常人、肾病综合征、慢性肾炎、心力衰竭等;②上皮细胞管型,见于急性肾小管坏死、急性肾小球肾炎、间质性肾炎、慢性肾炎、肾淀粉样变性、中毒后肾损伤等;③红细胞管型,见于急性肾炎、急进性肾炎、狼疮性肾炎、慢性肾炎急性发作;④白细胞管型,见于肾盂肾炎、肾间质性肾炎;⑤粗颗粒管型,见于慢性肾炎、肾盂肾炎或某些药物中毒;⑥细颗粒管型,见于慢性肾小球肾炎、急性肾小球肾炎后期;⑦脂肪管型,见于肾病综合征、中毒性肾病。

(3)结晶(crystal):①碱性尿易形成的结晶,如磷酸钙、碳酸钙、尿酸钙结晶;②酸性尿易形成的结晶,如草酸钙、磺胺、胆固醇、胱氨酸结晶。

(三)粪便常规检查

正常粪便主要由消化道未吸收的食物残渣及分泌物、无机盐、水等组成。粪便检查的主要目的:①协助消化道炎症、出血、寄生虫、恶性肿瘤等疾病的诊断;②反映胃肠、胰腺、肝胆系统的功能状况;③了解肠道菌群分布,协助肠道传染性疾病的诊断。

1. 一般性状检查

(1)参考值:①量为1次/d,100~300g;②颜色与性状为质软、黄褐色、圆柱状,婴儿的粪便呈黄色或金黄色糊状便,无寄生虫;③气味为臭味。

(2)临床意义:①球形硬便,见于习惯性便秘、老年排便无力;②黏液便,见于各类肠炎、细菌性痢疾、阿米巴痢疾等;③脓性或脓血便,见于溃疡结性肠炎、局限性肠炎、结肠直肠癌、痢疾等,细菌性痢疾为黏液、脓血便,阿米巴痢疾呈暗红色果酱样便;④冻状便,见于肠易激综合征、某些慢性细菌性痢疾等;⑤鲜血便,见于直肠息肉、直肠癌、肛裂、痔疮等;⑥黑便或柏油样便,见于上消化道出血,进食动物血、肝或铁剂等;⑦白陶土样便,见于胆管阻塞;⑧米汤样便,见于重症霍乱、副霍乱;⑨乳凝状便,见于婴儿消化不良、婴儿腹泻;⑩其他如恶臭见于慢性肠炎、胰腺疾病、结肠或直肠癌等,酸臭味见于脂肪或糖类消化吸收不良,鱼腥臭味见于阿米巴结肠炎,寄生虫体见于各类寄生虫病。

2. 隐血试验(occult blood test)

(1)参考值:阴性(联苯胺蓝法、抗人血红蛋白抗体或抗红细胞基质抗体检测)。

(2)临床意义:见于上消化道出血;服用炭剂、铋剂等黑便者隐血试验阴性;进食动物血、肝或铁剂等黑便者传统隐血试验(联苯胺蓝法)假阳性。

3. 显微镜检查

(1)正常粪便的显微镜检查参考值:见表3-4。

表3-4   正常粪便的显微镜检查参考值

	红细胞	白细胞	巨噬细胞	上皮细胞	肿瘤细胞	淀粉颗粒	脂肪颗粒	寄生虫卵
参考值	无	无或偶见	无	无	无	偶见	偶见	无

(2)临床意义:①红细胞增多,见于肠息肉、细菌性痢疾、阿米巴痢疾、溃疡性结肠炎、克罗恩病、下消化道肿瘤等。②白细胞增多、粒细胞增多,见于细菌性痢疾、溃疡性结肠炎等;嗜酸性粒细胞增多,见于肠道寄生虫病、过敏性肠炎。③巨噬细胞增多,见于细菌性痢疾、溃疡性结肠炎等。④上皮细胞增多,见于肠道炎症。⑤肿瘤细胞,见于乙状结肠癌、直肠癌。⑥淀粉颗粒增多,见于慢性胰腺炎、胰腺功能不全。⑦脂肪颗粒增多,见于急、慢性胰腺炎,胰腺功能不全,胰腺癌,小儿腹泻。⑧寄生虫卵、原虫滋养体及其包囊,见于常见的寄生虫感染如蛔虫、钩虫、鞭虫、蛲虫、华支睾吸虫、血吸虫等感染。

二、生化检查

(一) 肝功能检查

肝脏具有代谢、分泌、排泄、生物转化等功能。肝功能检查的目的包括检测肝脏疾病及其他疾病、药物等引起的肝损伤的程度;鉴别黄疸的原因;指导临床用药等。

1. 血清蛋白检查

(1)血清蛋白检查参考值:见表3-5。

表3-5   血清蛋白检查参考值   单位:g/L

	总蛋白(STP)	清蛋白(A)	球蛋白(G)	A/G 比值
参考值	60~80	40~55	20~30	(1.5~2.5)/1

(2)临床意义

1)血清总蛋白(serum total protein,STP)、清蛋白(albumin,A)减低:见于严重肝损伤、营养不良、蛋白质丢失过多、消耗性疾病、水钠潴留等。

2)球蛋白(globulin,G)增高:见于自身免疫性肝炎、慢性活动性肝炎、骨髓瘤、淋巴瘤、系统性红斑狼疮(SLE)、类风湿关节炎(RA)、慢性感染等。

3）血清球蛋白减少：见于使用糖皮质激素、免疫抑制剂,先天性低丙种球蛋白血症,<3 岁的幼儿等。

4）A/G 倒置：见于慢性肝炎、肝硬化、肝癌、多发性骨髓瘤等。

2. 胆红素检查　胆红素检查包括血清总胆红素(serum total bilirubin,STB)、结合胆红素(conjugated bilirubin,CB)、非结合胆红素(unconjugated bilirubin,UCB)、尿胆原(urobilinogen)、尿胆红素(urobilin)等检查。胆红素检查参考值及临床意义见表 3-6。

表 3-6　胆红素检查参考值及临床意义　　　　　　单位:μmol/L

	血清总胆红素(STB)	结合胆红素(CB)	非结合胆红素(UCB)	CB/STB	尿胆原	尿胆红素
参考值	3.4~17.1	0~6.8	1.7~10.2	0.2~0.4	0.84~4.2	阴性
溶血性黄疸	轻度增加	轻度增加	明显增加	<0.2	明显增加	阴性
肝细胞性黄疸	中度增加	中度增加	中度增加	0.2~0.5	正常或稍增加	阳性
胆汁淤积性黄疸	明显增加	明显增加	轻度增加	>0.5	减少或缺乏	强阳性

3. 血清酶学检查

(1)常用的血清酶学检查参考值: 见表 3-7。

表 3-7　常用的血清酶学检查参考值　　　　　　单位:U/L

	谷丙转氨酶(GPT)	谷草转氨酶(GOT)	GPT/GOT	碱性磷酸酶(ALP)	γ- 谷氨酰转移酶(γ-GT)	单胺氧化酶(MAO)
参考值	10~40	10~40	≤1	40~150	11~50(男) 7~32(女)	0~3

(2)临床意义

1)谷丙转氨酶(glutamic-pyruvic transaminase,GPT)、谷草转氨酶(glutamic-oxaloacetic transaminase,GOT)升高:见于病毒性肝炎、非病毒性肝炎(酒精性、药物性等)、肝硬化、肝内外胆汁淤积、急性心肌梗死、胰腺炎等。

2)GPT/GOT 比值:①GPT/GOT>1,见于急性病毒性肝炎;②GPT/GOT<1,见于急性酒精性肝炎、慢性活动性肝炎、肝硬化、肝癌。

3)碱性磷酸酶(alkaline phosphatase,ALP)升高:见于肝内外胆管阻塞性疾病、肝实质受损、胆汁淤积性黄疸、骨瘤、骨折恢复期、儿童、妊娠中至晚期等。

4)γ- 谷氨酰转移酶(γ-glutamyl transferase,γ-GT)升高:见于肝癌、胆汁淤积性黄疸、肝炎、肝硬化、酒精性肝病等。

5)单胺氧化酶(monoamine oxidase,MAO)升高:见于重症肝硬化、肝硬化伴肝癌、急性肝坏死、中至重度慢性活动性肝炎、慢性心力衰竭、糖尿病、甲状腺功能亢进症、系统性硬化症等。

(二)肾功能检查

肾具有产生尿液,排泄代谢产物,调节水、电解质及酸碱平衡,合成激素等功能。肾功能检查的目的包括检测肾损伤程度;指导疾病的治疗;判断其预后和指导药物使用及判断疗效。肾功能检查的内容包括内生肌酐清除率测定、血肌酐测定、血尿素氮测定、血尿酸测定、浓缩稀释试验、尿渗量测定等检查。

1. 常用的肾功能检测参考值　见表 3-8。

表3-8   常用的肾功能检查参考值

	内生肌酐清除率（Ccr）/（ml/min）	血肌酐（Scr）/（μmol/L）	血尿素氮（BUN）/（mmol/L）	血尿酸（UA）/（μmol/L）	尿渗量（Uosm）/[mOsm/（kg·H₂O）]
全血参考值	80~120	88.4~176.8	3.2~7.1	150~416（男）89~357（女）	275~305

2. 临床意义

（1）内生肌酐清除率（endogenous creatinine clearance rate,Ccr）：①肾小球功能检查的敏感性指标；②判断肾小球功能损伤程度,Ccr 51~80ml/min 为肾功能代偿期,Ccr 20~50ml/min 为肾功能失代偿期,Ccr 10~19ml/min 为肾衰竭期,Ccr<10ml/min 为尿毒症期；③指导治疗,Ccr 30~40ml/min 时应限制蛋白摄入量,Ccr<30ml/min 时使用噻嗪类利尿药无效,Ccr≤10ml/min 时开始肾脏替代治疗。

（2）血肌酐（serum creatinine,Scr）：① Scr<178μmol/L 为肾功能代偿期,Scr>178μmol/L 为肾功能失代偿期,Scr>442μmol/L 为肾衰竭期；②少尿的鉴别,器质性肾衰竭少尿时 Scr>200μmol/L、BUN∶Scr（单位均为 mg/dl）≤10∶1,肾前性少尿时 Scr<200μmol/L、BUN∶Scr（单位均为 mg/dl）>20∶1。

（3）血尿素氮（blood urea nitrogen,BUN）：① BUN<9mmol/L 为肾功能代偿期,BUN>9mmol/L 为肾功能失代偿期,BUN>20mmol/L 为肾衰竭期；②增高见于严重脱水、大量腹水、心力衰竭、急性传染性疾病、高热、上消化道出血、大面积烧伤、高蛋白饮食等；③评估肾脏替代治疗的充分性。

（4）血尿酸（uric acid,UA）：增高见于肾小球疾病、原发性痛风、白血病、肿瘤化疗后、子痫、铅中毒,以及使用吡嗪酰胺、噻嗪类利尿药等。

（5）尿渗量（urine osmolality,Uosm）：禁饮 8 小时后 Uosm<600mOsm/（kg·H₂O）及 Uosm/Sosm<1 为肾小管浓缩功能受损；禁饮后 Uosm=300mOsm/（kg·H₂O）称为等渗尿,肾功能严重受损；Uosm<300mOsm/（kg·H₂O）称为低渗尿,提示肾浓缩功能丧失；肾前性少尿,尿量少,尿渗量高；肾性少尿,尿量少,尿渗量低。

（三）血糖及代谢产物检查

血糖及代谢产物检查是诊断糖代谢紊乱的常用的重要指标。

1. 血糖及代谢产物检查参考值   见表3-9。

表3-9   血糖及代谢产物检查参考值

	空腹血糖（FBG）/（mmol/L）	口服葡萄糖耐量试验（OGTT）/（mmol/L）				糖化血红蛋白（GHb）/%		C 肽/（nmol/L）
	0min	30min	60min	120min	180min	HbA1c	HbA1	
参考值	3.9~6.1	<11.1		<7.8		4~6	5~8	0.3~1.3

2. 临床意义

（1）空腹血糖（fasting blood glucose,FBG）增高：见于①糖尿病、巨人症、肢端肥大症、皮质醇增多症、甲状腺功能亢进症、嗜铬细胞瘤等；②应激性高血糖,如严重损伤、重症感染、脑卒中、心肌梗死等；③药物,如使用氢氯噻嗪、呋塞米、肾上腺皮质激素、口服避孕药等；④生理性增高,如高糖饮食、剧烈运动、情绪紧张等。

（2）FBG 减低：<2.8mmol/L 为低血糖症,见于降血糖药过量、缺乏抗胰岛素激素、严重肝病、胰岛素瘤、饥饿、急性酒精中毒、特发性功能性低血糖等。

（3）口服葡萄糖耐量试验（oral glucose tolerance test,OGTT）：①糖尿病为空服血糖≥7.0mmol/L,2 小时血糖≥11.1mmol/L,随机血糖≥11.1mmol/L；②糖耐量减低为 2 小时血糖≥7.8mmol/L

且≤11.1mmol/L,高峰延迟。

(4) 糖化血红蛋白(glycosylated hemoglobin,GHb):①评价血糖控制程度,增高提示近 2~3 个月血糖控制不良;②筛查,GHb<8% 可排除糖尿病,>10% 提示糖尿病诊断的特异性可达 99%;③鉴别,FBG 增高而 GHb 不高见于应激性高血糖。

(5) C 肽(C-peptide):①增高见于胰岛素瘤、肝硬化;②减低见于糖尿病,伴血胰岛素增高者见于外源性高胰岛素血症。

(四) 血脂检查

1. 常用的血脂检查参考值　见表 3-10。

表 3-10　常用的血脂检查参考值　　　　　单位:mmol/L

	总胆固醇(TC)	甘油三酯(TG)	高密度脂蛋白(HDL)	低密度脂蛋白(LDL)
合适水平	<5.2	0.56~1.70	>1.04	<3.12
边缘水平	5.2~5.72			3.12~3.64
危险水平	>5.72	>1.70	<0.91	>3.64

2. 临床意义

(1) 总胆固醇(total cholesterol,TC):①升高见于动脉粥样硬化性心脑血管疾病、高脂蛋白血症、胆汁淤积性黄疸、类脂性肾病、肾病综合征、糖尿病,以及使用药物如环孢素、糖皮质激素、阿司匹林、口服避孕药、β 受体拮抗剂等;②减低见于甲状腺功能亢进症、严重肝病、贫血、营养不良、恶性肿瘤,以及使用雌激素、甲状腺激素、钙通道阻滞剂等药物。

(2) 甘油三酯(triglyceride,TG):①升高见于冠状动脉粥样硬化性心脏病、原发性高脂血症、动脉粥样硬化症、肥胖症、糖尿病、痛风、甲状旁腺功能减退症、肾病综合征、胆汁淤积性黄疸、高脂饮食等;②减低见于低 β- 脂蛋白血症或无 β- 脂蛋白血症、严重肝病、吸收不良、甲状腺功能亢进症、肾上腺皮质功能减退症等。

(3) 高密度脂蛋白(high density lipoprotein,HDL):①升高与冠状动脉粥样硬化性心脏病呈负相关,还可见于慢性肝病、原发性胆汁性肝硬化等;②减低见于动脉粥样硬化、糖尿病、肝炎、肾病综合征,以及使用雄激素、β 受体拮抗剂、孕酮等药物。

(4) 低密度脂蛋白(low density lipoprotein,LDL):①升高见于冠状动脉粥样硬化性心脏病、遗传性高脂血症、甲状腺功能减退症、肾病综合征、胆汁淤积性黄疸、肥胖症,以及使用 β 受体拮抗剂、糖皮质激素等药物;②减低见于无 β- 脂蛋白血症、甲状腺功能亢进症、吸收不良、肝硬化、低脂饮食等。

(五) 酶学检查

1. 血、尿淀粉酶检查

(1) 参考值:血液淀粉酶(amylase,AMS)为 600~1 200U/L(Somogyi 法);尿液淀粉酶(AMS)< 5 000U/24h(Somogyi 法)。

(2) 临床意义:血液和尿液 AMS 主要用于急性胰腺炎的诊断和急腹症的鉴别。以血液 AMS 的变化为主要诊断依据,尿液 AMS 的变化为参考。①升高见于慢性胰腺炎急性发作、胰腺癌压迫胰腺导管、腮腺炎、消化性溃疡穿孔、上腹部手术、肠梗阻、服用镇静药如吗啡等、酒精中毒、肾衰竭等,急性胰腺炎时可明显升高;②降低见于慢性胰腺炎及胰腺癌导致腺体组织破坏。

2. 心肌酶与心肌蛋白检查

(1) 心肌酶与心肌蛋白检查参考值:见表 3-11 和表 3-12。

(2) 临床意义:肌酸激酶(creatine kinase,CK)、肌酸激酶同工酶(isoenzyme of creatine kinase)、

乳酸脱氢酶(lactate dehydrogenase,LDH)、肌钙蛋白 T(cardiac troponin T,cTnT)、肌钙蛋白 I(cardiac troponin I,cTnI)临床主要用于急性心肌梗死(AMI)的早期诊断与鉴别。升高见于① AMI,心肌酶与肌钙蛋白因发病时间不同而升高程度不一,对 AMI 的诊断,CM-MB$_1$ 的灵敏度和特异性更高;②心肌炎、心包炎、心肌损伤、肌肉疾病。

表 3-11　心肌酶与心肌蛋白检查参考值

	肌酸激酶(CK)/(U/L)	肌酸激酶同工酶(CK-MB)	肌酸激酶同工酶(CK-MB$_1$)/(U/L)	乳酸脱氢酶(LDH)/(U/L)	肌钙蛋白 T(cTnT)/(μg/L)	肌钙蛋白 I(cTnI)/(μg/L)
参考值	38~174(男)26~140(女)	<5%	<0.71	104~245	0.02~0.13	<0.2

表 3-12　急性心肌梗死后心肌酶与心肌蛋白变化时间

	肌酸激酶(CK)	肌酸激酶同工酶(CK-MB)	肌酸激酶同工酶(CK-MB$_1$)	乳酸脱氢酶(LDH)	肌钙蛋白 T(cTnT)	肌钙蛋白 I(cTnI)
升高时间 /h	3~8	3~8	1~4	8~18	3~6	3~6
峰值时间 /h	10~36	9~30	4~8	24~72	10~24	14~20
恢复时间 /d	3~4	2~3	0.5~1	6~10	10~15	5~7

(六)乙型肝炎病毒标志物检查

1. 乙型肝炎六项检查及临床意义　见表 3-13。

表 3-13　乙型肝炎六项检查及临床意义

HBsAg	HBeAg	抗 -HBc	抗 -HBc-IgM	抗 -HBe	抗 -HBs	临床意义
+	−	−	−	−	−	HBV 携带者或乙肝早期,HBV-DNA 处于整合状态
+	+	−	−	−	−	急性 HBV 感染早期,HBV 复制活跃
+	+	+	+	−	−	急性或慢性肝炎,HBV 复制活跃
+	+	+	+	−	+	变异型 HBV 感染
+	−	+	+	−	−	急性或慢性乙型肝炎,HBV 复制减弱
+	−	+	+	+	−	急性或慢性乙型肝炎,HBV 复制减弱
+	−	+	−	+	−	HBV 复制停止
+	−	−	−	+	−	HBsAg、HBeAg 变异
+	−	−	−	−	−	HBsAg、抗 -HBs 空白期,可能是 HBV 携带者
−	−	+	−	−	−	曾感染 HBV,未产生抗 -HBs
−	−	+	+	+	−	抗 -HBs 未出现前,HBV 小量复制
−	−	+	−	+	+	感染恢复期
−	−	+	−	−	+	感染恢复期
−	−	−	−	−	+	疫苗接种或感染过 HBV,有免疫力
−	+	−	−	−	−	HBsAg 变异

注:+ 阳性;− 阴性;HBsAg,乙肝病毒表面抗原;HBeAg,乙肝病毒 e 抗原;抗 -HBc,乙肝病毒核心抗体;抗 -HBc-IgM,乙肝病毒核心抗体 IgM;抗 -HBe,乙肝病毒 e 抗体;抗 -HBs,乙肝病毒表面抗体。

2. 乙型肝炎病毒 DNA 检查

(1)参考值:阴性。

(2)临床意义:HBV-DNA 是诊断乙型肝炎的佐证,表明 HBV 复制及有传染性。也用于监测应用乙型肝炎疫苗后垂直传播的阻断效果观察,阳性表明阻断效果不佳。

三、肿瘤标志物检查

肿瘤标志物(tumor marker)是肿瘤细胞或机体对肿瘤组织反应所产生或升高的一类物质。检查目的包括协助肿瘤的诊断、监测疗效和肿瘤复发、预后的判断等。

1. 常用的肿瘤标志物检查参考值　见表 3-14。

表 3-14　常用的肿瘤标志物检查参考值

	甲胎蛋白(AFP)/(μg/L)	癌胚抗原(CEA)/(μg/L)	癌抗原 50(CA50)/(万 U/L)	前列腺特异性抗原(PSA)/(μg/L)		
				f-PSA	t-PSA	f-PSA/t-PSA
参考值	<25	<5	<3.5	<0.8	<4.0	>0.25

2. 临床意义

(1)甲胎蛋白(alpha-fetoprotein,AFP):①原发性肝癌明显增高,常超过 300μg/L;②病毒性肝炎、肝硬化有轻度升高,常小于 300μg/L;③睾丸癌、卵巢癌、畸胎瘤、胃癌、胰腺癌、妊娠等亦可增高。

(2)癌胚抗原(carcinoembryonic antigen,CEA):①升高见于胰腺癌、结肠癌、直肠癌、乳腺癌、肾癌、肺癌等;②癌症患者的 CEA 升高或下降表示病情加重或改善;③结肠炎、胰腺炎、肝脏疾病、肺气肿、支气管哮喘及大量吸烟者轻度升高。

(3)癌抗原 50(cancer antigen 50,CA50):①升高见于胰腺癌、胆囊癌、原发性肝癌、卵巢癌等;②子宫癌、乳腺癌、结肠癌亦可升高;③动态观察 CA50 可用于判断疗效、预后及复发等;④鉴别良性和恶性胸腔积液或腹水。

(4)前列腺特异性抗原(prostate specific antigen,PSA):①前列腺癌患者的 t-PSA 升高,f-PSA/t-PSA<1;②前列腺癌术后不下降提示有转移或复发;③前列腺增生、前列腺炎轻度增高。

四、治疗药物监测

药物治疗是临床疾病治疗的主要方法,用药过少或过量将导致治疗无效或不良反应。治疗药物监测(therapeutic drug monitoring,TDM)是检测患者血液或体液中药物及其代谢产物的浓度,获取有关药动学参数。药物监测的目的在于指导临床合理用药,保证用药安全。

1. 临床需要监测的常用药物　包括地高辛、苯妥英钠、碳酸锂、茶碱、庆大霉素、环孢素等。

2. 临床常用药物的 TDM 参考数据　见表 3-15。

表 3-15　临床常用药物的 TDM 参考数据

药物名称	半衰期/h	峰值时间/h	稳态时间	有效浓度	最小中毒浓度
地高辛/(μg/L)	36	2~3	7~14d	0.9~2.0	2.0
碳酸锂/(mmol/L)	18~20	1~3	2~7d	0.3~1.3	1.5
茶碱/(mg/L)	3~13	2~5	11~20h	10~20	20
庆大霉素/(mg/L)	1.5~2.7	1.0	10~15h	5~10	12
苯妥英钠/(mg/L)	18~30	4~12	11~25d	10~20	20
阿米替林/(μg/L)	10~20	4~8	4~8d	150~250	500

续表

药物名称	半衰期 /h	峰值时间 /h	稳态时间	有效浓度	最小中毒浓度
利多卡因 /(mg/L)	1.8	10~30min	5~10h	2~5	9
奎尼丁 /(mg/L)	6.2	1~2	25~30h	2~5	5
丙戊酸 /(mg/L)	7~10	1~4	2~4h	50~100	100
乙琥胺 /(mg/L)	50~60	1~2	8~12d	40~100	150

3. TDM 结果分析

（1）基本原则：①掌握监测药物的药动学；②结合临床资料。

（2）必要的临床资料：一般资料，用药情况，标本采集时间，联合用药情况，心、肝、肾功能。

（3）影响因素：①用药因素及药物代谢因素，如用药途径、用药剂量与时间及次数、不同药物的相互干扰等；②生理因素，如年龄、性别、体重、体表面积等；③遗传因素，如乙酰化多型、氧化能力多型等个体差异；④检测方法；⑤标本采集时间。

第三节　常用医学影像学检查技术及其临床意义

医学影像学（medical imaging）是指通过影像学手段对人体的结构与器官进行成像，借以了解人体解剖与生理功能状况及病理变化，以达到诊断的目的，都属于活体器官的视诊范畴，是特殊的诊断方法。医学影像学不仅对疾病的诊断能提供科学、直观的依据，还可以更好地配合临床症状、体格检查、实验室检查等，从而为最终确诊起到不可替代的作用。X 射线计算机断层成像（X-ray computed tomography，CT）、磁共振成像（magnetic resonance imaging，MRI）、单光子发射计算机体层摄影（single photon emission computed tomography，SPECT）和正电子发射体层成像（positron emission tomography，PET）等新的成像技术被广泛用于临床。借助影像学技术，可以通过腔镜、导管等方式深入空腔脏器、血管内进行检查、标本采集或对某些疾病进行治疗，使医学影像诊断技术与治疗技术得到完美结合。随着诊治水平的明显提高，影像学已成为运用高科技手段最多、在临床医学中发展最快、作用重大的学科之一。

一、X 线检查

X 线

X 线之所以能使人体组织结构在荧屏上或胶片上形成影像，一方面是基于 X 线的穿透性、荧光效应和感光效应；另一方面是基于人体组织结构之间有密度和厚度的差别。X 线穿透人体的过程中被吸收的量不同，以致剩余下来的 X 线量有所差别，导致成像的不同，以此实现对人体的成像。按照密度，人体组织结构可分为 3 类：高密度组织，如骨组织和钙化灶等；中等密度组织，如软骨、肌肉、神经、实质器官、结缔组织及体液等；低密度组织，如脂肪组织、空腔脏器内的气体、鼻窦和乳突内的气体等。当强度均匀的 X 线穿透厚度相等、密度不同的组织结构时，由于吸收程度不同，在 X 线片上（或荧屏上）显出具有黑白（或明暗）对比、层次差异的 X 线影像。例如胸部的肋骨密度高，对 X 线的吸收多，照片上呈白影；肺部含气体，密度低，对 X 线的吸收少，照片上呈黑影。病变可使人体组织密度发生改变。例如肺结核病变可在低密度的肺组织内产生中等密度的纤维性改变和高密度的钙化灶，在胸片上于肺的黑影背景上出现代表病变的灰影和白影。因此，组织密度不同的病变可产生相应的病理 X 线影像。

X 线检查技术包括普通检查（荧光透视、摄影）、特殊检查及造影检查。如何选择 X 线检查方法，应该在了解各种 X 线检查方法的适应证、禁忌证和优缺点的基础上，根据临床初步诊断和需要来决定。一般应当选择安全、准确、简便而又经济的方法。应首先用普通检查，再考虑造影检查。对于可能发生一定反应和有一定风险的检查方法,选择时更应严格掌握适应证,不可滥用,以免给患者带来危害和损失。

二、CT 检查

CT 是采用 X 线束对人体层面进行扫描,获取信息,再经计算机处理而获得的重建图像。CT 不同于普通 X 线成像,其是数字成像而不是模拟成像。CT 所显示的断层解剖图像,其密度分辨力(density resolution)明显优于 X 线图像,显示的是多帧连续断面解剖图像,使 X 线成像不能显示的解剖结构及其病变得以显影,从而显著扩大人体检查范围,提高病变的检出率和诊断的准确率。

CT 通过对一系列多帧重建图像,可立体地了解器官的大小、形状和器官之间的解剖关系。CT 诊断的主要依据在于病变可在良好的解剖影像背景上显影。凡病变够大并与邻近组织有足够的密度差时,即可显影。根据病变密度高于、低于或等于所在器官的密度而分为高密度、低密度或等密度病变。如果密度不均,有高有低,则为混杂密度病变。发现病变要分析病变的位置、大小、形状、数目和边缘,还可测定 CT 值以了解其密度的高低。使用造影剂进行对比增强扫描,可利用病变部位使用造影剂前后 CT 值的变化情况协助疾病诊断。此外,还要观察邻近器官和组织的受压、移位和浸润、破坏等。

CT 检查在临床应用广泛,主要用于下述各系统疾病的诊断。

1. 中枢神经系统疾病的 CT 诊断价值较高,应用普遍。如对颅内肿瘤、脑外伤、脑梗死、脑出血、椎管内肿瘤、椎间盘突出症等疾病的诊断效果好,诊断较为可靠。

2. 头颈部疾病的 CT 诊断也很有价值,如对眶内占位性病变、早期鼻窦癌等。当病变明显时,X 线平片虽可诊断,但 CT 检查可观察病变的细节。

3. 对于胸部疾病,CT 对肺癌和纵隔肿瘤等的诊断很有帮助。肺间质和实质性病变也可以得到较好的显示。对胸膜、胸壁病变也可清楚显示。常规胸部 CT 扫描能显示心、大血管轮廓及与纵隔内器官、组织的毗邻关系,对显示心包积液、增厚、钙化有一定的帮助。

4. 心脏及大血管疾病的 CT 诊断价值的大小取决于 CT 设备配置情况。螺旋扫描与心血管造影并用可以得到心脏、大血管内腔的三维重建图像,能了解心脏、大血管腔内的情况和心血管壁的厚度等。

5. 腹部及盆部疾病的 CT 检查应用也日益广泛,可用于肝、胆、胰、脾、腹膜腔及腹膜后间隙及泌尿和生殖系统的疾病诊断,尤其是占位性、炎症性和外伤性病变等。

6. 骨骼肌肉系统疾病多首选简便、经济的 X 线检查,但 CT 对显示骨变化如骨破坏与增生的细节较 X 线成像为优。

三、超声检查

超声在人体内传播时,经过不同的组织界面处会产生反射和折射,或由于同一组织的不均匀性而发生散射,或被组织吸收而衰减。超声检查就是利用超声在组织传播过程中这些反射、折射、散射和衰减的信号,显示出脏器的界面和组织内部细微的结构,达到诊断目的的技术。

超声具有价廉、简便、迅速、体外检查、无痛、无创、无辐射性、直观、准确、可连续动态及重复扫描的优点,因此易于推广应用,常作为实质脏器及含液器官及病变的首选检查方法。因其成像速度快,可实时观察运动脏器,非常适合于心脏、大血管及胆囊的显示和测量。因无辐射性,更适用于孕妇的追踪和复查。但是受气体与骨骼的阻碍,对含气脏器如肺、消化道及骨骼的疾病诊断价值有限。

根据超声成像原理的不同,超声检查设备可以分为以下几类。

1. A 型超声 是一种调幅(amplitude modulation)超声诊断仪,将接收到的回声以波的振幅显示,振幅的高低代表回声的强弱,以波形的形式出现,称为回波图(echogram)。现已几乎被 B 型超声取代,仅在眼科等生物测量方面应用,如脑中线、眼球轴长等的测量检查,其优点是测量距离的精度高。

2. B 型超声　将接收到的回声以光点显示,光点的灰度等级代表回声的强弱。通过扫描电路,最后显示为断层图像,称为声像图。主要用于妇产科检查,如胎头、胎体、胎位、胎心、胎盘、宫外孕、死胎、葡萄胎、无脑儿、盆腔肿块等,也可以根据胎头的大小估计妊娠周数;用于内部脏器的轮廓及其内部结构的探测,如肝、胆、脾、肾、胰和膀胱等的内部结构;区分肿块的性质,如浸润性病变往往无边界回声或边缘不齐,若肿块存在包膜,其边界有回声且显示平滑;也可动态显示器官,如心脏瓣膜的运动情况等;表浅器官内部组织的探测,如眼睛、甲状腺、乳房等内部结构的探测。

3. M 型超声　是 B 型的一种变化,介于 A 型和 B 型之间,得到的是一维信息。能测量运动器官,因此专用于心脏的各类疾病的诊断,如对心血管各部分大小、厚度和心脏瓣膜运动状况的测量等。

4. D 型超声(多普勒超声)　在二维图像上某点取样,获得多普勒频谱加以分析,获得血流动力学的信息,对心血管的诊断极为有用。主要用于心脏、血管、血流和胎儿心率等的诊断。

5. 彩色多普勒超声　具有彩色血流图功能,并覆盖在二维声像图上,可显示脏器和器官内血管的分布、走向,并借此能方便地采样,获得多普勒频谱,测得血流的多项重要的血流动力学参数,供诊断之用。彩色多普勒超声诊断仪一般均兼有 B 型、M 型、D 型和彩色血流图功能。

四、磁共振检查

磁共振成像(MRI)是利用原子核在强磁场内发生共振所产生的信号经图像重建的一种成像技术。MRI 技术有别于 CT 扫描,它不仅可行横断面,还可行冠状面、矢状面及任意斜面的直接成像。MRI 技术有以下优点:高的软组织对比分辨力,无骨伪影干扰;多参数成像,便于比较对照;多方位成像,可获得冠状面、矢状面和横断面的断层像;流动效应,不用对比剂即可使血管及血管病变如动脉瘤及动静脉发生异常成像,即血液成像,由于质子弛豫增强效应,使一些物质如含铁血红蛋白于 MRI 上被发现。用顺磁性物质如钆作对比剂可行对比增强检查,效果好,副作用少。在诊断上有显示病变敏感、确定病变位置与定量诊断准确等优势。MRI 技术已广泛应用于临床,并显出它的优越性。主要用于以下几个方面。

1. 神经系统病变　如脑梗死、脑肿瘤、先天性颅脑发育异常、外伤、颅内感染、颅内寄生虫病和其他炎症性病变等。

2. 心血管系统病变　由于流动效应,MRI 对心脏和大血管的成像非常有用,无须造影剂即可看清心脏和大血管的内腔。可用于心脏病、心肌病、心包肿瘤、心包积液及附壁血栓等的诊断。

3. 胸部病变　对于纵隔内的肿物、淋巴结及胸膜病变等,因为 MRI 具备多方向平面扫描的特点,能揭示肿块与心脏大血管的解剖关系,提供手术切除可能性的信息。

4. 腹部病变　用于肝癌、肝血管瘤及肝囊肿的诊断与鉴别诊断,腹部肿块的诊断与鉴别诊断,尤其是腹膜后病变。对于肾上腺疾病的诊断,相比 CT 的优越之处在于它能通过肿瘤信号的分析鉴别其良、恶性。MRI 检查还可用以发现肾脏恶性肿瘤是否伴有肾静脉或下腔静脉内瘤栓。

5. 盆腔脏器病变　如子宫肌瘤、子宫其他肿瘤、卵巢肿瘤,盆腔内包块的定性、定位,直肠、前列腺和膀胱肿瘤等。

6. 骨与关节病变　对于骨内感染、肿瘤、外伤的诊断与病变范围,尤其对一些细微的改变如骨挫伤等有较大的价值;对关节内软骨、韧带、半月板、滑膜、滑液囊等病变及骨髓病变有较高的诊断价值。

7. 全身软组织病变　对于无论来源于神经、血管、淋巴管、肌肉、结缔组织的肿瘤、感染、退行性病变等,皆可作出较为准确的定位、定性诊断。软组织肿瘤的 MRI 能提供有关肌肉、神经和血管受侵的信息。也可以用于肿瘤手术切除后评价有无肿瘤复发。

第四节　临床常用器械检查及其临床意义

一、心电图检查

心电图（electrocardiography，ECG）是利用心电图机从体表记录心脏每一心动周期所产生的电活动变化的曲线图形，主要反映引起心脏收缩与舒张的生物电学变化。

（一）心电图导联

常规心电图有 12 个导联，其中标准肢导联 3 个，分别为Ⅰ、Ⅱ和Ⅲ；加压肢导联 3 个，分别为 aVR、aVL 和 aVF；肢导联有正极和负极，分别放置在四肢远端的不同部位，其中加压肢导联负极与四肢连接后再连接中心电端；胸导联属单极导联，分别为 V1、V2、V3、V4、V5 和 V6。常规心电图肢导联电极连接方式见表 3-16，胸导联电极连接方式见表 3-17。

表 3-16　常规心电图肢导联电极连接位置与心电轴

	Ⅰ	Ⅱ	Ⅲ	aVR	aVL	aVF
正极位置	左上肢	左下肢	左下肢	右上肢	左上肢	左下肢
负极位置	右上肢	右上肢	左上肢	中心电端	中心电端	中心电端
心电轴	0°	60°	120°	−120°	−30°	90°

表 3-17　常规心电图胸导联电极连接位置

	V1	V2	V3	V4	V5	V6
正极位置	胸骨旁右第 4 肋间	胸骨旁左第 4 肋间	V2、V4 之中点	左锁骨中线第 5 肋间	左腋前线 V4 水平	左腋中线 V4 水平

（二）正常心电图

正常心电图横向表示时间，因常规心电图记录走纸速度为 25mm/s，记录纸上每一小格 1mm 为 0.04 秒；纵向表示电压，每一小格 1mm 为 0.1mV。

心电图各波段的名称、参考值及意义见表 3-18。

表 3-18　心电图各波段的名称、参考值及意义

波段名称	产生原因	时间	电压	形态
P 波	心房除极电位	<0.12s	胸导联<0.25mV 肢导联<0.2mV	Ⅰ、Ⅱ、aVF、V_4~V_6 向上，aVR 向下
P-R 间期	心房开始除极到心室开始除极	0.12~0.20s		
QRS 波	心室除极电位	0.06~0.10s Q<0.03s （除Ⅲ、aVR 外）	Q<同导联 1/4R R_{v1}<1.0mV R_{v5}<2.5mV R_{aVR}<0.5mV S_{v1}+R_{v5}<3.5mV（女） 或 4.0mV（男）	V_1 呈 rS 形，R/S<1 V_3 呈 RS 形，R/S=1 V_5 呈 qRs 形，R/S>1
ST 段	心室缓慢复极		下移<0.05mV 上抬<0.1mV （V_2、V_3<0.2mV）	

续表

波段名称	产生原因	时间	电压	形态
T 波	心室快速复极电位		<同导联 1/10 R 波（除Ⅲ、aVL、aVF、V_1~V_3 外）	Ⅰ、Ⅱ、V_4~V_6 向上，aVR 向下，其他低平或双向
Q-T 间期	心室除极到复极时间	0.32~0.44s		

临床心电图检查主要用于心律失常及传导障碍的诊断；房室肥大、心肌缺血、心肌梗死的辅助诊断；血液电解质变化和一些药物对心脏电生理的影响的监测等。

二、肺功能检查

肺功能检查包括肺容积、通气、换气等功能检查。通过肺功能检查可对受检者的呼吸生理功能的基本状况作出评价，明确肺功能障碍的程度和类型。肺功能检查对呼吸系统疾病的诊断、治疗评估、预后判断、劳动力鉴定及胸腹部手术风险评估方面均有重要意义。

肺功能检查主要用于：①判断呼吸系统疾病患者的呼吸功能基本状态，明确其有无通气功能障碍、类型、程度，据此区别阻塞性、限制性肺病，辅助支气管哮喘的诊断（激发试验、扩张试验）及 COPD 的诊断；②评价各种平喘药的疗效（客观化、定量化）；③外科患者的术前鉴定，选择手术适应证，预测术后的呼吸功能；④呼吸衰竭的肺功能监测，确定机械通气的时机，监测机械通气是否恰当，决定何时脱机；⑤职业性肺病劳动力鉴定等。

对有下列情形者不能进行肺功能检查：活动性咯血；活动性肺结核；未经胸腔引流的气胸；心血管系统疾病，用力呼吸测试可能会加剧心绞痛或者引起血压改变，或者最近有心肌梗死或肺栓塞；胸部、上腹部或者头颅的血管瘤（胸内压增高有引起破裂的风险）；近期的眼部手术，如白内障。

三、内镜检查

内镜按其发展历程经历了硬管式内镜、光学纤维（软管式）内镜和电子内镜 3 个阶段。目前内镜检查按其功能可分为：①消化道内镜，如食管镜、胃镜、十二指肠镜、小肠镜、结肠镜、乙状结肠镜和直肠镜；②呼吸系统内镜，如喉镜、支气管镜、胸腔镜和纵隔镜；③胆道内镜，如硬管式胆道镜、纤维胆道镜、电子胆道镜和子母式胆道镜；④泌尿系统内镜，如膀胱镜、输尿管镜、肾镜；⑤妇科内镜，如阴道镜和宫腔镜；⑥血管内镜及胶囊内镜、超声内镜等。内镜是通过电子、光学原理，直接观察人体消化道、呼吸道、泌尿生殖道、血管等管道内的病变形态、范围、表面性状及功能状态等，同时可以进行组织病理活检及相关的药物和手术治疗，是临床疾病诊断和治疗的重要方法。

注意事项：①内镜检查术前应检查肝功能、病毒性肝炎血清标志物等，慢性肝炎或抗原携带者应有专门的消毒措施，以防交叉感染；②需要行相关手术治疗者术前应检查出凝血功能如血小板、出血和凝血时间等，如严重异常者不宜手术；③内镜检查禁用于有严重心、肺疾病或重要脏器功能衰竭而无法耐受者，如严重心律失常、心肌梗死急性期、严重心功能不全、严重肺功能障碍、支气管哮喘发作期、肝性脑病等；④精神异常不能合作者；⑤处于休克、昏迷等危重状态者；⑥各种原因引起的内镜插入困难，如急性化脓性咽喉炎、消化道及口腔有腐蚀性化学物导致的炎症、严重肺廓畸形、胸主动脉瘤及妊娠早、晚期等患者；⑦需要麻醉的患者应做麻醉药过敏试验。

四、其他检查

目前用于临床诊断辅助检查的还有放射性核素显像、脑电图检查、肌电图检查等方法。

1. 放射性核素显像   放射性核素显像是利用人体的某些组织器官或病变组织能够选择性地聚集某些放射性核素及其标记的化合物，通过体内放射元素的吸收，用单光子发射计算机体层摄影

（SPECT）和正电子发射体层成像（PET）可局部和全身显像,用以判断组织器官和病变部位的形态、功能、代谢的变化,同时还可以用于一些疾病的治疗。目前放射性核素显像主要用于以下几个方面。

（1）疾病的诊断:①神经系统疾病,如脑梗死、短暂性脑缺血发作、癫痫定位、脑瘤复发、痴呆、偏头痛、精神活动异常等;②心血管系统疾病,如心绞痛类型鉴别、急性心肌梗死、血管再通术前及术后评估、心肌病诊断和心功能评价等;③泌尿系统疾病,如先天畸形、肾动脉狭窄性高血压、肾功能、肾移植监测等;④骨骼系统疾病,如恶性转移性骨肿瘤、骨移植监测、骨折、化脓性骨髓炎、无菌性骨坏死、假体合并症等;⑤内分泌系统疾病,如甲状腺结节鉴别、嗜铬细胞瘤、异位甲状腺等;⑥消化系统疾病,如肝占位性病变鉴别、肝移植监测、急性胆囊炎、胆汁漏。

（2）疾病的治疗:临床主要用于指导恶性肿瘤骨转移、甲状腺功能亢进症、甲状腺癌转移的治疗及粒子植入的治疗等。

2. 脑电图检查　脑电图检查是通过仪器,从头皮上将脑部的自发性生物电位加以放大记录而获得的图形。它是科学、安全、无创的脑功能检查方法,可直观地了解脑电波的分布情况。CT 与 MRI 等检查不能替代脑电图检查。异常脑电图可分为轻度、中度和重度异常。主要用于下列疾病的诊断:①意识障碍性疾病,如嗜睡、昏迷等;②颅内占位性病变,如脑肿瘤、脑脓肿、脑转移癌和慢性硬脑膜下血肿等;③癫痫;④颅脑外伤,如脑震荡、脑挫伤等;⑤脑血管病,如脑出血、脑栓塞等;⑥颅内炎症,如脑炎、脑膜脑炎等。

检查注意事项:①检查时精神不要紧张,头皮上安放接收电极,不是通电;②全身肌肉放松以免受肌电干扰;③按医师要求睁眼、闭目或过度呼吸。

3. 肌电图检查　肌电图检查（electromyography, EMG）是应用电子学仪器记录肌肉静止或收缩时的电活动及应用电刺激检查神经、肌肉兴奋及传导功能的方法。通过此检查可以确定周围神经、神经元、神经肌肉接头及肌肉本身的功能状态。临床主要用于诊断:①脊髓疾病;②周围神经系统疾病;③神经根压迫症;④肌源性疾病;⑤神经肌肉接头疾病;⑥锥体系及锥体外系疾病等。

（张秀峰）

思考题

1. 血常规检查包括哪些项目及其临床意义有哪些?
2. 尿常规检查包括哪些项目及其临床意义有哪些?
3. 窦性心律的典型心电图特征有哪些?

第三章
目标测试

第四章

肿瘤学概述

第四章
教学课件

学习要求

掌握 肿瘤的临床表现与治疗原则；肿瘤的诊断。
熟悉 肿瘤的分级与分期；肿瘤的生长方式和扩散。
了解 肿瘤的病因与发病机制；肿瘤的分类和命名。

肿瘤（tumor）系指机体在各种致瘤因素作用下，局部组织细胞在基因水平上失去对自身生长的正常调控，导致细胞异常增生而形成的新生物。肿瘤可以分为恶性肿瘤和良性肿瘤两大类。恶性肿瘤具有 2 个基本特征：①新生的组织块呈过度而不协调的生长；②即便诱发刺激因素停止后，这种组织块仍不断生长。本章将从肿瘤的分类和命名、病因与发病机制、生长方式和扩散、分级与分期、临床表现、诊断及治疗等几个方面进行阐述。

第一节　肿瘤的分类和命名

人体的任何器官、任何组织几乎都可发生肿瘤。肿瘤一般根据其组织起源和生物学行为来命名。良性肿瘤在其来源组织名称之后加"瘤"（-oma）字，例如来自脂肪组织的良性肿瘤称为脂肪瘤（lipoma）。恶性肿瘤主要包括癌（carcinoma）和肉瘤（sarcoma）。起源于上皮组织的恶性肿瘤统称为癌，命名时在其来源组织名称之后加"癌"字，如来源于鳞状上皮的恶性肿瘤称为鳞状细胞癌。起源于间叶组织的恶性肿瘤统称为肉瘤，其命名方式是在组织来源名称之后加"肉瘤"，如纤维肉瘤等。同时具有癌和肉瘤 2 种成分的恶性肿瘤称为癌肉瘤（carcinosarcoma）。狭义的"癌"（carcinoma）指上皮组织来源的恶性肿瘤，广义的"癌"（cancer）则泛指所有恶性肿瘤。恶性肿瘤还包括血液病，如白血病、再生障碍性贫血、淋巴瘤等，此类可统称为非实体瘤。

肿瘤的分类主要依据肿瘤的组织类型、细胞类型和生物学行为等，每一器官系统的肿瘤都有其独特的分类方式，具体的分类形式将在以后的相关章节中进行详细介绍。

第二节　肿瘤的病因与发病机制

肿瘤的发生是多基因、多步骤突变的结果，不同的基因突变与不同强度的突变形成不同的肿瘤。肿瘤的形态异常是肿瘤病理诊断的依据。与肿瘤发生的相关因素有内源性与外源性两大类。外源性因素来自外界环境，包括化学因素、物理因素、生物因素等；内源性因素则包括机体的免疫状态、遗传素质、激素水平及 DNA 损伤修复能力等。外源性因素与内源性因素间的相互作用构成肿瘤病因学的主要内容。

肿瘤的发生机制主要是研究肿瘤发生、发展，即细胞癌变机制。肿瘤的发病是一个极其复杂的过程，诸多环节还有待进一步揭示。癌变的分子机制主要包括：①癌基因活化；②抑癌基因突变、缺失、甲基化等；③修复基因缺失或功能丧失；④凋亡障碍；⑤信号转导异常；⑥浸润转移分子变化；⑦代谢重编程；⑧持续的血管生成；⑨免疫监视的逃避；⑩肿瘤微环境等。此外，有研究发现肿瘤的发生还与端粒酶、代谢酶基因及肿瘤干细胞有关，还有学者提出肿瘤发生的多阶段学说。

第三节　肿瘤的生长方式和扩散

（一）肿瘤的生长方式

1. 膨胀性生长　为大多数良性肿瘤所表现的生长方式。这种瘤细胞生长缓慢，不侵袭周围正常组织，呈结节状，周围常有完整的包膜，与周围组织分界清楚。位于皮下者临床触诊时可以推动，容易手术摘除，摘除后也不易复发。

2. 外生性生长　发生在体表、体腔表面或管道器官（如消化道、泌尿生殖道等）表面的肿瘤，常向表面生长，形成突起的乳头状、息肉状、蕈状或菜花状肿物。这种生长方式称为外生性生长。良性肿瘤和恶性肿瘤都可呈外生性生长。

3. 浸润性生长　为大多数恶性肿瘤的生长方式。瘤细胞分裂增生，侵入周围组织间隙、淋巴管或血管内，如树根之长入泥土，浸润并破坏周围组织。因而此类肿瘤没有包膜，与邻近的正常组织紧密连接在一起而无明显的界限。临床触诊时，肿瘤固定不活动。手术切除这种肿瘤时，切除范围比肉眼所见的肿瘤范围为大，因为这些部位也可能有肿瘤细胞浸润。

（二）肿瘤的扩散

恶性肿瘤呈浸润性生长，不仅可以在原发部位继续生长，并向周围组织直接蔓延，而且还可以通过多种途径扩散到身体其他部位。

1. 直接蔓延（direct spreading）和局部浸润　是指恶性肿瘤连续不断地浸润、破坏周围组织器官的生长状态。

2. 转移（metastasis）　恶性肿瘤细胞从原发部位侵入淋巴管、血管或体腔，迁徙到他处而继续生长，形成与原发瘤同样类型的肿瘤，这个过程称为转移。所形成的肿瘤称为转移瘤或继发瘤。常见的转移途径有 3 种。①淋巴道转移：上皮组织源性恶性肿瘤多经淋巴道转移；②血道转移：恶性瘤细胞侵入血管后可随血流到达远隔器官继续生长，形成转移瘤；③种植性转移：当肿瘤细胞侵及体腔器官表面时，瘤细胞可以脱落，经体腔种植在体腔内各器官的表面甚至侵入其下生长，形成转移瘤。值得注意的是手术也可造成医源性种植性转移，虽然可能性较小，但应尽量避免。

第四节　肿瘤的分级与分期

恶性肿瘤的级或分级主要是用来描述肿瘤的恶性程度。病理学上常根据恶性肿瘤的分化程度、异型性及核分裂象的数目等指标来对肿瘤进行分级。Ⅰ级为高分化（well differentiated），分化良好，恶性程度低；Ⅱ级为中分化（moderately differentiated），中度恶性；Ⅲ级为低分化（poorly differentiated），恶性程度高。

TNM 分期系统是目前国际上最为通用的分期系统。TNM 分期的构成要素包括：①原发肿瘤的大小及向周围的进展（T）；②所属的淋巴结有无转移及其范围（N）；③有无远处转移（M）。在这 3 个要素后面附以数字来表示各自的进展程度。详细分期方法见表 4-1。

每种恶性肿瘤的 TNM 分期系统各不相同，因此 TNM 分期中字母和数字的含义在不同肿瘤所代表的意义不同。TNM 分期中的 T、N、M 确定后就可以得出相应的总的分期，即Ⅰ期、Ⅱ期、Ⅲ期和Ⅳ期等。有时也会与字母组合细分为Ⅱa 期或Ⅲb 期等。分期越高，意味着肿瘤的进展程度越高。

表 4-1　肿瘤的 TNM 分期

分期符号	临床意义
T_X	原发肿瘤的情况无法评估
T_0	没有证据说明存在原发肿瘤
Tis	原位癌
T_{1-n}	原发肿瘤大小和 / 或局部扩散程度
N_X	区域淋巴结情况无法评估
N_0	没有区域淋巴结受累（所属的淋巴结无转移）
N_{1-n}	所属淋巴结的扩散程度
M_0	没有远处转移
M_1	有远处转移

第五节　肿瘤的临床表现

恶性肿瘤早期大多数无明显的特异性症状,部分患者一经发现症状,即为肿瘤晚期。肿瘤的临床表现可分为局部表现和全身症状。

（一）局部表现

1. 肿块　在体表或浅部的肿瘤中,肿块往往是最早出现的症状。可见扩张或增大增粗的静脉,因肿瘤的性质不同而肿块的大小、界限及移动性均有所不同;位于深部或内脏的肿块不易触及,但可出现脏器受压或空腔器官梗阻的症状。良性肿瘤生长多缓慢,恶性肿瘤则生长迅速。

2. 疼痛　肿块的生长、破溃或感染等可刺激或压迫神经,患者可出现剧烈疼痛,可有刺痛、跳痛、灼热痛、隐痛或放射痛,往往患者难以忍受,尤以夜间为重;肿瘤也可致空腔脏器痉挛,产生绞痛,如肿瘤引起肠梗阻后出现的肠绞痛。

3. 溃疡　体表或消化道肿瘤可由于生长过快导致血供不足,进而继发坏死,或因感染而形成溃疡,可有恶臭或血性分泌物存在。

4. 出血　体表或其他与体外相通的肿瘤可因破溃或血管破裂而引起出血。上消化道肿瘤有呕血或合并、黑便;下消化道肿瘤可出现血便;尿路肿瘤可有血尿及腹部绞痛;肺部肿瘤则可出现咯血或痰中带血;子宫颈癌可有阴道出血;肝癌患者可因肿瘤破裂引起腹腔出血。

5. 梗阻　肿瘤可导致空腔脏器梗阻,患者因梗阻部位的不同而出现不同的症状。如胰头癌、胆管癌可导致阻塞性黄疸;胃癌常伴有幽门梗阻;肠道肿瘤引起肠梗阻;支气管癌可有肺不张的表现。

6. 转移症状　可有淋巴结肿大,静脉回流受阻,引起水肿或静脉曲张;骨转移时可有疼痛,甚至发生病理性骨折;肺癌、肝癌、胃癌可致癌性胸腔积液、腹水等。

（二）全身症状

良性肿瘤对机体的危害较小,也无明显的全身症状。恶性肿瘤常见的全身症状有贫血、发热、无力或消瘦等。晚期肿瘤患者可出现恶病质,是恶性肿瘤晚期全身衰竭的表现;不同部位的肿瘤,恶病质出现的时间往往早晚不一。有些特殊部位的肿瘤还可伴有相应的功能亢进或低下,如肾上腺嗜铬细胞瘤可引起高血压;颅内肿瘤引起颅内高压及其他神经系统症状等。

第六节　肿瘤诊断的基本要素

肿瘤的诊断包括定性和定位2个基本要素。其中定性即是明确肿瘤良、恶性及病理类型,这是诊断的关键。肿瘤的定性诊断包括2个方面。①肿瘤的同型性:无论良性或恶性肿瘤,与发生该肿瘤的正常组织相比较,总有一定程度上的相似之处。同型性常作为诊断其组织起源的依据。②肿瘤的异型性:肿瘤组织无论在细胞形态或组织结构上,都与其发源的正常组织有不同程度的差异。异型性大小是确定肿瘤良、恶性的主要组织学依据。定位诊断是采用影像学检查确定肿瘤的大小、与周边组织的关系等,以便制订最佳手术方案。

肿瘤的诊断对于肿瘤的有效治疗起着十分重要的作用,特别是肿瘤的早期诊断更是直接影响治疗效果。肿瘤的诊断主要包括以下几个方面。

(一) 临床诊断

肿瘤的临床诊断决定于肿瘤的性质、发生的组织、所在的部位及发展程度。主要依据症状、病史和体格检查等作出诊断。

(二) 实验室诊断

1. 常规检查　主要包括血、尿及粪便常规检查。

2. 血清学检查　用生化方法测定人体内由肿瘤细胞产生的分布在血液、分泌物、排泄物中的肿瘤标志物,主要包括酶、糖蛋白、激素、肿瘤相关抗原或肿瘤代谢产物。

3. 流式细胞测定

4. 基因或基因产物检查

(三) 影像学和内镜诊断

1. X线检查

(1) 透视与平片。

(2) 造影检查:主要有普通造影、插管造影、利用器官排泄特点造影、血管造影及空气造影等。

(3) 特殊X线显影术。

2. 超声显影

3. CT　常用于颅内肿瘤、实质性脏器肿瘤、实质性肿块及淋巴结等的鉴别诊断。

4. 放射性核素显像

5. MRI　对神经系统及软组织的显影尤为清晰。

6. 正电子发射体层成像

7. 内镜检查　主要有食管镜、胃镜、肠镜、气管镜、腹腔镜、膀胱镜、阴道镜及子宫镜等。

(四) 病理学诊断

1. 临床细胞学检查　包括体液自然脱落细胞、黏膜细胞及细针吸取等。

2. 病理组织学检查　常用的有穿刺活检、钳取活检、切除活检或于术中切除部分组织进行快速(冷冻)切片诊断等。

(五) 肿瘤分子诊断

主要有病理组织的免疫组织化学检查、病理组织的基因检查及液体活检等。

(六) 肿瘤分期诊断

有助于制订有效的治疗计划、评价治疗效果及评估预后。国际抗癌联盟提出的TNM分期法是目前被广泛采用的分期法。

第七节　肿瘤治疗的基本原则

良性肿瘤以手术切除为主,恶性肿瘤的治疗为手术切除、化学治疗、放射治疗、生物治疗及中医药等方法相结合的综合治疗。一般认为,恶性实体瘤Ⅰ期以手术治疗为主;Ⅱ期以局部治疗为主,原发肿瘤切除或放疗,包括转移灶的治疗,辅以有效的全身化疗;Ⅲ期采取综合治疗,手术前、手术后及手术中实施放疗或化疗;Ⅳ期以全身治疗为主,辅以局部对症治疗。

（一）外科治疗

1. 预防性手术　用于治疗癌前病变,防止其发生恶变或发展成进展期癌。

2. 诊断性手术　常用的有切除活检术、切取活检术及剖腹探查术。

3. 根治性手术　广义的根治性手术包括瘤切除术、广泛切除术、根治术和扩大根治术等。

4. 姑息性手术　这类手术主要是为了缓解症状、改善生存质量、延长生存期和防止并发症等。

5. 减瘤手术　仅适用于原发病灶大部切除后,残余肿瘤能用其他治疗方法有效控制者。

6. 复发或转移灶的手术治疗

7. 重建和康复手术

8. 肿瘤外科的原则　不切割原则、整块切除原则及无瘤技术原则。

（二）化学治疗

目前,国内外临床应用的抗恶性肿瘤的药物种类有很多,研究进展也较快,新的药物不断涌现,迄今为止尚无统一的分类标准。根据抗肿瘤作用的生化机制可以分为以下几类。

1. 干扰核酸生物合成的药物

（1）胸苷酸合成酶抑制剂:如氟尿嘧啶等。

（2）阻止嘌呤类核苷酸形成的抗代谢药:如巯嘌呤等。

（3）二氢叶酸还原酶抑制剂:如甲氨蝶呤等。

（4）DNA 聚合酶抑制剂:如阿糖胞苷等。

（5）核苷酸还原酶抑制剂:如吉西他滨等。

2. 直接影响 DNA 结构与功能的药物

（1）DNA 交联剂:如环磷酰胺等。

（2）破坏 DNA 的铂类配合物:如顺铂等。

（3）破坏 DNA 的抗生素:如丝裂霉素等。

（4）拓扑异构酶抑制剂:如替尼泊苷等。

3. 干扰转录过程和阻止 mRNA 合成的药物　如柔红霉素等。

4. 干扰蛋白质合成与功能的药物

（1）微管蛋白活性抑制剂:如紫杉醇类等。

（2）干扰核蛋白体功能的药物:如三尖杉生物碱类等。

（3）影响氨基酸供应的药物:如门冬酰胺酶等。

5. 调节体内激素平衡的药物　如糖皮质激素等。

6. 分子靶向药物

（1）单克隆抗体:如曲妥珠单抗。

（2）酪氨酸激酶抑制剂:如伊马替尼等。

（3）细胞分化诱导剂:如维 A 酸等。

（4）细胞凋亡诱导剂:如三氧化二砷等。

（5）新生血管生成抑制剂:如重组人血管内皮抑素等。

（三）放射治疗

1. 放射线及放射治疗机的种类　临床上常用的放射线分为电离辐射与粒子辐射两大类；放射治疗机主要有加速器、^{60}Co 远距离治疗机、^{137}Cs 中距离治疗机及 X 线治疗机。

2. 放射治疗技术　主要包括远距离治疗、近距离治疗、适形放射治疗、X（γ）刀立体定向放射治疗、全身放射治疗、半身放射治疗及中心治疗等。

3. 放疗的临床应用

（1）根治性放疗。

（2）姑息性放疗。

（3）放疗结合手术、化疗的综合治疗。

（四）生物治疗

包括免疫治疗与基因治疗两大类，目前也是研究的热点，近年来取得一定的进展。

（五）中医中药治疗

以中药补益气血、调理脏腑，配合化学治疗、放射治疗或手术后治疗，可极大地减轻毒副作用。

（李　骢）

思考题

1. 简述肿瘤的临床表现与治疗原则。
2. 简述肿瘤的诊断要点。
3. 简述肿瘤的生长方式及其特点。

第四章
目标测试

下篇
常见疾病

第五章

呼吸系统疾病

第五章
教学课件

学习目标

掌握 呼吸系统常见疾病的主要症状和防治原则。
熟悉 呼吸系统常见疾病的主要体征和诊断。
了解 呼吸系统常见疾病的病因。

第一节 概　　述

呼吸系统疾病是我国最常见的疾病,同时也是导致死亡的最主要的原因。造成呼吸系统疾病高发,尤其是肺癌、支气管哮喘、慢性阻塞性肺疾病高发的主要原因包括大气污染、吸烟、工业化产生的废气及人口老龄化等诸多因素。耐药结核病、多重耐药细菌导致的肺炎及艾滋病合并肺部感染同样是导致病死率增加的重要因素。

和其他系统的疾病一样,呼吸系统疾病完整、正确的诊断同样依赖详细的病史询问、细致的体格检查及必要的辅助检查。呼吸系统疾病的主要症状包括咳嗽、咳痰、咯血及呼吸困难和胸痛等,体征主要包括呼吸音性质的改变、干湿啰音、表浅淋巴结是否肿大、杵状指(趾)有无等,这些体征有助于疾病的正确诊断。呼吸系统疾病常用的辅助检查包括血常规检查、某些血清抗体的检查、血培养、非感染的生物标志物检测;痰液的病原学检查;胸腔积液的常规检查、病原学培养、酶学检查、细胞学检查等。胸部影像学检查及支气管镜、呼吸生理功能测定、动脉血气分析、超声检查等主要用于胸腔积液的体表定位和贴近胸膜表面的肿物的活检定位。

呼吸系统疾病的预防主要应侧重于减少和避免有害毒物的吸入、接种流感和肺炎疫苗、避免抗感染药物的不规范应用。呼吸系统疾病的治疗应根据疾病的类型和病情程度采取不同的治疗方案,包括感染性疾病的抗感染药物治疗、恶性肿瘤的化学治疗和靶向治疗等,同时也包括支气管扩张药、祛痰药和糖皮质激素的应用,氧气或呼吸支持治疗、雾化治疗和气道湿化等治疗方法也经常用于呼吸系统疾病。某些患者可能需要经支气管镜介入治疗,肺移植也成为部分终末期肺疾病的治疗手段之一。

第二节 急性上呼吸道感染和急性气管支气管炎

一、急性上呼吸道感染

急性上呼吸道感染(acute upper respiratory tract infection)简称急性上感,是鼻腔、咽或喉部急性炎症的总称,是人类最常见的传染性疾病之一,易于冬、春季散发,多为飞沫传播,可反复发病。

(一) 病因与发病机制

急性上呼吸道感染 70%~80% 由病毒导致,20%~30% 为细菌直接导致或在病毒感染的基础上继发细菌感染。人在淋雨、受凉、气候变化等时导致机体呼吸道防御机制减退或免疫功能降低,上呼吸道局部原有的病原体可以迅速繁殖或直接接触病原体,从而诱发产生上呼吸道感染。

（二）临床表现

急性上呼吸道感染有以下几种临床类型。

1. 普通感冒 为病毒感染导致。起病急，以喷嚏、鼻塞、流涕等鼻部症状为主，部分患者有咳嗽、咽部不适、头痛、味觉迟钝、呼吸不畅、声音嘶哑等。严重者可有发热、畏寒及头痛等全身表现。体检主要可见鼻咽部充血、水肿、分泌物等。一般 5~7 日痊愈。

2. 急性病毒性咽炎和喉炎 为病毒感染导致。咽炎的主要症状为咽痒及灼热感，喉炎主要表现为声音嘶哑、发声障碍及发热、咽痛、咳嗽等。体检可见喉部充血、水肿，局部淋巴结轻度肿大及触痛，部分患者有喉部喘鸣音。

3. 急性疱疹性咽峡炎 多为柯萨奇病毒 A 感染导致，以儿童多见。主要症状为发热、咽痛。体格检查主要表现为咽部充血，咽部、扁桃体及腭部白色疱疹及浅表性溃疡。病程为 7 日左右。

4. 急性咽结膜炎 夏季多发，多由病毒感染导致，由游泳传播，以儿童多见。主要表现为发热、咽痛、畏光、流泪、咽及结膜明显充血。病程为 4~6 日。

5. 急性咽扁桃体炎 多为溶血性链球菌等细菌感染导致。起病急骤，主要症状为咽痛、发热、畏寒。体格检查可见咽部充血，扁桃体肿大、充血，表面脓性分泌物，部分患者可伴颌下淋巴结肿大与压痛。

（三）辅助检查

1. 血常规检查 病毒感染者的血白细胞大多正常或偏低，淋巴细胞比例升高；细菌感染者的白细胞总数及中性粒细胞比例常增高。

2. 病原学检查 导致上呼吸道感染的细菌或病毒种类繁多，加之病原学检查的手段复杂，对治疗的帮助不大，一般无须进行检查。特别需要的患者可以进行相应的病毒或细菌检测、分离，以进一步明确诊断并帮助指导临床用药。

（四）诊断要点

根据患者的主要症状和体征，结合血液学、影像学等手段，排除其他疾病后，不难作出诊断。必要时可以进行病毒分离和细菌培养以进一步确定诊断。注意与过敏性鼻炎、流感、急性气管支气管炎及某些急性传染性疾病的前驱症状相鉴别。

（五）治疗原则

1. 对症治疗 针对患者的症状可以采用相应的治疗手段。如应用伪麻黄碱等减轻黏膜充血，必要时应用解热镇痛药等。

2. 抗菌治疗 单纯由病毒导致的上呼吸道感染不应使用抗菌药物。但对于有白细胞增高、黄痰、脓涕、咽部脓苔等细菌感染表现的患者可以选用口服青霉素、第一代头孢菌素类、大环内酯类或氟喹诺酮类等药物，必要时根据细菌培养结果选择抗菌药物。

3. 抗病毒治疗 目前尚无特效的抗病毒药物，尤其对于无发热、免疫状态正常的患者，一般不常规给予抗病毒药物治疗。免疫缺陷患者可以应用利巴韦林或奥司他韦治疗，这类药物对流感病毒等具有较强的抑制作用，早期应用可以缩短病程。

4. 中药治疗 可以选择具有抗病毒作用和清热解毒作用的中药，有助于改善症状。

典型病案

病史摘要：患者，男，25 岁。着凉后第 2 日出现咽痛伴发热，体温 39℃。查体：咽部充血，双侧扁桃体Ⅱ度肿大，表面脓苔。辅助检查：白细胞增高。

病案分析：患者为年轻男性，有诱因，结合症状、体格检查和辅助检查可以确诊为急性咽扁桃体炎。此类患者多为溶血性链球菌感染所致，治疗上首选青霉素或第一代头孢菌素类，如对此类药物过敏也可选择大环内酯类或喹诺酮类药物治疗。

二、急性气管支气管炎

急性气管支气管炎(acute tracheobronchitis)在临床上比较常见,多在寒冷及气候变化时散发,无流行倾向,年老体弱者易感。

(一) 病因与发病机制

大多为病毒感染导致,少部分为细菌或不典型病原体(如支原体或衣原体)感染导致。冷空气、粉尘和刺激性气体及花粉等变应原也可以导致急性气管支气管炎。

(二) 临床表现

1. 症状   起病急,全身症状轻,可有发热、咳嗽、咳痰,偶有痰中带血,部分患者可出现胸闷、气短等表现。咳嗽、咳痰可延续 2~3 周,迁延不愈可演变为慢性支气管炎。

2. 体征   大部分患者无明显体征,部分患者可出现双肺部散在的、部位不固定的干湿啰音,咳嗽后减少或消失。

(三) 辅助检查

大部分患者的外周血白细胞正常,细菌感染者可有白细胞总数及中性粒细胞比例增加。部分患者的痰液可培养出致病菌。胸部 X 线片检查可见纹理增强,少数患者正常。

(四) 诊断要点

根据病史、症状、体征及血常规、胸部 X 线片表现可作出诊断。病毒学及细菌学检查有助于病因诊断。注意与流感、急性上呼吸道感染等疾病相鉴别。

(五) 治疗原则

1. 对症治疗   干咳患者可适当应用镇咳药。咳痰困难者可应用盐酸氨溴索等祛痰药。喘息患者可适当应用支气管扩张药。高热患者可适当应用解热镇痛药。

2. 抗菌药物治疗   仅在有细菌感染的证据时应用抗菌药物。首选新大环内酯类或青霉素类,也可选用头孢菌素类或呼吸喹诺酮类药物。大多患者口服即可,少数患者需要根据病原学检查结果选择药物。

3. 一般治疗   注意休息,多饮水。

第三节   肺部感染性疾病

一、肺炎

肺炎(pneumonia)是指终末气道、肺泡和肺间质的炎症,可由病原微生物、理化因素、免疫损伤、过敏和药物导致。细菌性肺炎是最常见的肺炎,也是最常见的感染性疾病之一。

(一) 病因与发病机制

各种病原体的作用和 / 或患者的呼吸道防御机制减退,病原体通过空气吸入、血行播散、邻近感染蔓延及上呼吸道定植菌误吸等因素导致肺炎的发生。

(二) 分类

按照解剖学分为大叶性肺炎、小叶性肺炎和间质性肺炎;按照病因分为细菌性肺炎、非典型病原体肺炎、病毒性肺炎、真菌性肺炎、理化因素导致的肺炎等;按照患病环境分为社区获得性肺炎(是指在院外罹患的感染性肺实质炎症,包括具有明确潜伏期的病原体感染在入院后于潜伏期内发病的肺炎)和医院获得性肺炎(指患者住院期间没有接受有创机械通气,未处于病原感染潜伏期,且入院 48小时后在医院内新发生的肺炎)。

(三) 临床表现

由于导致肺炎的原因不同,可有不同的临床表现,但是大部分肺炎的症状和体征如下。

1. 症状　多有咳嗽、咳痰和发热,病变累及胸膜可出现胸痛甚至腹痛,重者可有呼吸困难。

2. 体征　早期肺炎的体征不明显,重者可有呼吸频率快,鼻翼扇动、发绀;听诊可有湿啰音;并发胸腔积液者可有相应的体征,如患侧呼吸运动减弱、叩诊浊音等。

（四）辅助检查

1. 胸部 X 线或 CT 检查　可发现肺部片状阴影。

2. 血常规检查　多有白细胞计数升高,可伴有中性粒细胞比例增加。

3. 细菌培养　部分患者的痰液、血液或胸腔积液中可培养出致病菌。

4. 血气分析　重症肺炎可表现为低氧血症,甚至呼吸衰竭。

（五）诊断要点

1. 确定肺炎的诊断　咳嗽、咳痰、发热,肺部啰音,白细胞增加及影像学改变是肺炎诊断的重要依据。

2. 与其他疾病相鉴别　注意与肺结核、肺癌、肺脓肿、肺血栓栓塞症等具有相似症状和体征的疾病相鉴别;同时要排除肺感染性肺部浸润,如间质性肺炎、肺水肿、肺血管炎等。

3. 评估肺炎的严重程度　如确诊的肺炎患者的血流动力学不稳定,需要血管活性药维持、需要呼吸支持及需要加强监护和治疗,则认为患者为重症肺炎。目前比较公认的重症肺炎的诊断主要标准包括:①需要有创机械通气;②脓毒症休克经积极的容量复苏后仍需要血管活性药治疗。

4. 确定病原体　可以通过痰培养、支气管镜或人工气道吸引、防污染样本毛刷、支气管肺泡灌洗、经皮或开胸活检等获取;也可通过血、胸腔积液培养及尿抗原、血清学检查辅助确定诊断。

（五）治疗原则

抗感染治疗是重点,一般根据病情的程度、患病的地点和患者所处地区的病原学特点,尽早经验性选择抗感染药物,待取得病原学证据后及时调整。

青壮年、无基础疾病的社区获得性肺炎患者常选用青霉素类、第一代头孢菌素类,不单独应用大环内酯类,耐药的肺炎链球菌感染可选用呼吸喹诺酮类;老年人、有基础疾病的社区获得性肺炎患者可选用喹诺酮类、第二和第三代头孢菌素类、β-内酰胺类/β-内酰胺酶抑制剂,或厄他培南,可以联合大环内酯类;医院获得性肺炎患者可选用第二和第三代头孢菌素类、β-内酰胺类/β-内酰胺酶抑制剂、喹诺酮类或碳青霉烯类。

重症肺炎应选择广谱、强力抗菌药物,并应足量、联合使用,并根据病原学检查结果调整;重症社区获得性肺炎常用 β-内酰胺类联合大环内酯类或氟喹诺酮类,医院获得性肺炎可用抗假单胞菌的 β-内酰胺类或 β-内酰胺类/β-内酰胺酶抑制剂、碳青霉烯类联合呼吸氟喹诺酮或氨基糖苷类,必要时联合万古霉素、利奈唑胺等。其他病原体导致的疾病采用相应的抗感染药物进行治疗。

当抗感染治疗 48~72 小时后患者仍有发热时,应注意是否药物未能覆盖致病菌,或细菌耐药,有无特殊病原体感染如结核分枝杆菌、真菌、病毒等感染,是否出现并发症或存在影响疗效的宿主因素如免疫抑制等,也要注意非感染性疾病误诊为肺炎及是否存在药物热。

典型病案

病史摘要:患者,男,70 岁,糖尿病病史。主诉咳嗽、咳痰伴发热 3 日。查体:体温 39.8℃,右肺下可闻及湿啰音。辅助检查:胸部 X 线片显示右下肺片状模糊阴性,血常规白细胞增高。

病案分析:患者为老年人,有基础疾病,根据患者的症状、体格检查和辅助检查可以确诊肺炎,治疗可选用喹诺酮类、第二和第三代头孢菌素类、β-内酰胺类/β-内酰胺酶抑制剂,或厄他培南,可以联合大环内酯类;应注意为患者进行血和痰的细菌培养,根据培养结果及治疗效果调整治疗方案。

二、肺脓肿

肺脓肿(lung abscess)是由多种病原体所引起的肺组织的化脓性病变。

(一)病因与发病机制

病原体常为上呼吸道、口腔的定植菌(包括需氧、厌氧和兼性厌氧菌)经口、鼻、咽腔吸入致病导致吸入性肺脓肿;细菌性肺炎、支气管扩张、支气管肺癌、肺结核空洞等可导致继发性肺脓肿;在皮肤外伤感染等情况下,病原体可经血行播散到肺导致血源性肺脓肿。

(二)临床表现

1. 症状

(1)吸入性肺脓肿:在意识障碍或劳累、受凉等情况下,病原体吸入后致病,或经牙齿、口腔等感染灶吸入。具有起病急,畏寒、高热、咳嗽、咳痰,胸痛,气促,全身中毒等症状。若感染不能及时控制,发病的第10~14日可突然咳出大量脓臭痰及坏死组织,可有咯血。咳出大量脓痰后,体温明显下降,全身中毒症状减轻,数周内一般情况逐渐恢复正常。部分患者缓慢发病,有一般的呼吸道感染症状。脓肿溃破可导致脓气胸的出现。

(2)血源性肺脓肿:首先为由原发病灶引起的畏寒、高热等全身性感染中毒的表现,数日或数周后出现咳嗽、咳痰,痰量不多,极少咯血。

(3)慢性肺脓肿:有咳嗽、咳脓痰、反复发热和咯血,持续数月至数周,可有贫血、消瘦等慢性消耗症状。

2. 体征 初期或病变在深部时,肺部无阳性体征,或于患侧出现湿啰音;继续发展,可出现肺部实变体征,累及胸膜可闻及胸膜摩擦音或呈现胸腔积液体征。血源性肺脓肿多无阳性体征;慢性肺脓肿常有消耗病容、患侧胸廓塌陷,可有杵状指(趾)。

(三)辅助检查

1. 血常规检查 多有白细胞总数及中性粒细胞比例增加。

2. 细菌学检查 痰液、血液及胸腔积液的需氧菌和厌氧菌培养有助于抗菌药物的选择和调整。

3. 影像学检查 胸部X线检查在疾病早期只表现为肺部片状阴影,肺组织坏死后可出现透亮区和液平面;血源性肺脓肿多表现为多发的小片状阴影或球形病灶,其中可见脓腔及液平。肺CT检查使诊断更加准确。

4. 纤维支气管镜检查 可更加准确地取得病原学证据及发现病因,并有助于治疗。

(四)诊断要点

口腔感染、昏迷、手术、吸入等因素的病史,高热、寒战、大量脓臭痰等症状,血常规白细胞增加,X线显示空洞及液平有助于确定诊断。但应注意与肺炎、空洞性肺结核继发感染、肺癌、肺囊肿继发感染相鉴别。

(五)治疗原则

1. 抗菌治疗 吸入性肺脓肿多合并厌氧菌感染,青霉素最常用,脆弱拟杆菌感染可用林可霉素、甲硝唑等;血源性肺脓肿多为金黄色葡萄球菌、链球菌感染,可选用耐酶的青霉素类或头孢菌素类,耐甲氧西林金黄色葡萄球菌感染可选用万古霉素或利奈唑胺等。如为革兰氏阴性杆菌感染,可选择第二和第三代头孢菌素类、氟喹诺酮类,可联用氨基糖苷类抗菌药物。抗菌药物的使用疗程为6~8周。

2. 脓液引流 可进行体位引流,痰黏稠者加用祛痰药、雾化吸入生理盐水、支气管扩张药,必要时可经支气管镜冲洗及吸引。

3. 手术治疗 病程超过3个月,内科治疗脓腔不缩小,或脓腔过大估计不易闭合;大咯血经内科治疗无效或危及生命等情况;支气管胸膜瘘或脓胸治疗效果不佳;支气管狭窄限制引流者等可考虑手术治疗。不能耐受手术者也可以考虑脓腔插管引流。

第四节　肺　结　核

肺结核(pulmonary tuberculosis)是严重危害人类健康的主要传染性疾病,是全球关注的公共卫生和社会问题,也是我国重点控制的主要疾病之一。

(一)病因与发病机制

肺结核的传染源为继发性肺结核患者带菌的痰液,传播途径为飞沫传播。易感人群的自然抵抗力与遗传、贫困、居住、营养等有关,婴幼儿、老年人、HIV感染者、免疫抑制剂使用者、慢性疾病患者易患此病。

结核分枝杆菌首次侵入人体繁殖,产生原发性肺结核,细胞介导的免疫系统产生特异性免疫,使原发病灶、肺门淋巴结核和播散到全身各器官的结核分枝杆菌停止繁殖,少量结核分枝杆菌没有被消灭,处于长期休眠期,成为潜在病灶。原发感染遗留的潜在病灶重新活动称为内源性复发,再次受到感染发病称为外源性重染,两者均导致产生继发性结核病。继发性结核病有明显的临床症状,容易出现空洞和排菌,多有传染性。

(二)临床表现

1. 症状

(1)呼吸系统症状:包括咳嗽、咳痰,1/3的患者出现咯血,部分患者可有胸痛、呼吸困难。

(2)全身症状:包括午后潮热、倦怠乏力、盗汗、食欲减退、体重减轻。育龄妇女可出现月经不调。

2. 体征　病变范围较小时可没有任何体征;渗出性病变范围大或干酪样坏死时可出现肺实变体征;较大的空洞性病变可出现支气管呼吸音;较大范围的纤维条索形成时,气管向患侧移位,患侧胸廓塌陷,叩诊浊音,听诊呼吸音减弱,可闻及湿啰音;结核性胸膜炎时有胸腔积液体征;支气管结核可有局限性哮鸣音。少数青少年女性可出现类似于风湿热的表现,称为结核性风湿症。

(三)辅助检查

1. 影像学检查

(1)胸部X线检查:是诊断肺结核的常规首选方法。可发现早期轻微结核病变,确定病变范围、部位、形态、密度、与周围组织的关系、病变阴影的伴随影像等,帮助判断病变性质、有无活动性、有无空洞、空洞大小和洞壁特点。继发性肺结核的病变特点为多发生在上叶尖后段及下叶背段的密度不均匀、边缘较清楚的片状阴影,变化较慢,易形成空洞和播散病灶。

(2)肺部CT检查:易发现隐蔽的病变而减少漏诊,可清晰显示各型肺结核的病变特点和性质、与支气管的关系、有无空洞、进展恶化和吸收好转的变化,准确显示纵隔淋巴结有无肿大,可用于肺结核的诊断及与其他疾病的鉴别诊断,也可用于引导穿刺、引流和介入治疗。

2. 痰结核分枝杆菌检查　是确诊肺结核的主要方法,也是制订治疗方案和评估疗效的主要依据,包括涂片和培养等方法。

3. 纤维支气管镜检查　应用于支气管结核和淋巴结支气管瘘的诊断,可取活体组织行病理检查及进行结核分枝杆菌培养等。

4. 结核菌素试验　只能检出结核分枝杆菌感染,而非检出结核病。对儿童、少年及青年的结核病诊断有参考意义。不能区分自然感染或是卡介苗接种的免疫反应。

5. γ-干扰素释放试验　特异性高于结核菌素试验。

(四)诊断要点

1. 诊断方法　根据患者的病史、症状、体征、诊断治疗过程及与肺结核患者的接触史等帮助诊断,结合辅助检查可进一步确定诊断。

2. 诊断程序　首先对可疑症状患者进行筛选,确定是否为肺结核。其次判断有无活动性。活动性病变的胸片表现为边缘模糊不清的斑片状阴影,可有中心溶解及空洞,或出现播散病灶。胸片为钙化、硬结及纤维化,痰检不排菌,无任何症状者为无活动性肺结核。最后判断是否排菌及是否耐药等。同时注意与肺炎、慢性阻塞性肺疾病、支气管扩张、肺癌、肺脓肿、纵隔及肺门疾病及其他导致发热的疾病相鉴别。

3. 分类标准

(1) 原发性肺结核。

(2) 血行播散性肺结核。

(3) 继发性肺结核:包括浸润性肺结核、空洞性肺结核、结核球、干酪性肺炎和纤维空洞性肺结核。

(4) 结核性胸膜炎。

(5) 其他肺外结核。

(6) 菌阴肺结核。

(五) 治疗原则

1. 化学治疗

(1) 化疗原则:化学治疗是肺结核的主要治疗手段,原则是早期、规律、全程、适量、联合。整个治疗方案分为强化和巩固 2 个阶段。

(2) 常用药物

1) 异烟肼(isoniazid,INH,H):成人每日 300mg 顿服,主要不良反应为周围神经炎及肝损伤。

2) 利福平(rifampicin,RFP,R):体重在 50kg 以上的成人每日 600mg 顿服,主要不良反应为肝损伤和过敏反应。

3) 吡嗪酰胺(pyrazinamide,PZA,Z):成人每日 1.5g 口服,主要不良反应为高尿酸血症、肝损伤、关节痛和恶心等。

4) 乙胺丁醇(ethambutol,EMB,E):成人每日 0.75~1.0g 口服,不良反应为视神经炎。

5) 链霉素(streptomycin,SM,S):成人每次 0.75g,每周 5 次肌内注射,不良反应为耳毒性、前庭神经损害和肾毒性。

抗结核药还包括部分氨基糖苷类药物、部分氟喹诺酮类药物等,一般不作为一线抗结核药使用。

(3) 常用方案:初治涂阳肺结核的用药方案为 2HRZE/4HR(即前 2 个月应用异烟肼、利福平、吡嗪酰胺和乙胺丁醇,后 4 个月应用异烟肼和利福平,总疗程为 6 个月);复治涂阳肺结核的用药方案为 2HRZSE/6~10HR;初治涂阴肺结核的用药方案为 2HRZ/4HR。根据病情需要还可以采用间歇用药方案。

(4) 耐多药结核病(MDR-TB):耐药结核病,特别是 MDR-TB(至少耐异烟肼和利福平)和广泛耐多药结核病(XDR-TB)对全球结核病控制构成严峻考验。制订 MDR-TB 的治疗方案的原则是了解患者的用药史、当地的结核耐药情况、尽量做药敏试验、避免加一种新药到原来失败的方案中、尽可能选新一代氟喹诺酮类、不使用交叉耐药的药物、方案中至少包括 4 种二线敏感药物,加强期 9~12 个月,总疗程在 20 个月以上。

2. 其他治疗

(1) 咯血的治疗:肺结核患者中咯血较多见,治疗原则是镇静、止血、患者取侧卧位。少量咯血可用氨基己酸、氨甲苯酸等。要预防和抢救因咯血所致的窒息。大咯血时可选用垂体后叶素,但注意高血压、冠状动脉粥样硬化性心脏病、心力衰竭患者及孕妇禁用。另外,可采用支气管动脉栓塞法治疗支气管动脉破坏造成的大咯血。

(2) 糖皮质激素:仅用于结核毒性症状严重者,必须确保在有效抗结核药治疗的情况下使用。

(3) 肺结核的外科手术:治疗肺结核的外科手术指征为经合理化疗后无效、多重耐药的厚壁空洞、大块干酪灶、结核性脓胸、支气管胸膜瘘、大咯血保守治疗无效者。

典型病案

病史摘要：患者，女，28岁。主诉低热、乏力、痰中带血1个月。体格检查：颜面潮红，右肺上可闻及少量湿啰音。胸部X线片显示右上肺锁骨下斑片状阴性，密度不均匀，可见小空洞形成。血常规正常。

病案分析：患者有长期低热病史，伴痰中带血，结合X线片表现，符合浸润性肺结核的表现，应立即查痰的结核分枝杆菌，如阳性则诊断为排菌的初治阳性肺结核，可以选择的用药方案为2HRZE/4HR（即前2个月应用异烟肼、利福平、吡嗪酰胺和乙胺丁醇，后4个月应用异烟肼和利福平，总疗程为6个月）；注意在治疗过程中的隔离、消毒，并定期检查痰结核分枝杆菌情况及X线片表现，根据治疗效果调整治疗方案。

第五节　慢性阻塞性肺疾病

慢性阻塞性肺疾病（chronic obstructive pulmonary disease，COPD）是一种持续存在呼吸系统症状和气流受限的疾病，呈进行性发展。

（一）病因与发病机制

COPD的病因不清，可能是多种环境因素与机体自身因素长期相互作用的结果。与吸烟、职业性粉尘及化学物质接触、空气污染、感染、蛋白酶-抗蛋白酶失衡、氧化应激等可能有关。上述因素导致小气道病变和肺气肿改变，进而造成持续性气流受限。

（二）临床表现

1. 症状　起病缓慢，早期可无症状，逐渐出现慢性咳嗽、咳痰、气短或呼吸困难，喘息和胸闷及体重下降等全身症状。

2. 体征　可有胸廓形态异常、呼吸浅快、发绀、肺部过清音等过度充气征、呼气相延长及肺部干湿啰音等。

（三）辅助检查

1. 肺功能检查　FEV_1（第1秒用力呼气容积）下降，FEV_1/FVC（用力肺活量）下降，$FEV_1/$预计值%降低等。

2. 影像学检查　胸部X线检查显示肺纹理腔等非特异性改变，也可以出现肺气肿的表现；CT可见小气道病变、肺气肿及并发症的表现。

3. 血气检查　可判断有无低氧血症、高碳酸血症及有无呼吸衰竭。

4. 其他检查　血分析、痰涂片、痰培养等有助于进一步诊断并协助制订治疗方案。

（四）诊断要点

1. 诊断标准　COPD的主要症状为慢性咳嗽、咳痰和/或呼吸困难及危险因素接触史；不完全可逆性气流受限是诊断COPD的必备条件。肺功能测定指标是诊断COPD的必备条件：用支气管扩张药后$FEV_1/FVC<70\%$可确定为不完全可逆性气流受限。同时根据$FEV_1/$预计值%、症状程度、急性加重风险将COPD分为A、B、C和D 4个组。

2. 分期

（1）急性加重期：指患者咳嗽、咳痰、气短和/或喘息加重，痰量增多或黄痰，需改变用药方案。

（2）稳定期：指患者咳嗽、咳痰、气短等症状稳定或症状轻微。

（五）治疗原则

1. 稳定期　包括患者教育与管理，控制职业性或环境污染；药物治疗包括支气管扩张药、茶碱类、糖皮质激素及祛痰药等。部分患者可能需要长期家庭氧疗。

（1）常用药物：包括短效和长效 β$_2$ 受体激动剂及抗胆碱药，一般应用气雾剂或干粉剂，用于缓解症状；茶碱类主要应用缓释或控释剂型；重度以上患者还考虑应用吸入糖皮质激素或联合长效 β$_2$ 受体激动剂。

（2）长期家庭氧疗：对存在慢性呼吸衰竭的患者应用长期家庭氧疗可以提高生活质量和生存率，要求氧流量为 1.0~2.0L/min，吸氧时间 > 15h/d。

2. 急性加重期　首先确定急性加重的原因，决定治疗场所。

对于喘息严重的患者可采用雾化吸入装置吸入沙丁胺醇或异丙托溴铵等药物快速缓解症状，同时给予低流量吸氧，注意吸氧浓度的掌握，避免氧浓度吸入过高导致二氧化碳潴留。存在感染迹象的患者应根据经验给予抗菌药物治疗，可应用 β-内酰胺类 /β-内酰胺酶抑制剂、第二代头孢菌素类、大环内酯类或喹诺酮类药物，严重病例可以应用糖皮质激素口服或静脉滴注。对于出现严重呼吸衰竭、心力衰竭等情况者，应根据实际病情采取相应的治疗措施，包括应用有创和无创呼吸机支持等。

第六节　支气管哮喘

支气管哮喘（bronchial asthma）是一种以慢性气道炎症和气道高反应性为特征的异质性疾病。

（一）病因与发病机制

哮喘的病因还不十分清楚，患者个体的过敏体质及外界环境的影响是发病的危险因素，与多基因遗传有关，患者同时受遗传和环境因素影响。环境因素包括室内变应原（尘螨、宠物等）、室外变应原（花粉等）、职业性变应原（油漆等）及食物、药物、大气污染、吸烟、运动、肥胖等因素。主要发病机制可能包括气道免疫 - 炎症反应和神经调节机制等。

（二）临床表现

1. 症状　为发作性伴有哮鸣音的呼气性呼吸困难，可伴有气促、胸闷和咳嗽。症状可在数分钟内发作，经数小时至数日，用平喘药可以缓解或自行缓解。某些患者在缓解数小时后可再次发作。夜间及凌晨容易发作。以咳嗽为唯一或主要症状的不典型哮喘称为咳嗽变异性哮喘（cough variant asthma，CVA）。

2. 体征　双肺广布哮鸣音，呼气音延长。但在轻度哮喘或非常严重的哮喘发作患者中，哮鸣音可不出现。非发作期可无异常体征。

（三）辅助检查

1. 痰液嗜酸性粒细胞计数　用于评价哮喘的气道炎症和激素治疗反应。

2. 肺功能检查　典型表现为阻塞性通气功能障碍，不典型患者需要进行支气管激发试验、支气管扩张试验或呼气峰流速及其变异率测定来帮助诊断支气管哮喘。

3. 胸部 X 线或 CT 检查　主要有助于判断是否存在感染及气胸等并发症。

4. 血气分析　判断患者缺氧与二氧化碳潴留情况。

5. 特异性变应原检测　包括外周血变应原特异性 IgE 及体内变应原试验，有助于诊断及治疗方案的确定。

6. 呼出气一氧化氮（FeNO）检测　亦可作为评估气道炎症和哮喘控制水平的指标。

（四）诊断要点

1. 诊断标准

（1）典型哮喘

1）反复发作喘息、气急、胸闷或咳嗽，多与接触变应原、冷空气、物理性或化学性刺激及病毒性上呼吸道感染、运动等有关。

2）发作时双肺可闻及散在或弥漫性、以呼气相为主的哮鸣音,呼气相延长。

3）上述症状和体征可经治疗缓解或自行缓解。

（2）可变气流受限的客观检查:①支气管激发试验阳性;②支气管激发试验阳性;③最大呼气流量(MEF)的平均昼夜变异率>10% 或周变异率>20%。

符合上述症状和体征,同时具备气流受限的客观指标中的 1 项,并除外其他疾病所引起的喘息、气急、胸闷和咳嗽,可以诊断为哮喘。

咳嗽为唯一或主要症状,同时具备气流受限的客观指标中的 1 项,并除外其他原因引起的咳嗽,可以诊断为咳嗽变异性哮喘。

2. 分期及控制水平分级

（1）急性发作期:指喘息、气促、咳嗽、胸闷等症状突然发生或加重,常有呼吸困难,常因接触变应原、刺激物或治疗不当诱发。根据患者的气急、体位、呼吸频率、哮鸣音、血气、肺功能等将急性发作期分为轻度、中度、重度和危重度 4 级。

（2）慢性持续期:虽不是急性发作,但有不同程度的喘息、咳嗽或胸闷等症状。本期患者的严重程度评估方法为控制水平分级。根据患者症状的多少、急性发作的次数、肺功能、药物缓解情况等将哮喘控制程度分为良好控制、部分控制和未控制。

（3）临床缓解期:指患者无喘息、气急、胸闷、咳嗽等症状并维持 1 年以上。

（五）治疗原则

1. 脱离或减少危险因素。

2. 药物治疗　根据患者的病情制订个体化的长期治疗方案,根据控制水平进行调整。主要药物有以下几种。

（1）常用药物

1）糖皮质激素:是目前控制哮喘的最有效的药物,包括吸入、口服和静脉使用 3 种剂型。吸入性糖皮质激素(ICS)的局部抗炎作用强、全身副作用少,是长期控制气道炎症的首选,常用药物有倍氯米松、布地奈德、氟替卡松等;口服剂型常用于吸入治疗无效或需要短期加强治疗的患者,常用药物为泼尼松和泼尼松龙;静脉剂型主要用于重度或严重哮喘发作患者,常用药物为甲泼尼龙和地塞米松等。在应用糖皮质激素的过程中应密切注意激素的副作用。

2）β_2 受体激动剂:是治疗哮喘急性发作的首选药物,包括短效 β_2 受体激动剂(SABA)如沙丁胺醇、特布他林等,作用时间为 4~6 小时。长效 β_2 受体激动剂(LABA)如福莫特罗和沙美特罗等,作用时间长,一般与吸入性糖皮质激素联合应用。β_2 受体激动剂一般采用吸入给药的方式,可以快速起效,减少不良反应。这类药物的主要副作用为心悸、骨骼肌震颤等。

3）抗胆碱药:常用药物为异丙托溴铵,一般通过雾化吸入或干粉吸入,主要不良反应为口干、口苦等。

4）茶碱类药物:重、危患者可以静脉应用茶碱类药物,轻、中度患者可以应用缓释或控释剂型口服,主要副作用为胃肠道和心血管系统反应。在应用茶碱时注意其与喹诺酮类及大环内酯类药物之间的相互影响,注意茶碱的剂量,避免中毒。

5）白三烯调节剂:具有抗炎和扩张支气管平滑肌的作用,常作为轻度哮喘的控制药物,常用药物有孟鲁司特等,不良反应较轻微。

6）抗 IgE 抗体:主要用于吸入糖皮质激素和联合长效 β_2 受体激动剂后症状不能控制且血清 IgE 水平增高的重症哮喘患者。

7）抗 IL-5 治疗:对高嗜酸性粒细胞血症的哮喘患者有较好的治疗效果。

（2）急性发作期的治疗:治疗原则是尽快应用支气管扩张药缓解症状、解除气流受限和低氧血症,同时还需要制订长期治疗方案以预防再次急性发作。

1)轻度：间断吸入短效 β₂ 受体激动剂,疗效不佳时可加用茶碱类及抗胆碱药。

2)中度：第 1 小时持续吸入 β₂ 受体激动剂,联合吸入短效抗胆碱药、糖皮质激素,也可以用茶碱类药物等,必要时及时口服激素。

3)重至危重度：可持续吸入 β₂ 受体激动剂或合并抗胆碱药,静脉应用茶碱类、糖皮质激素等,注意纠正缺氧、水与电解质平衡,必要时考虑机械通气治疗。

(3)慢性持续期的治疗：慢性持续期患者应在评估和监测哮喘控制水平的基础上,定期根据长期治疗分级方案进行调整,以达到最佳控制水平。哮喘的长期治疗方案分为 5 级。第 1 级不用药物或低剂量 ICS,缓解药按需使用 SABA；第 2 级选用低剂量 ICS 或白三烯调节剂或低剂量茶碱,缓解药按需使用 SABA；第 3 级选用以下 1 种：低剂量 ICS 加 LABA,中 / 高剂量 ICS,低剂量 ICS 加白三烯调节剂,低剂量 ICS 加缓释茶碱；第 4 级在第 3 级的基础上加用以下 1 种或 1 种以上：中等剂量或高剂量 ICS 加 LABA,白三烯调节剂,缓释茶碱；第 5 级在第 4 级的基础上加用口服最小剂量的糖皮质激素或抗 IgE 治疗。第 3、4、5 级的缓解治疗推荐按需使用 SABA 或低剂量布地奈德 / 福莫特罗或倍氯米松 / 福莫特罗。初始治疗应从第 2 级开始,严重未控制的哮喘患者应从第 3 级开始,每级的缓解药都应按需使用,并根据控制水平降级或升级治疗方案。

应该注意支气管哮喘患者的教育和管理,以提高疗效、减少复发、提高生活质量。

典型病案

病史摘要：患者,女,20 岁,既往健康。因发作性喘息 1 周就诊,喘息主要在凌晨发作,喘息可自行缓解。就诊时查体：双肺未闻及啰音。辅助检查：胸部 X 线片正常,血常规正常。

病案分析：患者发作性喘息,自行缓解,诊断的最大可能为支气管哮喘。如能在体格检查时发现哮鸣音,则诊断更为确切。该患者需要进行肺功能检查来提供诊断依据。发作频繁可以应用糖皮质激素静脉滴注,必要时加用茶碱类及短效 β₂ 受体激动剂,病情缓解后可以应用低剂量 ICS 加 LABA 维持治疗,此后可根据病情调整治疗方案。

第七节　胸 膜 疾 病

一、胸腔积液

正常胸膜腔有少量液体起润滑作用,胸腔内的液体持续滤出和吸收处于动态平衡。任何因素使胸膜腔内的液体形成过快或吸收过缓,可导致产生胸腔积液(pleural effusion)。

(一)病因与发病机制

1. 胸膜毛细血管内静水压增高产生胸腔漏出液,如心力衰竭等。

2. 胸膜毛细血管通透性增加导致胸腔渗出液,如胸膜炎等。

3. 胸膜毛细血管内胶体渗透压降低产生漏出液,如低蛋白血症。

4. 壁层胸膜淋巴引流障碍产生胸腔渗出液,如癌症淋巴管阻塞等。

5. 损伤所致的胸腔内出血出现血胸、脓胸或乳糜胸。

6. 医源性可造成渗出或漏出性胸腔积液。

(二)临床表现

1. 症状　可有呼吸困难、胸痛和咳嗽。因导致胸腔积液的病因不同和积液量的多少不同,其症状也有所差别。

(1)结核性胸膜炎：多见于青年人,常有发热、干咳、胸痛。随着胸腔积液量增加,胸痛可缓解,但胸闷、气促加重。

(2)恶性胸腔积液：多见于中年以上，一般无发热，伴有消瘦和呼吸道或原发部位肿瘤的症状。

(3)炎性积液：多为渗出性，常伴有咳嗽、咳痰、胸痛、发热；心力衰竭所致者多为漏出液，有心功能不全的相关表现。

(4)积液量的多少影响症状的轻重：积液量<300ml 时症状不明显，初期局限胸痛伴干咳，深呼吸时胸痛加重；积液量>500ml 时胸痛缓解，胸闷及呼吸困难加剧，叩诊浊音、呼吸音减低；大量积液时纵隔脏器受压，心悸及呼吸困难加剧。

2. **体征** 少量胸腔积液可有胸膜摩擦感及胸膜摩擦音，大量胸腔积液时患侧语颤减弱、呼吸音消失、叩诊浊音；另外，原发病可有自身的相应体征。

(三) 辅助检查

1. 诊断性胸膜腔穿刺及胸腔积液检查

(1)外观：漏出液多透明清亮，静置不凝固，比重<1.016；渗出液多草黄色，稍混浊，比重>1.018；脓性胸腔积液有臭味；血性胸腔积液呈洗肉水样或静脉血样。

(2)细胞：漏出液的细胞数<100×10^6/L，以淋巴细胞及间皮细胞为主；渗出液一般 WBC>500×10^6/L。脓胸时 WBC 常多达 10 000×10^6/L。恶性胸腔积液 40%~90% 可查出恶性肿瘤细胞。

(3)pH、病原体(涂片及培养)：对诊断胸腔积液的性质也有一定意义。

(4)蛋白质：渗出液的蛋白质含量>30g/L，Rivalta 试验阳性；漏出液的蛋白质含量<30g/L，以白蛋白为主，Rivalta 试验阴性。

(5)其他：葡萄糖、酶学、肿瘤标志物等检查也有一定的价值。

2. 影像学检查 胸部 X 线检查可以确定积液量，0.3~0.5L 表现为肋膈角变钝；较多的积液有向上、向外的弧形阴影；大量积液使整个患侧阴暗，纵隔移向健侧。积液可掩盖肺内原发病灶，抽液后可发现肿瘤或其他病变。CT 或 PET-CT 检查可以显示少量胸腔积液、肺内病变、胸膜间皮瘤、肿瘤转移等，有助于病因诊断。

3. 超声检查 主要用于估计胸腔积液的深度和量，协助胸膜腔穿刺定位，引导包裹性积液及少量积液的穿刺，鉴别胸腔积液、胸膜肥厚。

4. 胸膜活检 可应用胸膜针刺活检、胸腔镜或开胸活检，有助于病因诊断。

5. 支气管镜 对于合并咯血或存在气道阻塞的胸腔积液患者可进行此项检查。

(四) 诊断要点

1. 确定有无胸腔积液 通过症状、体征、X 线片、CT、超声可以确定。注意少量积液应与胸膜肥厚相鉴别。

2. 判断渗出液与漏出液 根据胸腔积液中的蛋白质含量及酶学等检查结果，判断积液的性质。

3. 寻找胸腔积液的病因 漏出液以心力衰竭或低蛋白血症最为常见；渗出液在我国最常见的病因为结核；此外，还有类肺炎性胸腔积液和恶性胸腔积液等。

(五) 治疗原则

不同原因导致的胸腔积液的治疗原则不尽相同。

1. 结核性胸膜炎 包括一般治疗、胸腔排液、抗结核化疗、糖皮质激素应用等。

2. 类肺炎性胸腔积液 少量积液给予有效的抗菌药物治疗后可吸收，积液量多者应胸腔穿刺排液或肋间插管引流。

3. 脓胸 控制感染，注意联合应用抗厌氧菌药物，体温正常后应持续用药 2 周以上；同时注意引流胸腔积液、胸腔冲洗等，促使肺复张，恢复肺功能。

4. 恶性胸腔积液 可采用全身化疗、局部放疗、化学性胸膜固定术及胸腔内注入生物免疫抑制剂等方法，也可采用胸腔内插管持续引流等方法，疗效均不佳。

二、气胸

气体进入胸膜腔造成积气状态称为气胸(pneumothorax)。

(一)病因与发病机制

气胸产生的主要原因有肺泡和胸腔之间形成破口、胸壁创伤产生与胸腔的交通及胸腔内有产气的微生物。

气胸根据病因可分为自发性气胸(包括原发性、继发性气胸)、外伤性气胸和医源性气胸。

(二)分型与临床表现

1. 分型　因脏层胸膜破裂情况及其胸腔内压力不同,分为以下 3 种类型。

(1)闭合性(单纯性)气胸:破口小,压力低。

(2)交通性(开放性)气胸:破口大,开放。

(3)张力性(高压性)气胸:破口形成单向活瓣,胸腔压力高。

2. 临床表现

(1)症状:突感一侧胸痛,持续时间短;胸闷、呼吸困难;可伴有刺激性咳嗽。部分患者不能平卧或健侧卧位,双侧气胸呼吸困难明显。

(2)体征:气管向健侧移位,患侧胸部隆起,呼吸运动减弱;触诊语音震颤减弱;叩诊患侧呈过清音或鼓音。右侧气胸肝浊音界下降,听诊呼吸音减弱或消失。

(3)严重程度评估:符合下列所有条件的自发性气胸为稳定型,否则为不稳定型。呼吸频率<34 次/min;心率 60~120 次/min;血压正常;呼吸室内空气时 SaO_2>90%;2 次呼吸间隔说话成句。

(三)辅助检查

1. 胸部 X 线检查　是诊断气胸的重要方法,可以了解肺受压程度、肺内病变情况、有无胸腔积液及纵隔移位。

2. 胸部 CT 检查　可判断胸腔内出现的极低密度的气体影、是否伴有不同程度的肺组织萎缩,对于小量气胸、局限性气胸及肺大疱与气胸的鉴别比 X 线敏感和准确。

(四)诊断要点

根据典型的症状、体征和影像学检查容易确诊。影像学检查是确诊依据。要注意与哮喘及慢性阻塞性肺疾病、急性心肌梗死、肺血栓栓塞症、肺大疱等疾病相鉴别。

(五)治疗原则

1. 保守治疗　稳定型小量气胸、首次发生的症状轻的闭合性气胸注意严格卧床休息,酌情给予镇静药、镇痛药,高浓度吸氧,治疗基础疾病,同时密切监测病情变化;年龄偏大、有基础肺疾病者胸膜破口愈合慢、呼吸困难重,即使气胸量小也不主张保守治疗。

2. 排气疗法

(1)胸腔穿刺抽气。

(2)胸腔闭式引流。

3. 化学性胸膜固定术　适用于持续性或复发性气胸、双侧气胸、合并肺大疱及肺功能不全不能耐受手术者。

4. 支气管内封堵术

5. 手术治疗　适用于内科治疗无效的气胸、血气胸、双侧气胸、复发性气胸、张力性气胸引流失败者。手术方法有胸腔镜或开胸手术修补。

6. 并发症及其处理原则

(1)脓气胸除积极应用抗菌药物外,应插管引流、胸腔冲洗,必要时手术。

(2)气胸如出血不止,除抽液排气外,可考虑开胸结扎相关血管。

(3)纵隔与皮下气肿一般可随着胸腔排气而自行吸收,也可吸高浓度氧。纵隔气体压力过高影响呼吸、循环时,可以胸骨上窝切开排气。

第八节　肺　癌

肺癌(lung cancer)或称原发性支气管肺癌(primary bronchogenic carcinoma),是最常见的肺部原发性恶性肿瘤。在我国男性中肺癌的发病率在所有癌症中居首位,死亡率男、女均为首位。

(一)病因与发病机制

肺癌的病因与发病机制不清,但与下列因素有关。

1. 吸烟。

2. 职业致癌因子。

3. 空气污染。

4. 电离辐射。

5. 饮食与体力活动。

6. 遗传和基因改变。

7. 结核、慢性肺部疾病、病毒感染、黄曲霉毒素等。

(二)分类

1. 按解剖学分类

(1)中央型肺癌:发生在段及段以上支气管的肺癌。

(2)周围型肺癌:发生在段以下支气管的肺癌。

2. 按组织病理学分类

(1)非小细胞肺癌:包括鳞状细胞癌、腺癌、大细胞癌等。

(2)小细胞肺癌。

(三)临床表现

1. 原发肿瘤引起的症状和体征

(1)咳嗽:为早期症状,多为干咳,继发感染时可有咳痰。

(2)痰血或咯血:中央型肺癌多见。

(3)气短或喘鸣:气道阻塞或受侵、胸腔积液、上腔静脉阻塞及肿瘤侵犯广泛时可出现。

(4)胸痛:多由肿瘤转移或侵犯胸壁导致。

(5)发热:肿瘤组织坏死或阻塞性肺炎导致。

(6)消瘦。

2. 肿瘤局部扩展引起的症状和体征

(1)胸痛:为肿瘤侵犯胸壁或胸膜及压迫肋间神经等导致。

(2)声音嘶哑:为肿瘤侵犯喉返神经导致。

(3)吞咽空难:为肿瘤侵犯或压迫食管导致。

(4)胸腔积液:多为肿瘤累及胸膜导致。

(5)心包积液:为肿瘤侵犯心包或阻塞心脏的淋巴引流引起。

(6)上腔静脉阻塞综合征:为肿瘤侵犯或转移的淋巴结压迫上腔静脉,或腔静脉内癌栓形成导致静脉回流受阻,产生上肢、颈面部水肿和胸部静脉曲张等表现。

(7)霍纳综合征:肺尖部的癌压迫颈交感神经导致病侧上睑下垂、瞳孔缩小、眼球内陷、额部与胸部少汗或无汗。

3. 肿瘤远处转移引起的症状和体征

(1) 中枢神经系统转移：可导致颅内压增高、眩晕、复视、癫痫，甚至肢体运动障碍等。

(2) 骨骼转移：可出现局部疼痛、压痛，甚至病理性骨折。

(3) 腹部转移：常转移到肝脏、胰腺、胃肠道、肾上腺等部位，出现相应的临床表现。

(4) 淋巴结转移：锁骨上窝最常见，腹膜后淋巴结也较常见。

4. 肺癌的胸外表现

(1) 内分泌综合征：部分肿瘤细胞分泌抗利尿激素、促肾上腺皮质激素、甲状旁腺激素和促性腺激素等，导致相应的临床表现。

(2) 骨骼 - 结缔组织综合征：包括原发性肥大性骨关节病、神经肌肉综合征，部分患者可有血液学异常等表现。

(四) 辅助检查

1. 影像学检查

(1) 胸部 X 线检查：是发现肺癌的最常用的方法之一，但对早期肺癌的检出有局限性。

(2) 胸部 CT 检查：分辨率更高，可发现微小病变及 X 线难以显示的部位。增强 CT 可进一步检查肺门及纵隔淋巴结，有助于肺癌的分期。

(3) 磁共振成像：有助于明确肿瘤与血管的关系，发现脑实质及脑膜转移等。

(4) 放射性核素显像：骨扫描多用于发现有无骨转移；PET-CT 有助于发现早期肺癌及转移灶，也可用于分期及疗效评价等，但要注意与病理检查相结合。

2. 病理检查

(1) 痰脱落细胞学检查：是肺癌的重要诊断方法。

(2) 胸腔积液细胞学检查：多次送检可提高检出率。

(3) 呼吸内镜检查：支气管镜是诊断肺癌的主要方法之一，包括直视活检和刷检、经支气管镜肺活检 (TBLB)、经支气管镜腔内超声 (EBUS) 等技术。此外，胸腔镜、纵隔镜等也可以用于部分患者的诊断。

(4) 针吸活检：包括经胸壁穿刺肺活检、表浅淋巴结活检、闭式胸膜针刺活检等。

(5) 开胸肺活检：对于上述检查无法确诊的患者，权衡利弊后可考虑开胸肺活检。

3. 肿瘤标志物检测　常用的有癌胚抗原 (CEA)、神经元特异性烯醇化酶 (NSE) 等，缺乏特异性和敏感性，但对诊断和病情监测有一定的参考价值。

4. 肺癌的基因诊断　某些基因产物有助于诊断早期肺癌或识别靶向治疗的最佳用药人群，有些可检测耐药基因等。

(五) 诊断要点

肺癌的诊断步骤如下。

1. CT 确定部位。

2. 组织病理学诊断。

3. 分子病理学诊断。注意肺癌可能与某些疾病共存或与其他疾病在影像学上相似，因此要注意与肺结核、肺炎、肺脓肿、结核性胸膜炎、肺隐球菌病、肺部良性肿瘤等相鉴别。

(六) 治疗原则

肺癌的治疗应根据患者的状况、病理学类型、侵犯的范围和程度等采取多学科综合治疗及个体化治疗的模式，合理采取不同的治疗手段。

1. 手术治疗　是早期肺癌的最佳治疗方法，分为根治性和姑息性手术。

(1) 非小细胞肺癌：根治性手术是 Ⅰ 期和 Ⅱ 期患者的首选。

(2) 小细胞肺癌：单纯手术无法根治，一般不推荐手术治疗。部分术后患者仍需要化疗。

2. 药物治疗　主要包括化疗和靶向治疗,用于肺癌晚期或复发患者的治疗。化疗还可以用于术后辅助化疗、术前新辅助化疗及联合放疗等综合治疗中。

(1)非小细胞肺癌:对化疗反应差、晚期及复发患者可缓解症状、提高生活质量和提高生存率。对某些有相关基因突变的患者可根据实际情况采用不同的靶向药物治疗。

(2)小细胞肺癌:对化疗非常敏感,是治疗的基本方案。手术患者推荐辅助化疗。部分患者可采用以化疗为主的综合治疗。

3. 放射治疗(放疗)　根据患者的实际情况,可采用根治性放疗、姑息性放疗、辅助放疗、新辅助化放疗和预防性放疗等措施。

4. 介入治疗　包括支气管动脉灌注化疗及经支气管镜介入治疗等方法,应根据患者的具体情况选择。

5. 中医药治疗　多与西药协同治疗,用于减少放化疗的不良反应,促进机体恢复。

其他常见呼吸系统疾病的主要临床特点见表 5-1。

表 5-1　其他常见呼吸系统疾病的主要临床特点

疾病类型	主要症状	主要体征	有助于确诊的辅助检查	治疗原则
支气管扩张症	慢性咳嗽、咳痰或咯血,肺部反复感染	固定性湿啰音,慢性者可有杵状指(趾)	肺部高分辨率 CT(HRCT),痰细菌培养	治疗基础疾病,控制感染,祛痰,止血;部分可考虑手术
慢性支气管炎	咳嗽、咳痰或有喘息,每年发病持续 3 个月以上,连续 2 年以上	可有啰音	X 线,肺功能检查,痰细菌培养	控制感染,镇咳,祛痰,平喘
肺血栓栓塞症	气短、胸痛、晕厥、烦躁、咯血、咳嗽、心悸等	呼吸急促、发绀、心率快、血压低,甚至休克等	CT 肺动脉造影(CTPA),发射计算机断层显像(ECT),MRI,肺动脉造影	抗凝,溶栓,手术

(刘晓民)

思考题

1. 青壮年、无基础疾病的社区获得性肺炎患者常选用哪种抗菌药物?
2. 试述初治涂阳肺结核的用药方案。
3. 简述支气管哮喘患者慢性持续期的第 3 级治疗的药物选择。

第五章
目标测试

第六章

心血管系统疾病

第六章
教学课件

学习目标

掌握 心力衰竭、心律失常、高血压、冠状动脉粥样硬化性心脏病、心肌疾病及心脏瓣膜病等心血管系统疾病的主要症状和防治原则。

熟悉 心血管系统疾病的主要体征和诊断。

了解 心血管系统常见疾病的病因。

第一节 概 述

心血管系统包括心脏、血管和血液循环的神经体液调节系统。其主要功能是为全身组织器官运输血液,通过血液将氧、营养物质和激素等供给组织,并将组织代谢废物运走,以保证人体正常新陈代谢的进行。

根据《中国心血管病报告 2020》和《中国卫生统计年鉴 2019》结果显示,我国心血管病现患病人数为 3.3 亿,即每 4 个成人中有 1 人患心血管病。我国每年死于心血管病约 350 万人,占总死亡原因的 45% 左右,居各种疾病之首,每死亡 3 人就有 1 人死于心血管病。常见的心血管系统疾病有先天性心脏病(结构异常)、风湿性心脏病(瓣膜异常)、冠状动脉粥样硬化性心脏病(血管异常)、心肌病(心肌变性)、原发性高血压、心力衰竭、心律不齐(神经传导异常)等。

常用的辅助检查方法有心电图、心脏超声及心功能检查(彩色多普勒)、实验室检查、X 线检查、心脏放射性核素显像、冠状动脉造影及其他心脏电生理检查等相关检查。

心血管系统疾病的治疗方法有以下几种。

1. 药物治疗 ①血管紧张素 Ⅱ 受体阻滞剂(ARB)、血管紧张素转换酶抑制剂(ACEI);②β 受体拮抗剂;③钙通道阻滞剂;④利尿药;⑤α 受体拮抗剂;⑥溶栓、调血脂、降压、扩血管、抗心律失常、抗血小板、抗凝、抗血栓等药物。

2. 介入治疗 ①冠状动脉造影及支架植入术;②临时及永久起搏器植入术;③先天性心脏病的介入治疗;④心内电生理学检查及射频消融术。

3. 外科治疗 心脏瓣膜置换术、冠状动脉旁路移植术、心包剥离术、心脏移植等。

4. 其他治疗

第二节 心 力 衰 竭

心力衰竭(heart failure, HF)指各种心脏结构或功能性疾病导致心室充盈和 / 或射血功能受损,心排血量不能满足机体组织代谢需要,以肺循环和 / 或体循环淤血,器官、组织血液灌注不足为临床表现的一组综合征,主要表现为呼吸困难、体力活动受限和体液潴留。

1. 病因与发病机制

(1)病因:主要由于原发性心肌损害和心脏长期容量和 / 或压力负荷过重导致心肌功能由代偿最

终发展为失代偿。

(2)诱因：心脏病患者的心力衰竭症状往往由一些增加心脏负荷的因素诱发，如感染、心律失常、血容量增加、过度的体力消耗或情绪激动、治疗不当、原有心脏病变加重或并发其他疾病等。

(3)发病机制：心力衰竭的主要发病机制之一为心肌病理性重构，导致心力衰竭进展的 2 个关键过程发生。一是心肌死亡(坏死、凋亡、自噬等)的发生，如急性心肌梗死、重症心肌炎等；二是神经内分泌系统过度激活所致的系统反应，其中肾素 - 血管紧张素 - 醛固酮系统(RAAS)和交感神经系统过度兴奋起主要作用。切断这 2 个关键过程是心力衰竭有效预防和治疗的基础。

2. 类型

(1)左心衰竭、右心衰竭和全心衰竭。

(2)急性和慢性心力衰竭。

(3)收缩性和舒张性心力衰竭。

3. 分期与分级

(1)分期

1)前心力衰竭阶段：患者存在心力衰竭的高危因素，但目前尚无心脏结构或功能异常，也无心力衰竭的症状和 / 或体征。包括原发性高血压、冠状动脉粥样硬化性心脏病、糖尿病和肥胖、代谢综合征等最终可累及心脏，以及有应用心脏毒性药物史、酗酒史、风湿热史或心肌病家族史等。

2)前临床心力衰竭阶段：患者无心力衰竭的症状和 / 或体征，但已发展为结构性心脏病，如左心室肥厚、无症状瓣膜性心脏病、既往心肌梗死史等。

3)临床心力衰竭阶段：患者已有基础结构性心脏病，既往或目前有心力衰竭的症状和 / 或体征。

4)难治性终末期心力衰竭阶段：患者虽经严格优化的内科治疗，但休息时仍有症状，常伴心源性恶病质，须反复长期住院。

(2)分级：采用 NYHA 心功能分级。

1)Ⅰ级：心脏病患者的日常活动量不受限，一般活动不引起乏力、呼吸困难等心力衰竭症状。

2)Ⅱ级：心脏病患者的体力活动轻度受限，休息时无自觉症状，一般活动下可出现心力衰竭症状。

3)Ⅲ级：心脏病患者的体力活动明显受限，低于平时一般活动即引起心力衰竭症状。

4)Ⅳ级：心脏病患者不能从事任何体力活动，休息状态下也存在心力衰竭症状，活动时加重。

(3)6 分钟步行试验：通过评定慢性心力衰竭患者的运动耐力评价心力衰竭的严重程度和疗效。要求患者在平直走廊里尽快行走，测定 6 分钟步行距离。6 分钟步行距离<150m 为重度心力衰竭，150~450m 为中度心力衰竭，>450m 为轻度心力衰竭。

一、慢性心力衰竭

(一)临床表现

1. 左心衰竭 以肺循环淤血及心排血量减低为主要表现。

(1)症状

1)不同程度的呼吸困难：①劳力性呼吸困难；②端坐呼吸；③夜间阵发性呼吸困难，患者入睡后突发憋气而惊醒，被迫取坐位，重者可有哮鸣音，称为"心源性哮喘"，多于端坐后休息缓解；④急性肺水肿，是"心源性哮喘"的进一步发展，是左心衰竭呼吸困难最严重的形式。

2)咳嗽、咳痰、咯血：咳嗽、咳痰开始常于夜间发生，坐位或立位减轻，白色浆液性泡沫状痰为其特点。急性左心衰竭发作时可出现粉红色泡沫样痰。长期慢性肺淤血肺静脉压力升高可引起大咯血。

3)乏力、疲倦、运动耐量减低、头晕、心悸。

4)少尿及肾损伤。

(2)体征

1)肺部湿啰音:随着病情加重,肺部啰音可从局限于肺底部直至全肺。侧卧位时下垂的一侧啰音较多。

2)心脏体征:除基础心脏病的固有体征外,一般均有心脏扩大(单纯舒张性心力衰竭除外)及相对性二尖瓣关闭不全的反流性杂音、肺动脉瓣区第二心音亢进及舒张期奔马律。

2. 右心衰竭　以体循环淤血为主要表现。

(1)症状

1)消化道症状:腹胀、食欲缺乏、恶心、呕吐等是右心衰竭最常见的症状。

2)劳力性呼吸困难:继发于左心衰竭的右心衰竭呼吸困难已存在。单纯性右心衰竭为分流性先天性心脏病或肺部疾病所致,也均有明显的呼吸困难。

(2)体征

1)水肿:表现为始于身体低垂部位的对称性凹陷性水肿;也可表现为胸腔积液,以双侧多见,单侧者以右侧多见。

2)颈静脉征:颈静脉波动增强、充盈、怒张,肝颈静脉回流征阳性。

3)肝大:肝淤血肿大常伴疼痛,持续慢性右心衰竭可导致心源性肝硬化。

4)心脏体征:除基础心脏病的相应体征外,可出现相对性三尖瓣关闭不全的反流性杂音。

3. 全心衰竭　右心衰竭继发于左心衰竭而形成全心衰竭。右心衰竭时右心排血量减少,呼吸困难等肺淤血症状反而有所减轻。

(二)辅助检查

1. 实验室检查

(1)利尿钠肽:临床上常用 B 型利尿钠肽(BNP)或 N 末端 B 型利尿钠肽原(NT-proBNP),可用于因呼吸困难而疑为心力衰竭患者的诊断和鉴别诊断。BNP<35g/L、NT-proBNP<125ng/L 时不支持慢性心力衰竭的诊断,其诊断的敏感性和特异性低于急性心力衰竭时。利尿钠肽可用来评估慢性心力衰竭的严重程度和预后,接受治疗者的利尿钠肽水平高则提示预后差。

(2)肌钙蛋白:心脏肌钙蛋白(cTn)可用于诊断原发病如急性心肌梗死,也可以对心力衰竭患者进行进一步的危险分层。肌钙蛋白升高,特别是同时伴有利尿钠肽升高,也是心力衰竭预后的强预测因子。

(3)常规检查:包括血常规、尿常规、肝肾功能、血糖、血脂、电解质、甲状腺功能等。

2. 心电图　心力衰竭并无特异性的心电图表现,但有助于判断心肌缺血、既往心肌梗死、传导阻滞、心律失常等。

3. 影像学检查

(1)X 线检查:可提供心脏增大、肺淤血、肺水肿及原有肺部疾病的信息。

(2)超声心动图:可评价各心腔大小变化及心脏瓣膜结构和功能,评估心功能和判断病因。

(3)放射性核素显像:放射性核素心室造影可准确测定左心室容量、左心室射血分数(LVEF)及室壁运动。放射性核素心肌灌注和 / 或代谢显像可诊断心肌缺血和心肌存活情况,并对鉴别扩张型心肌病或缺血性心肌病有一定的帮助。

(4)心脏磁共振(CMR):检测心腔容量、心肌质量和室壁运动的准确性和可重复性较好。经超声心动图检查不能作出诊断时,CMR 是最好的替代影像学检查。疑诊心肌病、心脏肿瘤(或肿瘤累及心脏)或心包疾病时,CMR 有助于明确诊断,对复杂性先天性心脏病患者则是首选检查。

(5)冠状动脉造影:适用于有心绞痛、心肌梗死或心脏停搏史的患者,也可鉴别缺血性或非缺血性心肌病。

4. 有创性血流动力学检查 急性重症心力衰竭患者可采用床边右心漂浮导管（Swan-Ganz 导管）检查测定各部位的压力及血液含氧量，计算心脏指数（CI）及肺动脉楔压（PAWP），直接反映左心功能，在具备条件的 CCU、ICU 等病房对危重患者也可采用脉搏指示剂连续心排血量监测（PiCCO）。

（三）诊断与鉴别诊断

1. 诊断 心力衰竭须综合病史、症状、体征及辅助检查作出诊断。主要诊断依据为原有基础心脏病的证据及循环淤血的表现。BNP 测定也可作为诊断依据，并有助于鉴别呼吸困难的病因。

2. 鉴别诊断

（1）支气管哮喘：左心衰竭患者夜间阵发性呼吸困难（心源性哮喘）应与支气管哮喘相鉴别。前者多见于器质性心脏病患者，发作时必须坐起，重者肺部有干湿啰音，甚至咳粉红色泡沫；后者多见于青少年有过敏史，发作时双肺可闻及典型的哮鸣音，咳出白色黏液痰后呼吸困难常可缓解。测定 BNP 水平有较大的参考价值。

（2）心包积液、缩窄性心包炎：根据病史、心脏及周围血管体征进行鉴别，超声心动图、CMR 可确诊。

（3）肝硬化腹水伴下肢水肿：应与慢性右心衰竭相鉴别，除基础心脏疾病的体征有助于鉴别外，非心源性肝硬化不会出现颈静脉怒张等上腔静脉回流受阻的体征。

（四）治疗

1. 一般治疗

（1）生活方式管理

1）患者教育：心力衰竭患者及家属应得到有关疾病知识和管理的指导。

2）体重管理：每日测定体重以早期发现体液潴留非常重要。如在 3 日内体重突然增加 2kg 以上，应考虑患者已有水钠潴留（隐性水肿），需要利尿或加大利尿药的剂量。

3）饮食管理：对控制 NYHA Ⅲ~Ⅳ级心力衰竭患者的充血症状和体征有帮助。心力衰竭急性发作伴有容量负荷过重的患者要限制钠摄入<2g/d。一般不主张严格限制钠摄入和将限钠扩大到轻度或稳定期心力衰竭患者。

（2）休息与活动：急性期或病情不稳定者应限制体力活动，卧床休息，多做被动运动以预防深静脉血栓形成。临床情况改善后，在不引起症状的情况下，从床边小坐开始逐步增加有氧运动。

（3）病因治疗

1）早期治疗：对所有可能导致心脏功能受损的常见疾病如高血压、冠状动脉粥样硬化性心脏病、糖尿病、代谢综合征等，在尚未造成心脏器质性改变前即应早期进行有效治疗。对于少数病因未明的疾病如原发性扩张型心肌病等亦应早期积极干预，延缓疾病进展。

2）消除诱因：应及时处理或纠正诱因，如感染（尤其上呼吸道和肺部感染）、心律失常（尤其伴快速心室率的心房颤动）、电解质紊乱和酸碱失衡等。

2. 药物治疗

（1）利尿药：利尿药是心力衰竭治疗中改善症状的基石，是唯一能够控制体液潴留的药物，但不能作为单一治疗。

适应证：有体液潴留证据的所有心力衰竭患者均应给予利尿药。

应用方法：从小剂量开始，逐渐增加剂量直至尿量增加，体重每日减轻 0.5~1.0kg 为宜。一旦症状缓解、病情控制，即以最小有效剂量长期维持，并根据体液潴留情况随时调整剂量。每日体重变化是最可靠的监测利尿药效果和调整利尿药剂量的指标。

1）袢利尿药：以呋塞米（速尿）为代表，需监测血钾。

2）噻嗪类利尿药：以氢氯噻嗪（双氢克尿噻）为代表，要注意电解质平衡。长期大剂量应用可影响糖、脂代谢。

3）保钾利尿药：利尿作用弱，多与上述 2 类利尿药联用以加强利尿效果并预防低钾血症。常用的有螺内酯（安体舒通）、氨苯蝶啶、阿米洛利。

（2）RAAS 抑制剂

1）血管紧张素转换酶抑制剂（ACEI）：是被证实能降低心力衰竭患者病死率的第一类药物，是公认的治疗心力衰竭的基石和首选药物。

适应证：所有左心室射血分数（LVEF）下降的心力衰竭患者必须且终身使用，除非有禁忌证或不能耐受；前心力衰竭阶段为心力衰竭高发危险人群，应考虑应用 ACEI 预防心力衰竭。

应用方法：从小剂量开始，逐渐递增，直至达到目标剂量，一般每隔 1~2 周剂量倍增 1 次，调整到合适剂量应终身维持使用，避免突然撤药，应监测血压、血钾和肾功能。

ACEI 有卡托普利、贝那普利、培哚普利、雷米普利、赖诺普利等，各种 ACEI 对心力衰竭患者的症状、死亡率或疾病进展的作用无明显差异。

ACEI 的副作用主要包括低血压、肾功能一过性恶化、高钾血症、干咳、血管神经性水肿。有威胁生命的不良反应（血管性水肿和无尿性肾衰竭）者、孕妇及对 ACEI 过敏者应禁用；低血压、双侧肾动脉狭窄、血肌酐明显升高（>265μmol/L）、高钾血症（>5.5mmol/L）、左心室流出道梗阻（主动脉瓣狭窄、梗阻性肥厚型心肌病）者慎用。

2）血管紧张素 Ⅱ 受体阻滞剂（ARB）

适应证：基本与 ACEI 相同，推荐用于不能耐受 ACEI 的患者。

应用方法：从小剂量开始，逐步将剂量增至目标推荐剂量或最大耐受剂量。

与 ACEI 相似，可引起低血压、肾功能不全和高钾血症等，应监测血压、肾功能和血钾。干咳和血管性水肿的副作用较少见。目前不主张心力衰竭患者联合应用 ACEI 及 ARB。

3）醛固酮受体拮抗剂：能抑制心血管重塑，改善心力衰竭的远期预后。

适应证：LVEF ≤ 35%、NYHA Ⅱ~Ⅳ级患者；已使用 ACEI（或 ARB）和 β 受体拮抗剂治疗，仍持续有症状的患者；急性心肌梗死后，LVEF ≤ 40%，有心力衰竭症状或既往有糖尿病病史者。

应用方法：从小剂量开始，逐渐加量。

常用药物为依普利酮、螺内酯。必须监测血钾，近期有肾功能不全、血肌酐升高或高钾血症者不宜使用。

4）肾素抑制剂：有阿利吉仑、雷米吉仑。但有待进一步研究以获得更广泛的循证依据，目前不推荐用于 ACEI/ARB 的替代治疗。

（3）β 受体拮抗剂：心力衰竭患者长期应用 β 受体拮抗剂能减轻症状，改善预后，降低死亡率和住院率。

适应证：有症状或曾经有症状的 NYHA Ⅱ~Ⅲ级、LVEF 下降、病情稳定的慢性心力衰竭患者必须终身应用，除非有禁忌证或不能耐受。

应用方法：推荐应用琥珀酸美托洛尔、比索洛尔或卡维地洛，但部分患者治疗开始时可用酒石酸美托洛尔过渡。β 受体拮抗剂治疗心力衰竭要达到目标剂量或最大耐受剂量。起始剂量宜小，一般为目标剂量的 1/8，每隔 2~4 周剂量递增 1 次。通常静息心率降至 55~60 次 /min 为其应用的目标剂量或最大耐受剂量。

（4）正性肌力药

1）洋地黄类药物：地高辛对心力衰竭患者总病死率的影响为中性。

洋地黄制剂：地高辛用维持剂量口服。毛花苷丙（西地兰）、毒毛花苷 K 均为快速起效的静脉注射制剂，适用于急性心力衰竭或慢性心力衰竭加重时。

洋地黄的临床应用：伴有快速性心房颤动 / 心房扑动的收缩性心力衰竭是应用洋地黄的最佳指征。在利尿药、ACEI/ARB 和 β 受体拮抗剂治疗过程中仍持续有心力衰竭症状的患者可考虑加用地高辛。但对代谢异常引起的高心排血量心力衰竭如贫血性心脏病、甲状腺功能亢进症及心肌炎、心肌病等病因所致的心力衰竭，洋地黄治疗效果欠佳。肺源性心脏病、心肌梗死、缺血性心肌病均易发生洋地黄中毒，应慎用；肥厚型心肌病、单纯二尖瓣狭窄伴窦性心律、严重窦性心动过缓或房室传导阻滞患者在未植入起搏器前应禁用洋地黄。

洋地黄中毒表现：①各类心律失常为洋地黄中毒的最重要的表现，常见为室性心律失常，多表现为二联律、非阵发性交界性心动过速、房性期前收缩、心房颤动及房室传导阻滞等。房性快速性心律失常伴传导阻滞是洋地黄中毒的特征性表现。②胃肠道表现如恶心、呕吐。③神经系统表现如视物模糊、黄视、绿视、定向障碍、意识障碍。洋地黄中毒表现后两者较少见。

影响洋地黄中毒的因素：心肌缺血、缺氧及低血钾、低血镁、甲状腺功能减退、肾功能不全、低体重，与其他药物的相互作用也是引起洋地黄中毒的因素。心血管系统疾病常用药物如胺碘酮、维拉帕米、奎尼丁等均可降低地高辛的经肾排泄率而加大中毒的可能性。

洋地黄中毒的处理：发生洋地黄中毒后应立即停药。单发性室性期前收缩、一度房室传导阻滞等停药后常自行消失；对快速性心律失常者，如血钾浓度低则可静脉补钾，如血钾不低可应用利多卡因或苯妥英钠。电复律一般禁用，因易致心室颤动。有传导阻滞及缓慢性心律失常者可予以阿托品静脉注射，此时异丙肾上腺素易诱发室性心律失常，不宜应用。

2）非洋地黄类正性肌力药

①β受体激动剂：多巴胺与多巴酚丁胺是常用的静脉制剂，但只能短期静脉应用，在慢性心力衰竭加重时起到帮助患者渡过难关的作用，连续用药超过 72 小时可能出现耐药，长期使用将增加死亡率。

②磷酸二酯酶抑制剂：包括氨力农、米力农等。静脉滴注短期应用可改善心力衰竭症状，但长期应用可增加患者的死亡率。因此，仅在心脏术后急性收缩性心力衰竭、难治性心力衰竭及心脏移植前的终末期心力衰竭患者中短期应用。

(5) 血管扩张药：慢性心力衰竭的治疗不推荐应用血管扩张药，仅在伴有心绞痛或高血压的患者中考虑联合治疗，对存在心脏流出道或瓣膜狭窄的患者应禁用。

(6) 抗心力衰竭药的治疗进展

1) 人重组脑钠肽：奈西立肽，适用于急性失代偿性心力衰竭。

2) 左西孟旦：适用于无显著低血压或低血压倾向的急性左心衰竭患者。

3) 伊伐布雷定：适用于窦性心律的 LVEF 降低的心力衰竭患者。使用 ACEI 或 ARB、β受体拮抗剂、醛固酮受体拮抗剂已达到推荐剂量或最大耐受剂量，心率仍然 ≥ 70 次 /min，并持续有症状的患者。

4) 精氨酸血管加压素（AVP）受体拮抗剂：托伐普坦，可用于治疗伴有低钠血症的心力衰竭。

3. 非药物治疗

(1) 心脏再同步化治疗（CRT）：CRT 通过改善房室、室间和 / 或室内收缩不同步而增加心排血量，可改善心力衰竭症状、运动耐量，提高生活质量，降低住院率并明显降低死亡率。慢性心力衰竭患者的 CRT 的 Ⅰ 类适应证包括已接受最佳药物治疗但仍持续存在心力衰竭症状，LVEF ≤ 35%，心功能 NYHA Ⅲ~Ⅳ级，窦性节律时心脏不同步（QRS 间期 >120 毫秒）。

(2) 左室辅助装置（LVAD）：适用于严重心脏事件后或准备行心脏移植术患者的短期过渡治疗和急性心力衰竭的辅助治疗。

(3) 心脏移植：是治疗顽固性心力衰竭的最终方法，但因其供体来源及排斥反应而难以广泛开展。

4. 舒张性心力衰竭的治疗　治疗原则与收缩功能不全有所差异，主要措施如下。

(1) 积极寻找并治疗基础病因：如治疗冠状动脉粥样硬化性心脏病，有效控制血压等。

(2) 降低肺静脉压：限制钠盐摄入，应用利尿药；若肺淤血症状明显，可小剂量应用静脉扩张药（硝酸盐制剂)。

(3)β受体拮抗剂:一般治疗目标为维持基础心率50~60次/min。

(4)钙通道阻滞剂:主要用于肥厚型心肌病。

(5)ACEI/ARB:最适用于高血压心脏病和冠状动脉粥样硬化性心脏病。

(6)尽量维持窦性心律,保持房室顺序传导,保证心室舒张期的充分容量。

(7)在无收缩功能障碍的情况下,禁用正性肌力药。

二、急性心力衰竭

急性心力衰竭(AHF)是指心力衰竭急性发作和/或加重的一种临床综合征,可表现为急性新发或慢性心力衰竭急性失代偿。

(一)类型

1. 临床分类

(1)急性左心衰竭:包括慢性心力衰竭急性失代偿、急性冠脉综合征、高血压急症、急性心脏瓣膜功能障碍、急性重症心肌炎、围生期心肌病和严重心律失常。

(2)急性右心衰竭:常由于右心室梗死、急性大面积肺栓塞、右心瓣膜病所致。

(3)非心源性急性心力衰竭:常由于高心排血量综合征、严重肾脏疾病(心肾综合征)、严重肺动脉高压等所致。

2. 严重程度分类　Killip分级适用于急性心肌梗死所致的心力衰竭的临床分级。

Ⅰ级:无心力衰竭的症状与体征。

Ⅱ级:有心力衰竭的症状与体征。肺部50%以下的肺野湿啰音,心脏第三心音奔马律,肺静脉高压,胸片见肺淤血。

Ⅲ级:严重心力衰竭的症状与体征。严重肺水肿,肺部50%以上的肺野湿啰音。

Ⅳ级:心源性休克。

(二)临床表现

突发严重的呼吸困难,呼吸频率常达30~40次/min,强迫坐位,面色苍白,发绀,大汗,烦躁;同时频繁咳嗽,咳粉红色泡沫样痰。极重者可因脑缺氧而致神志模糊。发病伊始可有一过性血压升高,病情如未缓解,血压可持续下降直至休克。听诊两肺布满湿啰音、哮鸣音,心尖部第一心音减弱,心率快,同时有舒张期早期第三心音奔马律,肺动脉瓣第二心音亢进。胸部X线片显示间质性肺水肿时,上肺静脉充盈、肺门血管影模糊、小叶间隔增厚;肺水肿时表现为蝶形肺门;严重肺水肿时,为弥漫全肺的大片阴影。

(三)诊断与鉴别诊断

根据典型症状与体征,一般不难作出诊断。急性呼吸困难与支气管哮喘的鉴别前已述及,与肺水肿并存的心源性休克与其他原因所致的休克不难相鉴别。疑似患者可行BNP/NT-proBNP检测鉴别。

(四)治疗

1. 基本处理

(1)体位:半卧位或端坐位,双腿下垂,以减少静脉回流。

(2)吸氧:立即高流量鼻管给氧,严重者采用无创呼吸机持续加压或双水平气道正压给氧。

(3)救治准备:静脉通道开放,留置导尿,心电图监测及血氧饱和度监测等。

(4)镇静:吗啡。

(5)快速利尿。

(6)使用氨茶碱。

（7）洋地黄类药物：毛花苷丙静脉给药最适合用于有快速心室率的心房颤动并心室扩大伴左心室收缩功能不全的患者。

2. 血管活性药

（1）血管扩张药：须密切监测血压变化，小剂量慢速给药并合用正性肌力药。常用药物有硝普钠、硝酸酯类、α 受体拮抗剂。

（2）正性肌力药

1）β 受体激动剂：多巴胺、多巴酚丁胺。

2）磷酸二酯酶抑制剂：米力农。

3. 机械辅助治疗　主动脉内球囊反搏。

4. 病因治疗

典型病案

病史摘要：患者，男，68 岁。因"发现高血压 20 年，劳力性气促 5 年，加重 1 周"入院。既往血压最高 180/100mmHg，不规则服用抗高血压药，5 年前出现上楼、快走时气促，1 周前受凉出现咳嗽、咳黄痰，稍活动即感气促，伴腹胀、双下肢水肿，夜间不能平卧入睡，需高枕卧位。无冠状动脉粥样硬化性心脏病、糖尿病病史。有吸烟史 40 余年。查体：BP 120/80mmHg，R 24 次 /min，P 100 次 /min，急性面容，端坐位，颈静脉怒张，双肺下肺可闻及湿啰音，右侧明显，心界向左下增大，心尖部可闻及 2/6 级收缩期吹风样杂音，心率 138 次 /min，心律绝对不齐，心音强弱不等，腹软，无压痛及反跳痛，肝大，双下肢轻度凹陷性水肿。辅助检查：心肌损伤标志物未见异常，心脏彩超提示左心增大，二尖瓣轻度反流，LVEF 35%。胸片提示肺水肿合并右下肺炎，心脏增大。心电图示心房颤动。BNP 21.35g/L。

病案分析：针对该患应诊断为①原发性高血压 3 级（很高危）；高血压心脏病；心房颤动；心力衰竭；心功能Ⅲ级。②右下肺炎。治疗：纠正心力衰竭，减慢心房颤动的心室率，抗菌药物治疗肺部感染，针对患者的心房颤动可行抗凝治疗，预防血栓栓塞。

第三节　心　律　失　常

心律失常（arrhythmia）是指心脏冲动的频率、节律、起源部位、传导速度或激动次序的异常。

1. 分类　临床上主要依据发生部位、发生机制、心率快慢进行分类。本内容主要按发生部位进行叙述。

2. 诊断　主要从以下几个方面进行：①病史（心律失常的诱因、频度、起止方式）；②体检（心率、节律）；③心电图（最重要的无创检查技术）；④长时间心电图记录、运动试验、食管心电图、心内电生理检查、三维心脏电生理标测及导航系统。

3. 治疗

（1）抗心律失常药

Ⅰ类：阻滞快钠通道。

I_A 类：奎尼丁、普鲁卡因胺、丙吡胺。

I_B 类：美西律、苯妥英钠、利多卡因。

I_C 类：氟卡尼、恩卡尼、普罗帕酮、莫雷西嗪。

Ⅱ类：β 受体拮抗剂，如美托洛尔、阿替洛尔、比索洛尔。

Ⅲ类：阻滞钾通道，如胺碘酮、索他洛尔。

Ⅳ类:阻滞慢钙通道,如维拉帕米、地尔硫䓬。

(2)电复律和电除颤

1)同步电复律:放电时电流正好与 R 波同步,避开心室易损期,适用于除心室颤动以外的快速性心律失常。

2)非同步电除颤:适用于心室颤动。

(3)植入型心律转复除颤器(implantable cardioverter defibrillator,ICD):植入型心律转复除颤器可像起搏器一样埋藏于皮下囊袋中,同时具备抗心动过缓起搏(antibradycardia pacing)、抗心动过速起搏(antitachycardia pacing,ATP)和低能电复律(cardioversion)及高能电除颤(defibrillation)多种功能。

(4)心脏起搏治疗:心脏起搏器是一种医用电子仪器,它通过发放一定形式的电脉冲,刺激心脏,使之激动和收缩,即模拟正常心脏的冲动形成和传导,通过不同的起搏方式纠正心率和心律异常,以及左、右心室的协调收缩,提高患者的生存质量,降低病死率。

(5)射频导管消融术治疗快速性心律失常:射频消融仪通过导管头端的电极释放射频电能,在导管头端与局部心肌内膜之间将电能转化为热能,达到一定温度(46~49℃)后,使特定的局部心肌细胞脱水、变性、坏死(损伤直径为 7~8mm,深度为 3~5mm),自律性和传导性能均发生改变,从而使心律失常得以根治。

(6)快速性心律失常的外科治疗:外科治疗快速性心律失常的目的在于切除、隔置、离断参与心动过速生成、维持与传播的组织,保存或改善心脏功能。外科治疗方法包括直接针对心律失常本身及各种间接的手术方法,后者包括室壁瘤切除术、冠状动脉旁路移植术和矫正瓣膜关闭不全或狭窄的手术、左侧颈胸交感神经切断术等。

一、病态窦房结综合征

病态窦房结综合征(sick sinus syndrome,SSS)简称病窦综合征,是由窦房结病变导致功能减退,产生多种心律失常的综合表现。患者可在不同时间出现 1 种以上的心律失常,部分患者同时有房室传导功能障碍。

(一)病因

1. 众多病变过程损害窦房结,如淀粉样变性、甲状腺功能减退等。

2. 窦房结周围神经和心房肌的病变。

3. 窦房结动脉供血减少。

4. 迷走神经张力增高。

5. 药物。

(二)临床表现

可出现一系列与心动过缓有关的心、脑等重要脏器供血不足的症状,如发作性头晕、黑矇、乏力、晕厥;严重者可发生阿 - 斯综合征,甚至死亡。有心动过速发作时可出现心悸、心绞痛症状。

(三)心电图检查

1. 持续而显著的窦性心动过缓(50 次 /min 以下),且并非由药物引起。

2. 窦性停搏与窦房传导阻滞。

3. 窦房传导阻滞与房室传导阻滞同时并存。

4. 心动过缓 - 心动过速综合征(bradycardia-tachycardia syndrome),这是指心动过缓与房性快速性心律失常(心房扑动、心房颤动或房性心动过速)交替发作。

(四)治疗原则

1. 无心动过缓的相关症状者不需治疗,定期观察。

2. 有症状者需起搏治疗。

3. 心动过缓-心动过速综合征患者需起搏+药物治疗。

二、心房颤动

心房颤动(atrial fibrillation, AF)简称房颤,是一种十分常见的心律失常。

(一) 病因

1. 正常人如情绪激动、手术后、运动、急性酒精中毒。

2. 器质性心血管病最常见,如风湿性心脏病、冠状动脉粥样硬化性心脏病、高血压心脏病、甲状腺功能亢进症、心包炎、心肌病、感染性心内膜炎、肺源性心脏病。

3. 孤立性心房颤动可见于无器质性心脏病的中青年。

(二) 临床表现

1. 症状

(1)与心室率快慢有关。心室率不快时可无症状,心室率>150次/min时可致心力衰竭。

(2)并发体循环栓塞、脑栓塞。

2. 体征　心率快慢不一,第一心音强弱不等,短绌脉。

(三) 心电图检查

1. P波消失,代之以大小不等、形态不同、间距不一致的颤动波(f波)。f波的频率为350~600次/min。

2. 心室率绝对不规则。

3. QRS波群形态正常,当室内差异性传导或合并束支阻滞时QRS波群宽大畸形。

(四) 治疗原则

1. 抗凝治疗

(1)瓣膜病心房颤动:给予华法林2~3mg/d,使INR达2.0~3.0。

(2)非瓣膜病心房颤动:如CHADS2评分≥2分,给予华法林;CHADS2评分=1分,给予华法林或阿司匹林;CHADS2评分=0分,不需抗凝。非瓣膜病心房颤动脑卒中危险因素(CHADS2)评分见表6-1。

心脏彩超发现心腔内有血栓或有自发超声回声现象也是抗凝治疗的适应证。

表6-1　非瓣膜病心房颤动脑卒中危险因素(CHADS2)评分

CHADS2危险因素	评分
心力衰竭	1分
高血压	1分
高龄(≥75岁)	1分
糖尿病	1分
既往脑卒中或短暂性脑缺血发作(TIA)	2分

2. 复律治疗　复律前3周及后4周需有效抗凝。如心房颤动持续时间<24小时,复律前无须抗凝。

(1)药物复律:成功率为60%,常用胺碘酮。

(2)电复律。

(3)射频导管消融术。

3. 控制室率

(1)药物:β受体拮抗剂、钙通道阻滞剂、地高辛。

(2)目标:①无器质性心脏病者室率≤110次/min;②有器质性心脏病者根据情况确定室率。

(3)控制不佳者:房室结阻滞+起搏器植入。

三、阵发性室上性心动过速

阵发性室上性心动过速(paroxysmal supraventricular tachycardia,PSVT)简称室上速。大多数心电图表现为 QRS 波群形态正常,R-R 间期规则的快速心律。房室结内折返性心动过速(A-V nodal reentry tachycardia,AVNRT)是最常见的阵发性室上性心动过速类型。

(一) 病因与发病机制

多数患者无器质性心脏病,大部分室上速由折返机制引起。

(二) 临床表现

1. 突发突止,时间不一。

2. 心悸、胸闷,少有晕厥、心绞痛、心力衰竭及休克。

3. 体检显示 S1 强度恒定,心律绝对规则。

(三) 心电图检查

1. 规律出现 QRS 波群,形态时限正常,节律规则,频率为 150~250 次 /min。

2. P 波为逆行性(Ⅱ、Ⅲ、aVF 倒置),多埋于 QRS 之内或位于其终末部分。

3. 起始突然,通常由一个房性期前收缩触发。

(四) 治疗原则

1. 急性发作期

(1)心功能与血压正常者尝试刺激迷走神经(颈动脉窦按摩、Valsalva 动作、诱导恶心等)。

(2)腺苷与钙通道阻滞剂

1)首选腺苷 6~12mg 快速静脉注射,半衰期<6 秒。

2)腺苷无效者使用维拉帕米 5mg 静脉注射或地尔硫䓬 5~15mg。

3)尚未明确室上速时宜选用腺苷,不应使用钙通道阻滞剂。

(3)使用洋地黄与 β 受体拮抗剂。

(4)使用普罗帕酮。

(5)其他药物:合并低血压者使用升压药如间羟胺等。

(6)食管心房调搏术。

(7)直流电复律。

2. 预防复发

(1)是否需药物预防应根据发作频繁度和严重性确定。

(2)使用药物如洋地黄、长效钙通道阻滞剂、β 受体拮抗剂。

3. 射频消融术　技术成熟,可根治。

目前,确诊室上速后,首选采取射频消融术治疗。

四、室性心律失常

(一) 室性期前收缩

室性期前收缩(premature ventricular beat,PVB)是一种最常见的心律失常。

1. 病因

(1)正常人如情绪激动、手术后、运动、急性酒精中毒。

(2)器质性心脏病,如冠状动脉粥样硬化性心脏病、心肌病、风湿性心脏病、二尖瓣脱垂。

(3)药物,如洋地黄、奎尼丁、三环类抗抑郁药。

(4)其他,如电解质紊乱、过量吸烟、饮酒或咖啡。

2. 临床表现

(1)多数无症状。

(2)心悸,失重感,代偿间期有力的心脏搏动。

3. 心电图检查

(1)提前出现宽大畸形的 QRS 波,其前无相关 P 波,QRS 时间 ≥ 0.12 秒。

(2)T 波与 QRS 波群主波方向相反。

(3)代偿间歇完全。

4. 治疗原则

(1)无器质性心脏病患者

1)无症状者不予以处理。

2)有症状者控制诱因。

3)药物选用 β 受体拮抗剂、美西律、普罗帕酮。

(2)急性心肌缺血

1)AMI 发生窦性心动过速或室性期前收缩者早期使用 β 受体拮抗剂。

2)有血流动力学障碍并发室性期前收缩者需改善血流动力学障碍。

3)纠正电解质紊乱。

(3)慢性心脏病变

1)胺碘酮。

2)β 受体拮抗剂。

(二) 室性心动过速

1. 病因

(1)各种心脏病,最常见的为冠状动脉粥样硬化性心脏病,其次为心肌病、心力衰竭、二尖瓣脱垂、瓣膜病。

(2)其他,如电解质紊乱、长 Q-T 间期综合征。

(3)偶见于无器质性心脏病者。

2. 临床表现

(1)症状:与发作时的心率、持续时间、基础心脏病变、心功能有关。

1)非持续性室性心动过速(发作时间<30 秒,能自行终止):通常无症状。

2)持续性室性心动过速(发作时间>30 秒,需药物或电复律终止):常伴血流动力学障碍与心肌缺血,如低血压、少尿、晕厥、气促、心绞痛。

(2)体征:听诊心律不规则,S1、S2 分裂,颈静脉巨大 a 波。

3. 心电图检查

(1)连续出现 3 个或 3 个以上的室性期前收缩,QRS 波群宽大畸形,时限>0.12 秒,T 波与主波方向相反。

(2)心室率为 100~250 次 /min,节律规则或轻度不齐。

(3)存在房室分离,可发现心室夺获及室性融合波。

4. 治疗原则

(1)有器质性心脏病或有明确的诱因:针对病因与诱因治疗。

(2)无器质性心脏病:发生非持续性短阵室性心动过速,如无症状或血流动力学影响,处理原则同室性期前收缩。

(3)持续性室性心动过速发作:无论有无器质性心脏病,均应给予治疗。

(4)有器质性心脏病的非持续性室性心动过速:亦应考虑治疗。

5. 终止室性心动过速发作

(1)无血流动力学障碍:利多卡因、普罗帕酮有效,但不用于心肌梗死及心力衰竭者,其他药物均无效时选用胺碘酮(尖端扭转型室性心动过速禁用胺碘酮)。

(2)有血流动力学障碍:如低血压、休克、心绞痛、心力衰竭者应立即直流电复律。

(3)洋地黄中毒者不宜直流电复律。

6. 预防发作

(1)寻找并治疗诱因、病因。

(2)Q-T 间期延长者优先选用 I_B 类抗心律失常药、β 受体拮抗剂。

(3)心肌梗死者选用 β 受体拮抗剂。

(4)胺碘酮用于心肌梗死后和充血性心力衰竭患者。

(5)ICD。

(6)射频消融术。

五、房室传导阻滞

房室传导阻滞(atrioventricular block)又称房室阻滞,是指心房冲动传导延迟或不能传导至心室。按阻滞程度,分为一度房室传导阻滞、二度房室传导阻滞[二度 I 型房室传导阻滞(文氏阻滞)、二度 II 型房室传导阻滞]、三度房室传导阻滞。

(一)病因

1. 正常人(如情绪激动、手术后、运动、急性酒精中毒)和心脏病患者。

2. 药物中毒。

3. 水、电解质紊乱。

4. 传导系统退行性病变等。

(二)临床表现

轻者无症状,部分患者可有心悸、心搏脱漏感;严重者虚弱、眩晕、黑矇,甚至发生晕厥(阿 - 斯综合征)。

(三)心电图检查

1. 一度房室传导阻滞　P-R 间期>0.20 秒,QRS 波多正常。

2. 二度房室传导阻滞

(1)二度 I 型房室传导阻滞

1)P-R 间期进行延长,直至一个 P 波脱落,相邻 R-R 间期进行性缩短,最长的 R-R 间期短于正常窦 R-R 间期的 2 倍。

2)传导比率多为 3:2 和 5:4。

(2)二度 II 型房室传导阻滞

1)P 波规则出现。

2)P-R 间期固定不变。

3)QRS 呈周期性脱落。

4)长 R-R 为最短 R-R 的 2 倍。

(3)三度房室传导阻滞

1)P 波与 QRS 波群完全无关,各自成节律。

2)P-R 间期不固定。

3)P-P 间期<R-R 间期,心房率>心室率。

4)伴交界性逸搏心律或室性逸搏心律。

（四）治疗原则

1. **一度房室传导阻滞、二度Ⅰ型房室传导阻滞**　心室率不太慢,无须治疗。

2. **二度Ⅱ型房室传导阻滞、三度房室传导阻滞**　心室率显著缓慢,伴明显症状或血流动力学障碍。

（1）阿托品:适于阻滞位于房室结者。

（2）异丙肾上腺素:适于任何部位的房室传导阻滞。

（3）药物仅适用于无心脏起搏条件的应急情况。因此,对于症状明显、心室率缓慢者,应及早给予永久性心脏起搏治疗。

典型病案

　　病史摘要:患者,男,70 岁。因"反复黑矇 5 年,晕厥 3 个月"就诊。患者 5 年前开始出现反复黑矇,持续数秒,曾于当地医院检查发现心率偏慢,未作进一步诊治。3 个月前开始反复晕厥,发作数次,3 日前发生黑矇并摔倒在地,否认高血压、糖尿病病史。查体:T 36.2℃,P 50 次 /min,BP 125/70mmHg,R 18 次 /min。双肺未闻及干湿啰音,心律欠规整,心率 50 次 /min,肝脾不大,双下肢无水肿。辅助检查:心电图示窦性心动过缓,窦性停搏。

　　病案分析:病态窦房结综合征,原因为老年人的传导系统退行性病变。进一步检查:动态心电图结果回示全天窦性停搏 30 次,最长停搏时间 4.5 秒。治疗:完善术前准备,行永久起搏器植入术。

第四节　高　血　压

一、原发性高血压

原发性高血压(primary hypertension)简称高血压,是以体循环动脉血压升高为主要临床表现的心血管综合征。高血压可损伤重要脏器如心、脑、肾的结构与功能,最终导致这些器官功能衰竭。高血压与其他心血管危险因素共存是最重要的心脑血管疾病危险因素。

（一）高血压的定义和分类

目前,我国的高血压定义为未使用抗高血压药的情况下诊室收缩压 ≥140mmHg 和 / 或舒张压 ≥90mmHg。根据血压升高水平,又进一步将高血压分为 1~3 级(表 6-2)。

表 6-2　血压水平和分类

分类	收缩压 /mmHg		舒张压 /mmHg
正常血压	<120	和	80
正常高值血压	120~139	和 / 或	80~89
高血压	≥140	和 / 或	≥90
1 级高血压(轻度)	140~159	和 / 或	90~99
2 级高血压(中度)	160~179	和 / 或	100~109
3 级高血压(重度)	≥180	和 / 或	≥110
单纯收缩期高血压	≥140	和	<90

注:当收缩压和舒张压分属于不同的分级时,以较高的级别作为标准。以上标准适用于任何年龄的成年男性和女性。

（二）流行病学

目前,我国的高血压人群患病率呈总体上升趋势,但知晓率、治疗率、控制率依然很低。

（三）病因

原发性高血压主要是遗传与环境因素相互作用的结果。与高血压有关的因素有以下几种。

1. 遗传因素　约 60% 的高血压患者有家族史。

2. 环境因素　饮食如高钠低钾、过量饮酒、高蛋白及高脂肪及缺乏叶酸等；吸烟及从事精神紧张度高的职业。

3. 其他因素　如肥胖、药物如服用甘草及避孕药、睡眠呼吸暂停。

（四）发病机制

高血压的发病机制至今还没有完全清楚，主要机制有以下几种。

1. 交感神经系统活性亢进　各种病因因素导致交感神经系统活性亢进，血浆儿茶酚胺浓度升高，阻力小动脉收缩增强导致血压升高。

2. 肾性水钠潴留　各种原因引起肾性水钠潴留，通过全身血流自身调节使外周血管阻力和血压升高。

3. 肾素 - 血管紧张素 - 醛固酮系统（RAAS）激活　经典的 RAAS 包括肾小球入球动脉的球旁细胞分泌肾素，激活从肝脏产生的血管紧张素原（AGT），生成血管紧张素 Ⅰ（AT Ⅰ），然后经肺循环的血管紧张素转换酶（ACE）生成血管紧张素 Ⅱ（AT Ⅱ）。AT Ⅱ作用于血管紧张素 Ⅱ受体，使小动脉平滑肌收缩，刺激肾上腺皮质球状带分泌醛固酮，通过交感神经末梢突触前膜的正反馈使去甲肾上腺素分泌增加。这些作用均可使血压升高，参与高血压发病并维持。近年来发现很多组织，例如血管壁、心脏、中枢神经、肾脏及肾上腺也有 RAAS 的各种组成成分。组织 RAAS 对心脏、血管的功能和结构所起的作用可能在高血压的发生和维持中有更大的影响。

4. 血管机制　大动脉和小动脉结构和功能的变化在高血压发病中发挥重要作用。

5. 胰岛素抵抗　胰岛素抵抗（insulin resistance，IR）是指必须以高于正常的血胰岛素释放水平来维持正常的糖耐量，表示机体组织对胰岛素处理葡萄糖的能力减退。约 50% 的原发性高血压患者存在不同程度的 IR。

（五）病理生理学机制

高血压作用的主要靶器官是心脏和血管。早期无明显的病理改变。长期高血压引起：①心脏改变，主要是左心室肥厚和扩大；②血管改变，主要是全身小动脉病变，引起血管壁腔比值增加和管腔内径缩小，导致重要靶器官如心、脑、肾组织缺血；③长期高血压及伴随的危险因素可促进动脉粥样硬化的形成及发展。

（六）临床表现

1. 症状　常见症状有：①头晕、头痛、疲劳、心悸、视物模糊、鼻出血等；②约 1/5 的患者无症状，仅在测量血压时或发生心、脑、肾等并发症时才被发现；③出现受累器官的症状，如心脏受累出现胸闷、气短、心绞痛等，肾脏受累出现夜尿、多尿等。

2. 体征　高血压时体征一般较少。除血压高外，心脏听诊可有 A2 亢进、收缩期杂音。有些体征常提示继发性高血压的可能性，例如腰部肿块提示多囊肾或嗜铬细胞瘤，下肢血压明显低于上肢提示主动脉缩窄，向心性肥胖、紫纹与多毛提示皮质醇增多症。

（七）并发症

1. 脑血管病　脑梗死、脑出血、短暂性脑缺血发作等。

2. 心脏　心力衰竭及冠状动脉粥样硬化性心脏病。

3. 肾脏　肾衰竭。

4. 血管　主动脉夹层、动脉硬化。

5. 眼　眼底出血、渗出、水肿。

（八）实验室检查

1. 常规项目　常规检查项目应包括以下几种。

(1)血液生化：电解质、血糖、血胆固醇、血甘油三酯、肾功能、血尿酸。

(2)尿液检查。

(3)心电图。

这些检查有助于发现相关危险因素和靶器官损害。

2. 推荐检查项目　可以有目的地选择一些特殊检查：24 小时动态血压监测,颈动脉超声,超声心动图,血同型半胱氨酸,眼底,X 线胸片,踝臂指数,动态血压等。

3. 选择性检查项目　对怀疑有继发性高血压的患者,可选择性检查：①血浆肾素活性,血、尿醛固酮及皮质醇,血、尿儿茶酚胺；②肾脏及肾上腺 B 超、CT 或 MRI,肾动脉血管造影 CT（CTA）或肾动脉造影等。对有并发症患者行相应的心、脑、肾检查,如冠状动脉造影、头颅 CT。

（九）诊断

高血压的诊断要点如下。

1. 主要根据诊所测量的血压值,采用经核准的水银柱或电子血压计,测量安静休息坐位时的上臂肱动脉部位血压。3 次非同日血压收缩压 ≥ 140mmHg 和 / 或舒张压 ≥ 90mmHg 可诊断为高血压。

2. 鉴别是原发性还是继发性高血压,除外继发性高血压方能诊断原发性高血压。

3. 危险分层。除高血压(1~3 级)以外(表 6-3),还可从以下 3 个方面进行。

(1)危险因素：①性别,男性>55 岁,女性>65 岁；②吸烟；③糖耐量减低和 / 或空腹血糖受损；④血脂异常,血总胆固醇(TC)>5.7mmol/L(220mg/dl),或低密度脂蛋白胆固醇(LDL-C)>3.3mmol/L(130mg/dl),或高密度脂蛋白胆固醇(HDL-C)<1.0mmol/L(40mg/dl)；⑤早发心血管系统疾病家族史(一级亲属的发病年龄男性<55 岁,女性<65 岁)；⑥腹型肥胖(腹围为男性 ≥ 90cm,女性 ≥ 85cm),或体重指数(BMI)>28kg/m²；⑦血同型半胱氨酸升高(≥ 10μmol/L)。

(2)靶器官损害：①心脏,左心室肥厚(心电图或超声心动图)；②周围血管,颈动脉超声 ITM(内膜中层厚度) ≥ 0.9mm 或有动脉粥样硬化斑块；③颈股动脉 PWV(脉搏波传导速度) ≥ 12m/s；④ABI(踝臂指数)<0.9 ；⑤肾脏,血肌酐轻度升高,男性为 115~133μmol/L(1.3~1.5mg/dl),女性为 107~124μmol/L(1.2~1.4mg/dl)；⑥微量白蛋白尿(30~300mg/24h),或尿白蛋白 / 肌酐比值 ≥ 30mg/g。

(3)临床伴随疾病：①心脏疾病(心绞痛、心肌梗死、冠状动脉血运重建、心力衰竭)；②脑血管疾病(脑出血、缺血性脑卒中、短暂性脑缺血发作)；③肾脏疾病(糖尿病肾病、血肌酐升高男性>133μmol/L 或女性>124μmol/L、临床蛋白尿>300mg/24h)；④血管疾病(主动脉夹层、外周血管病)；⑤高血压性视网膜病变(出血或渗出、视神经乳头水肿)；⑥糖尿病。

表 6-3　高血压患者的心血管危险分层标准

其他危险因素及病史	高血压		
	1 级	2 级	3 级
无	低危	中危	高危
1~2 个危险因素	中危	中危	很高危
≥ 3 个危险因素或靶器官损害	高危	高危	很高危
临床并发症或糖尿病	很高危	很高危	很高危

（十）治疗

1. 治疗目的与原则　原发性高血压目前尚无根治方法,降压治疗的最终目的是减少高血压患者的心、脑血管病发生率和死亡率。

高血压的治疗原则如下。

(1)治疗性生活方式干预：适用于所有高血压患者。包括：①减轻体重,尽量将 BMI 控制在<24kg/m²,体重降低对改善胰岛素抵抗、糖尿病、高脂血症和左心室肥厚均有益;②减少钠盐摄入,每人每日食盐量以不超过 6g 为宜;③补充钾盐,多吃新鲜蔬菜和水果;④减少脂肪摄入,少吃或不吃肥肉和动物内脏;⑤戒烟、限制饮酒;⑥增加运动;⑦保持平和心态,减轻精神压力;⑧必要时补充叶酸,高血压合并血浆同型半胱氨酸增高时补充叶酸可获益。

(2)抗高血压药治疗对象:①高血压 2 级或 2 级以上患者;②高血压合并糖尿病,或者已经有心、脑、肾靶器官损害和并发症的患者;③凡血压持续升高,改善生活行为后血压仍未获得有效控制的患者;④高危和极高危患者必须使用抗高血压药强化治疗。

(3)血压控制目标值:目前一般主张血压控制目标值至少<140/90mmHg。糖尿病或慢性肾脏病合并高血压患者的血压控制目标值<130/80mmHg。老年收缩期高血压的降压目标水平为收缩压(SBP)140~150mmHg,舒张压(DBP)<90mmHg 但不低于 65~70mmHg,舒张压降得过低可能抵消收缩压下降得到的益处。

(4)多重心血管危险因素协同控制:各种心血管危险因素相互之间有关联,因此降压治疗方案除必须有效控制血压和依从治疗外,还应兼顾对糖代谢、脂代谢、尿酸代谢等危险因素的控制。

2. 抗高血压药治疗

(1)抗高血压药的种类:目前常用的抗高血压药可归纳为五大类,即利尿药、β 受体拮抗剂、钙通道阻滞剂(CCB)、血管紧张素转换酶抑制剂(ACEI)和血管紧张素 II 受体阻滞剂(ARB)。

(2)抗高血压药应用的基本原则:①小剂量,初始治疗用较小的有效治疗剂量;②优先选择长效制剂,以达到平稳控制血压的目的;③联合用药,对于 2 级或高危以上患者,起始即可采用联合用药或复方制剂治疗;④个体化,选择适合患者的抗高血压药。

(3)常用抗高血压药的作用特点

1)利尿药:有噻嗪类、袢利尿药和保钾利尿药 3 类。①噻嗪类使用最多,常用的有氢氯噻嗪。降压作用主要通过排钠,减少细胞外容量,降低外周血管阻力。降压起效较平稳、缓慢,持续时间相对较长,作用持久。适用于轻、中度高血压患者,盐敏感性的高血压患者,合并肥胖或糖尿病的高血压患者、更年期女性和老年高血压患者及合并心力衰竭的高血压患者。利尿药能增强其他抗高血压药的疗效。利尿药的主要不良反应为低钾血症和影响血脂、血糖、血尿酸代谢,往往发生在大剂量时,因此推荐使用小剂量,以氢氯噻嗪为例,剂量不超过 25mg/d。不良反应主要是乏力、尿量增多,痛风患者禁用。②保钾利尿药可引起高钾血症,不宜与 ACEI、ARB 合用,肾功能不全者慎用。③袢利尿药主要用于肾功能不全时。

2)β 受体拮抗剂:有选择性 β 受体拮抗剂(β₁ 受体拮抗剂)、非选择性 β 受体拮抗剂(β₁ 与 β₂ 受体拮抗剂)和兼有 α 受体拮抗作用的 β 受体拮抗剂(α,β 受体拮抗剂)3 类。常用的有美托洛尔、阿替洛尔、比索洛尔、卡维地洛、拉贝洛尔。

降压作用机制:通过抑制中枢和周围的 RAAS,抑制心肌收缩力和减慢心率起作用。适用于各种不同严重程度的高血压,尤其是心率较快的中、青年患者或合并心绞痛的患者,对老年人高血压的疗效相对较差。临床上治疗高血压宜使用选择性 β₁ 受体拮抗剂或者兼有 α 受体拮抗作用的 β 受体拮抗剂。

主要应用注意事项:①引起心动过缓和一些影响生活质量的不良反应,较高剂量的 β 受体拮抗剂治疗时突然停药可导致撤药综合征;②糖尿病患者增加胰岛素抵抗,还可能掩盖和延长降血糖治疗过程中的低血糖症;③不良反应主要有心动过缓、乏力、四肢发冷;④禁忌证包括急性心力衰竭、支气管哮喘、病态窦房结综合征、房室传导阻滞。

3)钙通道阻滞剂:钙通道阻滞剂分为二氢吡啶类(如硝苯地平)和非二氢吡啶类(如维拉帕米)。根据药物作用持续时间,钙通道阻滞剂又可分为短效和长效。长效钙通道阻滞剂有氨氯地平、拉西地平、非洛地平缓释片等。

降压作用机制:①主要通过阻滞细胞外钙离子经电压门控 L 型钙通道进入血管平滑肌细胞内,减弱兴奋收缩偶联,降低阻力血管的收缩反应性;②钙通道阻滞剂还能减轻血管紧张素Ⅱ(ATⅡ)和 α_1 肾上腺素受体的缩血管效应,减少肾小管钠重吸收。

降压特点:①降压起效迅速,降压疗效和降压幅度相对较强,剂量与疗效呈正相关关系,疗效的个体差异较小,与其他类型的抗高血压药联合治疗能明显增强降压作用。②较少有治疗禁忌证。③对血脂、血糖等代谢无明显影响,长期控制血压的能力和服药依从性较好。④相对于其他种类的抗高血压药,钙通道阻滞剂还具有以下优势,包括对老年患者有较好的降压疗效;高钠摄入不影响降压疗效;非甾体抗炎药不干扰降压作用;对嗜酒患者也有显著的降压作用;可用于合并糖尿病、冠状动脉粥样硬化性心脏病或外周血管病的患者;长期治疗时还具有抗动脉粥样硬化作用。

主要缺点:开始治疗的阶段有反射性交感活性增强,引起心率增快、面部潮红、头痛、下肢水肿等。

4)血管紧张素转换酶抑制剂:常用的有卡托普利、依那普利、贝那普利、赖诺普利、西拉普利、培哚普利等。

降压作用机制:主要通过抑制血浆与组织中的 ACE,使血管紧张素Ⅱ生成减少,同时抑制激肽酶使缓激肽降解减少。

降压特点:①降压起效缓慢,逐渐增强,在 3~4 周时达最大作用,限制钠盐摄入或联合使用利尿药可使起效迅速和作用增强;② ACEI 具有改善胰岛素抵抗和减少尿蛋白的作用,对肥胖、糖尿病和心脏、肾脏靶器官受损的高血压患者具有相对较好的疗效;③特别适用于伴有心力衰竭、心肌梗死后、糖耐量减低或糖尿病肾病的高血压患者。

不良反应:主要是刺激性干咳和血管性水肿。干咳的发生率为 10%~20%,可能与体内的缓激肽增多有关,停用后可消失。

禁忌证:高钾血症、孕妇和双侧肾动脉狭窄患者禁用;血肌酐超过 3mg/dl 的患者使用时需谨慎。

5)血管紧张素Ⅱ受体阻滞剂:常用的有氯沙坦、缬沙坦、厄贝沙坦、替米沙坦、坎地沙坦等。

降压作用机制:主要通过阻滞组织的血管紧张素Ⅱ受体亚型 AT_1,更充分有效地阻断血管紧张素Ⅱ的水钠潴留、血管收缩与重构作用。

降压特点:①起效缓慢,但持久而平稳,一般在 6~8 周时才达最大作用,作用持续时间能达到 24 小时以上;②低盐饮食或与利尿药联合使用能明显增强疗效,多数 ARB 随剂量增大而降压作用增强;③最大的特点是很少引起刺激性干咳,持续治疗的依从性高;④治疗对象和禁忌证方面与 ACEI 相同。

3. 降压治疗方案　①大多数无并发症或合并症的患者可以单独或者联合使用噻嗪类利尿药、β 受体拮抗剂、CCB、ACEI 和 ARB;②临床实际使用时,根据患者的心血管危险因素、靶器官损害、并发症、合并症、降压疗效、不良反应具体选择;③ 2 级高血压(≥160/100mmHg)患者在开始时就可以采用 2 种抗高血压药联合治疗。

我国目前推荐的优化联合治疗方案:① ACEI 或 ARB+ 二氢吡啶类钙通道阻滞剂;② ACEI 或 ARB+ 噻嗪类利尿药;③二氢吡啶类钙通道阻滞剂 + 噻嗪类利尿药;④二氢吡啶类钙通道阻滞剂 + β 受体拮抗剂。合理的 3 种抗高血压药联合治疗的方案必须包含利尿药。

(十一)高血压急症的处理

高血压急症是指血压突然和明显升高(超过 180/120mmHg),伴有进行性的重要器官组织如心脏、脑、肾脏功能不全的表现,包括脑出血、蛛网膜下腔出血、缺血性脑梗死、急性左心衰竭、心绞痛、急性主动脉夹层和急、慢性肾衰竭等情况。

高血压亚急症是指血压突然和明显升高,但不伴有进行性靶器官功能损害及严重的临床情况。

1. 治疗原则

(1)及时降低血压:选择适宜有效的抗高血压药,静脉滴注给药。如果情况允许,及早开始口服抗高血压药治疗。

（2）控制性降压。

（3）合理选择抗高血压药。

（4）避免使用的药物：如利血平、强效利尿药。

2. 抗高血压药的选择与应用

（1）硝普钠：能同时直接扩张动脉和静脉，降低前、后负荷。开始时 50mg/500ml 的浓度以每分钟 10~25μg 静脉滴注，立即发挥降压作用。

注意事项：必须密切观察血压，根据血压水平仔细调节滴注速度，稍有改变就可引起血压的较大波动。硝普钠在体内的红细胞中代谢产生氰化物，长期或大剂量使用应注意可能发生硫氰酸中毒，尤其是肾损伤者。注意避光。

（2）硝酸甘油：扩张静脉和选择性扩张冠状动脉与大动脉，主要用于急性心力衰竭或急性冠脉综合征时的高血压急症。不良反应有心动过速、颜面潮红、头痛和呕吐等。

（3）尼卡地平：为二氢吡啶类钙通道阻滞剂，作用迅速，持续时间较短，降压的同时改善脑血流量。主要用于高血压危象或急性脑血管病时的高血压急症。不良反应有心动过速、面部潮红等。

（4）拉贝洛尔：兼有 α 受体拮抗作用的 β 受体拮抗剂，主要用于妊娠或肾衰竭时的高血压急症。不良反应有头晕、直立性低血压、心脏传导阻滞等。

（十二）各国诊治差异

美国 2014 年成人高血压管理指南（JNC8）：① β 受体拮抗剂不再作为一线用药；② ≥60 岁的一般人群的目标血压<150/90mmHg，<60 岁的一般人群的目标血压<140/90mmHg；③ ≥18 岁特殊人群（糖尿病或慢性肾脏病）的血压控制目标为<140/90mmHg。

二、继发性高血压

继发性高血压是指由某些确定的疾病或病因引起的血压升高，占所有高血压的 5%~10%。一些继发性高血压，如原发性醛固酮增多症、嗜铬细胞瘤、肾血管性高血压、肾素分泌瘤等可通过手术得到根治或改善。

临床上凡遇到以下情况时，要进行全面详尽的筛选检查：①中、重度血压升高的年轻患者；②症状、体征或实验室检查有怀疑线索，例如肢体脉搏搏动不对称性减弱或缺失，腹部听到粗糙的血管杂音，近期明显怕热、多汗、消瘦，血尿或明显的蛋白尿等；③抗高血压药联合治疗的效果很差，或者治疗过程中血压曾经控制良好但近期内又明显升高；④恶性高血压患者（舒张压持续 ≥130mmHg，有眼底出血、渗出、水肿，肾损伤突出）。

继发性高血压的主要疾病和病因有以下几种。

（一）肾实质性高血压

包括急、慢性肾小球肾炎，糖尿病肾病，慢性肾盂肾炎等多种肾脏病变引起的高血压，是最常见的继发性高血压。肾实质性高血压往往在发现血压升高时已经有蛋白尿、血尿和贫血，肾小球滤过功能减退，肌酐清除率下降。如果条件允许，肾穿刺组织学检查有助于确立诊断。

（二）肾血管性高血压

肾血管性高血压是单侧或双侧肾动脉主干或分支狭窄引起的高血压。常见病因有多发性大动脉炎、肾动脉纤维肌性发育不良和动脉粥样硬化。

本症大多有舒张压中、重度升高，体检时在上腹部或背部肋脊角处可闻及血管杂音。肾动脉造影和肾动脉 CT 血管造影可明确诊断。

（三）原发性醛固酮增多症

本症是由肾上腺皮质增生或肿瘤分泌过多的醛固酮所致。临床上以长期高血压伴低血钾为特征,少数患者血钾正常。本症可有肌无力、周期性瘫痪、烦渴、多尿等症状。血压大多为轻、中度升高。实验室检查有低血钾、高血钠、代谢性碱中毒、血浆肾素活性降低、尿醛固酮增多。血浆醛固酮/血浆肾素活性比值增大有较高的诊断敏感性和特异性。超声、放射性核素显像、CT、MRI 可确立病变性质和部位。

(四)嗜铬细胞瘤

嗜铬细胞瘤起源于肾上腺髓质、交感神经节和体内其他部位的嗜铬组织,肿瘤间歇或持续释放过多的肾上腺素、去甲肾上腺素与多巴胺。临床表现典型的发作表现为阵发性血压升高伴心动过速、头痛、出汗、面色苍白。在发作期间可测定血或尿儿茶酚胺或其代谢产物香草扁桃酸(VMA),如有显著增高,提示嗜铬细胞瘤。超声、放射性核素显像、CT、MRI 可作定位诊断。

嗜铬细胞瘤大多为良性,约 10% 的嗜铬细胞瘤为恶性,手术切除效果好。

(五)皮质醇增多症

皮质醇增多症主要是由于促肾上腺皮质激素(ACTH)分泌过多导致肾上腺皮质增生或者肾上腺皮质腺瘤,引起糖皮质激素过多所致。80% 的患者有高血压,同时有向心性肥胖、满月脸、水牛背、皮肤发绀、毛发增多、血糖增高等表现。24 小时尿中的 17- 羟和 17- 酮类固醇增多,地塞米松抑制试验和促肾上腺皮质激素兴奋试验有助于诊断。肾上腺 CT 及 MRI、放射性核素显像可确定病变部位。

(六)主动脉缩窄

主动脉缩窄多数为先天性,少数是多发性大动脉炎所致。临床表现为上臂血压增高,而下肢血压不高或降低。在肩胛间区、胸骨旁、腋部有侧支循环的动脉搏动和杂音,腹部听诊有血管杂音。主动脉造影可确定诊断。治疗主要采用介入扩张支架植入或血管手术方法。

典型病案

　　病史摘要:患者,男,60 岁。因"发现高血压 10 年,胸痛 3 日"入院。患者 10 年前体检发现血压高,最高血压为 165/95mmHg,服用卡托普利血压控制良好。3 日前活动时出现胸痛。吸烟 20 年,有血脂异常 5 年,入院血压 135/85mmHg。入院心电图提示左心室肥厚,肾功能显示肌酐 120μmol/L,颈动脉超声提示颈动脉斑块,冠状动脉造影提示右冠状动脉中段 90% 狭窄并植入支架 1 枚。

　　病案分析:诊断要点为原发性高血压 2 级,很高危险组。诊断依据为高血压 10 年,最高血压为 2 级。目前无继发性高血压的表现,且服用卡托普利血压控制良好,基本可以除外继发性高血压。心血管危险分层为:①危险因素包括男性>55 岁,吸烟,血脂异常;②靶器官损害包括心脏左心室肥厚(心电图证实),周围血管颈动脉超声有动脉粥样硬化斑块,肾脏血肌酐轻度升高;③临床伴随疾病包括心脏疾病(心绞痛、冠状动脉血运重建)。需完善检查,包括血液生化如血脂、血糖、尿酸、电解质、血浆同型半胱氨酸;尿常规检查及尿蛋白检查;超声心动图;眼底;胸片;踝臂指数;肾脏及肾上腺 B 超。

第五节　动脉粥样硬化和冠状动脉粥样硬化性心脏病

一、动脉粥样硬化

动脉粥样硬化(atherosclerosis)是动脉硬化(动脉管壁增厚变硬、失去弹性和管腔缩小)中最常见、最重要的一种。其特点是受累动脉的病变从内膜开始,先后有多种病变合并存在,包括局部有脂质和复合糖类积聚、纤维组织增生和钙质沉着形成斑块,并有动脉中层的逐渐退变,继发性病变尚有斑块内出血、斑块破裂及局部血栓形成(称为动脉粥样硬化 - 血栓形成,atherosclerosis-thrombosis)。由于在动脉内膜积聚的脂质外观呈黄色粥样,因此称为动脉粥样硬化。

（一）危险因素

1. 主要的独立危险因素　血脂异常、高血压、糖尿病、吸烟、肥胖。

2. 新显现的危险因素　脂蛋白升高、高同型半胱氨酸血症、凝血和纤溶功能异常、感染和炎症反应。

3. 潜在的危险因素　年龄和性别、遗传因素、不健康的生活方式。

（二）治疗

用于防治动脉粥样硬化的药物称为抗动脉粥样硬化药,目前临床常用的主要包括调血脂药、抗氧化药、多烯脂肪酸类、保护动脉内皮药。

二、冠心病

冠心病(coronary heart disease)又称冠状动脉性心脏病,指冠状动脉血流减少而导致心肌缺血、缺氧,甚至坏死引起的心脏病。最常见的病因是冠状动脉粥样硬化,由于冠状动脉粥样硬化而引起的心脏病称为冠状动脉粥样硬化性心脏病。除此以外,冠心病还包括冠状动脉功能性改变即冠状动脉痉挛和冠状动脉微血管病变等。

（一）分型

1. 慢性心肌缺血综合征　包括隐匿性冠状动脉粥样硬化性心脏病、稳定型心绞痛和缺血性心肌病等。

2. 急性冠脉综合征(acute coronary syndrome,ACS)　包括非 ST 段抬高 ACS(non-ST segment elevation acute coronary syndrome,NSTE-ACS)和 ST 段抬高 ACS(ST segment elevation acute coronary syndrome,STE-ACS)两大类。前者包括不稳定型心绞痛(unstable angina pectoris,UA)和非 ST 段抬高心肌梗死(non-ST segment elevation myocardial infarction,NSTEMI),后者主要是 ST 段抬高心肌梗死(ST segment elevation myocardial infarction,STEMI)。

（二）发病机制

当冠状动脉的供血与心肌的需血之间发生矛盾,如冠状动脉狭窄或痉挛、运动及情绪激动等造成心肌需氧量增加时,冠状动脉血流量不能满足心肌代谢的需要,就可以引起心肌缺血、缺氧,导致乳酸等多种代谢产物积聚,刺激相应的神经纤维末梢,产生痛感,急剧的、暂时的缺血、缺氧引起心绞痛,而持续的、严重的心肌缺血可引起心肌坏死即心肌梗死。

三、稳定型心绞痛

稳定型心绞痛(stable angina pectoris)也称劳力性心绞痛,是在冠状动脉固定性严重狭窄的基础上,由于心肌负荷增加引起心肌急剧的、暂时的缺血、缺氧的临床综合征。

（一）发病机制

稳定型心绞痛的发病机制主要是在冠状动脉存在固定狭窄或部分闭塞的基础上发生需氧量的增加,使心肌需氧与供氧之间出现矛盾时即可发生心绞痛。即当冠状动脉狭窄或部分闭塞但尚能应付心脏平时的需要时,休息时可无症状。一旦出现使心肌氧耗量增加的因素时,冠状动脉的供血不能相应地增加以满足心肌对血液的需求,即可引起心绞痛。

（二）临床表现

1. 症状　心绞痛以发作性胸痛为主要临床表现,特点为胸骨体上段、中段后或心前区压榨样或紧缩窒息感,也可有烧灼感,偶伴濒死感,呈内脏性钝痛,界限不清,可放射至左肩、左臂内侧达无名指和小指,或至颈、咽或下颌部,常发生于劳力负荷增加时,一般持续数分钟至 10 余分钟,多为 3~5 分钟,停止原来的活动或舌下含服硝酸甘油等硝酸酯类药物后可缓解。

稳定型心绞痛的加拿大心血管学会(CCS)分级见表6-4。

表6-4　稳定型心绞痛的加拿大心血管学会(CCS)分级

分级	表现
Ⅰ级	一般体力活动(如步行和爬楼梯)不受限,但快速或长时间用力可引起心绞痛发作
Ⅱ级	一般体力活动轻度受限。快步、饭后、寒冷或刮风中、精神应激或醒后数小时内发作心绞痛。一般情况下平地步行200m以上,或以常速上3楼以上的高度时即可诱发心绞痛
Ⅲ级	一般体力活动明显受限。一般情况下平地步行200m内,或以常速上3楼以下的高度时即可诱发心绞痛
Ⅳ级	活动或休息时即可发生心绞痛

2. 体征　平时一般无异常体征。心绞痛发作时常见心率增快、血压升高、表情焦虑、皮肤冷或出汗,有时出现第四心音或第三心音奔马律。可有暂时性心尖部收缩期杂音,是乳头肌缺血引起二尖瓣关闭不全所致。

(三) 辅助检查

1. 实验室检查　血糖、血脂检查可了解冠状动脉粥样硬化性心脏病的危险因素;胸痛明显者需查血清心肌损伤标志物,以与ACS相鉴别;查血常规注意有无贫血;必要时检查甲状腺功能。

2. 心电图检查　静息时心电图多无特殊改变,部分可有陈旧性心肌梗死、传导阻滞或期前收缩等相应的表现。

心绞痛发作时,绝大多数患者的心电图可出现暂时性心肌缺血引起的ST段移位。可有心内膜下心肌缺血的ST段压低(≥0.1mV),发作缓解后恢复。有时出现T波倒置。平时有T波持续倒置者,发作时可变为直立("假性正常化")。

心电图负荷试验对无禁忌证(心肌梗死急性期、不稳定型心绞痛、明显心力衰竭、严重心律失常或急性疾病等)的患者有一定意义。但有一定比例的假阳性和假阴性,单纯运动心电图阳性或阴性结果不能作为诊断或排除冠状动脉粥样硬化性心脏病的依据。

3. 冠状动脉造影　冠状动脉造影为目前诊断的"金标准",且仍是冠状动脉病变指导治疗策略尤其是血运重建方案的最常用的方法。

4. 其他检查　放射性核素显像、多层螺旋CTA、冠状动脉造影等有较重要的意义,其他检查如超声心动图、胸部X线可有助于鉴别诊断。磁共振成像(MRI)冠状动脉造影、冠状动脉内血管镜检查、冠状动脉内超声显像(IVUS)、冠状动脉内光学相干断层扫描(OCT)及冠状动脉血流储备分数测定(FFR)等也可用于冠状动脉粥样硬化性心脏病的诊断并有助于指导介入治疗或药物治疗。

(四) 诊断要点

1. 诊断标准　根据典型心绞痛的发作特点,结合年龄和存在冠状动脉粥样硬化性心脏病的危险因素,除外其他原因所致的心绞痛,一般即可建立诊断。

2. 鉴别诊断　需注意与急性冠脉综合征相鉴别。后者疼痛更剧烈,持续时间多超过30分钟,含用硝酸甘油多不能缓解;心电图常有典型的动态演变过程;心肌坏死标志物(肌红蛋白、肌钙蛋白Ⅰ或T、CK-MB等)增高。同时需与其他疾病如主动脉瓣狭窄或关闭不全、风湿性冠状动脉炎、梅毒性主动脉炎引起的冠状动脉口狭窄或闭塞、肥厚型心肌病、X综合征等引起的心绞痛、肋间神经痛和肋软骨炎、心脏神经症、不典型疼痛如反流性食管炎等食管疾病、膈疝、消化性溃疡、肠道疾病、颈椎病等相鉴别。

(五) 治疗原则

1. 发作时的治疗

(1)休息:发作时立刻休息多可缓解。

（2）药物治疗：较重的发作可使用作用较快的硝酸酯制剂如硝酸甘油、硝酸异山梨酯舌下含服，扩张冠状动脉增加冠状动脉血流量，扩张周围血管减低心脏前、后负荷和心肌需氧量，从而缓解心绞痛。

2. 缓解期的治疗

（1）调节生活方式：尽量避免各种诱因。调节饮食，食不过饱；戒烟限酒；调整日常生活与工作量；减轻精神负担；适量运动；一般不需卧床休息。

（2）药物治疗

1）改善缺血，减轻症状的药物：①β受体拮抗剂；②硝酸酯类药物；③钙通道阻滞剂；④其他如曲美他嗪、尼可地尔等；⑤中医中药治疗、理疗等。

2）预防心肌梗死，改善预后的药物：①阿司匹林；②氯吡格雷；③β受体拮抗剂；④他汀类药物；⑤ACEI或ARB。

（3）经皮冠状动脉介入治疗：经皮冠状动脉介入治疗（PCI）包括经皮冠状动脉腔内成形术（PTCA）、冠状动脉支架植入术、冠状动脉高频旋磨术（HFRA）、药物洗脱球囊（DEB）和其他介入治疗术等。

（4）外科治疗：冠状动脉旁路移植术（CABG）。

（5）康复治疗：有监测的运动训练、心理和营养咨询、教育及危险因素控制等。

四、不稳定型心绞痛和非ST段抬高心肌梗死

（一）病因与发病机制

UA/NSTEMI主要是由于动脉粥样硬化斑块破裂或糜烂所致的急性血栓形成、伴或不伴血管收缩及微血管栓塞引起急性心肌缺血所导致的一组临床综合征，合称为非ST段抬高急性冠脉综合征。

病理学机制主要为在冠状动脉粥样硬化的基础上易损斑块发生破裂或糜烂引起急性血栓形成、伴或不伴冠状动脉痉挛收缩及微血管栓塞，导致急性或亚急性心肌供氧减少。

（二）临床表现

1. 症状　UA/NSTEMI的胸部不适的性质与典型的稳定型心绞痛相似，通常程度更重，持续时间更长，可达30分钟。

UA的3种临床表现见表6-5。

表6-5　UA的3种临床表现

分型	表现
静息型心绞痛	发作于休息时，持续时间通常>20min
初发型心绞痛	通常在首发症状1~2个月内，很轻的体力活动可诱发（程度至少达CCS Ⅲ级）
恶化型心绞痛	在相对稳定的劳力性心绞痛的基础上心绞痛逐渐增强（疼痛更剧烈、时间更长或更频繁，按CCS分级至少增加1级水平，程度至CCS Ⅲ级）

2. 体征　常无特异性，体检可发现一过性第三心音或第四心音及由于二尖瓣反流引起的一过性收缩期杂音。

（三）辅助检查

1. 静息心电图　大多数患者胸痛发作时有一过性ST段（抬高或压低）和T波（低平或倒置）改变，其中ST段的动态改变（≥0.1mV的抬高或压低）是严重冠状动脉疾病的表现，可能会发生急性心肌梗死或猝死；若心电图改变持续12小时以上，则提示NSTEMI的可能性。不常见的心电图表现为U波倒置。

2. 连续的心电监测　连续的心电监测可发现无症状或心绞痛发作时的ST段改变。

3. 心电图运动负荷试验 对于存在持续的典型缺血性胸痛患者,不宜行此项检查。对于低危患者,此项检查可推荐用于评价预后并指导下一步治疗。

4. 心脏标志物检查 心脏肌钙蛋白(cTn)T 及 I 较传统的 CK 和 CK-MB 更为敏感、可靠,可从一定程度上判断预后。

5. 冠状动脉造影和其他侵入性检查 考虑行血运重建术的患者,尤其是经积极药物治疗后症状控制不佳或高危患者,应尽早行冠状动脉造影。冠状动脉造影正常或无阻塞性病变者可能是冠状动脉痉挛、冠状动脉内血栓自发性溶解、微循环灌注障碍或病变遗漏。

(四) 诊断要点

根据病史如典型的心绞痛症状、典型的缺血性心电图改变(新发或一过性 ST 段压低>0.1mV,或 T 波倒置>0.2mV)及心肌损伤标志物(cTnT、cTnI 或 CK-MB)测定,可以作出 UA/NSTEMI 的诊断。诊断未明确的不典型患者而病情稳定者,可以行负荷心电图或负荷超声心动图、放射性核素心肌灌注显像、冠状动脉造影等检查。冠状动脉造影仍是诊断冠状动脉粥样硬化性心脏病的重要方法,可以直接显示冠状动脉狭窄程度,对决定治疗策略有重要意义。

(五) 治疗原则

UA/NSTEMI 的治疗目的主要是即刻缓解缺血和预防严重不良反应后果(即死亡或心肌梗死或再梗死)。其治疗包括抗缺血治疗、抗血栓治疗和根据危险度分层进行有创治疗。

1. 一般治疗 立即卧床休息,消除紧张情绪和缓解焦虑,必要时吸氧,积极处理引起心肌耗氧量增加的疾病,如感染、发热、甲状腺功能亢进症、贫血、低血压、心力衰竭、低氧血症、心律失常等。

2. 药物治疗

(1)抗心肌缺血药

1)硝酸酯类药物:心绞痛发作时可舌下含服硝酸甘油,若仍无效,可静脉应用。常用的口服硝酸酯类药物包括硝酸异山梨酯和单硝酸异山梨酯。

2)β 受体拮抗剂:应尽早用于所有无禁忌证的 UA/NSTEMI 患者。常用的选择性 β_1 受体拮抗剂有美托洛尔和比索洛尔等。

3)钙通道阻滞剂:可有效减轻心绞痛症状,可以作为治疗持续性心肌缺血的次选药物。钙通道阻滞剂为变异型心绞痛的首选药物,能有效降低心绞痛的发生率。

4)尼可地尔:可用于对硝酸酯类不能耐受的患者。

(2)抗血小板药

1)阿司匹林:除非有禁忌证,所有 UA/NSTEMI 患者均应尽早使用阿司匹林,首次负荷剂量为 300mg,维持剂量为 75~100mg,每日 1 次,长期维持。

2)二磷酸腺苷(ADP)受体拮抗剂:氯吡格雷的首次负荷剂量为 300~600mg,维持剂量为 75mg,每日 1 次。接受 PCI 治疗的患者,术后给予维持剂量氯吡格雷,并维持至少 12 个月。

3)血小板糖蛋白 IIb/IIIa(GP IIb/IIIa)受体拮抗剂:主要用于计划接受 PCI 治疗的 UA/NSTEMI 患者。

(3)抗凝血药:常规应用于中危和高危的 UA/NSTEMI 患者。常用药物包括普通肝素、低分子量肝素、磺达肝癸钠和比伐芦定。

(4)调血脂药:他汀类药物除具有降血脂作用外,尚具有稳定斑块、抗炎及其他非降血脂作用,能改善患者的预后。UA/NSTEMI 患者均应尽早(24 小时内)开始使用他汀类药物。长期强化他汀治疗的目标是 LDL-C<1.82mmol/L 或降幅>50%。

(5)ACEI 或 ARB:对 UA/NSTEMI 患者,长期应用 ACEI 能降低心血管事件发生率,如果无禁忌,应该在第 1 个 24 小时内给予口服 ACEI,不能耐受 ACEI 者可用 ARB 替代。

3. 冠状动脉血运重建术 包括 PCI 和 CABG。

五、ST 段抬高心肌梗死

ST 段抬高心肌梗死（STEMI）主要是由于冠状动脉粥样硬化斑块破裂或糜烂和血栓形成，导致冠状动脉供血急剧中断，使相应供血的心肌持久缺血所致的心肌坏死。在心电图上表现为 ST 段抬高，区别于非 ST 段抬高急性冠脉综合征。不稳定斑块是 STEMI 的病理基础。

（一）临床表现

与梗死的面积大小、部位及冠状动脉侧支循环情况密切相关。

1. 先兆　部分患者在发病前数日有乏力，胸部不适，活动时心悸、气急、烦躁、心绞痛等前驱症状，其中以新发生心绞痛（初发型心绞痛）或原有心绞痛加重（恶化型心绞痛）为最突出。

2. 症状

（1）胸痛：为最先出现的症状，部位和性质与心绞痛相同，但诱因多不明显，且常发生于安静时，程度较重，持续时间较长，可达数小时或更长时间，休息和含用硝酸甘油片多不能缓解。患者常烦躁不安、出汗、恐惧、胸闷或有濒死感。少数患者无疼痛，一开始即表现为休克或急性心力衰竭。还有少数患者表现为急腹症，易被误诊。

（2）伴随症状：发热、心动过速、白细胞增高和红细胞沉降率加快等。疼痛剧烈时常伴有频繁的恶心、呕吐和上腹胀痛，肠胀气亦不少见。重症者可发生呃逆。

（3）并发症

1）心律失常：以室性心律失常最多，应警惕心室颤动发生，房室传导阻滞和束支传导阻滞也较多见。

2）低血压和休克、心力衰竭：根据有无心力衰竭表现及其相应的血流动力学改变严重程度，AMI 引起的心力衰竭按 Killip 分级法可分为 4 级（表 6-6）。

表 6-6　急性心肌梗死后心力衰竭的 Killip 分级

分级	分级依据
Ⅰ 级	尚无明显的心力衰竭
Ⅱ 级	有左心衰竭，肺部啰音<50% 的肺野
Ⅲ 级	有急性肺水肿，全肺有大、小、干、湿啰音
Ⅳ 级	有心源性休克等不同程度或阶段的血流动力学变化

3. 体征　无特异性体征，体检可正常或出现非特异性改变。合并心力衰竭的患者可有两肺啰音，可出现第四心音（心房性）奔马律，少数有第三心音（心室性）奔马律、心包摩擦音，心尖区可出现粗糙的收缩期杂音或伴收缩中晚期喀喇音，室间隔穿孔时可在胸骨左缘第 3~4 肋间新出现粗糙的收缩期杂音伴有震颤。起病前有高血压者，血压可降至正常，且可能不再恢复到起病前的水平。可有与心律失常、休克或心力衰竭相关的其他体征。

（二）并发症

可见乳头肌功能失调或断裂、室间隔破裂穿孔、室壁瘤、栓塞、心肌梗死后心包炎及梗死后综合征。

（三）辅助检查

1. 心电图

（1）特征性改变：ST 段抬高呈弓背向上型，宽而深的 Q 波（病理性 Q 波），T 波倒置。

（2）动态性改变

1）超急性期：起病数小时内，可尚无异常或出现异常高大的两肢不对称的 T 波。

2）急性期：数小时后，ST 段明显抬高，弓背向上，与直立的 T 波连接，形成单相曲线数小时至 2 日内出现病理性 Q 波，同时 R 波减低。Q 波在 3~4 日内稳定不变，以后 70%~80% 永久存在。

3）亚急性期：早期如不进行干预，ST 段抬高持续数日至 2 周左右，逐渐回到基线水平；T 波则变为平坦或倒置。

4）慢性期：数周至数月后，T 波呈 V 形倒置，两肢对称，波谷尖锐。T 波倒置可永久存在，也可在数月至数年内逐渐恢复。

（3）定位和定范围：STEMI 的定位和定范围可根据出现特征性改变的导联数来判断（表 6-7）。

表 6-7　STEMI 的定位和定范围

心肌梗死部位	导联	可能受累的冠状动脉
前间壁	V1、V2、V3	左前降支近端、间隔支
前壁	V3、V4、V5	左前降支及其分支
前侧壁	V5、V6、V7、aVL	左前降支中部或左回旋支
高侧壁	Ⅰ、aVL	左回旋支
广泛前壁	V1~V5	左前降支近端
下壁	Ⅱ、Ⅲ、aVF	右侧冠状动脉、回旋支或前降支远端不常见
后壁	V7、V8、V9	后降支

2. 实验室检查

（1）白细胞可增高，红细胞沉降率加快，C 反应蛋白（CRP）增高。

（2）血清心肌损伤标志物增高水平与心肌损伤范围及预后明显相关（表 6-8）。

表 6-8　血清心肌损伤标志物增高水平与心肌损伤范围及预后

血清心肌损伤标志物	升高时间	达峰时间	持续时间	特点
肌红蛋白	2h 内	12h 内	24~48h	出现最早，敏感，但特异性不强
cTnI	3~4h 后	11~24h	7~10d	出现稍迟，特异性高，但持续时间长
cTnT	3~4h 后	24~48h	10~14d	同 cTnI
CK-MB	4h 内	16~24h	3~4d	较敏感，对早期诊断有较重要的价值

3. 超声心动图　有助于了解心室壁的运动和左心室的功能，诊断室壁瘤和乳头肌功能失调，检测心包积液及室间隔穿孔等并发症。

4. 诊断要点　根据典型临床表现、特征性心电图改变及动态演变、心肌损伤标志物升高及冠状动脉粥样硬化性心脏病的危险因素即可诊断本病。需与心绞痛、主动脉夹层、急性肺动脉栓塞、急腹症、急性心包炎等相鉴别。

（四）治疗原则

尽快恢复心肌的血液灌注（到达医院后 30 分钟内开始溶栓或 90 分钟内开始介入治疗）以挽救濒死的心肌、防止梗死扩大或缩小心肌缺血范围，保护和维持心脏功能，及时处理严重心律失常、泵衰竭和各种并发症，防止猝死，使患者不但能度过急性期，且康复后还能保持尽可能多的有功能的心肌。

1. 监护和一般治疗

2. 解除疼痛

（1）使用吗啡或哌替啶。

（2）使用硝酸酯类药物。

（3）β 受体拮抗剂：在无禁忌证的情况下，应在发病 24 小时内尽早常规口服应用。

3. 抗血小板治疗　各种类型的 ACS 均需要联合应用包括阿司匹林和 ADP 受体拮抗剂在内的口服抗血小板药,负荷剂量后给予维持剂量。静脉应用 GPⅡb/Ⅲa 受体拮抗剂主要用于接受直接 PCI 的患者,术中使用。

4. 抗凝治疗　直接凝血酶抑制剂比伐芦定可用于行直接 PCI 时的术中抗凝,取代肝素和 GPⅡb/Ⅲa 受体拮抗剂。

5. 再灌注心肌治疗　起病 3~6 小时最多在 12 小时内使闭塞的冠状动脉再通,心肌得到再灌注,濒临坏死的心肌可能得以存活或使坏死范围缩小,减轻梗死后心肌重塑,改善预后。

(1)经皮冠状动脉介入治疗。

(2)溶栓治疗:溶栓再通的判断标准如下。

1)直接标准:冠状动脉造影观察(TIMI 分级达到 2、3 级者表明血管再通)。

2)间接标准:①心电图抬高的 ST 段于 2 小时内回降>50%;②胸痛 2 小时内基本消失;③2 小时内出现再灌注性心律失常;④血清 CK-MB 酶峰值提前出现(14 小时内)等。

(3)紧急冠状动脉旁路移植术(CABG)。

6. 使用 ACEI 或 ARB

7. 调血脂治疗

8. 抗心律失常和传导障碍治疗

9. 抗休克治疗

(1)补充血容量。

(2)使用升压药。

(3)使用血管扩张药。

(4)治疗休克的其他措施。

10. 抗心力衰竭治疗　主要是治疗急性左心衰竭。洋地黄制剂可能引起室性心律失常,宜慎用。

11. 右心室心肌梗死的处理　右心室心肌梗死引起右心衰竭伴低血压,而无左心衰竭的表现时宜扩张血容量,低血压仍未能纠正者可用正性肌力药。不宜用利尿药。伴有房室传导阻滞者可予以临时起搏。

12. 其他治疗

(1)使用钙通道阻滞剂。

(2)极化液疗法。

13. 恢复期的处理　AMI 恢复后进行康复治疗,逐步进行适当的体育锻炼,有利于改善体力和工作能力。

六、冠状动脉疾病的其他表现形式

(一)变异型心绞痛

变异型心绞痛也称血管痉挛性心绞痛,几乎完全都在静息情况下发生,无体力劳动或情绪激动等诱因,常常伴随一过性 ST 段抬高或压低,冠状动脉造影证实一过性冠状动脉痉挛存在。可给予钙通道阻滞剂和硝酸酯类药物扩张痉挛的冠状动脉,从而改善症状。

(二)无症状性心肌缺血

无症状性心肌缺血也称隐匿性心肌缺血,分为 2 种类型。①Ⅰ型无症状性心肌缺血:发生于冠状动脉狭窄患者,心肌缺血可以很严重甚至发生心肌梗死,但临床上患者无心绞痛症状,可能系患者心绞痛警告系统缺陷,该型较少见;②Ⅱ型无症状性心肌缺血:较常见,发生于存在稳定型心绞痛、UA 或变异型心绞痛的患者,这些患者存在的无症状性心肌缺血常在心电监测时被发现。

有效防止心肌缺血发作的药物(硝酸酯类、β 受体拮抗剂及钙通道阻滞剂)对减少或消除无症状性心肌缺血发作有效,联合用药效果更好。血运重建术可减少部分心脏缺血发作。

(三)冠状动脉造影结果正常的胸痛——X综合征

X综合征通常指患者具有心绞痛或类似于心绞痛的症状,运动平板试验出现ST段下移而冠状动脉造影无异常表现。本病以绝经期前女性多见,预后通常良好。但由于临床症状的存在,会影响患者的生活质量,必要时可给予β受体拮抗剂、钙通道阻滞剂及硝酸甘油改善患者的症状。

(四)心肌桥

冠状动脉通常走行于心外膜下的结缔组织中,如果一段冠状动脉走行于心肌内,这束心肌纤维称为心肌桥,走行于心肌桥下的冠状动脉称为壁冠状动脉。由于心肌桥存在,导致其近端的收缩期前向血流逆转,从而损伤该处的血管内膜,所以该处容易形成动脉粥样硬化斑块。冠状动脉造影显示该节段收缩期血管管腔被挤压,舒张期恢复正常,称为"挤奶现象"。本病无特异性治疗,β受体拮抗剂及钙通道阻滞剂等降低心肌收缩力的药物可缓解症状,应避免使用硝酸酯类药物及多巴胺等正性肌力药。

典型病案

病史摘要:患者,男,50岁。因"突发心前区疼痛5小时"就诊。患者5小时前因工作劳累出现胸骨后闷痛,无放射,不伴大汗,休息同时含服异山梨酯约5分钟后不缓解。既往健康,吸烟30年,20~30支/d,少量饮酒。查体:T 36.2℃,P 98次/min,BP 135/80mmHg,R 18次/min。双肺未闻及干湿啰音,心律规整,心率98次/min,肝脾不大,双下肢无水肿。辅助检查:心电图示Ⅱ、Ⅲ、aVF导联ST段抬高0.5mV。

病案分析:针对该患者应首先考虑冠状动脉粥样硬化性心脏病、急性冠脉综合征、急性下壁心肌梗死、Killip Ⅰ级,除心电图外还需检测心肌损伤标志物,在治疗上给予镇痛药、硝酸酯类扩血管药、抗血小板药、抗凝药、调血脂药、ACEI/ARB、β受体拮抗剂等。因患者的发病时间<12小时,故可急诊行冠状动脉造影术,并根据术中结果行血运重建。另因患者为下壁心肌梗死,需警惕传导阻滞。

第六节 心 肌 病

心肌病(cardiomyopathy)是一组异质性心肌疾病,由不同病因(遗传性病因较多见)引起的心肌病变导致心肌机械和/或心电功能障碍,常表现为心室肥厚或扩张。该病可局限于心脏本身,亦可为系统性疾病的部分表现,最终可导致心源性死亡或进行性心力衰竭。

心肌病可分为原发性心肌病,如扩张型心肌病、肥厚型心肌病、限制型心肌病、致心律失常性右室心肌病和未分类型;继发性心肌病,如缺血性心肌病、糖尿病心肌病、酒精性心肌病、围生期心肌病等。

一、扩张型心肌病

扩张型心肌病(dilated cardiomyopathy,DCM)是一类以左心室或双心室扩大,心肌收缩功能受损为特征的心肌病。主要表现为进行性心力衰竭,也可发生心律失常、血栓栓塞及猝死。

(一)病因与发病机制

多数病因不清,部分有家族遗传性。可能的病因包括感染、非感染性炎症、中毒(包括酒精中毒等)、内分泌和代谢紊乱、遗传、精神创伤。

(二)临床表现

进行性左心衰竭,疲劳、乏力常见,也可出现心悸、气促、不能平卧。体格检查常发现不同程度的心脏扩大及充血性心力衰竭的体征。心前区视诊可出现左心室搏动,偶尔也可有右心室搏动。心尖冲动的位置常向外侧移位。

（三）辅助检查

1. 胸部 X 线检查   心影通常增大,心胸比例>50%。可出现肺淤血、肺水肿及肺动脉压力增高的 X 线表现,有时可见胸腔积液。

2. 心电图   缺乏诊断特异性。可为 R 波递增不良、室内传导阻滞及左束支传导阻滞。常见 ST 段压低和 T 波倒置。可见各类心律失常。

3. 超声心动图   是诊断及评估 DCM 的最常用的重要检查手段。早期可仅表现为左心室轻度扩大,后期各心腔均扩大,以左心室扩大为著。室壁运动普遍减弱,心肌收缩功能下降,左心室射血分数显著降低。二尖瓣、三尖瓣可因相对性关闭不全而出现反流。

4. 其他检查   如心脏磁共振（CMR）、心肌放射性核素显像、CTA、血液和血清学检查、冠状动脉造影和心导管检查、心内膜心肌活检（EMB）,对 DCM 的诊断、鉴别诊断、治疗、并发症及预后判断有一定意义。

（四）诊断要点

对于有慢性心力衰竭的临床表现,超声心动图检查有心腔扩大与心脏收缩功能减低者即应考虑 DCM。鉴别诊断主要应该除外引起心脏扩大、收缩功能减低的其他继发原因,包括心脏瓣膜病、高血压心脏病、冠状动脉粥样硬化性心脏病、先天性心脏病等。

（五）治疗原则

1. 病因治疗   积极控制感染,严格限酒或戒酒,治疗相应的内分泌疾病或自身免疫病,纠正电解质紊乱,改善营养失衡等。

2. 针对心力衰竭及心律失常的治疗   在疾病早期,虽然已出现心脏扩大、收缩功能损害,但尚无心力衰竭的临床表现。此阶段应积极地进行早期药物干预治疗,包括 β 受体拮抗剂、ACEI 或 ARB,可减缓心室重构及心肌进一步损伤,延缓病变发展。随病程进展,心室收缩功能进一步减低,并出现心力衰竭的临床表现。此阶段应按慢性心力衰竭治疗指南进行治疗。

3. 猝死的预防   对于猝死风险显著增高的患者,可考虑植入型心律转复除颤器（ICD）。

4. 抗凝治疗   血栓栓塞是常见并发症,对于有心房颤动或已经有附壁血栓形成或有血栓栓塞病史的患者须长期服用华法林等抗凝药物。

5. 干细胞移植、基因治疗

6. 心脏移植

二、肥厚型心肌病

肥厚型心肌病（hypertrophic cardiomyopathy,HCM）是一种遗传性心肌病,以心室非对称性肥厚为解剖特点。根据左心室流出道有无梗阻,又可分为梗阻性和非梗阻性 HCM。本病的预后差异很大,是青少年和运动员猝死的最主要的一个原因。

（一）病因与发病机制

HCM 为常染色体显性遗传,具有遗传异质性。在梗阻性 HCM 患者,左心室收缩时快速血流通过狭窄的流出道产生负压,引起二尖瓣前叶前向运动,加重梗阻。HCM 患者胸闷、气短等症状的出现与左心室流出道梗阻、左心室舒张功能下降、小血管病变造成心肌缺血等因素有关。

（二）临床表现

1. 症状   最常见的症状是劳力性呼吸困难和乏力,夜间阵发性呼吸困难较少见。1/3 的患者可有劳力性胸痛。最常见的持续性心律失常是心房颤动。部分患者有晕厥。

2. 体征   体格检查可见心脏轻度增大,可闻及第四心音。流出道梗阻患者可于胸骨左缘第 3~4

肋间闻及较粗糙的喷射性收缩期杂音。也可因二尖瓣前叶移向室间隔导致二尖瓣关闭不全而出现心尖部收缩期杂音。

（三）辅助检查

1. 胸部 X 线检查　普通胸部 X 线检查示心影可以正常大小或左心室增大。

2. 心电图　变化多端,主要表现为 QRS 波左心室高电压、倒置 T 波和异常 q 波。此外,患者同时可伴有室内传导阻滞和其他各类心律失常。

3. 超声心动图　是临床最主要的诊断手段。梗阻性肥厚型心肌病患者可见室间隔流出道部分向左室内突出,并于 M 型超声心动图见二尖瓣前叶活动曲线上出现一个向上突起的异常波形(SAN 征)。心室不对称肥厚而无心室腔增大为其特征。

4. 心脏磁共振

5. 心肌灌注显像

6. 心导管检查

7. 基因诊断

（四）诊断要点

1. 诊断标准　根据病史及体格检查,超声心动图示舒张期室间隔厚度达 15mm 或与后壁厚度之比＞1.3。

2. 鉴别诊断　鉴别诊断需要除外左心室负荷增加引起的心室肥厚,包括高血压心脏病、主动脉瓣狭窄、先天性心脏病、运动员心脏肥厚等。

（五）治疗原则

治疗需要个体化。无症状的患者需进行定期复查及相关专业知识教育,症状明显的患者需进行相关治疗。

1. 药物治疗　药物治疗是基础。针对流出道梗阻的药物主要有 β 受体拮抗剂和非二氢吡啶类钙通道阻滞剂。当出现充血性心力衰竭时需要采用针对性处理。对心房颤动患者需要抗凝治疗。

2. 非药物治疗　若存在严重的流出道梗阻(静息或运动时流出道压力阶差＞50mmHg),需要考虑行室间隔切除术或消融术,必要时起搏治疗。

3. 猝死风险评估和 ICD 预防　HCM 是青年和运动员心源性猝死的最常见的病因。ICD 能有效预防猝死的发生。植入 ICD 的适应证包括心搏骤停存活者,有家族成员猝死记录,恶性基因型患者,不能解释的晕厥,反复发作的多形性持续性心动过速,运动时低血压,最大左室壁厚度 ≥ 30mm。

三、限制型心肌病

限制型心肌病(restrictive cardiomyopathy,RCM)是以心室壁僵硬增加、舒张功能降低、充盈受限而产生临床右心衰竭症状为特征的一类心肌病。

（一）病因与发病机制

RCM 属于混合性心肌病,约一半为特发性,另一半为病因清楚的特殊类型,后者中最多的为淀粉样变性。在各种病因作用下,心肌纤维化、炎症细胞浸润和心内膜面瘢痕形成。这些病理改变使心室壁僵硬、充盈受限,心室舒张功能降低,心房后负荷增加使心房逐渐增大,静脉回流受阻,静脉压升高,从而出现相应的临床表现。

（二）临床表现

主要表现为活动耐量下降、乏力、呼吸困难。随病程进展,逐渐出现肝大、腹水、全身性水肿。右心衰竭较重为本病的临床特点。

体格检查可见颈静脉怒张,心脏听诊常可闻及奔马律,血压低常预示着预后不良。可有肝大、移动性浊音阳性、下肢凹陷性水肿。

(三) 辅助检查

1. 心电图　心肌淀粉样变性患者常常为低电压。QRS 波异常和 ST-T 改变在 RCM 中较缩窄性心包炎明显。

2. 超声心动图　双心房扩大和心室肥厚见于限制型心肌病。心肌呈磨玻璃样改变常常是心肌淀粉样变性的特点。心包增厚和室间隔抖动症见于缩窄性心包炎。

3. X 线检查、CTA、CMR　对病因及鉴别诊断有一定意义。

4. 心导管检查　①肺动脉 (收缩期) 压明显增高 (常 > 50mmHg)；②舒张压的变化较大；③右心室舒张压相对较低 (缩窄性心包炎达 1/3 的收缩压峰值以上) 等。

5. 心脏磁共振

6. 心内膜心肌活检　相对正常的病理结果支持心包炎的诊断。对于心肌淀粉样变性和高嗜酸细胞综合征等具有确诊的价值。

(四) 诊断要点

根据运动耐力下降、水肿病史及右心衰竭检查结果，如果患者的心电图肢导联低电压，超声心动图见双房大、室壁不厚或增厚、左心室不扩大而充盈受限，应考虑 RCM。

心肌淀粉样变性的心脏超声显示心室壁呈磨玻璃样改变。其他引起 RCM 的全身疾病包括血色病、结节病、高嗜酸细胞综合征、系统性硬化症等。病史中需要询问放射史、放疗史、药物使用史等。应注意与缩窄性心包炎相鉴别。

(五) 治疗原则

原发性 RCM 无特异性治疗手段，主要为避免劳累、呼吸道感染等加重心力衰竭的诱因。该病引起的心力衰竭对常规治疗反应不佳，往往成为难治性心力衰竭。对于继发性 RCM，部分疾病有针对病因的特异性治疗。

四、心肌炎

心肌炎 (myocarditis) 是心肌炎性疾病。最常见的病因为病毒感染，其他病原微生物感染也可引起心肌炎，但相对少见。非感染性心肌炎的病因包括药物、毒物、放射、结缔组织病、血管炎、巨细胞心肌炎、结节病等。本节重点叙述病毒性心肌炎。

(一) 病因与发病机制

多种病毒都可能引起心肌炎。柯萨奇病毒 B、埃可 (ECHO) 病毒、脊髓灰质炎病毒等为常见病毒，尤其是柯萨奇病毒 B 感染是最为常见的致病原因。

病毒性心肌炎的发病机制包括：①病毒的直接作用；②病毒与机体的免疫反应共同作用。

(二) 临床表现

1. 症状　取决于病变的广泛程度与部位，轻者可完全没有症状，重者甚至出现心源性休克及猝死。多数患者发病前 1~3 周有病毒感染的前驱症状。

2. 体征　查体常有心律失常，以房性与室性期前收缩及房室传导阻滞最为多见。心率增快与体温不相称。闻及第三、第四心音或奔马律，部分患者可于心尖部闻及收缩期吹风样杂音。部分患者有心力衰竭或休克的体征。

(三) 辅助检查

1. 胸部 X 线检查　可见心影扩大，有心包积液时可呈烧瓶样改变。

2. 心电图　常见 ST 段改变，包括 ST 段轻度移位和 T 波倒置。合并急性心包炎的患者可有 aVR 导联以外的 ST 段广泛抬高，少数可出现病理性 Q 波。可出现各型心律失常，特别是室性心律失常和房室传导阻滞等。

3. 超声心动图检查　可正常，也可显示左心室增大、室壁运动减低、左心室收缩功能减低、附壁血栓等。合并心包炎者可有心包积液。

4.心脏磁共振　对心肌炎的诊断有较大价值。典型表现为钆延迟增强扫描可见心肌片状强化。心肌损伤标志物检查可有心肌肌酸激酶(CK-MB)及肌钙蛋白(cTnT 或 cTnI)增高。

5.非特异性炎症指标检测　红细胞沉降率加快,C 反应蛋白等非特异性炎症指标常升高。

6.病毒血清学检测　仅对病因有提示作用,不能作为诊断依据。确诊有赖于心内膜、心肌或心包组织内病毒、病毒抗原、病毒基因片段或病毒蛋白的检出。

7.心内膜心肌活检　除本病的诊断外,还有助于病情及预后的判断。

(四)诊断要点

1.诊断标准　病毒性心肌炎的诊断主要为临床诊断。根据典型的前驱感染史、相应的临床表现及体征、心电图、心肌酶学检查或超声心动图、CMR 显示的心肌损伤证据,应考虑此诊断。确诊有赖于 EMB。

2.鉴别诊断　应注意排除甲状腺功能亢进、二尖瓣脱垂综合征及影响心功能的其他疾病如结缔组织病血管炎、药物及毒物等引起的心肌炎。

(五)治疗原则

病毒性心肌炎尚无特异性治疗,应该以针对左心功能不全的支持治疗为主。患者应避免劳累,适当休息。针对心力衰竭及心律失常情况对症处理。必要时予糖皮质激素,酌情予以促进心肌代谢的药物治疗。

典型病案

病史摘要:患者,男,60 岁。因"劳力性气促 1 年,加重伴双下肢水肿 1 周"入院。1 年前该患者无明显诱因出现上 2 楼即感气促,休息后可好转。未进行特殊处理。1 周前受凉感冒后出现稍活动即感气促,夜间不能平卧入睡,需高枕卧位。发病以来尿量减少。无高血压、糖尿病病史。无烟酒嗜好。查体:BP 120/80mmHg,R 50 次 /min,P 80 次 /min,急性面容,颈静脉怒张,双肺可闻及湿啰音,心尖搏动位于第 6 肋间、左锁骨中线外 1cm,心尖部可闻及 2/6 级收缩期吹风样杂音,心率 138 次 /min,心律绝对不齐,心音强弱不等。腹软,无压痛及反跳痛,肝脾无肿大,双下肢轻度凹陷性水肿。辅助检查:心肌损伤标志物未见异常;心脏彩超提示全心增大,左室壁运动弥漫性减弱,二尖瓣中度反流,收缩功能减低;胸片提示肺水肿,心脏增大。

病案分析:针对该患者应首先考虑原发性扩张型心肌病、心房颤动、心力衰竭、心功能Ⅲ级,在治疗上予以纠正心力衰竭及心律失常治疗、针对患者心房颤动行抗凝治疗。

第七节　心脏瓣膜病

一、二尖瓣狭窄

(一)病因与发病机制

1.病因　风湿热(主要病因)、老年性二尖瓣环或环下钙化及婴儿或儿童先天畸形、类癌瘤及结缔组织病、病毒(特别是柯萨奇病毒)。

2.发病机制　正常二尖瓣口面积为 4~6cm²,当各种病因致瓣膜病变或畸形使瓣口面积减小(1.5~2.0cm² 属轻度狭窄,1.0~1.5cm² 属中度狭窄,<1.0cm² 属重度狭窄),从而使左心室充盈不同程度受阻、左心房压升高,肺循环压力增高(出现呼吸困难、咳嗽、发绀等临床表现),最终导致肺动脉高压及右心衰竭。

（二）临床表现

1. **症状**　一般二尖瓣中度狭窄（瓣口面积<1.5cm²）始有临床症状。

（1）呼吸困难：常见也是最早期的症状，随病程进展，可出现静息时呼吸困难、夜间阵发性呼吸困难甚至端坐呼吸。

（2）咳嗽：多在夜间睡眠或劳动后出现，为干咳无痰或咳泡沫样痰，并发感染时咳黏液样或脓痰。咳嗽可能与患者的支气管黏膜淤血水肿易患支气管炎或扩大的左心房压迫左主支气管有关。

（3）咯血：因病情严重程度及病程进展情况可有不同表现，包括①大咯血；②痰中带血或血痰；③胶冻状暗红色痰（肺梗死）；④粉红色泡沫样痰。

（4）其他症状：声音嘶哑（左喉返神经受压）、吞咽困难（食管受压）、消化道淤血症状（食欲减退、腹胀、恶心等），部分患者有胸痛表现。

2. **体征**　严重二尖瓣狭窄可呈"二尖瓣面容"——双颧潮红。右室扩大时剑突下可触及收缩期抬举样搏动。右心衰竭时可出现颈静脉怒张、肝颈回流征阳性、肝大、双下肢水肿等。

瓣叶柔顺有弹性时，第一心音亢进，可闻及开瓣音；当出现肺动脉高压时，可有P2亢进和分裂。①心尖区可闻及舒张中晚期低调的隆隆样杂音，呈递增型，局限，常伴舒张期震颤；②严重肺动脉高压时可致相对性肺动脉瓣关闭不全，从而出现Graham-Steel杂音（胸骨左缘第2肋间可闻及递减型高调叹气样舒张早期杂音）；③右心室扩大时，因三尖瓣相对性关闭不全，可于胸骨左缘第4、第5肋间闻及全收缩期吹风样杂音。

（三）辅助检查

1. **X线检查**　肺静脉压增高的迹象、Kerley B线（小叶间的液体聚集在基部产生线性条纹，延伸至胸膜）、左心房增大、双心房影、主动脉弓缩小、肺动脉主干突出、右心室增大、心脏呈梨形。右前斜位吞钡可见增大的左心房压迫食管下段。

2. **心电图**　可见"二尖瓣型P波"（P波宽度>0.12秒，伴切迹）；QRS波群示电轴右偏和右室肥厚表现；晚期常合并心房颤动。

3. **超声心动图**　是确诊该病的最敏感可靠的方法。

（四）诊断要点

心尖区隆隆样舒张期杂音伴X线或心电图示左心房增大，提示二尖瓣狭窄，需与严重的主动脉瓣关闭不全（Austin-Flint杂音）及左心房黏液瘤瘤体阻塞二尖瓣引起的杂音相鉴别。超声心动图检查可确诊。

（五）并发症

可见心房颤动、急性肺水肿、血栓栓塞、右心衰竭、感染性心内膜炎、肺部感染。

（六）治疗原则

1. **一般治疗**　包括对因及对症治疗。抗风湿热治疗，酌情控制心率，肺淤血致呼吸困难时应限制钠盐摄入、间断使用利尿药，预防感染性心内膜炎的发生，注意急性肺水肿。

2. **并发症的处理**

（1）大量咯血：应取坐位，酌情予以镇静药及利尿药。

（2）急性肺水肿：处理原则与急性左心衰竭所致的肺水肿相似。

（3）心房颤动：急性快速性心房颤动因心室率快，立即控制心室率。慢性心房颤动患者应争取介入或者手术解决狭窄，在此基础上酌情电复律或药物复律。

（4）预防栓塞：若无禁忌证，均应长期口服华法林抗凝，INR维持在2.5~3.0。

3. **手术治疗**　病情严重者，需通过机械性干预解除二尖瓣狭窄，如经皮腔内球囊二尖瓣成形术、二尖瓣分离术、心脏瓣膜置换术等。

二、二尖瓣关闭不全

(一) 病因与发病机制

1. 病因　风湿性、腱索断裂(非风湿性中最常见)、感染性心内膜炎、二尖瓣黏液样变性、缺血性心脏病。

2. 发病机制　二尖瓣关闭不全时,左心室每搏喷出的血流一部分反流入左心房,使前向血流减少,同时使左心房负荷和左心室舒张期负荷增加,从而引起一系列血流动力学变化。

(二) 临床表现

1. 症状

(1)急性:轻者可仅有轻微的劳力性呼吸困难,重者可很快发生急性左心衰竭,甚至急性肺水肿、心源性休克。

(2)慢性:取决于二尖瓣反流的严重程度及关闭不全的进展速度、左心房和肺静脉压的高低、肺动脉压力水平及是否合并有其他瓣膜损害和冠状动脉疾病。

2. 体征　心尖冲动呈高动力型,为抬举样搏动。心界可向左下扩大,心尖冲动向下向左移位。肺动脉瓣区第二心音分裂,左心房强有力收缩可致出现第四心音。心尖区可闻及>3/6级收缩期粗糙的吹风样杂音,腱索断裂时杂音可似海鸥鸣或乐音性,出现急性肺水肿时双肺可闻及干、湿啰音。右心衰竭时可见颈静脉怒张、肝颈回流征阳性、肝大及双下肢水肿等。

(三) 辅助检查

1. X 线检查　据病情严重程度及进展情况,可有不同表现。轻者可无明显异常,重者左房和左室增大、肺淤血及肺间质水肿,晚期可见右心室增大等。

2. 心电图　轻度二尖瓣关闭不全者的心电图可正常;严重者可有左心室肥厚和劳损,合并心房颤动、二尖瓣 P 波等。

3. 超声心动图　二维超声有助于明确病因。多普勒超声可因探及收缩期左心房内的高速射流而确诊该病。

(四) 诊断要点

出现上述表现时,要考虑急性二尖瓣关闭不全,但需与三尖瓣关闭不全、室间隔缺损等引起的杂音相鉴别。超声心动图可明确诊断。

(五) 并发症

可见心力衰竭、心房颤动、感染性心内膜炎、栓塞。

(六) 治疗原则

1. 内科治疗

(1)急性:治疗目的是减少反流量,降低肺静脉压,增加心排血量。

(2)慢性:无症状者无须治疗,定期随访,重点是预防风湿热及感染性心内膜炎的发生。

2. 手术治疗　手术治疗是治疗二尖瓣关闭不全的根本措施,应在左心室功能发生不可逆性损害之前进行。常用的手术方法有二尖瓣修补术和二尖瓣置换术。

三、主动脉瓣狭窄

(一) 病因与发病机制

主动脉瓣狭窄(aortic stenosis)的病因有先天性病变、退行性病变和炎症性病变,以男性多见。正常成人的主动脉瓣口面积为 3~4cm²。当主动脉瓣口面积<1.0cm² 时,压力阶差使左心室壁向心性肥厚,顺应性下降致左室舒张末压进行性升高;进而左心房后负荷增加,导致肺循环压力相继增加,最终出现左心衰竭的症状。

另外,因左心室肥厚、左心室射血时间延长,使心肌耗氧量增加;且因主动脉根部舒张压降低、左心室舒张末压增高压迫心内膜下血管使冠状动脉灌注减少及脑供血不足,从而导致心肌缺血、缺氧和心绞痛发作,并可致脑缺血症状。

（二）临床表现

1. **症状** 瓣口面积<1.0cm^{2}时才出现临床症状。心绞痛、晕厥和心力衰竭是典型的常见三联征。

（1）呼吸困难:随病情进展,可分别出现劳力性呼吸困难、阵发性夜间呼吸困难、端坐呼吸乃至急性肺水肿等表现。

（2）心绞痛:是最早出现,也是最常见的症状。

（3）晕厥:可为首发症状。

2. **体征**

（1）心界:正常或轻度向左扩大,心尖区可触及收缩期抬举样搏动。收缩压降低,脉压减小,脉搏细弱。严重者可有颈动脉搏动延迟。

（2）心音:第一心音正常。可闻及第二心音逆分裂,可闻及第四心音(肥厚的左心房强有力收缩),如瓣叶活动度正常。

（3）心脏杂音:粗糙而响亮的收缩期射流性杂音,3/6级以上,呈递增-递减型,向颈部传导,在胸骨右缘第1~2肋间听诊最清楚。

（三）辅助检查

1. **X线检查** 心影一般不大,形状可略有变化,如左心缘下1/3处稍向外膨出;可有左房轻度增大、升主动脉扩张表现。侧位透视下有时可见主动脉瓣膜钙化。

2. **心电图** 轻者心电图正常,中度狭窄者可出现QRS波群电压增高伴轻度ST-T改变,严重者可出现左心室肥厚伴劳损和左心房增大的表现。

3. **超声心动图** 可确诊该病。

4. **心导管检查**

（四）诊断要点

根据典型的主动脉瓣区射流样收缩期杂音较易诊断为主动脉瓣狭窄,需与其他心脏器质性病变如梗阻性肥厚型心肌病所致的杂音相鉴别,确诊有赖于超声心动图。

（五）并发症

可见心律失常(心房颤动、房室传导阻滞、室性心律失常等)、心源性猝死、充血性心力衰竭、感染性心内膜炎、体循环栓塞、胃肠道出血。

（六）治疗原则

1. **内科治疗** 防治感染性心内膜炎。无症状者无须治疗,应定期随访。一旦出现症状,即需手术治疗。出现心房颤动者应尽早电复律。

2. **手术治疗** 手术适应证包括主动脉瓣开口面积<0.7cm^2,收缩期跨瓣压力阶差>50mmHg;出现临床症状者;重度主动脉瓣狭窄需要行升主动脉手术或其他心脏瓣膜手术。

四、主动脉瓣关闭不全

（一）病因与发病机制

主动脉瓣关闭不全(aortic incompetence)主要由主动脉瓣膜本身病变、主动脉根部疾病所致。根据发病情况,分为急性和慢性2种。

1. **急性主动脉瓣关闭不全**

（1）感染性心内膜炎。

（2）胸部创伤致升主动脉根部、瓣叶支持结构和瓣叶破损或瓣叶脱垂。

(3)主动脉夹层血肿使主动脉瓣环扩大,瓣叶或瓣环被夹层血肿撕裂。

(4)人工瓣膜撕裂。

2. 慢性主动脉瓣关闭不全

(1)主动脉瓣本身病变:①风湿性心脏病;②先天畸形;③感染性心内膜炎;④退行性主动脉瓣病变;⑤主动脉瓣黏液样变性。

(2)主动脉根部扩张引起瓣环扩大,瓣叶舒张期不能对合,为相对关闭不全。包括:①马方综合征;②梅毒性主动脉炎;③其他病因,如高血压性主动脉环扩张、特发性升主动脉扩张等。

(二)病理生理

1. 急性 舒张期主动脉血流反流入左心室,使左心室舒张末压迅速升高。收缩期左心室难以将来自左心房的血液及主动脉反流血充分排空,前向搏出量下降;舒张期因舒张压迅速上升,使左心房排空受限,引起肺淤血、肺水肿。

2. 慢性 舒张期主动脉内的血流大量反流入左心室,使左心室舒张末容量增加。代偿性出现左心室肥厚扩张,舒张末压可维持正常,左心房和肺静脉压也保持正常,故可多年不发生肺循环障碍。但随病情进展,舒张末压逐渐增加,最终因失代偿而发展至左心功能不全。

(三)临床表现

1. 症状

(1)急性:可无任何症状;重者可出现突发呼吸困难,不能平卧,全身大汗,频繁咳嗽,咳白色或粉红色泡沫样痰;更重者可出现烦躁不安、神志模糊,甚至昏迷。

(2)慢性:可在较长时间内无症状。大量反流致心搏量增大的相关症状(心悸、心前区不适、头颈部强烈动脉搏动感等)、心力衰竭引起的呼吸困难,可出现胸痛,心绞痛较少见,罕见晕厥,改变体位时可出现头晕或眩晕。

2. 体征

(1)急性:重者可出现面色灰暗、唇甲发绀、血压下降等休克表现。听诊肺部可闻及哮鸣音,或在肺底闻及细小水泡音,严重者满肺均有水泡音。

(2)慢性:面色苍白,颈动脉搏动明显增强。主动脉瓣区第二心音减弱或消失;心尖区常可闻及第三心音,出现周围血管征,反流明显者可出现 Austin-Flint 杂音。

(四)辅助检查

1. X线检查 以左心室增大为主,可有左心房增大,出现心力衰竭是有肺淤血的表现。

2. 心电图 慢性者常以左心室肥厚劳损伴电轴左偏;急性者常见窦性心动过速和非特异性ST-T改变。

3. 超声心动图 可确诊该病。

4. 心导管检查

(五)诊断要点

有典型主动脉瓣关闭不全的舒张期杂音伴周围血管征可诊断为主动脉瓣关闭不全,超声心动图可明确诊断。

(六)并发症

感染性心内膜炎较常见,常加速心力衰竭的发生。室性心律失常常见,但心源性猝死少见。

(七)治疗原则

1. 内科治疗 慢性无症状且左心功能正常者不需要内科治疗。左心室功能有减低者应限制重体力活动,左心室扩大但收缩功能正常者可应用血管扩张药。

2. 外科治疗 急性主动脉瓣关闭不全患者应及早考虑外科治疗。

3. 手术治疗 适应证包括出现临床症状的慢性主动脉瓣关闭不全者;无临床症状的主动脉瓣关

闭不全,左心室收缩期末径>55mm,左室舒张期末径>75mm,EF<50%;左心室收缩末或舒张末直径分别为50~55mm和70~75mm,而运动试验显示左心室功能降低者。

典型病案

病史摘要:患者,女,34岁,农民。因"劳累后心悸、气促9年,加重1周"于我院就诊。患者9年前开始出现劳累后心悸、气促,无胸痛及咳嗽。1周前受凉感冒后出现上述症状加重,稍活动即感气促,并伴夜间阵发性呼吸困难,今为进一步诊治遂来我院。病来精神可、食欲佳,无发热及胸痛,睡眠佳,尿、便正常。既往史:有间断性双肩部疼痛及膝关节肿胀,活动稍受限制,否认糖尿病、高血压病史,无结核等传染性疾病病史,无外伤、手术史,无药物过敏史,无烟酒嗜好。查体:T 38℃、P 76次/min,R 18次/min,BP 120/70mmhg,神清,颈软,颈静脉怒张。双肺呼吸音粗,可闻及湿啰音。心界不大,心率95次/min,心律绝对不齐,心音强弱不等,心尖区闻及3/6级舒张期隆隆样杂音。腹(-),双下肢轻度凹陷性水肿。

病案分析:针对该患者应首先考虑慢性风湿性心脏瓣膜病、二尖瓣狭窄、心房颤动、心力衰竭、心功能Ⅱ级,在治疗上给予去除诱因、纠正心力衰竭治疗,并进一步行心脏彩超、X线检查及心导管检查,有手术适应证的患者可行外科手术治疗。

(尹 凯)

思考题

1. 简述病态窦房结综合征的常见心电图表现及治疗原则。
2. 心房颤动的处理原则是什么?
3. 简述阵发性室上速的临床表现及急诊处理。
4. 什么是持续性室性心动过速、非持续性室性心动过速? 两者如何处理?
5. 简述房室传导阻滞的心电图表现及处理。

第六章
目标测试

第七章

消化系统疾病

第一节 概　　述

消化系统由消化道和消化腺两部分组成。消化道包括口腔、咽、食管、胃、小肠（十二指肠、空肠、回肠）、大肠（盲肠、结肠、直肠）和肛门等部位，是食物消化和吸收的场所。消化腺由小消化腺和大消化腺组成，前者散在于消化道各部的管壁内，如胃腺、肠腺等；后者包括唾液腺、肝脏和胰腺，其均借助导管将分泌的消化液排入消化道内。消化系统的基本功能是完成食物的消化与吸收，提供机体新陈代谢所需的物质和能量，并将未被消化和吸收的食物残渣排出体外。消化道各部存在多种生理性防御机制，其与来自消化道内外的各种损害性因素相制约，在维系消化系统各器官结构和功能的完整性方面发挥重要作用。

消化系统疾病是指包括食管、胃、肠、肝、胆、胰、腹膜、肠系膜及网膜等脏器的器质性和功能性疾病。其既可局限于本系统，也可累及其他系统及全身；而很多消化系统疾病是由全身或其他系统疾病和精神神经因素所导致的。典型消化系统疾病的临床表现包括吞咽困难、恶心、呕吐、嗳气、反酸、胃灼热感、食欲缺乏、早饱、腹胀等。但也有病变在消化系统，而症状却是全身性的或属于其他系统的，如发热、贫血、失眠、焦虑等。

内镜是消化系统疾病最常用和最重要的诊疗技术，包括胃肠镜、胶囊内镜、推进式小肠镜、内镜逆行胰胆管造影术和超声内镜等。其中，胃镜是食管、胃、十二指肠疾病最常用和最准确的检查方法，结肠镜则主要用于观察从肛门到回盲瓣的所有结直肠的病变。随着内镜设备的不断改进，对病变的观察逐渐增加色素对照、放大观察、窄带光成像及共聚焦显微内镜等技术，有效提高早期肿瘤的检出率。胃肠内镜下亦可进行疾病的治疗，如对各种出血病变进行止血治疗，取出胃内异物，对较小的或有蒂的良性息肉等良性肿瘤采取圈套、电凝等将其完整切除，对较大的良性肿瘤及早期癌可根据情况行内镜下黏膜切除或剥离术等。内镜治疗更为精准和微创，有利于减少并发症、医疗费用及住院时间。

药物治疗是消化系统疾病的重要治疗手段之一，临床上多采取整体与局部相结合，药物与其他治疗方法如手术、心理治疗等相结合的综合治疗方案。大多数消化系统疾病的病因未明，临床上主要针对疾病发生的病理生理过程中的不同环节，选择合适的药物终止病情发展的恶性循环，缓解病情，改善症状并预防并发症的发生。常用的治疗消化系统疾病的药物包括抑酸药、抗酸药、胃黏膜保护药、胃肠促动药、镇吐药、泻药、止泻药、胃肠解痉药、利胆药、肝病辅助治疗药等。

第二节　胃　炎

胃炎(gastritis)是胃黏膜对胃内的各种刺激因素的炎症反应。胃炎大致包括常见的急性胃炎与慢性胃炎和少见的特殊类型胃炎。有些胃炎仅伴很轻甚至不伴有炎症细胞浸润,称为胃病(gastropathy)。

一、急性胃炎

急性胃炎(acute gastritis)一般指各种病因引起的胃黏膜急性炎症,组织学上通常可见中性粒细胞浸润。包括急性糜烂出血性胃炎(acute erosive-hemorrhagic gastritis)、急性幽门螺杆菌(*Helicobacter pylori*,*H.pylori* 或 Hp)胃炎和除 Hp 以外的其他急性感染性胃炎。

(一) 病因与发病机制

1. 应激　如严重创伤、手术、多器官功能衰竭、败血症、精神紧张等使屏障功能损坏,引起糜烂、出血甚至溃疡。

2. 药物　常见非甾体抗炎药(nonsteroidal anti-inflammatory drug,NSAID)特别是阿司匹林(最经典的 NSAID 之一)等非特异性环氧合酶(cyclooxygenase,COX)抑制剂;抗肿瘤化疗药物常对胃肠道黏膜产生细胞毒作用,导致严重的黏膜损伤;口服铁剂、氯化钾也可致胃黏膜糜烂。

3. 乙醇　乙醇具有的亲脂性和溶脂性能,可导致胃黏膜糜烂及黏膜出血。

4. 创伤和物理因素　大剂量放射线照射均可导致胃黏膜糜烂甚至溃疡。

(二) 临床表现

常有上腹痛、胀满、恶心、呕吐和食欲缺乏等;重症可有呕血、黑便、脱水、酸中毒或休克;NSAID/阿司匹林所致者多数无症状或仅在胃镜检查时发现,少数有症状者主要表现为轻微上腹不适或隐痛。

(三) 辅助检查

急诊胃镜检查,一般应在出血后的 24~48 小时内进行,可见多发性糜烂、浅表性溃疡和出血灶。

(四) 诊断要点

具有上述临床症状或兼具相关病因与诱因者应疑诊,而确诊则依靠胃镜发现糜烂及出血病灶,必要时行病理组织学检查。由于胃黏膜修复很快,当临床提示本病时,应尽早行胃镜检查确诊。

本病需与消化性溃疡、急性胰腺炎和急性胆囊炎等疾病相鉴别。

(五) 治疗原则

去除病因,积极治疗原发病和创伤,纠正其引起的病理生理紊乱。以恶心、呕吐或上腹痛为主要表现者应用甲氧氯普胺、山莨菪碱等,脱水者补充水和电解质。

此外,高度怀疑有急性胃黏膜病变者,可预防性给予 H_2 受体拮抗剂或质子泵抑制剂;有胃黏膜糜烂出血者,可用抑制胃酸分泌的药物,如 H_2 受体拮抗剂、质子泵抑制剂及胃黏膜保护剂,如铋剂为常规药物;一旦发生大出血,则应采取综合措施进行抢救。

二、慢性胃炎

慢性胃炎(chronic gastritis)指由多种病因引起的慢性胃黏膜炎症病变,临床常见。其患病率一般随年龄增长而增加,特别是中年以上更为常见。Hp 感染是最常见的病因。目前,胃镜及活检组织病理检查是诊断和鉴别诊断慢性胃炎的主要手段。

(一) 病因与发病机制

1. Hp 感染　Hp 的致病机制是多个方面的,其对胃黏膜炎症发展的转归取决于 Hp 毒株及毒力、宿主体差异和胃内微生态环境等多种因素的综合结果。

2. 十二指肠 - 胃反流　与各种原因引起的胃肠道动力异常、肝胆道疾病及远端消化道梗阻有关。长期反流可导致胃黏膜慢性炎症。

3. 药物与毒物　服用 NSAID/ 阿司匹林或 COX-2 选择性抑制剂是反流性胃病的常见病因。许多毒素也可能损伤胃,其中乙醇最为常见。乙醇和 NSAID 两者联合作用将对胃黏膜产生更强的损伤。

幽门螺杆菌

4. 自身免疫机制　以胃体萎缩为主的慢性胃炎发生在自身免疫的基础上,故又称为自身免疫性胃炎。自身免疫性炎症反应导致壁细胞总数减少、泌酸腺萎缩、胃酸分泌降低;内因子减少可引起维生素 B_{12} 吸收不良,出现巨幼细胞贫血,称为恶性贫血。

5. 年龄因素和胃黏膜营养因子缺乏　老年人的胃黏膜可出现退行性改变,加之 Hp 感染率较高,使胃黏膜的修复再生功能降低、炎症慢性化、上皮增殖异常及胃腺体萎缩。

6. 其他因素　吸烟、酗酒、长期摄食粗糙或刺激性食物、高盐饮食、长期服用 NSAID 等药物均可长期反复损伤胃黏膜,造成炎症持续不愈。

(二) 临床表现

1. 症状　大多数患者无明显症状,即便有症状也多为非特异性。可表现为中上腹不适、饱胀、钝痛、烧灼痛等,也可呈食欲缺乏、嗳气、泛酸、恶心等消化不良的症状。症状轻重与胃镜和病理组织学所见不成比例。

2. 体征　多不明显,有时上腹轻压痛。恶性贫血者常有全身衰弱、疲软,可出现明显的厌食、体重减轻、贫血,一般消化道症状较少。

(三) 辅助检查

胃镜及组织学检查是慢性胃炎诊断的关键,仅依靠临床表现不能确诊。

1. 幽门螺杆菌检测　常用 ^{13}C- 或 ^{14}C- 尿素呼气试验。

2. 胃镜及活组织检查　胃镜及病理组织学检查是诊断慢性胃炎的最可靠的方法。内镜下分为浅表性胃炎和萎缩性胃炎;如同时存在糜烂或胆汁反流,则诊断为浅表性或萎缩性胃炎伴糜烂,或伴胆汁反流。由于内镜所见与活组织检查的病理表现不尽一致,因此诊断时应两者结合,在充分活检的基础上以病理组织学诊断为准。

幽门螺杆菌
检测

3. 血清抗壁细胞抗体、内因子抗体及维生素 B_{12} 水平测定　有助于诊断自身免疫性胃炎。

(四) 诊断要点

胃镜及组织学检查是慢性胃炎诊断的关键,仅依靠临床表现不能确诊。确诊必须依靠胃镜及胃黏膜活组织病理检查。幽门螺杆菌检测有助于病因诊断。怀疑自身免疫性胃炎应检测相关自身抗体及血清促胃液素。

本病需与消化性溃疡、慢性胆道疾病(慢性胆囊炎、胆石症)、胃癌及功能性消化不良相鉴别。

(五) 治疗原则

大多数成人的胃黏膜均有轻度非萎缩性胃炎(浅表性胃炎),如 Hp 阴性且无糜烂及无症状,可不予以药物治疗。如慢性胃炎波及黏膜全层或呈活动性,出现癌前情况如肠上皮化生、假幽门腺化生、萎缩及异型增生,可予以短期或长期间歇治疗。

1. 对因治疗

(1) Hp 相关胃炎:单独应用表 7-1 中所列的药物均不能有效根除 Hp。这些抗菌药物在酸性环境下不能正常发挥其抗菌作用,需要联合质子泵抑制剂(PPI)抑制胃酸后才能使其发挥作用。目前倡导的联合方案为含有铋剂的四联方案,即 1 种 PPI +2 种抗菌药物和 1 种铋剂,疗程为 10~14 日。

(2) 十二指肠 - 胃反流:可用保护胃黏膜、改善胃肠动力等药物。

(3) 胃黏膜营养因子缺乏:补充复合维生素等,恶性贫血者需终身注射维生素 B_{12}。

表 7-1   具有杀灭和抑制 Hp 作用的药物

药物分类	代表药物
抗菌药物	克拉霉素、阿莫西林、甲硝唑、替硝唑、喹诺酮类、呋喃唑酮、四环素等
PPI	埃索美拉唑、奥美拉唑、兰索拉唑、泮托拉唑、雷贝拉唑、艾普拉唑等
铋剂	枸橼酸铋钾、果胶铋等

2. 对症治疗   可用药物适度抑制或中和胃酸,胃肠促动药或酶制剂缓解动力不足或消化酶不足引起的腹胀等症状,黏膜保护剂有助于缓解腹痛与反酸等症状。

3. 癌前情况处理   异型增生是癌前病变,应予以高度重视。在根除 Hp 的前提下,适量补充复合维生素和含硒药物及某些中药等;对药物不能逆转的局灶高级别上皮内瘤变(含重度异型增生和原位癌),可在胃镜下行黏膜下剥离术,并应视病情定期随访。

第三节   消化性溃疡

消化性溃疡(peptic ulcer,PU)指胃肠黏膜发生的炎性缺损,病变穿透黏膜肌层或达更深层次。消化性溃疡常发生于胃、十二指肠,可发生于食管 - 胃吻合口、胃 - 空肠吻合口或附近、含有胃黏膜的 Meckel 憩室等。

消化性溃疡是一种全球性常见病,男性多于女性,可发生于任何年龄段。主要包括胃溃疡(gastric ulcer,GU)和十二指肠溃疡(duodenal ulcer,DU)。DU 多于 GU,两者之比约为 3:1。DU 多见于青壮年,GU 多见于中老年人。

(一) 病因与发病机制

消化性溃疡的病因和发病机制是多因素的,损伤与防御修复不足是发病机制的两个方面。

1. 胃酸与胃蛋白酶   PU 的发病机制是致病因素引起胃酸、胃蛋白酶对胃黏膜的侵袭作用与黏膜屏障的防御能力间失去平衡。

2. 幽门螺杆菌感染   Hp 感染是 PU 的重要致病因素。Hp 阳性率高的人群,PU 患病率也较高。根除 Hp 有助于 PU 愈合及显著降低溃疡复发。

3. 药物   长期服用 NSAID、糖皮质激素、氯吡格雷、双膦酸盐、西罗莫司的患者易于发生 PU,其中 NSAID 是导致 PU 的最常见的药物。

4. 黏膜防御与修复异常   胃黏膜的防御和修复功能对维持黏膜的完整性、促进溃疡愈合非常重要。防御功能受损,修复能力下降,都对溃疡的发生和转归产生影响。

5. 遗传易感性   部分 PU 患者有明显的家族史,存在遗传易感性。

6. 其他因素   大量饮酒、长期吸烟、应激及某些疾病等是 PU 的常见诱因。

(二) 临床表现

1. 症状   典型症状为上腹痛,性质可有钝痛、灼痛、胀痛、剧痛、饥饿样不适。特点:①慢性过程,可达数年或 10 余年;②反复或周期性发作,发作期可为数周或数月,发作有季节性,典型者多在季节变化时发生,如秋冬和冬春之交发病;③部分患者有与进餐相关的节律性上腹痛,餐后痛多见于 GU,饥饿痛或夜间痛、进餐缓解多见于 DU;④腹痛可被抑酸药或抗酸药缓解,部分病例仅表现为上腹胀、上腹部不适、厌食、嗳气、反酸等消化不良的症状。

2. 体征   发作时剑突下、上腹部或右上腹部可有局限性压痛,缓解后可无明显体征。

3. 特殊类型的消化性溃疡

(1)复合性溃疡:指胃和十二指肠均有活动性溃疡,多见于男性,幽门狭窄、梗阻的发生率较高。

(2)幽门管溃疡:餐后很快发生疼痛,易出现幽门梗阻、出血和穿孔等并发症。胃镜检查时应注意活检排除癌变。

（3）球后溃疡：疼痛可向右上腹及背部放射。严重的炎症反应可导致胆总管引流障碍，出现梗阻性黄疸等。

（4）巨大溃疡：指直径>2cm 的溃疡，常见于有 NSAID 服用史及老年患者。巨大十二指肠球部溃疡常在后壁，易发展为穿透性，疼痛可剧烈而顽固并放射至背部，老年人也可没有症状。

（5）老年人溃疡：临床表现多不典型，常无症状或症状不明显，疼痛多无规律，较易出现体重减轻和贫血。GU 多位于胃体上部，溃疡常较大，易被误认为胃癌。

（6）儿童期溃疡：患儿腹痛可在脐周，时常出现恶心或呕吐。随着年龄增长，溃疡的表现与成年人相近。

（7）无症状性溃疡：无腹痛或消化不良的症状，而以消化道出血、穿孔等并发症为首发症状，可见于任何年龄，以长期服用 NSAID 的患者及老年人多见。

（8）难治性溃疡：经正规抗溃疡治疗仍未愈合者。

4. 并发症

（1）出血：消化性溃疡是上消化道出血最常见的病因。

（2）穿孔：当溃疡穿透胃、十二指肠壁时可发生穿孔。

（3）幽门梗阻：多由 DU 或幽门管溃疡反复发作所致。

（4）癌变：反复发作、病程持续时间长的 GU 的癌变风险高；DU 一般不发生癌变。

（三）辅助检查

1. 胃镜检查及活检　胃镜检查是 PU 诊断的首选方法和金标准。GU 应常规在溃疡边缘取活检。部分 GU 在胃镜下难以区别良、恶性，有时需多次活检和病理检查，甚至超声内镜评估或穿刺活检。

2. X 线钡餐检查　适用于了解胃的运动情况、胃镜检查禁忌、不愿接受胃镜检查者或无胃镜检查条件时。溃疡的钡剂直接征象为龛影、黏膜聚集，间接征象为局部压痛、胃大弯侧痉挛性切迹、狭窄、十二指肠球部激惹及球部畸形等。

3. CT 检查　对于穿透性溃疡或穿孔，CT 可发现穿孔周围组织炎症、包块、积液；对于游离气体的显示甚至优于立位胸片；对幽门梗阻有鉴别诊断的意义。

4. 幽门螺杆菌检测　有 PU 病史者，无论溃疡处于活动还是瘢痕期，均应考虑 Hp 检测。幽门螺杆菌检测应列为消化性溃疡诊断的常规检查项目，因为有无幽门螺杆菌感染可决定治疗方案的选择。

5. 其他　如血常规、粪便隐血有助于了解溃疡有无活动性出血。

（四）诊断要点

慢性病程，周期性发作，节律性上腹痛，NSAID 服用史等是疑诊 PU 的重要病史。胃镜检查可以确诊。不能接受胃镜检查者，上消化道钡剂发现龛影可以诊断为溃疡，但难以区分其良、恶性。

应注意与其他引起慢性上腹痛的疾病、胃癌、胃泌素瘤等相关疾病相鉴别。

（五）治疗原则

治疗目的是去除病因，控制症状，促进溃疡愈合，预防溃疡复发和避免并发症。

1. 药物治疗

（1）抑制胃酸分泌

1）H_2 受体拮抗剂：是治疗 PU 的主要药物之一，长期使用的不良反应少。

2）质子泵抑制剂：PPI 是治疗消化性溃疡的首选药物。

（2）根除 Hp：PU 不论活动与否，Hp 阳性患者均应根除 Hp。有并发症和经常复发的 PU 患者应追踪抗 Hp 的疗效，一般应在治疗至少 4 周后复检 Hp。

（3）保护胃黏膜的药物

1）铋剂：被推荐为根除 Hp 的四联药物治疗方案的主要组成之一。肾功能不良者应忌用铋剂。

2）弱碱性抗酸药：常用铝碳酸镁、磷酸铝、硫糖铝、氢氧化铝凝胶等，不作为治疗 PU 的主要或单独药物。弱碱性抗酸药目前更多被视为黏膜保护剂。

2. **患者教育**　适当休息,减轻精神压力;改善进食规律,戒烟、戒酒及少饮浓茶、浓咖啡等;停服不必要的 NSAID、其他对胃有刺激性或引起恶心、不适的药物。如确有必要服用 NSAID 和其他药物,建议和食物一起或餐后服用,或遵医嘱加用保护胃黏膜的药物。

3. **维持治疗**　GU 愈合后,大多数患者可以停药。但对溃疡多次复发者,在去除常见诱因的同时,给予维持治疗,即较长时间服用维持剂量的 H_2 受体拮抗剂或 PPI;疗程因人而异,短者 3~6 个月,长者 1~2 年,或视具体病情延长用药时间。

4. **内镜治疗及外科手术**

(1)内镜治疗:包括 PU 出血的内镜下治疗,PU 合并幽门变形或狭窄引起梗阻可首先选择内镜下治疗。

(2)外科手术:大多数 PU 及其并发症已不需外科手术治疗。胃大部切除术和迷走神经切断术曾是治疗 PU 的最常用的 2 种手术方式,但目前已很少应用。

典型病案

病史摘要:患者,女,54 岁。3 年前无明显诱因出现上腹胀痛,遇凉、进食刺激性食物后疼痛加重,可放射至背部,呈饥饿痛,进食或服用抗酸药可缓解。查体见慢性病容,上腹部轻度压痛。行胃镜检查可见十二指肠球部前壁及大弯各可见一大小约 0.5cm×0.5cm 及 0.6cm×0.5cm 的溃疡,周围黏膜明显充血水肿。Hp 检测(+)。

病案分析:临床诊断为十二指肠球部多发性溃疡。治疗原则为给予规范的内科治疗,包括泮托拉唑抗酸,硫糖铝保护胃黏膜治疗 4 周;应用泮托拉唑、阿莫西林、克拉霉素和铋剂四联法治疗 2 周以根除幽门螺杆菌,并补液,给予营养支持疗法。

第四节　炎 性 肠 病

炎性肠病(inflammatory bowel disease,IBD)是一组病因尚未阐明的慢性非特异性肠道炎性疾病,包括溃疡性结肠炎和克罗恩病。

一、溃疡性结肠炎

溃疡性结肠炎(ulcerative colitis,UC)可发生在任何年龄,多见于 20~40 岁,亦可见于儿童或老年人。男、女的发病率无明显差别。轻、中度患者占多数。

（一）病因与发病机制

溃疡性结肠炎的病因与发病机制尚未完全明确,目前认为与环境、遗传及肠道微生态等多种因素相互作用导致肠道异常免疫失衡有关。其发病机制可概括为环境因素作用于遗传易感性者,在肠道微生物参与下引起肠道免疫失衡,损伤肠黏膜屏障,导致肠黏膜持续炎症损伤。

（二）临床表现

反复发作的腹泻、黏液脓血便及腹痛是 UC 的主要症状。起病多为亚急性,少数急性起病。病程呈慢性经过,发作与缓解交替,少数症状持续并逐渐加重。病情轻重与病变范围、临床分型及分期等有关。

1. **消化系统表现**

(1)腹泻和黏液脓血便:是本病活动期最重要的临床表现。大便次数及便血程度与病情轻重有关,轻者排便 2~3 次/d,便血轻或无;重者>10 次/d,脓血显见,甚至大量便血。

(2)腹痛:多有轻至中度腹痛,为左下腹或下腹隐痛,亦可累及全腹。常有里急后重,便后腹痛缓解。轻者可无腹痛或仅有腹部不适。若并发中毒性巨结肠或炎症波及腹膜,可有持续剧烈腹痛。

(3)其他症状:腹胀、食欲缺乏、恶心、呕吐等。

(4)体征:轻、中度患者仅有左下腹轻压痛,有时可触及痉挛的降结肠或乙状结肠;重度患者可有明显的压痛。若出现腹肌紧张、反跳痛、肠鸣音减弱等体征,应注意中毒性巨结肠、肠穿孔等并发症。

2. 全身表现

(1)发热:一般出现在中、重度患者的活动期,呈低至中度,高热多提示有病情进展、严重感染或并发症存在。

(2)营养不良:衰弱、消瘦、贫血、低蛋白血症、水与电解质平衡紊乱等多出现在重症或病情持续活动者。

3. 肠外表现　包括外周关节炎、结节性红斑、坏疽性脓皮病、巩膜外层炎、前葡萄膜炎、口腔复发性溃疡等,这些肠外表现在病情控制阶段可以缓解或恢复。

4. 并发症　可出现中毒性巨结肠、直肠结肠癌变、结肠大出血等并发症。

(三)辅助检查

1. 血常规检查　贫血、白细胞数增加、红细胞沉降率加快及C反应蛋白增高均提示UC处于活动期。

2. 粪便检查　肉眼观察有黏液脓血,显微镜检见红细胞和脓细胞。急性发作期可见巨噬细胞。粪钙卫蛋白增高提示肠黏膜炎症处于活动期。应注意通过粪便的病原学检查,排除感染性结肠炎。

3. 结肠镜　是本病诊断与鉴别诊断的重要手段之一,可见黏膜血管纹理模糊、紊乱或消失、充血、水肿、易脆、出血等;病变明显处可见弥漫性糜烂和多发性浅溃疡;慢性病变可见黏膜粗糙呈细颗粒状、炎性息肉及桥状黏膜,结肠袋变浅、变钝或消失等。

4. X线钡剂灌肠　不作为首选检查手段,可作为结肠镜检查有禁忌证或不能完成全结肠检查时的补充。

(四)诊断要点

具有持续或反复发作的腹泻和黏液脓血便、腹痛、里急后重,伴有(或不伴)不同程度的全身症状者,在排除慢性细菌性痢疾、阿米巴痢疾等其他疾病的基础上,具有结肠镜检查重要改变中的至少1项及黏膜活检组织学所见可以诊断本病。

本病应与感染性肠炎、阿米巴结肠炎、血吸虫病、克罗恩病、大肠癌及肠易激综合征等相鉴别。

(五)治疗原则

目的是诱导并维持症状缓解及黏膜愈合,防治并发症,改善患者的生存质量。

1. 控制炎症反应

(1)氨基水杨酸制剂:包括5-氨基水杨酸(5-ASA)制剂和柳氮磺吡啶(SASP),用于轻、中度UC的诱导缓解及维持治疗。

(2)糖皮质激素:用于对5-ASA疗效不佳的中度及重度患者的首选治疗,不宜长期使用。减量期间加用免疫抑制剂或5-ASA维持治疗。

(3)免疫抑制剂:用于5-ASA维持治疗疗效不佳、症状反复发作及激素依赖患者的维持治疗。维持治疗的疗程根据具体病情决定,通常不少于4年。

2. 对症治疗

(1)及时纠正水、电解质平衡紊乱;严重贫血者可输血;低蛋白血症者应补充白蛋白。病情严重者应禁食,并给予全肠外营养治疗。

(2)对腹痛、腹泻的对症治疗,慎重使用抗胆碱药或止泻药如地芬诺酯(苯乙哌啶)或洛哌丁胺。因有诱发中毒性巨结肠的风险,故重症患者应禁用。

(3)抗菌药物治疗对一般病例并无指征。对重症有继发感染者,应积极抗菌治疗,静脉给予广谱抗菌药物。

3. 手术治疗　紧急手术治疗的指征为并发大出血、肠穿孔及中毒性巨结肠经内科积极治疗无效者。一般采用全结肠切除加回肠储袋肛管吻合术(ileal pouch-anal anastomosis,IPAA)。

二、克罗恩病

克罗恩病(Crohn disease,CD)是一种慢性炎性肉芽肿性疾病,多见于末段回肠和邻近结肠,但消化道均可受累,呈节段性分布。以青少年多见,发病的高峰年龄为18~35岁,男、女的患病率相近。

(一) 病因与发病机制

病因与发病机制未明,详见本节"溃疡性结肠炎"。

(二) 临床表现

起病大多隐匿、缓慢,从发病早期症状至确诊有时需数月至数年。病程呈慢性、长短不等的活动期与缓解期交替,迁延不愈。

1. 消化系统表现

(1)腹痛:为最常见的症状。多位于右下腹或脐周,间歇性发作。体检常有腹部压痛,部位多在右下腹,出现持续性腹痛和明显的压痛。

(2)腹泻:粪便多为糊状,可有血便,但次数增多及黏液脓血便通常没有UC明显。病变累及下段结肠或肛门、直肠者,可有黏液血便及里急后重。

(3)腹部包块:多位于右下腹与脐周。

(4)瘘管形成:是CD较为常见且较为特异性的临床表现。

(5)肛门直肠周围病变:包括肛门直肠瘘、脓肿形成及肛裂等病变。有时肛周病变可为本病的首发症状。

2. 全身表现　本病的全身表现较多且较明显,主要有发热、营养障碍等。

3. 肠外表现　与UC的肠外表现相似,但发生率较高,以口腔黏膜溃疡、皮肤结节性红斑、关节炎及眼病为常见。

4. 并发症　肠梗阻最常见,其次是腹腔内脓肿,偶可并发急性穿孔或大量便血。炎症迁延不愈者的癌变风险增加。

(三) 辅助检查

1. 血常规检查　贫血,红细胞沉降率加快,血清白蛋白降低。

2. 内镜检查　结肠镜应作为CD的常规首选检查,镜检应达末端回肠。镜下一般表现为节段性、非对称性的各种黏膜炎症,其中具有特征性的表现为非连续性病变、纵行溃疡和卵石样外观。胶囊内镜适用于怀疑小肠CD者。小肠镜适用于病变局限于小肠,其他检查手段无法诊断,特别是需要取组织学活检者。

3. 影像学检查　CT或肠道磁共振成像可作为小肠CD的常规检查;腹部超声检查对发现瘘管、脓肿和炎性包块具有一定价值;胃肠钡剂造影及钡剂灌肠对于条件有限的单位仍可作为CD的检查手段,病变呈节段性分布特性。

(四) 诊断要点

对慢性起病,反复腹痛、腹泻、体重下降,特别是伴有肠梗阻、腹部压痛、腹块、肠瘘、肛周病变、发热等表现者,临床上应考虑本病。

CD需与各种肠道感染性或非感染性炎性疾病及肠道肿瘤相鉴别。急性发作时与阑尾炎、慢性发作时与肠结核及肠道淋巴瘤等相鉴别;病变仅累及结肠者应与溃疡性结肠炎相鉴别。

(五) 治疗原则

CD的治疗目标为诱导和维持缓解,预防并发症,改善生存质量。治疗的关键环节是黏膜愈合。通常需要药物维持治疗,以预防复发。

1. 控制炎症反应

（1）活动期

1）氨基水杨酸类：对 CD 的疗效有限,仅适用于病变局限在回肠末段或结肠的轻症患者。如症状不能控制、疾病发生进展,应及时改用其他治疗方法。

2）糖皮质激素：对控制疾病活动有较好疗效,适用于各型中至重度患者及对 5-ASA 无效的轻度患者。部分患者表现为激素无效或依赖（减量或停药短期复发）,对这些患者可考虑加用免疫抑制剂。

3）免疫抑制剂：硫唑嘌呤或巯嘌呤适用于对激素治疗无效或对激素依赖的患者,不耐受者可换用甲氨蝶呤。

4）抗菌药物：主要用于并发感染的治疗,如合并腹腔脓肿或肛周脓肿的治疗,在充分引流的前提下使用抗菌药物。常用硝基咪唑类及喹诺酮类药物。

5）生物制剂：抗 TNF-α 单克隆抗体如英夫利西单抗（infliximab）及阿达木单抗（adalimumab）对传统治疗无效的活动性 CD 有效,可用于 CD 的诱导缓解与维持治疗。其他生物制剂如维多珠单抗（vedolizumab）及尤特克单抗（ustekinumab）也有良好疗效。

6）全肠内营养：对于常规药物治疗效果欠佳或不能耐受者,特别是青少年患者,全肠内要素饮食对控制症状、降低炎症反应有帮助。

（2）缓解期：5-ASA 仅用于症状轻且病变局限的 CD 的维持治疗。硫唑嘌呤或巯嘌呤是常用的维持治疗药物。使用英夫利西单抗取得缓解者,推荐继续使用以维持缓解,也可在病情缓解后改用免疫抑制剂维持治疗。维持缓解治疗的用药时间可至 4 年以上。

2. 对症治疗　及时纠正水、电解质平衡紊乱;贫血者可输血;低蛋白血症者应补充白蛋白。重症患者酌情要素饮食或全肠外营养,除营养支持外还有助于诱导缓解。腹痛、腹泻必要时可酌情使用抗胆碱药或止泻药。合并感染者静脉给予广谱抗菌药物。

3. 手术治疗　因手术后的复发率高,故手术的适应证主要是针对并发症,包括肠梗阻、腹腔脓肿、急性穿孔、不能控制的大量出血及癌变。

第五节　肝硬化及肝性脑病

一、肝硬化

肝硬化（cirrhosis）是各种慢性肝病进展至以肝脏慢性炎症、弥漫性纤维化、假小叶、再生结节和肝内外血管增殖为特征的病理阶段,代偿期无明显症状,失代偿期以门静脉高压和肝功能减退为临床特征,患者常因并发食管 - 胃底静脉曲张破裂出血、肝性脑病、感染、肝肾综合征、门静脉血栓等多器官功能慢性衰竭而死亡。

（一）病因与发病机制

导致肝硬化的病因有 10 余种,我国目前仍以乙型肝炎病毒为主。

1. 病毒性肝炎　乙型肝炎病毒（hepatitis B virus,HBV）、丙型肝炎病毒（hepatitis C virus,HCV）和丁型肝炎病毒（hepatitis D virus,HDV）引起的肝炎均可进展为肝硬化,而甲型肝炎病毒（hepatitis A virus,HAV）和 / 或戊型肝炎病毒（hepatitis E virus,HEV）引起的肝炎不发展为肝硬化。从病毒性肝炎发展为肝硬化短至数月,长达数十年,是目前我国引起肝硬化的主要原因。

2. 酒精　长期大量饮酒可导致肝硬化。

3. 胆汁淤积　任何原因引起肝内外胆道梗阻,持续胆汁淤积,皆可发展为胆汁性肝硬化。

4. 药物或化学毒物　长期服用对肝脏有损害的药物或长期反复接触化学毒物可引起中毒性肝炎,最终演变为肝硬化。

5. 循环障碍　肝静脉和 / 或下腔静脉阻塞、慢性心功能不全及缩窄性心包炎（心源性）可致肝脏长期淤血、肝细胞变性及纤维化,最终发展为淤血性肝硬化。

6. 免疫疾病　自身免疫性肝炎及累及肝脏的多种风湿免疫性疾病可进展为肝硬化。

7. 寄生虫感染　血吸虫感染在我国南方依然存在。

8. 遗传和代谢性疾病　由于遗传或先天性酶缺陷,主要有肝豆状核变性、血色病、α_1- 抗胰蛋白酶缺乏症等。

9. 营养障碍　长期食物中营养不足或不均衡、多种慢性疾病导致消化吸收不良、肥胖或糖尿病等导致的脂肪肝都可发展为肝硬化。

10. 原因不明　部分患者难以用目前认识的疾病解释肝硬化的发生,称为隐源性肝硬化。

上述各种病因均可引起肝脏的持续损伤,肝细胞的合成功能下降及门静脉血流动力学改变,造成肝细胞缺氧和营养供给障碍,加重肝细胞坏死。在肝细胞广泛变性和坏死的基础上产生肝脏纤维组织弥漫性增生,并形成再生结节和假小叶,导致正常肝小叶结构和血管解剖的破坏。病变逐渐进展,形成肝硬化,晚期出现肝衰竭、门静脉高压和多种并发症。

（二）临床表现

肝硬化常起病隐匿,病程发展缓慢,临床上将其大致分为肝功能代偿期和失代偿期。

1. 症状　大部分代偿期肝硬化患者无特异性症状或症状较轻,肝功能检查正常或轻度异常。失代偿期肝硬化患者主要表现为肝功能减退和门静脉高压 2 类临床表现。前者有消化吸收不良、食欲减退、乏力、恶心、呕吐、营养不良、黄疸、出血倾向、贫血、内分泌系统失调、不规则低热、低清蛋白血症等。门静脉高压多属肝内型,导致门 - 腔侧支循环形成、脾功能亢进及脾大、腹水等。

2. 体征　患者常呈慢性病容,面色黝黑,胸、腹壁皮下静脉可显露或曲张,黄疸,移动性浊音阳性。肝脏在早期肿大,晚期坚硬缩小、肋下常不易触及。脾大,常为中度,少数为重度。

3. 并发症

（1）消化道出血

1）食管 - 胃底静脉曲张破裂出血（EGVB）:门静脉高压是导致食管 - 胃底静脉曲张破裂出血的主要原因,临床表现为突发大量呕血或柏油样便,严重者致出血性休克。

2）消化性溃疡:门静脉高压使胃黏膜静脉回流缓慢,屏障功能受损,易发生胃十二指肠溃疡甚至出血。

3）门静脉高压性胃肠病:门静脉属支血管增殖,毛细血管扩张,管壁缺陷,广泛渗血。

（2）胆石症:患病率约 30%,胆囊及肝外胆管结石较常见。

（3）感染:常并发胆道、呼吸道、肠道、尿路感染而出现相应症状。有腹水的患者常并发自发性细菌性腹膜炎（spontaneous bacterial peritonitis, SBP）。

（4）肝性脑病:是本病最严重的并发症,亦是最常见的死亡原因,主要临床表现为性格行为失常、意识障碍、昏迷。

（5）门静脉血栓或海绵样变:如果血栓缓慢形成,可无明显的临床症状。如发生门静脉急性完全阻塞,可出现剧烈腹痛、腹胀、血便、休克,脾脏迅速增大和腹水迅速增加。

（6）电解质和酸碱平衡紊乱:长期钠摄入不足及利尿、大量放腹水、腹泻和继发性醛固酮增多均是导致电解质紊乱的常见原因。低钾血症、低氯血症和代谢性碱中毒容易诱发肝性脑病。

（7）肝肾综合征（hepatorenal syndrome）:患者的肾脏无实质性病变,在多种因素作用下肾脏血流减少尤其是肾皮质灌注不足,出现肾衰竭。临床主要表现为少尿、无尿及氮质血症。

（8）肝肺综合征（hepatopulmonary syndrome）:是在肝硬化的基础上,排除原发心肺疾病后,出现呼吸困难及缺氧体征,如发绀和杵状指（趾）,与肺内血管扩张和动脉血氧合功能障碍有关,预后较差。

（9）原发性肝癌（primary carcinoma of the liver）:肝硬化特别是病毒性肝炎肝硬化和酒精性肝硬化

发生原发性肝癌的风险明显增高。

（三）辅助检查

1. 实验室检查　脾功能亢进者血三系均减少；胆红素持续升高；白蛋白合成减少；晚期肝硬化凝血酶原时间明显延长；肝细胞受损时 GPT、GOT 升高；γ-GT、ALP 明显升高,合并肝癌时常更高；AFP 持续升高需怀疑原发性肝癌。测定乙、丙、丁型肝炎标志物以明确病因。

2. 影像学检查　超声检查可发现肝表面不光滑或凹凸不平；肝叶比例失调,多呈右叶萎缩和左叶、尾叶增大；肝实质回声不均匀增强,肝静脉管腔狭窄、粗细不等；脾大；门静脉扩张和门腔侧支开放；部分患者还可探及腹水。上消化道钡餐可发现食管及胃底静脉曲张征象。

3. 特殊检查

（1）胃镜检查：可确定食管及胃底有无静脉曲张,并了解其曲张程度和范围,有无门静脉高压性胃病。

（2）腹水检查：腹水的性质为漏出液。

（四）诊断要点

诊断内容包括确定有无肝硬化、寻找肝硬化的原因、肝功能评估及并发症诊断。本病需要与引起腹水和腹部膨隆的疾病、引起肝大的疾病及肝脏结节性病变、与肝硬化的相关并发症相似的疾病相鉴别。

（五）治疗原则

对于代偿期患者,治疗旨在延缓肝功能失代偿、预防肝细胞肝癌,争取逆转病变；对于失代偿期患者,则以改善肝功能、治疗并发症、延缓或减少对肝移植的需求为目标。

1. 保护或改善肝功能

（1）病因治疗

1）抗 HBV 治疗：对于 HBV 引起的肝硬化失代偿期患者,均应给予抗 HBV 治疗。

2）抗 HCV 治疗：无论急、慢性丙肝,所有 HCV-RNA 阳性患者均应抗病毒治疗。

3）针对其他病因进行治疗：如酒精性肝硬化患者必须戒酒。

（2）慎用损伤肝脏的药物。

（3）维护肠内营养。

（4）保护肝细胞。

2. 门静脉高压症状及其并发症的治疗

（1）腹水的治疗

1）限制钠、水摄入：氯化钠的摄入宜<2.0g/d,入水量<1 000ml/d；如有低钠血症,则入水量应限制在 500ml 以内。

2）利尿：常联合使用保钾和排钾利尿药。利尿效果不佳时,应酌情静脉输注白蛋白。

3）经颈静脉肝内门腔内支架分流术（transjugular intrahepatic portosystemic stent-shunt, TIPSS）：可有效缓解门静脉高压,增加肾脏血液灌注,显著减少甚至消除腹水。

4）排放腹水加输注白蛋白：用于不具备 TIPSS、对其禁忌及失去机会时顽固性腹水的姑息性治疗。

5）自发性腹膜炎：选用肝毒性小、主要针对革兰氏阴性杆菌并兼顾革兰氏阳性球菌的抗菌药物,如头孢哌酮或喹诺酮类药物等,用药时间不少于 2 周。

（2）食管 - 胃底静脉曲张破裂出血的治疗及预防

1）药物治疗：尽早给予收缩内脏血管的药物,如生长抑素、奥曲肽、特利加压素或垂体加压素。生长抑素及奥曲肽因对全身血流动力学的影响较小、不良反应少,因此是治疗食管 - 胃底静脉曲张破裂出血最常用的药物。

2）内镜治疗：当出血量为中等以下时,应紧急采用内镜腹腔结扎治疗（endoscopic variceal ligation, EVL）,适用于单纯食管静脉曲张不伴胃底静脉曲张者。

3）TIPSS：对急性大出血的止血率达到 95%，对于大出血和估计内镜治疗成功率低的患者应在 72 小时内行 TIPSS。

4）气囊压迫止血：在药物治疗无效，且不具备内镜和 TIPSS 操作条件的大出血时暂时使用，为后续的有效止血措施起"桥梁"作用。

5）预防：对于已有食管 - 胃底静脉曲张但未出血者采用一级预防手段，如对因治疗、口服 PPI 或 H_2 受体拮抗剂、口服非选择性 β 受体拮抗剂和采用 EVL 等；对于已发生过食管 - 胃底静脉曲张破裂出血史者，采用二级预防其再出血。

3. 其他并发症的治疗　胆石症应以内科保守治疗为主。对肝硬化并发的感染，一旦疑诊，应立即经验性抗感染治疗。对新近发生的门静脉血栓应做早期静脉肝素抗凝治疗；对血栓形成较长、出现机化患者可行 TIPSS 或肠切除术，术后持续抗凝。肝硬化低钠血症轻症者通过限水改善；中、重度者可选用血管升压素 V_2 受体拮抗剂，增强肾脏排水的能力。肝硬化患者不推荐使用静脉补钠。合并肝肾综合征者，TIPSS 有助于减少缓进型转为急进型，肝移植可以同时缓解此两型肝肾综合征。吸氧及高压氧舱适用于轻型、早期并发肝肺综合征的患者，肝移植可逆转肺血管扩张，使氧分压、氧饱和度及肺血管阻力均明显改善。肝性脑病详见本节"肝性脑病"。

4. 手术治疗　包括治疗门静脉高压的各种分流、断流及限流术。肝移植是对终末期肝硬化治疗的最佳选择，掌握手术时机及尽可能地充分做好术前准备可提高手术存活率。

二、肝性脑病

肝性脑病（hepatic encephalopathy，HE）是指在肝硬化的基础上因肝功能不全和 / 或门体分流引起的，以代谢紊乱为基础，中枢神经系统功能失调的综合征。临床轻者可仅有轻微的智力下降，严重者出现意识障碍、行为失常和昏迷。

（一）病因与发病机制

引起肝性脑病的主要病因是各型肝硬化（以病毒性肝炎导致的肝硬化最多见）及改善门静脉高压的门体分流手术；其次为重症病毒性肝炎、中毒性肝炎、药物性肝病和原发性肝癌。常见的诱因有消化道出血、大量排钾利尿、放腹水、高蛋白饮食、镇静催眠药、麻醉药、便秘、尿毒症、外科手术及感染等。

目前多认为肝性脑病由毒物积聚和机体代谢严重紊乱协同作用所致。发病机制涉及氨中毒、假性神经递质、色氨酸、锰离子学说等。

（二）临床表现

HE 与其他代谢性脑病相比，并无特征性临床表现。临床表现为高级神经中枢功能紊乱、运动和反射异常，其临床过程分为 5 期（表 7-2）。

表 7-2　肝性脑病的临床分期

临床分期	临床表现及检测
0 期（潜伏期）	无行为、性格异常，无神经系统病理征，脑电图正常，只在心理测试或智力测试时有轻微异常
1 期（前驱期）	轻度性格改变和精神异常，如焦虑、欣快激动、淡漠、睡眠倒错、健忘等，可有扑翼样震颤。脑电图多数正常。此期的临床表现不明显，易被忽略
2 期（昏迷前期）	嗜睡、行为（如衣冠不整或随地大小便）、言语不清、书写障碍及定向障碍。有腱反射亢进、肌张力增高、踝阵挛及 Babinski 征阳性等神经体征，有扑翼样震颤，脑电图有特征性异常
3 期（昏睡期）	昏睡，但可唤醒，醒时尚能应答，常有神志不清或幻觉，各种神经体征持续或加重，有扑翼样震颤，肌张力高，腱反射亢进，锥体束征常阳性，脑电图有异常波形
4 期（昏迷期）	昏迷，不能唤醒。患者不能合作而无法引出扑翼样震颤。浅昏迷时，腱反射和肌张力仍亢进；深昏迷时，各种反射消失，肌张力降低。脑电图明显异常

（三）辅助检查

1. 肝功能 可通过评价肝脏合成功能（血清白蛋白、血浆凝血因子、胆固醇）、肝细胞破裂情况（氨基转移酶如谷丙转氨酶和谷草转氨酶含量）及胆红素代谢情况（总胆红素、非结合胆红素和结合胆红素）对肝功能进行评估。肝功能检查常提示有严重肝损伤。

2. 血氨 肝性脑病患者常有血氨升高，但是急性肝性脑病患者的血氨可正常。动脉氨分压相比静脉血氨浓度能更好地反映肝性脑病的严重程度。

3. 血浆氨基酸 色氨酸尤其是游离色氨酸浓度增高有助于肝性脑病的诊断。正常人血中支链氨基酸与芳香氨基酸的比值>3，门体分流性脑病患者的此比值<1。

4. 脑电图 对于早期肝性脑病患者的诊断价值不大。病情严重的患者可检出特征性三相波，提示预后不良。

5. 诱发电位 可用于轻微肝性脑病的诊断和研究。

6. 心理智力测试 主要用于诊断早期肝性脑病。

7. 临界闪烁频率 检测敏感、简单且可靠，可定量诊断症状性肝性脑病，但在我国应用较少。

8. 影像学检查 急性肝性脑病患者进行头部 CT 或 MRI 检查时可发现脑水肿，慢性肝性脑病患者则可发现有不同程度的脑萎缩。此外，头部 CT 或 MRI 有助于鉴别诊断。

（四）诊断要点

肝性脑病的主要诊断依据：①有严重肝病和 / 或广泛门体侧支循环形成的基础及肝性脑病的诱因；②出现前述临床表现；③肝功能生化指标明显异常和 / 或血氨增高；④头部 CT 或 MRI 排除脑血管意外及颅内肿瘤等疾病。

少部分肝性脑病患者的肝病病史不明确，以精神症状为突出表现，易被误诊。故对以精神症状为唯一突出表现的肝性脑病患者，要注意与精神疾病相鉴别。肝性脑病还应与中枢神经系统病变（感染、脑血管意外、肿瘤、外伤）、糖尿病昏迷、尿毒症昏迷、中毒性脑病等相鉴别。

（五）治疗原则

积极治疗原发性肝病，去除引发肝性脑病的诱因，维护肝脏功能，促进氨代谢清除及调节神经递质是治疗肝性脑病的主要措施。

1. 消除诱因 注意纠正电解质和酸碱平衡紊乱；预防和控制感染；改善肠内微生态如止血和清除肠道积血、防治便秘、口服抗菌药物；慎用镇静药及损伤肝功能的药物等。

2. 营养支持疗法 尽可能保证热能供应，避免低血糖；补充各种维生素；酌情输注血浆或清蛋白。急性起病数日内禁食蛋白质，门体分流对蛋白质不能耐受者应避免大量蛋白质饮食，但仍应保持小量蛋白质的持续补充。

3. 促进体内氨的代谢 常用 L- 鸟氨酸 -L- 天门冬氨酸。谷氨酸钠或钾、精氨酸等药物理论上有降血氨作用。

4. 调节神经递质 氟马西尼拮抗内源性苯二氮䓬所致的神经抑制，对部分 3~4 期患者具有促醒作用；补充支链氨基酸有助于改善其氮平衡。

5. 阻断门体分流 对于肝硬化门静脉高压所致的严重侧支循环开放，可通过 TIPSS 联合曲张静脉介入断流术阻断异常的门体分流。

第六节 胰 腺 炎

一、急性胰腺炎

急性胰腺炎（acute pancreatitis，AP）是指多种病因导致胰腺组织自身消化所致的胰腺水肿、出血及坏死等炎症性损伤。临床上以急性上腹痛及血淀粉酶或脂肪酶升高为特点。多数患者病情轻,预后好;少数患者可伴发多器官功能障碍及胰腺局部并发症,死亡率高。

（一）病因与发病机制

1. 胆道疾病　胆石症及胆道感染等是 AP 的主要病因。结石或蛔虫嵌顿在壶腹部、胆管内炎症或胆石移行时损伤奥迪括约肌等使胰管流出不畅,胰管内高压。

2. 酒精中毒和暴饮暴食　酒精可促进胰液分泌,当胰管流出道不能充分引流大量胰液时,胰管内压升高,引发腺泡细胞损伤。酒精常与胆道疾病共同导致 AP。

3. 其他病因　胰管阻塞、十二指肠降段疾病、手术和外伤、高脂血症等代谢障碍、药物（噻嗪类利尿药、硫唑嘌呤、糖皮质激素、磺胺类等）、感染及全身炎症反应、过度进食等。

（二）临床表现

急性胰腺炎常在饱食、脂肪餐或饮酒后发生。部分患者无诱因可查。根据病情程度,AP 的临床表现多样。

1. 急性腹痛　是绝大多数患者的首发症状,常较剧烈,多位于中左上腹甚至全腹,部分患者腹痛向背部放射。

2. 急性多器官功能障碍及衰竭　在上述症状的基础上,腹痛持续不缓、腹胀逐渐加重,可陆续出现循环、呼吸、肠、肾及肝衰竭。

3. 胰腺局部并发症

(1) 急性胰周液体积聚。

(2) 胰瘘。

(3) 胰腺假性囊肿（pancreatic pseudocyst）及胰性胸腔积液、腹水。

(4) 胰腺坏死。

(5) 胰腺脓肿。

(6) 左侧门静脉高压。

（三）辅助检查

1. 诊断急性胰腺炎的重要血清标志物

(1) 淀粉酶测定:血清淀粉酶在起病后的 2~12 小时开始升高,48 小时开始下降,持续 3~5 日。

(2) 脂肪酶:血清脂肪酶在起病后的 24~72 小时开始升高,持续 7~10 日,其敏感性和特异性略优于血清淀粉酶。

上述 2 种胰酶超过正常值 3 倍才可确诊为本病。血清淀粉酶、脂肪酶高低与病情程度无确切关联,部分患者 2 个胰酶可不升高。

2. 反映 AP 病理生理变化的实验室检测指标　白细胞、C 反应蛋白升高可提示炎症反应;血糖升高、血钙降低可能提示胰腺坏死;血甘油三酯升高既可能是 AP 的病因,也可能系急性应激反应所致;血氧分压降低提示可能出现成人呼吸窘迫综合征;肌酐尿素氮升高提示患者可能出现休克或肾功能不全等。

3. 影像学检查　腹部超声是急性胰腺炎的常规初筛影像学检查。腹部 CT 平扫有助于确定有无胰腺炎、胰周炎性改变及胸腔积液、腹水等;增强 CT 有助于确定胰腺坏死程度。

（四）诊断要点

急性胰腺炎的确诊应具备下列 3 条中的任意 2 条:①急性、持续性中上腹痛;②血淀粉酶或脂肪酶>正常值上限 3 倍;③典型的影像学改变。

根据是否伴有器官功能衰竭、胰腺坏死及胰腺感染情况,将急性胰腺炎分为 4 种程度:轻症急性胰腺炎、中度重症急性胰腺炎、重症急性胰腺炎、危重急性胰腺炎。

急性胰腺炎常需与胆石症、消化性溃疡、心肌梗死及急性肠梗阻等相鉴别。这些急腹症时,血淀粉酶及脂肪酶水平也可升高,但通常低于正常值的2倍。

(五)治疗原则

1. 轻症急性胰腺炎 大多数急性胰腺炎属于轻症急性胰腺炎,经3~5日的积极治疗多可治愈。具体治疗措施如下。

(1)禁食:病初48小时内禁食,有助于缓解腹胀和腹痛。

(2)胃肠减压:必要时置鼻胃管持续吸引胃减压,适用于腹痛、腹胀、呕吐严重者。

(3)容量复苏:旨在迅速纠正组织缺氧,也是维持血容量及水、电解质平衡的重要措施。起病后若有循环功能障碍,24小时内是容量复苏的黄金时期。

(4)镇痛:多数患者在静脉滴注生长抑素或奥曲肽后,腹痛可得到明显缓解。对严重腹痛者,可予以哌替啶镇痛,不宜使用吗啡。

(5)抗菌药物:由于急性胰腺炎是属化学性炎症,抗菌药物并非必要;如疑合并感染,则必须使用。

(6)抑酸治疗:应用H_2受体拮抗剂或质子泵抑制剂静脉给药,通过抑制胃酸而抑制胰液分泌,兼有预防应激性溃疡的作用。

2. 重症急性胰腺炎 必须采取综合措施,积极抢救治疗。除上述治疗措施外,还应采取以下措施。

(1)内科治疗

1)监护:如有条件应转入重症监护病房(ICU),针对器官功能衰竭及代谢紊乱采取相应的措施。

2)容量复苏:旨在迅速纠正组织缺氧,也是维持血容量及水、电解质平衡的重要措施。起病后若有循环功能障碍,24小时内是容量复苏的黄金时期。

3)营养支持:早期肠内营养有助于控制全身炎症反应。

4)抗菌药物:重症急性胰腺炎常规使用抗菌药物,有预防胰腺坏死合并感染的作用。疑诊或确诊胰腺感染,选择针对革兰氏阴性菌和厌氧菌的、能透过血胰屏障的抗菌药物;疑有真菌感染,可经验性应用抗真菌药。

5)减少胰液分泌:生长抑素及其类似物奥曲肽不仅可抑制胰液分泌,更重要的是有助于控制胰腺及全身炎症反应。

(2)内镜、腹腔镜或外科手术去除病因:对胆总管结石性梗阻、急性化脓性胆管炎、胆源性败血症等胆源性急性胰腺炎应尽早行内镜下奥迪括约肌切开术、取石术、放置鼻胆管引流等,既有助于降低胰管内高压,又可迅速控制胰腺炎症及感染。这种微创对因治疗的创伤小,可迅速缓解症状、改善预后,避免AP复发。

典型病案

病史摘要:患者,男,31岁。无明显诱因出现上腹部疼痛,呈间断性隐痛。2日后腹痛明显加重,伴反酸、胃烧灼感并出现呕吐多次。查体见体温升高至38.4℃,呈急性病容,腹部膨隆,腹肌紧张,全腹压痛,以剑突下明显,上腹部反跳痛阳性,肠鸣音减弱,约2次/min。辅助检查可见白细胞$23.3 \times 10^9/L$,中性粒细胞百分比84.6%,血清淀粉酶2 252U/L↑,脂肪酶4 315U/L↑。超声提示肝肾间隙少量积液,胰腺增大,回声欠均匀。

病案分析:初步诊断为重症急性胰腺炎。治疗原则为采用内科治疗,给予抑制胰酶分泌、抑酸、抗感染、保肝、补液、营养支持等治疗。

二、慢性胰腺炎

慢性胰腺炎(chronic pancreatitis,CP)是指由于各种原因导致的胰腺局部或弥漫性的慢性进展性炎症,伴随胰腺内外分泌功能的不可逆性损害。

（一）病因与发病机制

1. 各种胆胰管疾病 感染、炎症或结石引起胆总管下段或胰管和胆管交界处狭窄或梗阻,胰液流出受阻,引起急性复发性胰腺炎,在此基础上逐渐发展为 CP。是我国 CP 的常见原因之一。

2. 饮酒 酒精及其代谢产物的细胞毒性也可在其他因素的作用下,使部分患者的胰腺慢性进行性损伤和纤维化。

3. 其他相关病因 自身免疫病、柯萨奇病毒 B 感染、特发性胰腺炎、高钙血症、遗传因素等。

（二）临床表现

1. 症状

(1)腹痛:反复发作的上腹痛,初为间歇性,以后转为持续性上腹痛,平卧位时加重,前倾坐位、弯腰、侧卧蜷曲时疼痛可减轻。有时腹痛部位不固定,累及全腹,亦可放射至背部或前胸。

(2)胰腺外分泌功能不全的表现:可引起食欲减退、食后上腹饱胀、消瘦、营养不良、水肿,以及维生素 A、维生素 D、维生素 E、维生素 K 缺乏等症状。部分患者由于胰腺外分泌功能明显不足而出现腹泻。

(3)胰腺内分泌功能不全的表现:由于慢性胰腺炎引起胰腺 β 细胞破坏,半数患者可发生糖尿病。

2. 体征 多数患者仅有腹部轻压痛。当并发胰腺假性囊肿时,腹部可扪及包块。当胰头肿大、胰管结石及胰腺囊肿压迫胆总管时,可出现黄疸。

（三）辅助检查

1. 淀粉酶测定 慢性胰腺炎急性发作时,血清淀粉酶可一过性增高。严重胰腺外分泌功能不全时,血清胰型淀粉酶同工酶大多降低。

2. 腹部 CT 及 MRI 胰腺增大或缩小、轮廓不规则、胰腺钙化、胰管不规则扩张或胰腺假性囊肿等改变。

3. 内镜逆行胰胆管造影术(endoscopic retrograde cholangiopancreatography,ERCP) ERCP 是 CP 形态学诊断和分期的重要依据。胰管侧支扩张是该疾病最早期的特征。其他表现有主胰管和侧支胰管多灶性扩张、狭窄和形态不规则,结石造成的充盈缺损及黏液栓等。

4. 腹部超声和超声内镜检查术(endoscopic ultrasonography,EUS) 胰实质回声增强、主胰管狭窄或不规则扩张及分支胰管扩张、胰管结石、假性囊肿等。超声内镜由于探头更接近胰腺组织,对 CP 和胰腺癌均可提供更为准确的信息。

（四）诊断要点

诊断思路在于首先确定有无 CP,然后寻找其病因。当临床表现提示 CP 时,可通过影像学技术获得胰腺有无钙化、纤维化、结石、胰管扩张及胰腺萎缩等形态学资料,收集 CP 的证据,并进一步了解胰腺内外分泌功能,排除胰腺肿瘤。

需要相鉴别的常见疾病包括胆道疾病、小肠吸收不良、慢性肝病等。胰腺炎性包块与胰腺癌相鉴别尤为重要,且有一定难度,需要在 EUS 引导下行细针穿刺活组织检查,甚至开腹手术探查。

（五）治疗原则

CP 的治疗目标是去除病因,控制症状,改善胰腺功能,治疗并发症和提高生活质量等。

1. 腹痛的治疗

(1)药物治疗:口服胰酶制剂、皮下注射奥曲肽及非阿片类镇痛药可缓解部分腹痛。

(2)内镜治疗:解除胰管梗阻,缓解胰管内高压引发的临床症状。ERCP 下行胰管括约肌切开、胰管取石术及胰管支架置入术成为一线治疗。

(3)手术治疗:当内镜治疗失败或疼痛复发时可考虑手术治疗。

2. 胰腺外分泌功能不全的治疗 采用高活性、肠溶性胰酶替代治疗并辅助饮食疗法,同时应用 PPI 或 H_2 受体拮抗剂抑制胃酸分泌,以减少胃酸对胰酶的破坏。

3. 胰腺内分泌功能不全的治疗　如患者合并糖尿病,给予糖尿病饮食,尽量口服降血糖药替代胰岛素。

4. 自身免疫性胰腺炎的治疗　常口服泼尼松,大多数患者的病情可得到控制,但不能完全逆转胰腺的形态学改变。

5. 外科治疗　慢性胰腺炎的手术指征有内科或内镜处理不能缓解的疼痛;胰管结石、胰管狭窄伴胰管梗阻;发生胆道梗阻、十二指肠梗阻、门静脉高压和胰性腹水或囊肿等并发症。

第七节　消化道出血

消化道出血(gastrointestinal bleeding,GB)是指从食管到肛门之间的消化道出血,按照出血部位可分为上、中、下消化道出血,60%~70% 的消化道出血源于上消化道。

(一) 病因与发病机制

1. 上消化道出血　是内科常见急症。指十二指肠悬韧带以近的消化道,包括食管、胃、十二指肠、胆管和胰管等病变引起的出血。常见病因为消化性溃疡、食管-胃底静脉曲张破裂、急性糜烂出血性胃炎和上消化道肿瘤。

2. 中消化道出血　指十二指肠悬韧带至回盲部之间的小肠出血。病因包括小肠血管畸形、小肠憩室、钩虫感染、克罗恩病、NSAID 药物损伤、各种良恶性肿瘤、缺血性肠病、肠系膜动脉栓塞、肠套叠及放射性肠炎等。

3. 下消化道出血　指回盲部以远的结直肠出血,约占消化道出血的 20%。痔、肛裂是最常见的原因,其他常见的病因有肠息肉、结肠癌、静脉曲张、神经内分泌肿瘤、炎症性病变等。

4. 全身疾病　不具特异性地累及部分消化道,也可弥散于全消化道。

(二) 临床表现

消化道出血的临床表现取决于出血量、出血速度、出血部位及性质,与患者的年龄及循环功能的代偿能力有关。

1. 呕血与黑便　呕血是上消化道出血的特征性表现。出血部位在幽门以近,出血量大者常有呕血,出血量少者则可无呕血。出血速度慢,呕血多呈棕褐色或咖啡色;短期出血量大,血液未经胃酸充分混合即呕出,则为鲜红色或有血块。黑便呈柏油样,黏稠而发亮,多见于上消化道出血。

2. 血便和暗红色大便　多为中或下消化道出血的临床表现。上消化道出血量>1 000ml 可有便血,大便呈暗红色血便,甚至为鲜血。

3. 失血性周围循环衰竭　急性大量失血由于循环血容量迅速减少而导致周围循环衰竭,表现为头晕、心慌、乏力、晕厥、肢体冷感、心率加快、血压偏低等,严重者呈休克状态。

4. 贫血　急性大量出血后均有失血性贫血。

5. 发热　消化道大量出血后,部分患者在 24 小时内出现低热,持续 3~5 日后降至正常。

6. 氮质血症　由于大量血液蛋白质的消化产物在肠道被吸收,血中的尿素氮浓度可暂时增高,称为肠源性氮质血症。

(三) 辅助检查

1. 胃镜和结肠镜检查　是诊断上消化道出血和下消化道出血的病因、部位和出血情况的首选方法。内镜检查多主张在出血后的 24~48 小时内进行。在体循环相对稳定时,及时进行内镜检查,根据病变特点行内镜下止血治疗。

2. 胶囊内镜检查　是诊断中消化道出血的一线检查方法。

3. 其他辅助检查　X 线钡剂造影、腹部 CT、选择性动脉造影、红细胞标记放射性核素显像等有一定的诊断价值。

（四）诊断要点

根据呕血、黑便、血便和失血性周围循环衰竭的临床表现,呕吐物或黑便隐血试验呈强阳性,血红蛋白浓度、红细胞计数及血细胞比容下降的实验室证据,可确诊消化道出血。

但须除外消化道以外的出血因素,如①需鉴别咯血与呕血;②口、鼻、咽喉部出血需仔细询问病史和进行局部检查;③食物及药物引起的黑便,如动物血、炭粉、铁剂或铋剂等药物,详细询问病史可鉴别。

（五）治疗原则

消化道大量出血病情急、变化快,抗休克、迅速补充血容量治疗应放在一切医疗措施的首位。

1. 一般急救措施　卧位,保持气道通畅,避免呕血时吸入引起窒息,必要时吸氧,活动性出血期间禁食。

严密监测患者的生命体征;观察呕血与黑便、血便情况;定期复查血红蛋白浓度、红细胞计数、血细胞比容与血尿素氮;必要时行中心静脉压测定;对老年患者根据情况进行心电监测。

2. 积极补充血容量　必要时留置中心静脉导管。立即查血型和配血。输液量以维持组织灌注为目标,尿量是有价值的参考指标。

3. 止血措施　在治疗原发病的基础上,根据消化道不同部位的病变进行止血。

(1)食管-胃底静脉曲张破裂出血:本病往往出血量大、再出血率高、死亡率高,在止血措施上有其特殊性。

(2)非曲张静脉出血:以消化性溃疡所致的出血最为常见。止血措施主要如下。

1)抑制胃酸分泌:抑制胃酸分泌,提高胃内 pH 以达到止血作用。常用 PPI 或 H_2 受体拮抗剂,大出血时应选用前者,并应早期静脉给药。

2)内镜治疗:部分持续出血或再出血的患者可以应用内镜止血方法。

3)介入治疗:内镜治疗不成功时,可通过血管介入栓塞胃十二指肠动脉。

4)手术治疗:药物、内镜及介入治疗仍不能止血,持续出血将危及患者生命时,必须及时进行手术。

(3)中、下消化道出血:及时找出病因并给予处置。不明原因的反复大量出血危及生命,无论出血病变是否确认,均需紧急手术。

第八节　胃　　癌

胃癌(gastric cancer)是指源于胃黏膜上皮细胞的恶性肿瘤,绝大多数是腺癌。胃癌占胃部恶性肿瘤的 95% 以上。日本、中国等东亚国家为高发区。近年来,我国的胃癌发病率有所下降,但死亡率下降并不明显,55~70 岁为高发年龄段。

（一）病因与发病机制

在 Hp 感染、不良环境与不健康饮食等多种因素作用下,胃黏膜细胞增殖和凋亡之间的正常动态平衡被打破,逐渐向胃癌演变。

1. 感染因素　Hp 感染与胃癌有共同的流行病学特点。此外,EB 病毒和其他感染因素也可能参与胃癌的发生。

2. 环境和饮食因素　某些环境因素,以及经常食用霉变食品、咸菜、腌制与烟熏食品及过多摄入食盐可增加患胃癌的风险。

3. 遗传因素　具有胃癌家族史者(10% 的胃癌患者有家族史)。

4. 癌前变化　或称胃癌前情况,主要包括肠上皮化生、萎缩性胃炎及异型增生、胃息肉、残胃炎及胃溃疡等。

（二）临床表现

80% 的早期胃癌无症状且无明显体征,部分患者可有消化不良的症状。进展期胃癌最常见的症状是体重减轻和上腹痛,另有贫血、食欲缺乏、厌食、乏力。在上腹部可扪及肿块,有压痛。

胃癌发生并发症或转移时可出现相应的症状及体征。胃癌转移至肝脏可引起右上腹痛、黄疸和 /或发热;腹膜播散者常见腹水;有远处淋巴结转移时或可扪及 Virchow 淋巴结等。

（三）辅助检查

1. 胃镜　早期胃癌易被忽略,对可疑病变应多点活检。使用放大胃镜、窄带光成像和激光共聚焦显微胃镜能提高早期胃癌的诊断率。进展期胃癌胃镜下可见肿瘤表面常凹凸不平、糜烂、有污秽苔,活检时易出血。

2. 超声内镜　可较准确地判断肿瘤侵犯深度,有助于区分早期和进展期胃癌,并了解有无局部淋巴结转移。

3. X 线（包括 CT）检查　有胃镜检查的禁忌证时,可行 X 线钡剂检查,但难以鉴别其良、恶性;CT 技术的进步提高了胃癌临床分期的精确度,其与 PET-CT 检查均有助于肿瘤转移的判断。

4. 实验室检查　缺铁性贫血较常见,粪便隐血阳性提示有长期小量出血。血清肿瘤标志物如 CEA、CA19-9 及 CA724 等可能有助于胃癌早期预警和术后再发预警。

（四）诊断要点

胃镜检查结合黏膜活检是目前最可靠的诊断手段。

（五）治疗原则

早期胃癌无淋巴转移时可采取内镜治疗;进展期胃癌在无全身转移时可行手术治疗;肿瘤切除后应尽可能清除残胃 Hp 感染。

1. 内镜治疗　早期胃癌可行内镜黏膜切除术（endoscopic mucosal resection,EMR）或内镜黏膜下剥离术（endoscopic submucosal dissection,ESD）。切除的癌变组织应进行病理检查,如切缘发现癌变或侵袭到黏膜下层,需追加手术治疗。

消化内镜与消化道早期肿瘤的诊断和治疗

2. 手术治疗　早期胃癌可行胃部分切除术。进展期胃癌如无远处转移尽可能根治性切除;伴有远处转移者或伴有梗阻者可行姑息性手术。外科手术切除加区域淋巴结清扫是目前治疗进展期胃癌的主要手段。

3. 化学治疗　早期胃癌且不伴有任何转移灶者,术后一般不需要化疗,术前化疗即新辅助化疗可增加手术根治及治愈机会。单一药物化疗只适于早期需要化疗的患者或不能承受联合化疗者。

第九节　其 他 疾 病

消化系统的其他常见疾病（如功能性胃肠病、胆石症等）的主要临床特点和治疗要点归纳为表 7-3。

表 7-3　消化系统的其他常见疾病的主要临床特点和治疗要点

疾病类型		主要临床表现	主要辅助检查	治疗要点
功能性胃肠病	功能性消化不良	无特征性临床表现,包括上腹痛、上腹胀、早饱感、嗳气、恶心、呕吐等。常以某一个或某一组症状为主	可选择基本的实验室检查和胃镜检查以排除其他器质性疾病	以缓解症状、提高生活质量为主要目的,包括患者教育、生活和饮食习惯、避免烟酒等;药物治疗包括抑酸药、胃肠促动药、助消化药等
	肠易激综合征	主要有腹痛或腹部不适、排气或排便后缓解、排便习惯和粪便性状的改变。部分患者可有失眠、焦虑等精神症状。无明显体征或在相应部位有轻压痛,部分患者可触及腊肠样肠管	无特异性辅助检查	以消除顾虑、改善症状、提高生活质量为主要目的,包括患者教育、良好的生活和饮食习惯等;药物对症治疗主要包括解痉药、止泻药、泻药、抗抑郁药、肠道微生态制剂等;症状严重而顽固者部分可考虑心理行为疗法等

续表

疾病类型		主要临床表现	主要辅助检查	治疗要点
胆石症	胆囊结石	大多可无症状,仅在体格检查、手术和尸体解剖时偶然发现。典型症状为胆绞痛,只有少数患者出现;其他常表现为急性或慢性胆囊炎	影像学检查可确诊	对于有症状和/或并发症的胆囊结石,首选腹腔镜胆囊切除治疗或小切口胆囊切除。无症状的胆囊结石一般不需手术治疗,观察和随诊
	肝外胆管结石	平时无症状或仅有上腹不适,结石造成胆管梗阻时可出现腹痛或黄疸,如继发胆管炎时,可有较典型的 Charcot 三联征(腹痛、寒战高热、黄疸)。无发作时可无阳性体征,或仅有剑突下和右上腹深压痛	影像学检查可确诊	以手术治疗为主;近年对单纯的肝外胆管结石可采用经十二指肠内镜取石,但需要严格掌握治疗的适应证
	肝内胆管结石	多无症状或仅有上腹和胸背部胀痛不适。绝大多数患者以急性胆管炎就诊,主要表现为寒战、高热和腹痛。严重者出现急性梗阻性化脓性胆管炎、全身脓毒症或感染性休克。体格检查可能仅可触及肿大或不对称的肝,肝区有压痛和叩击痛	影像学检查可确诊;对反复腹痛、寒战高热者尤为重要	主要采用手术治疗,包括胆管切开取石、胆肠吻合术、肝切除术等

(姜　威)

思考题

1. 如何鉴别溃疡性结肠炎和克罗恩病?

2. 肝性脑病有哪些主要诊断要点和治疗原则?

3. 老年男性,有冠状动脉粥样硬化性心脏病病史,长期服用小剂量阿司匹林。近 2 个月上腹痛,无规律性,有反酸、嗳气,门诊胃镜检查可见胃内溃疡,病理提示未见瘤细胞。请问患者发生溃疡的可能病因是什么? 如何治疗溃疡?

第七章
目标测试

第八章

泌尿生殖系统疾病

学习目标

掌握 原发性肾小球疾病的临床分类；原发性肾小球疾病、慢性肾衰竭、尿路感染的临床表现、诊断和治疗原则。

熟悉 妊娠期高血压的分类；急性肾损伤、妊娠期高血压、前列腺增生症的临床表现和治疗原则。

了解 慢性肾脏病的分期；原发性肾小球疾病、急性肾损伤、慢性肾衰竭的发病机制和鉴别诊断；妇科肿瘤的临床表现与治疗。

0801

第八章
教学课件

第一节 概 述

泌尿系统和生殖系统在功能上不同，但在发生上密切相关，两个系统的主要器官均由中胚层中节的生殖嵴和生肾节分化而来。在肾脏的发生过程中，前肾、中肾和后肾先后出现，最终仅有后肾保留，成为成体的肾脏。中肾管衍化为男性的生殖管道，中肾旁管发育成女性的生殖管道。两个系统在结构上关系密切，在疾病的发生方面也有关联，故两个系统疾病在本章一并介绍。其主要包括肾脏、输尿管、膀胱、尿道，以及前列腺、睾丸和阴道等部位的疾病。本章重点讨论内科范畴内的常见泌尿生殖系统疾病。

肾脏位于腹膜后脊柱两旁，左、右各 1 个。肾脏分为肾实质和肾间质。肾实质又分为皮质和髓质。肾皮质的主要组织为肾小球及近曲小管和集合管的近端。肾髓质由十几个肾锥体构成。肾单位包括肾小球和肾小管，是完成肾脏基本功能的主要结构，具有滤过、重吸收和分泌功能。肾间质还通过感受压力、血管活性物质变化，支持肾单位参与众多内分泌功能，影响肾小球和部分肾小管的功能。

肾脏的生理功能主要包括排泄人体代谢废物及调节水、电解质和酸碱平衡，维持机体内环境稳定和部分内分泌功能。其中前两者最终以生成和排泄尿液的形式完成。内分泌功能包括合成、调节和分泌多种激素，参与调节血流动力学、红细胞生成及骨代谢等。

免疫介导损伤是肾脏疾病的重要发病机制之一。肾脏血流丰富，抗原或抗原抗体复合物容易在滤过过程中稽留于肾脏；肾组织损伤抗原暴露，进一步生成原位抗原抗体复合物，触发自身免疫机制启动。因此，肾小球疾病的病理改变大多是弥漫性的。此外，先天性或遗传性疾病、代谢异常、肾血管病变及药物和毒物等也是导致肾损伤的原因。

肾脏疾病的临床表现主要是蛋白尿、血尿、水肿、肾功能改变。根据肾脏疾病的不同临床表现组合，对应不同的临床综合征群，主要包括肾病综合征、肾炎综合征、急性肾衰竭综合征、慢性肾衰竭综合征等。出现上述症状表现时，应进一步检查明确病因。肾脏疾病的评估内容包括病程、尿检、肾功能、影像学检查、肾组织活检等。

肾脏疾病的诊断应尽可能作出病因、病理、功能和并发症诊断，以确切反映疾病的性质和程度，为选择治疗方案和判定预后提供依据。治疗原则包括去除诱因、一般治疗、针对病因和发病机制的治疗、合并症及并发症的治疗和肾脏替代治疗。

第二节 肾小球疾病

肾小球疾病是指一组有相似的临床表现,如蛋白尿和 / 或血尿,但病因、发病机制、病理改变、病程和预后不尽相同,病变主要累及双肾肾小球的疾病,可分为原发性、继发性和遗传性肾小球疾病。原发性肾小球疾病系指病因不明者;继发性肾小球疾病系指系统性疾病(如系统性红斑狼疮、糖尿病等)中的肾小球损害;遗传性肾小球疾病为遗传变异基因所致的肾小球病,如 Alport 综合征等。本节重点介绍原发性肾小球疾病,它占肾小球疾病的大多数,目前仍是我国引起终末期肾衰竭的主要原因。

对肾脏疾病如何分类,目前尚无统一的看法,习惯按照病因、临床表现、病理形态学改变进行分类。原发性肾小球肾炎的临床分类包括以下 5 种类型:①急性肾小球肾炎;②新月体性肾小球肾炎(crescentic glomerulonephritis);③慢性肾小球肾炎;④肾病综合征;⑤无症状性血尿和 / 或蛋白尿(asymptomatic hematuria and/or proteinuria),过去曾称为隐匿型肾小球肾炎(latent glomerulonephritis)。

原发性肾小球肾炎的病理分类主要包括以下五大类型:①肾小球轻微病变;②局灶性节段性肾小球病变;③膜性肾病;④增生性肾小球肾炎;⑤未分类肾小球肾炎。各类型下又进一步分类。

本节按照临床分型,对急性肾小球肾炎、新月体性肾小球肾炎、慢性肾小球肾炎进行介绍。

一、急性肾小球肾炎

急性肾小球肾炎(acute glomerulonephritis,AGN)简称急性肾炎,是以急性肾炎综合征为主要临床表现的一组疾病。其特点为急性起病,患者出现血尿、蛋白尿、水肿和高血压,并可伴有一过性肾功能不全。多见于链球菌感染后,其他细菌、病毒及寄生虫感染亦可引起。本节主要介绍链球菌感染引起的急性肾小球肾炎。

(一) 病因与发病机制

急性肾小球肾炎系感染后诱发的免疫反应所致,多由 A 组 β 溶血性链球菌感染引起,患者发作前 1~3 周可有上呼吸道感染(如急性化脓性扁桃体炎、咽炎、淋巴结炎)或皮肤感染(如脓疱疮)。感染的严重程度与急性肾小球肾炎的发生和病变轻重并不完全一致。

原发性肾小球疾病的机制尚未完全明确,多数肾小球疾病是免疫介导性炎性疾病。一般认为,免疫反应是肾小球疾病的始动机制,包括体液免疫(如循环免疫复合物沉积、原位免疫复合物形成、自身抗体相互作用)和细胞免疫。在免疫反应的基础上,炎症细胞产生炎症介质,炎症介质又可以趋化、激活炎症细胞,各种炎症介质之间相互促进或制约,形成复杂的网络关系。另外,在肾小球疾病的慢性进展中也存在非免疫机制的参与,主要包括肾小球毛细血管内高压、蛋白尿、高脂血症等,这些因素有时成为疾病持续、恶化的重要原因。

(二) 临床表现

急性肾小球肾炎多见于儿童,男性多于女性,通常于前驱感染后的 1~3 周(平均 10 日左右)起病。起病较急,病情轻重不一,轻症患者可无任何身体不适或症状很轻,仅有尿常规异常(如镜下血尿、轻度蛋白尿)和血清 C3 水平下降;重症患者由于肾脏病变严重,不能产生或排出尿液,引起人体内过多的水钠潴留和代谢废物堆积;导致机体内环境失衡,常伴有高血压、高血肌酐、高血钾,甚至可发生急性肾衰竭。本病大多预后良好,常可在数月内临床自愈,但有极少患者可遗留慢性肾脏病。

本病的典型症状表现包括:

1. 尿异常   几乎全部患者均有肾小球源性血尿,约 30% 的患者可有肉眼血尿,常为起病的首发症状和患者就诊的原因。

2. 水肿   80% 以上的患者有水肿,常为起病的初发表现,典型表现为晨起眼睑水肿或伴有下肢轻度凹陷性水肿,少数严重者可波及全身。

3. 高血压　约80%的患者出现一过性轻、中度高血压,常与水钠潴留有关,利尿后血压可逐渐恢复正常。少数患者可出现严重高血压,甚至高血压脑病。

4. 肾功能异常　起病早期可因肾小球滤过率下降,水钠潴留而尿量减少,少数患者甚至少尿(尿量少于400ml/d,或者尿量少于17ml/h)。仅有极少数患者可表现为急性肾衰竭,易与新月体性肾小球肾炎相混淆。

（三）辅助检查

多数患者可有轻、中度蛋白尿,少数患者可有大量蛋白尿。患病早期尿中可见白细胞和上皮细胞稍增多,并常有颗粒管型和红细胞管型。起病初期血清补体C3及总补体下降,8周内可渐恢复正常。部分血清抗链球菌溶血素O(anti-streptolysin O,ASO)滴度可升高,提示其近期内曾有链球菌感染。

（四）诊断

1. 前驱感染史,一般起病前1~3周有链球菌感染病史。

2. 出现血尿、蛋白尿、水肿和高血压,甚至少尿及肾功能不全等表现。

3. 血清补体下降,病情在发病8周内逐渐减轻到完全恢复正常。

（五）鉴别诊断

应与其他病原体感染后急性肾小球肾炎,以及IgA肾病、紫癜性肾炎、狼疮性肾炎等以血尿、蛋白尿为表现的肾小球疾病相鉴别。有肾功能减退者应与急进性肾小球肾炎相鉴别。

（六）治疗原则

本病为自限性疾病,治疗以休息及对症治疗为主,不宜应用糖皮质激素及细胞毒性药物治疗。急性肾衰竭患者可予以透析治疗,待其自然恢复。

1. 一般治疗　急性期应卧床休息,待肉眼血尿消失、水肿消退及血压恢复正常后逐步增加活动量。急性期应予以低盐(3g/d以下)饮食。明显少尿的急性肾衰竭患者需限制液体入量。肾功能不全时可考虑限制蛋白质摄入,并以优质动物蛋白为主。

2. 治疗感染灶　发病初期有明确的感染病灶,应积极使用抗菌药物控制感染。对伴有反复发作的慢性扁桃体炎的患者,待病情稳定后应考虑做扁桃体摘除术,术前、术后2周需应用抗菌药物预防感染。

3. 对症治疗　包括利尿消肿、降压,预防心脑并发症的发生。休息、低盐和利尿后高血压控制仍不满意时,可加用抗高血压药。

4. 透析治疗　少数发生急性肾衰竭而有透析指征时,应及时透析以帮助患者度过急性期。由于本病具有自愈倾向,肾功能多可逐渐恢复,一般不需要长期维持透析。

二、新月体性肾小球肾炎

新月体性肾小球肾炎(crescentic glomerulonephritis)即急进性肾小球肾炎(rapidly progressive glomerulonephritis,RPGN),是在急性肾炎综合征的基础上肾功能快速进展,病理类型为新月体性肾炎的一组疾病。

（一）病因与发病机制

根据免疫病理分为3型,每型的病因和发病机制各异。①Ⅰ型:又称抗肾小球基底膜(GBM)型,因抗GBM抗体与GBM抗原结合诱发补体活化而致病;②Ⅱ型:又称免疫复合物型,因循环免疫复合物在肾小球沉积或原位免疫复合物形成而致病;③Ⅲ型:为少免疫沉积型,肾小球内无或仅微量免疫球蛋白沉积,多与抗中性粒细胞胞质抗体(ANCA)相关性小血管炎有关。

（二）临床表现

多数患者起病急,病情可急骤进展。在急性肾炎综合征的基础上,早期出现少尿或无尿,肾功能快速进展乃至尿毒症。患者可伴有不同程度的贫血,Ⅱ型约半数伴肾病综合征,Ⅲ型常有发热、乏力、体重下降等系统性血管炎的表现。

（三）辅助检查

免疫学检查主要有抗 GBM 抗体阳性（Ⅰ型）和 ANCA 阳性（Ⅲ型）。此外，Ⅱ型患者的血液循环免疫复合物及冷球蛋白可呈阳性，并可伴血清 C3 下降。

（四）诊断

急性肾炎综合征伴肾功能急剧恶化均应怀疑本病，并及时肾活检以明确诊断。

（五）鉴别诊断

新月体性肾小球肾炎应与其他引起急性肾损伤的非肾小球疾病（急性肾小管坏死、急性过敏性间质性肾炎、梗阻性肾病等）相鉴别。此外，还应该与系统性红斑狼疮、过敏性紫癜等引起的继发性急进性肾炎及其他引起急性肾损伤的非新月体性肾炎相鉴别。肾活检可以明确诊断。

（六）治疗原则

应及时明确病因诊断和免疫病理分型，尽早开始强化免疫抑制治疗。

1. 强化疗法

（1）血浆置换疗法：通过置换血浆直到血清自身抗体转阴，适用于Ⅰ型和Ⅲ型。此外，对于肺出血患者，首选血浆置换。

（2）甲泼尼龙冲击：主要适用于Ⅱ型和Ⅲ型。

上述强化疗法需要配合糖皮质激素及细胞毒性药物进行治疗。

2. 支持对症治疗　凡是达到透析指征的应及时透析，对强化治疗无效的晚期病例或肾功能已经无法逆转者有赖于长期维持透析或者进行肾移植。

三、慢性肾小球肾炎

慢性肾小球肾炎（chronic glomerulonephritis）简称慢性肾炎，系指以蛋白尿、血尿、高血压和水肿为基本临床表现，起病方式各有不同，病情迁延，病变缓慢进展，可有不同程度的肾功能减退，最终将发展为慢性肾衰竭的一组肾小球疾病。由于本组疾病的病理类型及病期不同，主要临床表现也各不相同。其中包括 IgA 肾病和遗传性肾炎。

（一）病因与发病机制

慢性肾小球肾炎的病因、发病机制和病理类型不尽相同，但起始因素多为免疫介导炎症。导致病程慢性化的机制除免疫因素外，非免疫非炎症因素也有重要作用。仅有极少数慢性肾小球肾炎由急性肾炎发展所致。慢性肾小球肾炎可由多种病理类型引起，常见类型有系膜增生性肾小球肾炎（包括 IgA 和非 IgA 系膜增生性肾小球肾炎）、膜增生性肾小球肾炎及局灶性节段性肾小球硬化等；病变进展到后期，所有上述不同类型的病理变化均可转化为程度不同的肾小球硬化，相应肾单位的肾小管萎缩、肾间质纤维化；疾病晚期肾体积缩小、肾皮质变薄，病理类型均可转化为硬化性肾小球肾炎。

（二）临床表现

慢性肾小球肾炎可发生于任何年龄，但以中青年为主，男性多见。多数起病隐匿，进展缓慢。临床表现呈多样化，蛋白尿、血尿、高血压、水肿为其基本临床表现，可有不同程度的肾功能减退，病情时轻时重，迁延、渐进性发展为慢性肾衰竭。

（三）辅助检查

多有中等程度的蛋白尿，可有镜下血尿。此外，尚可有管型尿、尿比重及尿渗透压异常等。另外，疾病晚期检查 B 超可出现双肾对称性缩小、皮质变薄。肾脏活体组织检查可表现为原发病的病理改变，对于指导治疗和估计预后具有重要价值。

（四）诊断

凡尿化验异常（蛋白尿、血尿）、伴或不伴水肿及高血压病史达到 3 个月以上，无论有无肾损伤均应考虑此病,在除外继发性肾小球肾炎及遗传性肾小球肾炎后,临床上可诊断为慢性肾小球肾炎。

(五) 鉴别诊断

慢性肾小球肾炎的表现与急性肾小球肾炎相似,但进展缓慢。除与之相鉴别外,临床上还需与继发性肾小球疾病相鉴别,如狼疮性肾炎、过敏性紫癜性肾炎等疾病。

(六) 治疗原则

慢性肾小球肾炎的治疗以防止或延缓肾功能进行性恶化、改善或缓解临床症状及防治心脑血管并发症为主要目的,而不以消除尿红细胞或轻度蛋白尿为目的。

血压正常而肾功能未受损及仅有轻度蛋白尿(<1g/d)的患者除非肾功能恶化或蛋白尿进展,否则一般不需要积极治疗。伴有严重蛋白尿、血尿的患者通常需要在肾功能不全之前开始治疗。对于 IgA 肾病,皮质类固醇激素已使用多年,但其收益没有得到循证医学的证明。由于存在副作用,往往只给有疾病进展倾向的患者使用皮质类固醇激素。皮质类固醇激素与免疫抑制剂联合治疗的有效性和安全性尚不确定。雷公藤制剂对消除蛋白尿有一定作用。有学者认为 ω-3 多不饱和脂肪酸是鱼油中的有效成分,可用于治疗 IgA 肾病,但治疗结果不佳。

高血压和蛋白尿是加速肾小球硬化、促进肾功能恶化的重要因素,积极控制高血压和减少蛋白尿是 2 个重要环节。慢性肾脏病患者的血压控制目标值推荐为 140/90mmHg。多年研究表明,ACEI 或 ARB 除具有降压作用外,还有减少蛋白尿和延缓肾功能恶化的肾脏保护作用。通常要达到减少蛋白尿的目的,应用剂量需高于常规的降压剂量。肾功能不全患者应用 ACEI 或 ARB 要防止高钾血症,血肌酐>264μmol/L(3mg/dl)时务必在严密观察下谨慎使用,少数患者应用 ACEI 有持续干咳的副作用。如发展至肾功能不全,应限制蛋白及磷的摄入量,应采用优质低蛋白饮食。感染、劳累、妊娠及肾毒性药物均可能损伤肾脏,导致肾功能恶化,应予以避免。

第三节　肾病综合征

肾病综合征(nephrotic syndrome, NS)不是独立的疾病,而是肾小球疾病中的一组症候群,以大量蛋白尿和低蛋白血症为特征,在儿童中较为常见,有原发性和继发性因素。

(一) 病因与发病机制

NS 可分为原发性和继发性两大类,可由多种不同病理类型的肾小球疾病引起。在原发性肾小球疾病中,主要病理类型包括微小病变型肾病、局灶性节段性肾小球硬化、膜性肾病、系膜增生性肾小球肾炎和膜增生性肾小球肾炎等。继发性因素仅发生于<10% 的儿童期病例中,包括过敏性紫癜性肾炎、乙型肝炎病毒相关性肾炎和系统性红斑狼疮性肾炎等,但却发生于>50% 的成人病例中,可能与系统性疾病有关,最常见的是糖尿病肾病、肾淀粉样变性、骨髓瘤性肾病和淋巴瘤或实体肿瘤性肾病(表 8-1)。

表 8-1　肾病综合征的分类和常见病因

分类	儿童	青少年	中老年
原发性	微小病变型肾病	系膜增生性肾小球肾炎 微小病变型肾病 局灶性节段性肾小球硬化 膜增生性肾小球肾炎	膜性肾病
继发性	过敏性紫癜性肾炎 乙型肝炎病毒相关性肾炎 系统性红斑狼疮性肾炎	系统性红斑狼疮性肾炎 过敏性紫癜性肾炎 乙型肝炎病毒相关性肾炎	糖尿病肾病 肾淀粉样变性 骨髓瘤性肾病 淋巴瘤或实体肿瘤性肾病

（二）临床表现

肾病综合征的典型表现是"三高一低"，即大量蛋白尿、明显水肿、高脂血症和低蛋白血症。

1. 大量蛋白尿 24 小时尿蛋白总量可在 3.5g 以上。在正常生理情况下，肾小球滤过膜具有分子屏障及电荷屏障作用，这些屏障作用受损致使原尿中的蛋白含量增多，当其增多明显超过近曲小管重吸收量时，形成大量蛋白尿。在此基础上，凡是增加肾小球内压力及导致高灌注、高滤过的因素（如高血压、高蛋白饮食或大量输注血浆蛋白）均可加重尿蛋白的排出。

2. 明显水肿 轻者可局限于眼睑部及足踝，重者波及全身，可有胸腔积液或腹水。水肿常受钠摄入量、体位、液体输入量及有无心、肝疾病的影响。水肿的严重程度与蛋白尿及低蛋白血症的程度不完全呈线性关系。肾病综合征时低蛋白血症、血浆胶体渗透压下降，使水分从血管腔内进入组织间隙，是造成肾病综合征水肿的基本原因。同时由于肾灌注不足，肾素 - 血管紧张素 - 醛固酮系统（RAAS）被激活，促进水钠潴留。而在静水压正常、渗透压减低的末梢毛细血管，发生跨毛细血管性液体渗漏和水肿。近年研究表明，约 50% 的患者血容量正常或增加，血浆肾素水平正常或下降，提示某些原发于肾内水钠潴留的因素在肾病综合征水肿的发生机制中起一定作用。

3. 低蛋白血症 主要表现为血浆白蛋白降低，血浆蛋白含量低于 30g/L。肾病综合征时大量蛋白从尿中丢失，促进肝脏代偿性合成白蛋白增加，同时由于近端肾小管摄取滤过蛋白增多，也使肾小管分解蛋白增加。当肝脏白蛋白合成增加不足以克服丢失和分解时，则出现低蛋白血症。此外，肾病综合征患者因胃肠道黏膜水肿导致食欲减退、蛋白质摄入不足、吸收不良或丢失，也是加重低蛋白血症的原因。

4. 高脂血症 血浆白蛋白降低时，血浆胆固醇则明显增高，甘油三酯和磷脂也明显增加。流行病学研究表明，肾病综合征患者发生动脉硬化的风险增加。高胆固醇和 / 或高甘油三酯血症，血清中的 LDL、VLDL 浓度增加常与低蛋白血症并存。脂蛋白（a）也会增高，病情缓解时恢复正常，其发生机制可能与肝脏合成脂蛋白增加和脂蛋白分解减少相关。

5. 并发症

（1）感染：与蛋白质缺乏型营养不良、免疫功能紊乱及应用糖皮质激素治疗有关，常见感染部位依次为呼吸道、泌尿系统及皮肤等。应用糖皮质激素后感染风险增加，且感染的局部征象常不明显。尽管目前已有多种抗菌药物可供选择，但若治疗不及时或不彻底，感染仍是导致肾病综合征复发和疗效不佳的主要原因之一，甚至造成死亡，应予以高度重视。

（2）血栓及栓塞并发症：由于血液浓缩（有效血容量减少）及高脂血症造成血液黏稠度增加。此外，因某些蛋白质从尿中丢失，肝代偿性合成蛋白增加，引起机体凝血、抗凝和纤溶系统失衡；加之肾病综合征时血小板过度激活，应用利尿药和糖皮质激素等进一步加重高凝状态。因此，肾病综合征容易发生血栓及栓塞并发症，其中以肾静脉血栓最为常见，发生率为 10%~50%，其中 3/4 的病例因慢性形成，临床并无症状；此外，肺血管血栓、栓塞，下肢静脉、下腔静脉、冠状血管血栓和脑血管血栓也不少见。血栓及栓塞并发症是直接影响肾病综合征的治疗效果和预后的重要原因。

（3）急性肾损伤：肾病综合征患者可因有效血容量不足而致肾血流量下降，诱发肾前性氮质血症，经扩容利尿后可得到恢复。少数病例可出现急性肾损伤，尤以微小病变型肾病患者居多，发生多无明显诱因，表现为少尿甚或无尿，扩容利尿无效。肾活检病理检查显示肾小球病变轻微，肾间质弥漫重度水肿，肾小管可为正常或部分细胞变性、坏死，肾小管腔内有大量蛋白管型。该急性肾损伤的机制不明，推测与肾间质高度水肿压迫肾小管和大量管型堵塞肾小管有关，即上述变化形成肾小管腔内高压，引起肾小球滤过率骤然减少，又可诱发肾小管上皮细胞损伤、坏死，从而导致急性肾损伤。

（4）蛋白质及脂肪代谢紊乱：长期低蛋白血症可导致营养不良、小儿生长发育迟缓；免疫球蛋白减少造成机体免疫力低下，易致感染；金属结合蛋白丢失可使微量元素（铁、铜、锌等）缺乏；内分泌激素结合蛋白不足可诱发内分泌紊乱（如低 T_3 综合征等）；药物结合蛋白减少可能影响某些药物的药动学

(使血浆游离药物浓度增加、排泄加速),影响药物疗效。高脂血症增加血液黏稠度,促进血栓及栓塞并发症的发生,还将增加心血管系统并发症,并可促进肾小球硬化和肾小管 - 间质病变的发生,促进肾脏病变的慢性进展。

(三)辅助检查

辅助检查有助于描述疾病的严重程度和并发症。

1. 尿液及生化检查　尿常规检查除可见大量蛋白尿外,还可见红细胞和管型(透明管型、颗粒管型、脂肪管型及细胞管型等);血浆白蛋白降低;血脂、胆固醇、甘油三酯增高。血尿素氮和肌酐水平因肾损伤的程度不同而不同。继发性因素的检查包括血糖、糖化血红蛋白、抗核抗体及乙型肝炎和丙型肝炎血清学检查。

2. 蛋白电泳测定　血清可见白蛋白降低,γ- 球蛋白正常低限或降低。微小病变型肾病患者的尿蛋白电泳可为选择性蛋白尿,其他病理类型多为非选择性蛋白尿。

3. 肾穿刺活检　可进一步确定病理类型并判断预后,对治疗方案的确定有重要的参考价值。

(四)诊断

肾病综合征的诊断标准:①尿蛋白>3.5g/d;②血浆白蛋白<30g/L;③水肿;④血脂升高。其中①、②这 2 项为诊断所必需。

诊断包括 3 个方面:①明确是否为肾病综合征。②确认病因,必须先除外继发性病因和遗传性疾病,才能诊断为原发性肾病综合征;最好能进行肾活检,作出病理诊断。③判断有无并发症。

(五)鉴别诊断

原发性肾病综合征需与具有类似征象的疾病相鉴别,如糖尿病肾病、狼疮性肾炎、乙型肝炎病毒相关性肾炎、肿瘤相关性肾病及肾淀粉样变性所致的肾病综合征等。

(六)治疗原则

1. 一般治疗　患者应适当注意休息,病情稳定者可适当活动,以避免静脉血栓形成。

凡有严重水肿、低蛋白血症者需卧床休息,水肿消失、一般情况好转后可起床活动。

给予正常量[0.8~1.0g/(kg·d)]的优质蛋白(富含必需氨基酸的动物蛋白)饮食。热量要保证充分,每日每千克体重不应少于 126~147kJ。尽管患者丢失大量尿蛋白,但由于高蛋白饮食增加肾小球高滤过率,加重蛋白尿并促进肾脏病变进展,故目前一般不再主张应用。

水肿时应低盐(<3g/d)饮食。为减轻高脂血症,应少进富含饱和脂肪酸(动物油脂)的饮食,而多吃富含多聚不饱和脂肪酸(如植物油、鱼油)及富含可溶性纤维(如燕麦、米糠及豆类)的饮食。

2. 对症治疗

(1)利尿消肿:水肿明显者应限制钠的摄入,并可应用袢利尿药。但应注意对先前存在肾功能不全或低血容量者,袢利尿药可使其肾功能恶化。

(2)减少尿蛋白:持续性大量蛋白尿本身可导致肾小球高滤过、加重肾小管 - 间质损伤、促进肾小球硬化,是影响肾小球疾病的预后的重要因素。已证实减少尿蛋白可以有效延缓肾功能恶化。

血管紧张素转换酶抑制剂(ACEI)或血管紧张素Ⅱ受体阻滞剂(ARB)除有效控制高血压外,均可通过降低肾小球内压和直接影响肾水球基底膜对大分子的通透性,有不依赖于降低全身血压的减少尿蛋白作用。用 ACEI 或 ARB 降低尿蛋白时,所用的剂量一般比常规降压的剂量大,才能获得良好疗效。

(3)降血脂治疗:一般而言,存在高脂血症的肾病综合征患者因其发生心血管系统疾病的风险增高,可以考虑给予调血脂药治疗。

3. 抑制免疫与炎症反应　微小病变型肾病患者部分可自行缓解,但大多数患者仍需给予糖皮质激素,且 80%~90% 的患者对最初的糖皮质激素治疗是有反应的。50% 以上的膜性肾病患者会部分或完全缓解,局灶性节段性肾小球硬化推荐使用糖皮质激素至少 2 个月,而医学专家推荐延长达 9 个月,或可加入环磷酰胺、环孢素、他克莫司。

长期应用激素的患者可出现感染、药物性糖尿病、骨质疏松等副作用,少数病例还可能发生股骨头无菌性缺血性坏死,需加强监测,及时处理。

应用激素及细胞毒性药物治疗肾病综合征可有多种方案,原则上应以增强疗效的同时最大限度地减少副作用为宜。对于是否应用激素治疗、疗程长短及应否使用细胞毒性药物等应结合患者的肾小球病理类型、年龄、肾功能和有否相对禁忌证等情况不同而区别对待,制订个体化治疗方案。

4. 中医药治疗　单纯中医、中药治疗肾病综合征疗效出现较缓慢,一般主张与激素及细胞毒性药物联合应用。

(1)辨证施治:肾病综合征患者多辨证为脾肾两虚,可给予健脾补肾利水的方剂(如真武汤)治疗。

(2)拮抗激素及细胞毒性药物的副作用:久用大剂量激素常出现阴虚内热或湿热,给予滋阴降火或清热祛湿的方剂可减轻激素的副作用;激素减量过程中辅以中药温补脾肾的方剂,常可减少病情反跳、巩固疗效;应用细胞毒性药物时配合补益脾肾及调理脾胃的中药,可减轻骨髓抑制及胃肠道反应的副作用。

(3)使用雷公藤总苷:10~20mg,每日 3 次口服,有降低尿蛋白的作用,可配合激素应用。国内研究显示,该药具有抑制免疫、抑制肾小球系膜细胞增生的作用,并能改善肾小球滤过膜渗透性。主要副作用为性腺抑制、肝损伤及外周血白细胞减少等,及时停药后可恢复。本药的毒副作用较大,甚至可引起急性肾损伤,用时要小心监护。

5. 并发症的防治　肾病综合征的并发症是影响患者长期预后的重要因素,应积极防治。

(1)感染:通常在激素治疗时无须应用抗生素预防感染,否则不但达不到预防目的,反而可能诱发真菌二重感染。免疫增强剂(如胸腺素、转移因子及左旋咪唑等)能否预防感染尚不完全肯定。一旦发现感染,应及时选用对致病菌敏感、强效且无肾毒性的抗生素积极治疗,有明确感染灶者应尽快去除。严重感染难控制时应考虑减少或停用激素,但需视患者的具体情况决定。

(2)血栓及栓塞并发症:一般认为,当血浆白蛋白低于 20g/L 时,提示存在高凝状态,即应开始预防性抗凝治疗。可给予肝素钠 1 875~3 750U 皮下注射,每 6 小时 1 次;或选用低分子量肝素 4 000~5 000U 皮下注射,每日 1~2 次,维持试管法凝血时间于正常者的 1 倍;也可服用华法林,维持凝血酶原时间国际标准化比值(INR)于 1.5~2.5。抗凝同时可辅以抗血小板药,如双嘧达莫 300~400mg/d 分 3~4 次口服,或阿司匹林 75~100mg/d 口服。对已发生血栓、栓塞者应尽早(6 小时内效果最佳,但 3 日内仍可望有效)给予尿激酶或链激酶全身或局部溶栓,同时配合抗凝治疗,抗凝血药一般应持续应用半年以上。抗凝及溶栓治疗时均应避免药物过量导致出血。

(3)急性肾损伤:肾病综合征并发急性肾损伤如处理不当可危及患者生命,若及时给予正确处理则大多数患者可望恢复。可采取的措施包括:①使用袢利尿药,对袢利尿药仍有效者应予以较大剂量,以冲刷阻塞的肾小管管型;②血液透析,利尿无效且已达到透析指征者应血液透析以维持生命,并在补充血液制品后适当脱水,以减轻肾间质水肿;③原发病的治疗,因其病理类型多为微小病变型肾病,应予以积极治疗;④碱化尿液,可口服碳酸氢钠碱化尿液,以减少管型形成。

(4)蛋白质及脂肪代谢紊乱:在肾病综合征缓解前常难以完全纠正代谢紊乱,但应调整饮食中蛋白和脂肪的量和结构(如前所述),力争将代谢紊乱的影响减少到最低限度。目前,不少药物可用于治疗蛋白质及脂肪代谢紊乱,如 ACEI 及 ARB 均可减少尿蛋白;中药黄芪(30~60g/d,煎服)可促进肝脏白蛋白合成,并可能兼有减轻高脂血症的作用。调血脂药可选择以降胆固醇为主的羟甲基戊二酸单酰辅酶 A 还原酶抑制剂,如洛伐他汀等他汀类药物;或以降甘油三酯为主的氯贝丁酯类,如非诺贝特等。肾病综合征缓解后高脂血症可自然缓解,则无须再继续药物治疗。

(七)预后

肾病综合征的预后的个体差异很大,决定预后的主要因素如下。

1. 病理类型　一般来说,微小病变型肾病和轻度系膜增生性肾小球肾炎的预后好。部分微小病变型肾病患者可自发缓解,治疗缓解率高,但缓解后易复发。早期膜性肾病有较高的治疗缓解率,晚期虽难以达到治疗缓解,但病情多数进展缓慢,发生肾衰竭较晚。膜增生性肾小球肾炎及重度系膜增生性肾小球肾炎的治疗疗效不佳,预后差,较快进入慢性肾衰竭。影响局灶性节段性肾小球硬化预后的最主要的因素是尿蛋白程度和对治疗的反应,自然病程中无肾病综合征表现者的 10 年肾存活率为 90%,而表现为肾病综合征的患者为 50%;肾病综合征中激素能使之缓解者的 10 年肾存活率达 90% 以上,对激素治疗无效者的相应存活率仅为 40%。

2. 临床因素　大量蛋白尿、高血压和高血脂均可促进肾小球硬化,上述因素如长期得不到控制,则成为预后不良的重要因素。

3. 其他　存在反复感染、血栓栓塞并发症者常影响预后。

典型病案

病史摘要:患者,男,46 岁。主因"双下肢水肿 1 个月"就诊。查 24 小时尿蛋白 4.8g,血白蛋白 24.8g/L,总胆固醇 8.5mmo/L,肌酐 51.8μmol/L。临床诊断为肾病综合征。肾活检证实为膜性肾病。

病案分析:根据大量蛋白尿、低蛋白血症、高脂血症和水肿表现可确诊为肾病综合征。其包括原发性和继发性,应积极寻找继发性原因。肾病综合征,特别是膜性肾病静脉血栓明显增加,应予以抗凝治疗。本病常有自限性,应密切随访观察,是否免疫治疗取决于蛋白尿的程度、持续时间及肾功能状态。

第四节　尿 路 感 染

尿路感染(urinary tract infection,UTI)指尿路内有大量的病原微生物繁殖而引起尿路炎症,依据感染部位的不同,可分为上尿路(包括肾脏)感染和下尿路(包括膀胱、尿道或前列腺)感染,多见于育龄妇女、老年人、免疫力低下及尿路畸形者。本节主要介绍细菌感染导致的膀胱炎,急、慢性肾盂肾炎。

(一)病因与发病机制

1. 病原微生物　革兰氏阴性菌为尿路感染最常见的致病菌,其中以大肠埃希菌最为常见,占全部尿路感染的 60%~80%;其次是副大肠埃希菌、克雷伯菌、变形杆菌、铜绿假单胞菌等。5%~10% 的尿路感染由革兰氏阳性细菌引起,主要是肠球菌、链球菌和凝固酶阴性葡萄球菌。

2. 宿主防御机制　泌尿生殖道中的微生物菌群形成天然抗菌屏障。在阴道口、尿道周围区域和尿道存在的正常菌落中含有大量微生物,如乳酸杆菌、凝固酶阴性葡萄球菌、棒状杆菌和链球菌等,这些细菌可以快速削弱正常菌落的定植能力,同时增加上皮细胞对致病菌的接受性。雌激素可以使糖原在阴道细胞内聚集,有利于乳酸杆菌的生长,使阴道 pH 降低,抑制阴道内细菌的繁殖。病原菌突破尿液和膀胱的正常防御机制的能力是其定植在尿道及其周围的关键,也是大多数尿路感染发生的先决条件。

尿液对病原菌具有一定的抑制作用。尿液中发挥抑制作用的因素有渗透压浓度、尿素浓度、有机酸和 pH 等。稀释的尿液由于其渗透压低,使细胞内的水分增多,故可抑制细菌生长;而高渗透压、低 pH 的尿液对细菌有高度的抑制性。大多数抗菌药物在尿液中的活性与局部高尿素和有机酸成分有关。尿液中最重要的抑菌物质可能为 Tamm-Horsfall 蛋白(简称 T-H 蛋白)。此低分子量蛋白由远端肾曲小管上皮产生,在尿液中的含量超过 100mg/ml,可与尿路上皮结合并覆盖其表面。通过实验动物和自愿者试验,将 $10^6 \sim 10^7/ml$ 泌尿致病性大肠杆菌(uro-pathogenic *Escherichia coli*,UPEC)接种于受试者的膀胱内,9 小时后细菌减至 $10^3/ml$,72 小时后细菌全部被灭活,说明人体自身免疫机制具有消除尿中细菌的能力。

输尿管的正常蠕动是防御尿路感染的重要机制之一,因为输尿管的蠕动可机械性地防止细菌的黏附。如果输尿管的蠕动失常,如膀胱输尿管反流、妊娠时输尿管肾积水等引起的输尿管梗阻都将促进感染的发生。细菌产生的脂多糖(LPS)及某些钙离子载体均可抑制输尿管平滑肌收缩,促进感染的发生。实验研究表明,输尿管如无梗阻,则血流感染很难引起肾脏感染,通过输尿管的保护功能可将已定植在肾脏内的细菌排出体外。

3. 发病机制　尿路感染是尿路病原体和宿主相互作用的结果。尿路感染在一定程度上是由细菌毒力、细菌量和宿主的防御机制不全造成的,这些因素最终决定细菌定植水平及对尿路损伤的程度也起到一定的作用。正常人的尿道外口皮肤和黏膜有一些细菌停留,这些正常菌群对致病菌群也有一定的抑制作用。正常人尿液的酸碱度和高渗透压、尿素和有机酸均对尿路感染有一定的防御功能。

4. 感染途径及易感因素　感染途径主要有 4 种,包括上行感染、血流感染、淋巴感染和直接感染,其中上行感染和血流感染最为常见。约 95% 的细菌性尿路感染是细菌病原体由尿道上行至膀胱时发生的,急性非复杂性肾盂肾炎也因细菌由输尿管上行至肾脏而发生。其余感染途径多为血源性。复杂性尿路感染往往由于存在某些因素使上行性细菌感染易于发生,如尿道器械操作、解剖异常、尿路梗阻或膀胱排空障碍。免疫力低下者,如接受免疫抑制剂、糖尿病、肝硬化、营养不良等不仅与尿路感染的发生概率增加有关,且与尿路感染反复发作有关。

(二) 分类

临床常用的分类方法如下。

1. 传统上,尿路感染根据临床症状、实验室检查和细菌培养进行分类。实际上,按感染发生时的尿路状态可分为非复杂性尿路感染(非复杂性下尿路感染和非复杂性上尿路感染)、复杂性尿路感染(包括导管相关性感染等)及尿脓毒血症,即根据是否合并有危险因素及感染的严重程度分类。

2. 尿路感染根据感染部位不同,可以分为上尿路感染和下尿路感染 2 种。按 2 次感染之间的关系,可分为孤立或散发感染(isolated or sporadic infection)和反复发作性感染(recurrent infection),反复发作性感染又进一步分为再感染(reinfection)和细菌持续存在(bacterial persistence),细菌持续存在也可称为复发(relapse)。

3. 基于解剖水平的尿路感染分类有尿道炎、睾丸炎、附睾炎、精囊炎、膀胱炎、肾盂肾炎、败血症。

4. 依据病原微生物不同的特殊类型还有性传播疾病、泌尿系统结核、真菌感染、血吸虫等寄生虫感染。

需要强调的是,所有分类都是为了方便日常评估和用于临床研究的一种工具,总体目标是为临床医师和研究人员提供标准化的工具和命名。

(三) 临床表现

1. 膀胱炎　急性单纯性膀胱炎常见于青年女性,临床主要表现为尿频、尿急、尿痛、排尿不畅、下腹部不适等膀胱刺激症状和耻骨上疼痛。排空后仍有尿不尽感,患者常诉排尿时尿道有烧灼感,甚至不敢排尿。部分患者甚至有终末血尿或全程血尿。

一般无明显的全身性感染症状,体温正常或有低热,当合并有急性肾盂肾炎或前列腺炎、附睾炎时才有高热。膀胱炎应与以其他排尿改变为主要症状的疾病相鉴别,包括阴道炎、尿道炎。阴道炎有排尿刺激症状伴阴道刺激症状,常伴有阴道分泌物排出且恶臭。

2. 急性肾盂肾炎　急性肾盂肾炎是肾盂和肾实质的急性细菌性炎症,可发生于各年龄段,女性在儿童期、新婚期、妊娠期和老年期更易出现。临床表现与感染程度有关,通常起病较急。

(1)全身症状:寒战、发热,头痛、全身酸痛、恶心、呕吐等。体温多在 38℃ 以上,多为弛张热,也可呈稽留热或间歇热。部分患者出现革兰氏阴性杆菌败血症。

（2）泌尿系统症状：尿频、尿急、尿痛、排尿困难、下腹部疼痛、腰痛等。腰痛程度不一，多为钝痛或酸痛。部分患者的膀胱刺激症状不典型或缺如。

（3）体格检查：除发热、心动过速和全身肌肉压痛外，还可发现一侧或两侧肋脊角或输尿管点压痛和 / 或肾区叩击痛。

3. 慢性肾盂肾炎　慢性肾盂肾炎是肾脏的慢性化脓性感染，仅发生于有显著解剖异常的患者，以膀胱输尿管反流最为常见。病程隐蔽，症状与体征一般并不明显。少数患者可出现发热、乏力、厌食、腰部不适等症状，但更为常见的是间歇性无症状细菌尿和间歇性尿急、尿频等下尿路感染的症状；也可有间歇性低热。疾病后期肾小管功能损害，可出现多尿、夜尿增多、电解质紊乱、肾小管性酸中毒等。最终可致肾小球功能受损而导致肾衰竭。

（四）辅助检查

1. 尿液检查

（1）常规检查：在含脓、血较多时尿色呈混浊。尿沉渣镜检白细胞>5 个 /HP，可有红细胞，少数出现肉眼血尿。部分肾盂肾炎患者的尿中可见白细胞管型。

（2）白细胞排泄率：准确留取 3 小时尿液，立即进行尿白细胞计数，所得的白细胞计数按每小时折算，正常人的尿白细胞计数<2×10^5/h，白细胞计数>3×10^5/h 为阳性，介于$(2\sim3) \times 10^5$/h 为可疑。

（3）细菌学检查

1）涂片细菌检查：清洁中断尿沉渣涂片，计算 10 个视野细菌数，平均每个高倍镜视野下可见 1 个及 1 个以上细菌，提示尿路感染。

2）细菌培养：可采用清洁中段尿、导尿及膀胱穿刺尿做细菌培养；2 次中段尿培养，菌落计数均≥10^5/ml，且为同一菌种，称为真性菌尿，可确诊尿路感染；菌落计数介于$10^4\sim10^5$/ml 为可疑阳性，需复查；如≤10^4/ml，可能为污染。

2. 血液检查

（1）血常规：急性肾盂肾炎时血白细胞常升高，中性粒细胞比值升高，核左移。

（2）肾功能：慢性肾盂肾炎肾功能受损时可出现肾小球滤过率下降，双肾功能受损或对侧肾功能代偿不足出现血肌酐升高等。

3. 影像学检查　影像学检查包括超声、静脉尿路造影（IVU）和上尿路 CT。除复杂性尿路感染、女性急性尿路感染治疗 7~10 日无效等情况外，大部分患者不需要进行结构异常性评估。

（五）诊断与鉴别诊断

1. 诊断　典型尿路感染结合临床表现、尿沉渣与尿细菌学检查诊断并不困难。

（1）急性膀胱炎：出现膀胱刺激征及尿白细胞增多，尿细菌培养阳性等即可确诊。

（2）急性肾盂肾炎：根据全身、局部症状和体征，血、尿常规白细胞增多，尿细菌培养阳性等可确诊。

（3）慢性肾盂肾炎：除反复发作尿路感染的病史外，尚需结合影像学及肾功能检查。①静脉肾盂造影中见肾盂或肾盏变形、缩窄；②肾外形凹凸不平，两肾大小不等；③持续性肾小管功能损害。具备第①、第②条任何一项再加第③条可确诊慢性肾盂肾炎。

2. 鉴别诊断　急性膀胱炎应与伴有尿道刺激症状的其他疾病相鉴别，如急性肾盂肾炎、滴虫性膀胱炎、急性前列腺炎、间质性膀胱炎、腺性膀胱炎及输尿管下段结石等。急性肾盂肾炎应与其他全身性感染性疾病相鉴别。慢性肾盂肾炎应与肾结核、慢性肾小球肾炎等相鉴别。

（六）治疗

1. 治疗原则　尿路感染的总的治疗原则为积极彻底进行抗菌治疗，防止复发。具体原则如下。

（1）明确感染的性质：临床上出现尿路感染的症状时，必须明确其性质和致病菌，依据尿细菌培养和药敏试验结果，有针对性地用药，这是治疗的关键。但尚无尿细菌培养结果时，可先根据尿沉淀涂片革兰氏染色来初步估计致病菌,选择恰当的药物。

(2)鉴别上尿路感染还是下尿路感染:在治疗上两者有所不同,前者症状重、预后差、易复发,后者症状轻、预后佳、少复发。

(3)明确感染的可能方式:血流感染发病急剧,有寒战、高热等全身症状,应用血药浓度高的抗菌药物,常静脉给药;而上行感染以膀胱刺激症状为主,应用尿液浓度高的抗菌药物和解痉药。

(4)查明泌尿系统有无梗阻因素:泌尿系统梗阻常为尿路感染的直接诱因,同时感染后若有梗阻存在,则不易治愈,易产生耐药菌株,亦易复发。

(5)检查有无尿路感染的诱发因素(见上述):应加以纠正。

(6)测定尿液 pH:治疗前应测定尿液 pH。若为酸性,宜用碱性药物,如碳酸氢钠等,使尿液碱化以抑制病菌生长,并用适合于碱性环境的抗菌药物;反之,尿液为碱性则宜用酸性药物,如维生素 C、氯化铵加乌洛托品等,并用适合于酸性环境的抗菌药物。

(7)抗菌药物的正确使用:治疗尿路感染的目的是要达到尿液无菌。由此,治疗时必须注意尿液中要有足够浓度的抗菌药物,而不是单纯依赖于血液中的药物浓度,而且尿液中的浓度要比血液中的浓度高数百倍才能达到治疗目的。一个合适的抗菌药物治疗后,数小时即应使尿液无菌,这种治疗需维持 7~10 日,再确定尿细菌培养是否转阴;如菌落数被抑制在每毫升几百或更少,停药后会很快复发。因此,抗菌药物的使用原则上应持续到症状消失,尿细菌培养转阴后 2 周。在抗菌药物治疗过程中,细菌会发生变异,由对某一抗生素高度敏感突变为有抗药性的耐药菌株,为避免耐药菌株的产生可以同时应用 2 种或 2 种以上的抗菌药物。若有感染史、尿路梗阻等诱因者,必须延长用药时间,同时适时消除诱因,如手术引流或解除梗阻,不能单纯依靠药物。

2. 治疗方法

(1)一般治疗:急性期注意休息,多饮水,勤排尿;反复发作者应积极寻找病因,及时去除诱发因素。

(2)抗菌治疗

1)急性膀胱炎:对于无复杂因素存在的急性膀胱炎,抗菌药物的使用疗程常小于 7 日,有单剂量疗法和短疗程疗法 2 种。抗菌药物可选择在尿液中药物浓度较高的呋喃妥因、左氧氟沙星、β- 内酰胺类。停药 7 日后,需进行尿细菌定量培养。如结果阴性表示急性细菌性膀胱炎已治愈;如仍有真性细菌尿,应继续给予 2 周的抗菌药物治疗。

2)急性肾盂肾炎:采集尿标本培养后立即进行治疗。经验性治疗首选对革兰氏阴性菌有效的药物,但应兼顾革兰氏阳性菌感染,选用血、尿药物浓度均较高的抗菌药物。对于感染反复或严重者,需完善尿培养并及时跟踪尿培养结果,根据药敏试验结果使用合适的抗菌药物。初始治疗多选用静脉用药,病情稳定后可酌情改为口服药物,一般疗程为 2 周。

3)慢性肾盂肾炎:急性发作时,治疗同急性肾盂肾炎。反复发作者,应根据病情和参考药敏试验结果制订治疗方案。如联合几种抗菌药物,应分组轮流使用,药物包括呋喃妥因、喹诺酮类药物、复方磺胺甲噁唑等。疗程适当延长至症状改善、菌尿消失,再以 1 种药物低剂量长期维持。慢性肾盂肾炎的病程变异很大,不过其疾病进展非常缓慢,大部分患者可在起病后 20 年以上仍保持足够的肾功能。

4)无症状细菌尿:特定的患者(多指老年女性)有持续性菌尿症,且菌群不断变化,不伴有症状,但难以治愈。尿白细胞计数可能有轻度升高。由于治疗通常会造成细菌高度耐药的后果,因此该类患者中的大部分并不需要治疗。

第五节　急性肾损伤

急性肾损伤(acute renal injury,AKI)又称急性肾衰竭(acute renal failure,ARF),是由于各种病

因引起的肾功能急骤、进行性减退而出现的临床综合征。主要表现为肾小球滤过率(glomerular filtration rate,GFR)明显降低所导致的氮质潴留,以及肾小管重吸收和排泄功能障碍所致的水、电解质和酸碱平衡失调。多数患者的临床表现为无尿或少尿,以及代谢物质在体内滞留而出现的一组综合征。

(一)病因与发病机制

1. 病因 急性肾损伤的病因分为肾前性、肾性和肾后性。

(1)肾前性:由于各种病因导致肾脏血流低灌注状态,使GFR不能维持正常而引起尿量减少,进而发展为急性肾小管坏死(acute tubular necrosis,ATN),导致AKI。其病因包括:①急性血容量不足,如大出血、腹泻、呕吐等引起的脱水,皮肤大量失液,液体向第三间隙转移,过度使用利尿药;②心排血量降低,如严重心力衰竭、心律失常、急性心肌梗死、肺栓塞;③有效循环血量减少,如过敏反应、脓毒血症等全身疾病;④肾血管阻力增加,如肾血管病变、药物反应。

(2)肾性:由于肾缺血和肾毒性导致肾实质急性病变,病变可发生在肾小球、肾小管、肾间质及肾血管。①肾缺血因素包括手术、出血、动脉或静脉阻塞及使用非甾体抗炎药、血管紧张素转换酶抑制剂、环孢素、他克莫司、两性霉素B;②肾毒性因素包括使用放射对比剂、氨基糖苷类药物、异环磷酰胺、甲氨蝶呤、两性霉素B、顺铂、重金属、毒蘑菇、蛇毒、蜂毒中毒及血红蛋白尿、肌红蛋白尿等。肾缺血和肾毒性常交叉同时作用,如挤压综合征、脓毒症休克等。

(3)肾后性:由于各种原因引起尿路梗阻,导致梗阻以上的肾盂扩张积水,尿液无法正常排泄,进而使肾功能急剧下降。①上尿路梗阻,如孤立肾输尿管结石、双侧输尿管结石或肿瘤压迫;②下尿路梗阻,如膀胱结石、前列腺增生、尿道狭窄。

2. 发病机制

(1)肾血管及血流动力学异常:①肾灌注压降低,有效循环血量减少,肾脏的血液灌流量明显减少,GFR降低;②肾血管收缩,有效循环血量减少或毒物作用致使交感-肾上腺髓质系统兴奋、肾素-血管紧张素系统激活、肾内收缩及舒张因子释放失衡,使得肾血管收缩、肾血流量减少;③肾毛细血管内皮细胞肿胀,肾缺血、缺氧及中毒时,ATP生成不足,细胞内水钠潴留,细胞发生水肿,致使血管管腔变窄、血流阻力增加、肾血流量减少;④肾血管内凝血,急性肾衰竭患者的血液黏稠度升高,部分患者肾小球毛细血管网内的纤维蛋白及血小板堆积,进而形成肾血管内凝血,影响肾血流量。

(2)肾小管损伤:肾小管细胞缺血、缺血后再灌注及毒物吸收等可引起细胞功能改变和组织结构损伤,当肾小管细胞严重损伤和坏死脱落时可导致肾小管阻塞、原尿反漏。①肾小管阻塞时可导致原尿不易通过,引起少尿;同时管腔压力升高,有效滤过压降低,导致GFR减少。②原尿通过受损的肾小管壁处反漏入周围肾间质,导致尿量减少;同时引起肾间质水肿压迫肾小管,造成囊内压升高,GFR减少。

(3)肾小球滤过系数降低:肾小球滤过率=滤过系数×有效滤过压,滤过系数与滤过膜面积及其通透性相关。当肾缺血或肾中毒时,许多内源性及外源性活性因子释放,引起肾小球系膜细胞收缩,致使肾小球滤过面积减少、滤过系数降低,从而引起GFR下降。

(二)临床表现

急性肾损伤的病因不一,临床表现也不同,常见症状包括恶心、呕吐、食欲缺乏、尿量减少、乏力等。以下将以ATN为例,介绍急性肾损伤的临床病程,可分为起始期、进展期和维持期、恢复期。

1. 起始期 患者遭受低血压、缺血、脓毒血症等病情打击,此阶段尚未发生明显的肾实质损伤,AKI常可逆转。但病因的持续作用可致使GFR逐渐下降。

2. 进展期和维持期 一般持续1~2周,因GFR逐渐下降,部分患者可出现少尿(<400ml/d)甚至无尿(<100ml/d)的表现,也称为少尿型AKI。部分患者的尿量>400ml/d,称为非少尿型AKI。此阶段临床上会出现一系列尿毒症的表现,如毒素潴留、水与电解质及酸碱平衡紊乱,常见的有低钠血症、低氯血症、低钙血症、高钾血症、高镁血症、高磷血症、酸中毒、水中毒等。此外,全身各系统均可能出现不同的临床表现,如消化系统表现为食欲减退、恶心、呕吐、腹胀、腹泻;呼吸系统表现为急性肺水肿、肺部感染;心血管系统表现为高血压、心力衰竭、心律失常;神经系统表现为意识障碍、躁动、谵妄、抽搐等。其中感染是 AKI 常见且严重的并发症。

3. 恢复期　随着低血压、缺血、脓毒血症等情况被纠正,GFR 逐渐恢复正常,进行性尿量增多是肾功能开始恢复的一个标志。

(三) 辅助检查

1. 尿液检查

(1)肾前性 AKI:无血尿、蛋白尿的表现。

(2)肾性 AKI

1)ATN:可有少量蛋白尿,以小蛋白为主。尿沉渣涂片检查可见肾小管上皮细胞管型及少许红细胞、白细胞。尿比重降低且较固定,多在 1.015 以下。尿渗透压低于 350mOsm/kg H_2O,尿与血渗透浓度之比<1.1。尿钠含量增高,滤过钠排泄分数(FE_{Na})增高。FE_{Na}=(尿钠 / 血钠)÷(尿肌酐 / 血肌酐)×100%。

2)急性间质性肾炎:少量蛋白尿,以小蛋白为主;血尿较少,为非畸形红细胞,可有轻度白细胞尿。可有明显的肾小管功能障碍的表现,FE_{Na}>1%。

3)肾小球性肾损伤:大量蛋白尿或血尿,以畸形红细胞为主,FE_{Na}<1%。

(3)肾后性 AKI:尿常规多为正常,可有轻度蛋白尿、血尿,合并感染时可出现白细胞升高,FE_{Na}<1%。

2. 血生化检查　血肌酐与血尿素氮浓度增加或逐日上升,血肌酐每日平均升高 44.2~88.4μmol/L,血尿素氮每日升高 3.6~7.1mmol/L;血清钾浓度升高,常大于 5.5mmol/L;血 pH 与碳酸氢根离子浓度降低,血钙降低,血磷升高等。可有贫血,早期表现为轻度,若肾功能长时间不恢复,贫血可进行性加重。

3. 肾影像学检查　肾输尿管超声可鉴别是否存在肾后性尿路梗阻,静脉泌尿系统造影、CT 尿路成像、磁共振尿路成像等可进一步明确诊断;血管超声可初步了解肾脏血流情况,鉴别肾前性供血不足;CT 血管成像及放射性核素显像可进一步了解是否存在血管病变;明确诊断仍需行肾脏血管造影,但造影剂可加重肾损伤。

4. 肾活检　对原因不明的急性肾衰竭,肾活检是可靠的诊断手段,有助于诊断和评估预后。

(四) 诊断与鉴别诊断

1. 明确有无 AKI　AKI 的诊断标准为肾功能在 48 小时内突然下降,血肌酐绝对值升高 ≥0.3mg/dl(26.5μmol/L),或 7 日内血肌酐增至 ≥1.5 倍的基础值,或尿量<0.5ml/(kg·h),持续时间 ≥6 小时。

2. 鉴别 AKI 是肾前性、肾性还是肾后性　首先,鉴别是否为肾后性 AKI。对于 AKI 患者均应实施肾超声检查,如有双侧肾盂积水和 / 或双侧输尿管扩张,说明存在肾后性梗阻。在解除肾后梗阻后,如没有出现明显的尿量增多和肾功能好转,则应考虑在肾后性的基础上合并肾性加重因素。

其次,明确是否为肾前性 AKI。如患者病史中存在循环血容量不足和 / 或肾脏灌流量不足的诱因,并且疑诊 AKI,若给予适当补液后尿量增多,则支持肾前性 AKI 的诊断。

最后,对于肾性 AKI,应当区别肾小球肾炎合并 AKI、急性间质性肾炎、肾血管性 AKI 和急性肾小管坏死 4 种。

3. 肾前性急性肾衰竭补液试验　快速静脉输注 300~500ml 生理盐水,1~3 小时后尿量>50ml/h,认为患者对连续性静脉输液有反应;若尿量不增加,则再次评估患者的水容量状态并重新体检,以确定是否继续补液。

4. AKI 的分期　见表 8-2。

表 8-2　国际 AKI 工作组提倡的 AKI 分期

分期	血肌酐	尿量
1 期	绝对值升高 ≥ 0.3mg/dl(26.5μmol/L) 或肌酐增至 ≥ 1.5 倍的基础值, 但<2 倍	<0.5ml/(kg·h)(≥6h, 但<12h)
2 期	增至 ≥ 2 倍的基础值, 但<3 倍	<0.5ml/(kg·h), (≥12h, 但<24h)
3 期	增至 ≥ 3 倍的基础值 或升高 ≥ 4.0mg/dl(353.6μmol/L) 或开始肾脏替代治疗 或<18 岁患者的 eGFR<35ml/(min·1.73m^2)	<0.3ml/(kg·h), (≥24h) 或无尿 ≥ 12h

注: 单用尿量作为诊断及分期标准时, 必须考虑影响尿量的因素, 如尿路梗阻、血容量不足、使用利尿药等。

（五）治疗原则

尽早识别并纠正可逆性病因, 积极治疗原发病, 减轻症状, 改善肾功能, 维持水、电解质平衡, 防止并发症的发生, 适时进行肾脏替代治疗, 避免应激状态以造成再次损伤。

1. 早期病因干预治疗　早期病因及时干预可最大限度地减轻肾损伤。肾前性 AKI 应积极扩容、维持血流动力学稳定、降低后负荷以改善心排血量、调节外周阻力至正常范围; 肾性 AKI 应积极治疗原发病, 怀疑药物所致者应及时停止药物并给予糖皮质激素治疗; 肾后性 AKI 应积极解除尿路梗阻, 必要时可行尿流改道。

2. 纠正电解质紊乱　密切监测血钾变化, 当合并高钾血症时应停止一切含钾药物, 同时联合使用葡萄糖和胰岛素使钾离子向细胞内转移, 适当使用利尿药增加尿量以促进钾离子排泄。合并代谢性酸中毒者可适当补充碱剂。对于内科治疗不能纠正的严重高钾血症, 应及时行血液透析治疗。AKI 的病因纠正后可出现多尿期, 此时仍需密切监测电解质水平, 若出现低钾、低钠则予以纠正。

3. 营养支持疗法　优先通过胃肠道提供营养, 不能口服可予以静脉营养。病因解除前应酌情限制水分及钠、钾盐的摄入。当恢复期血肌酐接近正常水平时, 应增加饮食中的蛋白质摄入量。

4. 血液透析的指征　①无尿或少尿 2~3 日以上, 有明显的尿毒症表现; ②严重水肿或伴有肺、脑水肿, 心力衰竭者; ③高分解状态的急性肾衰竭, 即 BUN 每日升高>10.7mmol/L; ④ BUN ≥ 28.6mmol/L, Scr ≥ 440~884umol/L; ⑤血钾 ≥ 6.5mmol/L; ⑥重症酸中毒, CO$_2$CP<13mmol/L, pH<7.25。

第六节　慢性肾衰竭

慢性肾衰竭(chronic renal failure, CRF)为各种慢性肾脏病持续进展至后期的共同结局。由于代谢产物潴留, 水、电解质及酸碱失衡及部分内分泌功能紊乱, 进而出现全身多系统症状的一种临床综合征。

（一）病因与发病机制

1. 病因　慢性肾脏病迁延不愈, 常见慢性肾小球疾病如慢性肾小球肾炎; 代谢异常所致的肾损伤, 如糖尿病肾病、痛风肾病及肾淀粉样变性等; 血管性肾病变, 如原发性高血压、肾血管性高血压、肾小动脉硬化症等; 遗传性及先天性肾病, 如多囊肾、遗传性肾炎、肾发育不良、遗传性肾炎综合征等; 感染性肾病, 如慢性肾盂肾炎、肾结核等; 中毒性肾病, 如镇痛药性肾病、重金属中毒性肾病及氨基糖苷类、造影剂、含马兜铃酸的中草药使用不当引起的肾损伤等; 梗阻性肾病, 如输尿管梗阻、尿路结石; 全身系统性疾病累及肾脏, 如狼疮性肾炎、紫癜性肾炎、亚急性感染性心内膜炎引起的肾脏病变、血管炎肾损伤、糖尿病肾病、高血压肾小动脉硬化症、结节性多动脉炎肾病、多发性骨髓瘤肾病等。

2. 发病机制　关于慢性肾衰竭进展机制的研究,学者们陆续提出一些学说。

(1)健存肾单位与高滤过学说:慢性肾衰竭时,部分肾单位遭到破坏失去功能,残存的肾单位通过肾小球高灌注和高滤过及肾小管高代谢进行代偿。该代偿机制使肾单位的破坏不断加剧,健存的肾单位越来越少,肾功能进行性下降。

(2)矫枉失衡学说:肾功能下降造成体内代谢失衡,为适应和矫正此过程,又出现新的不平衡。例如为了矫正高磷血症和低钙血症,甲状旁腺激素分泌增加,导致肾性骨病。

(3)毒素学说:慢性肾衰竭进行性加重后,由于功能肾单位减少,不能充分排泄体内的代谢废物或降解某些激素、肽类,使体内多种物质的水平较正常人高,患者体内的各种尿毒素和某些激素的蓄积给机体造成明显的损害。

(二) 临床表现

1. 排泄功能障碍　肾脏的代偿功能较强,在慢性肾衰竭的代偿期和失代偿早期(GFR>50ml/min)血肌酐正常,患者可以没有任何症状。早期可出现乏力、夜尿增多等表现,进一步发展可出现明显的食欲减退、恶心、呕吐等消化道症状。在晚期尿毒症时才出现各系统尿毒症的临床表现,并可出现感染和急性心脑血管等并发症,甚至有生命危险。

2. 水、电解质和酸碱平衡紊乱

(1)水盐代谢紊乱:肾衰竭早期尿浓缩功能下降,水钠潴留,导致稀释性低钠血症,可表现为不同程度的皮下水肿和/或体腔积液,常伴有血压升高,严重时导致左心衰竭和脑水肿。当GFR降至10ml/min以下时,可致容量负荷增加,出现充血性心力衰竭;当GFR降至20~25ml/min时,肾脏的排钾功能逐渐降低,易出现高钾血症。

(2)钙磷代谢紊乱:在肾衰竭早期,血钙、血磷仍能维持在正常范围内,且通常不引起临床症状。在肾衰竭中、晚期时才会出现高磷血症和低钙血症,低钙血症主要与钙摄入不足、活性维生素 D 缺乏、高磷血症、代谢性酸中毒等因素有关。血磷浓度由肠道对磷的吸收及肾的排泄来调节,当肾小球滤过率下降、尿磷排出减少时,血磷浓度逐渐升高。高磷血症和低钙血症、活性维生素 D 缺乏可引起继发性甲状旁腺功能亢进和肾性骨营养不良的临床表现。

(3)酸碱平衡紊乱:在部分轻至中度慢性肾衰竭(GFR>25ml/min 或 Scr<350μmol/L)患者,由于肾小管分泌氢离子障碍或肾小管对 HCO_3^- 的重吸收能力下降,可引起阴离子间隙正常的高氯血症性代谢性酸中毒,即肾小管性酸中毒。当 GFR 降低至<25ml/min(或 Scr<350μmol/L)时,代谢产物如磷酸、硫酸等酸性物质因肾排泄障碍而潴留,可发生高氯血症性(或正氯血症性)高阴离子间隙性代谢性酸中毒,即"尿毒症性酸中毒"。

3. 内分泌功能障碍

(1)红细胞生成素(EPO)缺乏可导致肾性贫血。

(2)甲状旁腺激素(PTH)升高、$1,25-(OH)_2-D_3$ 可引起钙磷代谢紊乱,进而导致肾性骨病。

(3) 肾脏分泌过多的肾素 - 血管紧张素 II 可导致肾性高血压。

4. 各系统症状

(1)心脑血管系统:心脑血管病变是 CRF 患者的主要并发症和最常见的死因。尤其是进入终末期肾病阶段,心血管事件及动脉粥样硬化性心血管系统疾病的发生比普通人群升高 15~20 倍,死亡率进一步增高(占尿毒症死因的 45%~60%)。

1)高血压和左心室肥厚:大部分患者有不同程度的高血压,多由水钠潴留、肾素 - 血管紧张素增高和/或某些扩张血管的因子产生不足所致。高血压可引起动脉硬化、左心室肥厚和心力衰竭。

2)心力衰竭:是尿毒症患者最常见的死亡原因。随着肾功能不断恶化,心力衰竭的患病率明显增高,至尿毒症期可达 65%~70%。发生急性左心衰竭时可出现呼吸困难、不能平卧、肺水肿等症状,但一般无明显的发绀。

3）尿毒症心肌病：可能与代谢废物潴留及贫血等因素有关，部分患者可伴有冠状动脉粥样硬化性心脏病、各种心律失常。

4）血管钙化和动脉粥样硬化：高磷血症、钙分布异常、"血管保护性蛋白"（如胎球蛋白 A）等引起的血管钙化在心血管病变中亦起重要作用。除冠状动脉外，脑动脉和全身周围动脉亦同样发生动脉硬化和钙化。

（2）消化系统：消化系统症状通常是 CRF 的最早的表现，主要有食欲缺乏、恶心、呕吐、口腔有尿味等。

（3）其他：慢性肾衰竭患者的血液系统异常主要表现为肾性贫血、出血倾向和血栓形成倾向。呼吸系统异常主要表现为气短、气促、肺水肿、胸腔积液。神经肌肉系统早期可表现为疲乏、失眠、注意力不集中，后期会出现性格改变、抑郁、记忆减退。周围神经病变也很常见，感觉神经障碍更为显著，最常见的是肢体麻木，肌肉兴奋性增加，如痉挛、不宁腿综合征。骨骼癌变，如肾性骨病。

（三）辅助检查

1. 尿常规检查　尿蛋白阳性，有不同程度的血尿和管型。

2. 血常规检查　血红蛋白、红细胞计数和网织红细胞减少，血细胞比容减少，部分患者可见全血细胞减少。

3. 生化检查　检查血肌酐、尿素氮、尿酸、胱抑素、电解质（K^+、Na^+、Cl^-、Ca^{2+}、P^{3-}）等指标。

4. 影像学检查　超声可见双肾体积缩小，肾皮质变薄、回声增强；胸部 X 线检查可见肺淤血或肺水肿，心胸比例增大或心包积液、胸腔积液等。

5. 肾活检　明确诊断往往需要肾活检，肾穿刺活检发生严重并发症的机会虽然很小，但却有风险，所以肾活检应把握一定的指征。

（四）诊断

诊断多依据病史、体格检查、简单的实验室检查（包括显微镜下尿液分析、电解质、尿素氮、血肌酐、钙和血细胞计数），有时需行特殊的血清学检测。有慢性肾脏病病史，出现肾脏以外的各系统各器官功能障碍。实验室检查发现代谢产物集中蓄积，有一系列电解质紊乱、酸碱平衡失调、内分泌障碍等指标时，即可作出相应的诊断。在肾脏替代治疗之前，为了使患者在病程的各个阶段都有机会改善预后，提出慢性肾脏病（chronic kidney disease，CKD）的概念，根据 GFR 将 CKD 分为 5 期，具体见表 8-3。

表 8-3　慢性肾脏病分期建议

分期	描述	GFR/［ml/(min·1.73m²)］	说明
1	肾损伤指标(+)，GFR 正常	>90	GFR 无异常，重点诊治原发病
2	肾损伤指标(+)，GFR 轻度降低	60~89	减慢 CKD 进展，降低心血管病风险
3	GFR 中度降低	30~59	减慢 CKD 进展，评估治疗并发症
4	GFR 重度降低	15~29	综合治疗，治疗并发症
5	肾衰竭	<15 或透析	透析前准备及透析治疗

（五）治疗原则

1. 延缓慢性肾衰竭进展　对轻、中度慢性肾衰竭及时进行治疗，延缓其进展。防止尿毒症的发生，这是慢性肾衰竭防治中的一项基础工作。基本对策：①坚持病因治疗，如对原发性高血压、糖尿病肾病、肾小球肾炎等坚持长期合理治疗；②避免或消除慢性肾衰竭急剧恶化的危险因素；③阻断或抑制肾单位损害渐进性发展的各种途径,保护健存的肾单位。具体措施如下。

(1) 及时、有效地控制血压:24 小时持续有效地控制血压对保护靶器官具有重要作用。血管紧张素转换酶抑制剂(ACEI)和血管紧张素 Ⅱ 受体阻滞剂(ARB)具有良好的降压作用,还有独特的减低高滤过、减轻蛋白尿的作用,同时也有抗氧化、减轻肾小球基底膜损害等作用。在没有禁忌证时,ACEI 和 ARB 是慢性肾衰竭首选的抗高血压药。钙通道阻滞剂(CCB)临床上最为常用,其通过阻滞细胞膜钙通道而抑制血管平滑肌收缩,减少外周血管阻力,降低血压;在肾保护作用方面具有增加肾脏血流量,抑制系膜细胞增殖,减少细胞外基质产生等作用。非二氢吡啶类钙通道阻滞剂(地尔硫革、维拉帕米)可改善肾小球内的毛细血管内压,也具有降低尿蛋白作用。慢性肾衰竭多合并难治性高血压,常需要 2 种以上的抗高血压药联合应用才能达到降压目标。

(2) 饮食治疗:应用低蛋白、低磷饮食,单用或加用必需氨基酸或酮酸,可能具有减轻肾小球硬化和肾间质纤维化的作用。无论应用何种饮食治疗方案,都必须摄入足量热量,一般为 125.6~146.5kJ/(kg·d)。此外,还需注意补充维生素及叶酸等营养素。

2. 稳定内环境　无水肿者不需禁盐,低盐即可;有水肿者应当限盐限水。如水肿严重,可试用呋塞米。如钠、水失调而造成严重情况(如严重肺水肿、急性左心衰),常规方法无效,应紧急行透析疗法。高钾血症应积极处理,当血钾>5.5mmol/L 时除减少钾的摄入量外,当血钾进一步升高时可给予 10% 葡萄糖酸钙 10ml 静脉注射,以拮抗 K^+ 的心肌毒性;或给予 5%~10% 葡萄糖内加胰岛素静脉滴注,以促使 K^+ 进入细胞内,暂时降低血钾,必要时采用无钾透析液进行透析治疗。代谢性酸中毒不严重时可服用碳酸氢钠,当血浆 HCO_3^-<12mmol/L 或动脉血 pH<7.2 可静脉补充 5% 碳酸氢钠,纠正酸中毒时宜注意防治低钙性抽搐。少数患者可有缺钾,应谨慎口服补钾。轻度代谢性酸中毒口服碳酸氢钠;严重酸中毒时应静脉补碱或急诊透析,迅速纠正酸中毒,同时静脉注射葡萄糖酸钙,以免手足搐搦。

3. 处理并发症

(1) 贫血的治疗和重组人红细胞生成素的应用:过去主要依靠反复输血治疗尿毒症贫血,但是疗效不稳定,还可传播疾病。自从重组人红细胞生成素(rHuEPO)问世后,绝大多数患者均可避免输血,而且患者的心、肺、脑功能可明显改善。

(2) 纠正高磷血症:包括限制磷的摄入和磷结合剂的应用。常用的磷结合剂有氢氧化铝、钙制剂(碳酸钙、醋酸钙)、碳酸镧及司维拉姆,可在肠道内与磷结合,减少磷的吸收,从而降低血磷。补充适量钙剂可纠正低血钙,大量补钙则可导致高钙血症而引起异位性软组织钙化,尤其与骨化三醇制剂合用时,必须严密观察血钙浓度,特别对于接受血液透析治疗者更为重要。

4. 替代治疗　可采用血液净化及肾移植。血液净化治疗包括血液透析、血液滤过、腹膜透析等。肾移植患者的生活质量最高。当血肌酐>707μmol/L 或 GFR<10ml/min(糖尿病患者<15ml/min),且患者开始出现尿毒症的临床表现经治疗不能缓解时,便应做透析治疗。血液透析应预先(血液透析前数周)做动静脉内瘘(血管通路);透析时间每周 ≥12 小时,一般每周做 3 次。持续不卧床腹膜透析(CAPD)对尿毒症的疗效与血液透析相同,CAPD 尤适用于有心脑血管并发症的患者、糖尿病患者、老年人、小儿患者或做动静脉内瘘困难者。血液透析和腹膜透析的疗效相近,各有优缺点,临床上可互为补充。但透析疗法仅可部分替代肾脏的排泄功能(对小分子溶质的清除仅相当于正常肾脏的10%~15%),也不能代替肾脏的内分泌和代谢功能,开始透析患者仍需积极纠正肾性高血压、肾性贫血等。成功的肾移植能够恢复正常的肾功能(包括内分泌和代谢功能),目前移植肾的 1 年存活率约85%、5 年存活率约 60%。

5. 中药治疗　广泛的实验和临床研究已证实大黄在延缓慢性肾衰竭进展方面疗效肯定。此外,中药复方在延缓慢性肾衰竭进展和改善症状方面也有一定疗效。

第七节　肾　肿　瘤

肾肿瘤（renal tumor）是泌尿系统常见的肿瘤之一，多为恶性。近年来由于人均寿命延长、诊断技术进步，其发病率有增长趋势。临床上常见的肾恶性肿瘤包括肾细胞癌、肾母细胞瘤；肾良性肿瘤包括肾血管平滑肌脂肪瘤、肾嗜酸性细胞瘤；其他类型包括尿路上皮来源的肾盂癌、淋巴瘤和转移瘤等。本章针对较为多见的肾细胞癌、肾母细胞瘤及肾血管平滑肌脂肪瘤这 3 类肿瘤进行介绍。

一、肾细胞癌

肾细胞癌（renal cell carcinoma，RCC）简称肾癌，占成人癌症的 2%~3%，男性的发病率比女性高出 50%。肾癌是起源于肾小管上皮的恶性肿瘤，占肾恶性肿瘤的 80%~90%。肾癌的发病率仅次于前列腺癌及膀胱癌，占泌尿系统肿瘤第 3 位。

随着医学影像学的发展，早期肾癌的发现率逐渐增长，局限性肾癌经过根治性肾切除术或者保留肾单位的肾肿瘤切除术可获得满意的疗效。据统计，目前确诊时既已属晚期的患者已由数年前的 30% 下降至 17%，随着靶向治疗的持续发展及新型免疫治疗药物的兴起，晚期肾癌的疗效也逐步得到改善。

（一）病因与发病机制

肾癌的病因尚不明确，其发病与遗传、吸烟、饮酒、肥胖、高血压及抗高血压药使用、终末期肾病长期透析相关的获得性囊性肾脏疾病，以及职业暴露于化学毒物（如石棉、镉、鞣制皮革和石油产品）等致癌物质有关。吸烟和肥胖是最公认的致肾癌危险因素。

（二）病理

肾癌的组织病理类型最常见的为肾透明细胞癌，其次为乳头状肾细胞癌及肾嫌色细胞癌，以及集合管癌等少见类型的肾细胞癌。

1. 大体病理　绝大多数肾癌发生于一侧肾脏，双侧肾癌（异时或同时）仅占散发性肾癌的 2%~4%。肾肿瘤常为单发肿瘤，其中 10%~20% 为多发病灶。多发病灶病例常见于遗传性肾癌及乳头状肾细胞癌患者。肿瘤瘤体大小差异较大，常有假包膜与周围肾组织相隔。

2. 分级　病理分级是一个重要的预后相关因素，只适用于肾透明细胞癌和乳头状肾细胞癌。目前应用较多的为 2016 版 WHO/ISUP 病理分级标准（表 8-4），使之在实践中操作性更强、重复性更好。

表 8-4　2016 版 WHO/ISUP 病理分级标准

分级	定义
1 级	400× 镜下核仁缺如或不明显，呈嗜碱性
2 级	400× 镜下核仁明显，嗜酸性，可见但在 100× 镜下不突出
3 级	100× 核仁明显可见，嗜酸性
4 级	可见明显的核多形性，多核瘤巨细胞和 / 或横纹肌样和 / 或肉瘤样分化

3. 分期　肾癌分期采用最广泛的是美国癌症分期联合委员会（American Joint Committee on Cancer Staging，AJCC）制定的 TNM 分期系统，目前应用的是 2017 年更新的第 8 版（表 8-5 和表 8-6）。

表 8-5 2017 年第 8 版 AJCC 肾癌 TNM 分期

分期		标准
原发肿瘤（T）		
T_X		原发肿瘤无法评估
T_0		无原发肿瘤的证据
T_1		肿瘤的最大径 ≤ 7cm，且局限于肾内
	T_{1a}	肿瘤的最大径 ≤ 4cm，且局限于肾内
	T_{1b}	4cm < 肿瘤的最大径 ≤ 7cm，且局限于肾内
T_2		肿瘤的最大径 > 7cm，且局限于肾内
	T_{2a}	7cm < 肿瘤的最大径 ≤ 10cm，且局限于肾内
	T_{2b}	肿瘤局限于肾脏，最大径 > 10cm，且局限于肾内
T_3		肿瘤侵及主要静脉或肾周围组织，但未侵及同侧肾上腺，未超过肾周围筋膜
	T_{3a}	肿瘤侵及肾静脉或其分支的肾段静脉，或侵犯肾盂系统，或侵犯肾周脂肪和 / 或肾窦脂肪，但是未超过肾周围筋膜
	T_{3b}	肿瘤侵及膈下的腔静脉
	T_{3c}	肿瘤侵及膈上的腔静脉或侵及腔静脉壁
T_4		肿瘤侵透肾周筋膜，包括侵及邻近肿瘤的同侧肾上腺
N_X		区域淋巴结无法评估
N_0		区域淋巴结无转移
N_1		区域淋巴结有转移
M_0		无远处转移
M_1		有远处转移

表 8-6 肾癌的临床分期 / 预后分组

分期	肿瘤情况		
I 期	T_1	N_0	M_0
II 期	T_2	N_0	M_0
III 期	$T_{1/2}$	N_1	M_0
	T_3	$N_{0/1}$	M_0
IV 期	T_4	任何 N	M_0
	任何 T	任何 N	M_1

（三）临床表现

肾癌患者的临床表现多样化，这些临床表现有些是肾肿瘤本身直接导致的，有些可能是由于肾癌细胞所分泌的激素或转移灶所产生的。在临床中，早期肾癌的临床表现很一般化，如体重减轻、乏力、贫血、消瘦、发热、高血压、红细胞沉降率加快、肝功能异常等。当经典的肾癌三联征即血尿、腰痛和腹部包块都出现时，约 60% 的患者至少已达 T_3 期；当合并左侧精索静脉曲张时，提示可能合并左肾静脉瘤栓。因此，早期诊断 RCC 意义重大。

副瘤综合征：肾癌患者的副瘤综合征发生率约 30%，表现为高血压、红细胞沉降率加快、红细胞增多症、肝功能异常、高钙血症、高血糖、神经肌肉病变、淀粉样变性、溢乳症、凝血机制异常等,出现副瘤综合征的患者预后更差。

转移性灶引起的症状:部分肾癌患者是以转移灶的临床表现为首发症状就诊,如骨痛、骨折、咳嗽、咯血等。体格检查发现包括颈部淋巴结肿大、继发性精索静脉曲张及双下肢水肿等,后者提示肿瘤侵犯肾静脉和下腔静脉的可能性。

（四）诊断

血尿、腰痛和腹部包块是肾癌患者的典型表现,出现任何一种症状,均应考虑肾癌的可能性。约50%的患者在体检时通过超声检查或CT偶然发现,称为无症状肾癌或偶发肾癌。肾癌的临床诊断和临床分期(cTNM)主要依靠影像学检查,其他还包括体格检查、实验室检查等。组织病理学诊断可以明确肾癌的组织学类型、病理分期(pTNM)分期,判断预后,为制订个体化治疗方案及随访提供必要的依据。

实验室检查可作为对患者一般状况、肝肾功能及预后判定评价的参考。主要实验室检查项目除血常规、肝肾功能、凝血功能等常规项目外,还应包括肾小球滤过率、血钙、碱性磷酸酶和乳酸脱氢酶。

随着影像学检查的普及,目前超过50%的肾癌是在对腹部非特异性症状或其他器官疾病的检查中意外发现的。影像学检查在肾癌诊治过程的不同阶段均有重要作用:对于原发肿瘤在于病灶的发现、定位、定性及分期;在术中可辅助定位;在术后及非手术治疗过程中是随诊的重要手段。不同的影像学检查方法在肾癌诊治中过程的不同阶段作用不同,应根据各种方法的优劣和临床需要进行规范选择。

1. 胸部X线检查　肾癌患者应常规行胸部正、侧位X线片,对胸部X线片有可疑结节或临床分期≥Ⅲ期的患者需做胸部CT。

2. 超声检查　腹部超声检查是发现肾肿瘤的最简便和常用的方法。肾超声检查检查有助于鉴别肾肿瘤良、恶性,适用于慢性肾衰竭或对碘过敏而不适宜行增强CT扫描的肾肿瘤患者及复杂性肾囊肿患者的鉴别诊断。

3. CT检查　腹部CT检查是肾癌术前诊断及术后随访的最常用的检查方法。完整的CT检查应包括平扫和增强扫描。CT扫描可对大多数肾肿瘤进行定性诊断,具有较高的诊断敏感度和特异度,因此经CT检查明确诊断而且拟行手术的患者无须术前穿刺证实。在CT扫描上肾透明细胞癌多具有较典型的对比剂"快进快出"表现:平扫多呈不均匀等/低密度的圆形、椭圆形肿块,增强后皮髓质期呈中至高度强化,肾实质期肿瘤密度低于肾实质而呈低密度肿块。肿瘤内坏死、出血常见。

4. MRI检查　腹部MRI检查是肾癌术前诊断及术后随访的较常用的检查方法,可用于对CT对比剂过敏、孕妇或其他不适宜进行CT检查的患者。MRI对肾静脉和下腔静脉瘤栓的显示诊断较CT更为准确,对肾脏囊性病变内结构的显示也较CT更为清晰,对于肾癌与出血性肾囊肿的鉴别诊断也比CT更具优势。因此对于上述病变,MRI可能是优于CT的更好选择。

5. 其他　PET、骨放射性核素显像、肾动态显像、肾肿瘤穿刺活检等检查均有一定的限制性,对于特定患者可以选择性应用。

（五）治疗原则

肾癌患者通过影像学检查结果确定肿瘤的临床分期(clinical stage grouping,即cTNM),利用辅助检查评估患者对治疗的耐受能力,根据临床分期并结合患者的耐受力选择恰当的治疗方式。对手术患者依据病理检查结果确定病理分期(pathological stage grouping,即pTNM),根据病理分期选择术后治疗及随诊方案。现阶段,肾癌的治疗已由单一的外科手术治疗向综合治疗转变。

对于局限性和局部进展性肾癌患者而言,外科手术仍然是首选的可能使患者获得治愈的治疗方式。对于晚期肾癌患者,应以内科治疗为主,根据患者自身情况,可考虑同时采取减瘤性质的肾切除术,同时孤立的转移病灶也可在充分评估后采取手术切除。

1. 手术治疗　局限性 RCC 最好采用保留肾单位手术(nephron sparing surgery,NSS)或肾部分切除术。然而,对一些局限性 RCC 患者,肾部分切除术并不适合局部进展的晚期肿瘤;肿瘤处于特殊位置,肾部分切除术在技术上不可行;患者的一般健康状况显著恶化。在上述情况下,彻底切除带肿瘤的肾脏仍然是根治性治疗策略。

2. 介入治疗　包括肾动脉栓塞、射频消融、冷冻消融、高强度聚集超声等。

3. 辅助治疗　肾癌对放疗、化疗均不敏感,现阶段随着靶向治疗及新型免疫治疗的不断发展,其已成为晚期转移性肾癌的治疗首选。这些药物从作用机制方面主要分为①抗 VEGF/VEGFR 途径:主要包括舒尼替尼、索拉非尼、卡博替尼、阿昔替尼等;②抑制 mTOR 途径:包括依维莫司和替西罗莫司;③新的免疫疗法如免疫检查点抑制剂:包括伊匹单抗;④程序性死亡受体抑制剂:包括纳武单抗;⑤其他:包括细胞因子白介素 -2 和干扰素 α(IFN-α)等。目前国内已批准用于晚期肾癌治疗的药物包括索拉非尼、培唑帕尼、阿昔替尼、舒尼替尼、依维莫司、白介素 -2、干扰素 α 等。

二、肾母细胞瘤

肾母细胞瘤(nephroblastoma)属胚胎恶性混合瘤,1814 年 Rance 首先报告此病,1899 年 Wilms 对此病做了详细的病理描述,因此又被命名为 Wilms 瘤。肾母细胞瘤是儿童肾脏恶性肿瘤最常见的类型,占儿童恶性肿瘤的 6%~7%。

(一) 病因与发病机制

关于肾母细胞瘤发生机制的假说包括“二次打击假说”(two-hit hypothesis)和“肾源性剩余”(nephrogenic rest)学说。1971 年 Knudson 提出“二次打击假说”,主要认为染色体上的 2 个等位基因在不同时期发生 2 次突变,从而导致恶性肿瘤的发生。少数 WT1 基因突变引起的肾母细胞瘤病例符合此理论。WT1 基因是第一个证实与肾母细胞瘤相关的基因,而且在胚胎肾的分化发育中也起到非常重要的作用。WT1 基因突变可能导致后肾胚基细胞分化停滞,甚至可导致胚基细胞过度增生而形成肾母细胞瘤。“肾源性剩余”学说的主要内容是在某些人的肾脏组织中存在胚胎期肾组织,并认为其是肾母细胞瘤的瘤前病变。

(二) 病理

肾母细胞瘤常常压迫周围正常肾实质形成假包膜,其切面均匀呈灰白色,常有出血与梗死,间有囊腔形成。肾母细胞瘤是从胚胎性肾组织发生的,典型的组织学特征为由胚芽、上皮和间质 3 种成分组成的恶性混合瘤。在分子病理上,肾母细胞瘤主要有 WT1 基因突变、WTX 基因缺失及染色体 11p15 位点基因变异等。对于肾母细胞瘤的临床分期,主要参照美国儿童肿瘤学组(Children's Oncology Group,COG)制定的分期(表 8-7)。

表 8-7　COG 肾母细胞瘤的临床分期

分期	肿瘤情况
Ⅰ期	肿瘤局限于肾内,可完整切除,肾被膜完整,术前瘤体无破裂或活检,肾窦血管未侵犯,切缘阴性,淋巴结阴性
Ⅱ期	可完整切除,切缘阴性,肿瘤局部浸润(肾被膜、肾窦),肾窦血管侵犯,切缘阴性,如果血管瘤栓,能随瘤肾一并切除则考虑为Ⅱ期
Ⅲ期	腹盆腔淋巴结受累,肿瘤穿透腹膜表面或腹膜种植,肉眼或镜下残留,肿瘤侵犯重要脏器,肉眼无法完整切除,术前或术中肿瘤破裂,术前活检,肿瘤分块切除
Ⅳ期	血行转移(肺、肝、骨、脑),腹盆腔外淋巴结转移
Ⅴ期	双侧肾母细胞瘤

（三）临床表现

80% 以上在 5 岁以前发病，平均发病年龄为 3.5 岁，男、女比例相当，双侧约占 5%。常见的临床表现为无症状的腹部包块、腹痛和腹胀，肿块常位于上腹一侧季肋部，表面光滑，中等硬度，无压痛，有一定的活动度。少数肿瘤巨大，超越腹中线侧较为固定，约 40% 的患儿伴有腹痛表现。肾母细胞瘤患儿中约有 18% 表现为肉眼血尿，24% 为镜下血尿；大约有 25% 的患儿有高血压表现。较为少见的临床表现会伴有发热、厌食、体重减轻；肺转移患儿可出现呼吸系统症状，肝转移可引起上腹部疼痛，下腔静脉梗阻可表现为腹壁静脉曲张或精索静脉曲张。肺栓塞较为罕见。

（四）诊断与鉴别诊断

发现小儿上腹部肿块，即应考虑肾母细胞瘤的可能性。影像学检查对诊断有决定性意义。超声有助于确定实性占位的性质。CT 和 MRI 可显示肿瘤范围及邻近淋巴结、器官、肾静脉和下腔静脉有无受累及。胸部 X 线片及 CT 可了解有无肺转移。

肾母细胞瘤首先要与神经母细胞癌相鉴别，后者可以直接广泛长入肾脏，此瘤一般表面有结节，比较靠近腹中线，儿茶酚胺代谢产物即香草扁桃酸（VMA）和高香草酸（HVA）的测定有助于确定诊断。肾多房性囊肿可能是最难与肾母细胞瘤相鉴别的一种疾病，此种囊肿可很快增大，质地坚实，在静脉尿路造影 X 线片上可有与肾母细胞瘤相类似的肾盂和肾盏变形，超声检查亦然，也是一个间隔有小液平的图像，但肾多房性囊肿的发病率仅为肾母细胞瘤的 1/100，其治疗甚为简单，做肾切除术，剖开肿物即见大小不等的蜂窝状房囊。

（五）治疗原则

大多数肾母细胞瘤患者总体治疗结果良好，其治疗原则主张手术、化疗和放疗相结合的综合治疗，但手术切除是整体治疗的基石。如果可以完整切除肿瘤一般建议先手术；对于手术切除困难者，可以先化疗再手术；如果术前怀疑非肾母细胞瘤，建议先取活检，病理检查确诊后再化疗。经腹根治性肾切除应作为大多数患者的初始治疗。手术治疗不仅能够完整地切除肿瘤，还能更准确地对肿瘤进行分期，为后续的化疗和放疗提供依据。对于拟行保留肾单位手术、无法一期切除及癌栓达肝静脉以上的患者，推荐术前行新辅助化疗。首选的化疗药物为放线菌素 D（AMD）、长春新碱（VCR），两药联合应用疗效更好。术前放疗适用于曾用化疗而肿瘤缩小不明显的巨大肾母细胞瘤。术后放疗应不晚于 10 日，否则局部肿瘤复发的机会增多。目前，随着综合治疗的应用，肾母细胞瘤的 5 年生存率已显著提高至 90% 以上。双侧肾母细胞瘤可给予上述辅助治疗后再行双侧肿瘤切除。单侧肾母细胞瘤在进行肾切除之前应确认对侧肾功能。成人肾母细胞瘤的预后极差，早期诊断并行积极的手术治疗，术后根据病理分型和分期辅以放疗和化疗等，可明显提高治愈率并改善其预后。

三、肾血管平滑肌脂肪瘤

肾血管平滑肌脂肪瘤（renal angiomyolipoma，AML）又称肾错构瘤，是肾良性肿瘤中最常见的类型，主要由血管、平滑肌和脂肪组织组成，属于血管周上皮样分化肿瘤，80% 的患者为女性，出现病状在 20~50 岁，40 岁以后占多数。

（一）病因与发病机制

肾血管平滑肌脂肪瘤与结节性硬化症密切相关，有 20%~30% 的肾血管平滑肌脂肪瘤患者可同时伴有结节性硬化症。结节性硬化症系常染色体显性遗传疾病，有家族性，表现为大脑发育迟缓、智力差、有癫痫发作，80% 的患者脸部可有蝴蝶状皮脂腺瘤，且其脑、眼、心、肺、骨亦可有血管平滑肌脂肪瘤病变，故患有结节性硬化症者亦应仔细筛查有否肾血管平滑肌脂肪瘤。肾血管平滑肌脂肪瘤的病灶多为双肾多发，且肿瘤生长较快，需要手术治疗。

（二）病理

肾血管平滑肌脂肪瘤在肾皮质和髓质内均可发生。肿瘤大小不一,切面呈灰白色、灰黄色或混杂黄色,可见多灶性出血,向肾脏外或集合系统生长,缺乏完整的包膜,但界限清楚;镜下见成团的脂肪细胞、平滑肌及血管,偶尔可见明显的有丝分裂。肿瘤由血管、平滑肌和成熟的脂肪组织以不同比例构成,也可混有纤维组织。肿瘤出血的病理基础是因为肿瘤富含血管,且血管壁厚薄不一、缺乏弹性,血管迂曲形成动脉瘤样改变,当受到轻微外力打击时即可破裂出血。

（三）临床表现

1. 泌尿系统表现　肾血管平滑肌脂肪瘤缺乏特异性表现,肿瘤较小可无任何症状,大部分患者常常在体格检查如 B 超或 CT 检查时被意外发现。如肿瘤较大造成压迫十二指肠或胃肠道可出现相应的梗阻症状。肿瘤内部突发破裂出血可出现急性腰腹痛、低血容量性休克、血尿、腹部肿块等表临床现。

2. 肾外表现　伴发结节性硬化症者可伴有面部呈蝶形分布的皮脂腺腺瘤、发育迟缓、癫痫发作、智力下降等。

（四）诊断与鉴别诊断

肾血管平滑肌脂肪瘤一般可以通过超声、CT 或 MRI 明确诊断,同时需要与肾恶性肿瘤相鉴别。当肿瘤自发破裂伴有出血症状时,可见无痛性血尿或肿痛自发性破裂引起的上腹部剧痛、肿块及内出血症状;肿瘤较大时,上腹部可摸到肿块。具体影像学表现如下:

1. 超声　超声检查无创伤、重复性好、价廉、诊断率高,可作为首选的检查方法。肾血管平滑肌脂肪瘤内含有脂肪组织,脂肪与周围组织的声阻抗差较大,所以超声在此界面上可产生强回声反射,大多数肾血管平滑肌脂肪瘤表现为典型的不均匀强回声肿块图像,可以借此确立诊断;肾癌因不含脂肪组织,超声检查则多表现为低回声。

2. CT　CT 显示脂肪组织比 B 超更敏感,可显示肿瘤大小、形态及成分比例;肾血管平滑肌脂肪瘤其中可见斑片状或多灶性低密度脂肪影,CT 上表现为负值(CT 值<−20HU),分界一般较清楚。增强扫描中脂肪病灶无明显强化,脂肪间隔的平滑肌、血管部分的病灶可有不同程度的强化(CT 值升高 20~30HU),强化程度低于正常肾实质,与正常肾脏分界清楚。当肾血管平滑肌脂肪瘤发生破裂出血后,CT 表现为多个低密度、等密度区肾包膜下或肾周血肿影。

3. MRI　肾血管平滑肌脂肪瘤的脂肪组织在 T1WI、T2WI 上表现出中、高信号灶,T2WI 抑脂肪像呈现低信号或信号明显下降,这是与肾癌相鉴别时最具特征性的征象。

4. 肾动脉造影　可见瘤体内血管壁厚薄不一、缺乏弹性、血管迂曲形成动脉瘤样改变等,约 50% 的肾血管平滑肌脂肪瘤患者通过造影可以发现动脉瘤样扩张。

（五）治疗原则

肾血管平滑肌脂肪瘤的治疗需要考虑疾病的自然病程,尤其是出血的风险。无论采取何种治疗方式,均应将保留肾功能放在首要位置。治疗目的主要是消除症状、切除肿瘤、保护肾功能,防止肾自发性破裂出血和恶变。具体包括:

1. 观察等待　对于<4cm 的肿瘤建议密切观察,每 6~12 个月监测肿瘤变化。

2. 手术治疗　肿瘤>4cm 时发生破裂出血的风险上升,可考虑行保留肾单位手术。肿瘤破裂出血无条件行肾动脉栓塞止血时选择行手术治疗,手术应尽可能在止血、切除肿瘤的基础上保留正常肾组织。

3. 介入治疗　肾血管平滑肌脂肪瘤破裂出血常可保守治疗。但对急性、可能危及生命的出血采用手术探查时,常常需要切除肾脏。因此,对于破裂大出血,应当考虑行选择性肾动脉栓塞;而对于合并结节性硬化症、双侧病变、肾功能不全的患者也可行选择性肾动脉栓塞。

典型病案

病史摘要：患者，男，62岁。主因"体检发现右肾肿物1个月"就诊。查泌尿系统彩超：右肾下极见一大小约3cm×2cm的低回声肿物。双肾CT：右肾下极见大小约3.2cm×2.5cm的不均匀低密度肿块，增强后皮髓质期呈明显强化，肾透明细胞癌的可能性大。临床诊断：右肾肿物。

病案分析：根据患者的病史及影像学表现，双肾增强CT存在典型的"快进快出"现象，基本可确诊右肾偶发性肾透明细胞癌。进一步治疗需完善相关术前检查，评估手术风险，明确其临床分期。对于局限性肾细胞癌，最好采用保留肾单位手术或肾部分切除术，最大限度地保留肾功能。手术治疗后，应严密随访观察肿瘤是否存在复发征象，必要时可给予综合治疗，以提高治愈率。

第八节 前列腺疾病

一、前列腺增生症

前列腺增生症（hyperplasia of prostate）即良性前列腺增生（benign prostatic hyperplasia，BPH），是引发中老年男性排尿障碍的原因中最为常见的一种良性疾病，主要表现为组织学上的前列腺间质和腺体成分的增生、解剖学上的前列腺增大、以下尿路症状（lower urinary tract symptom，LUTS）为主的临床症状及尿动力学上的膀胱出口梗阻（bladder outlet obstruction，BOO）。BPH的发病率随年龄增长而增加，男性在45岁以后前列腺可有不同程度的增生，多在50岁以后出现临床症状。

（一）病因与发病机制

前列腺增生症的病因仍不清楚，目前一致认为，年龄增长及有功能的睾丸是其发病的2个重要条件。其具体机制尚不明确，可能是上皮和间质细胞增殖与细胞凋亡的平衡性破坏引起的，相关因素包括雄激素及其与雌激素的相互作用、前列腺间质 - 腺上皮细胞的相互作用、生长因子、炎症细胞、神经递质及遗传因素等。目前普遍认为与随年龄增长引起的激素水平改变关系最为密切。

（二）临床表现

尿频是前列腺增生最常见的早期症状，夜间更为明显。早期是因增生的前列腺充血刺激引起的，随着梗阻加重，残余尿量增多，膀胱的有效容量减少，尿频逐渐加重，后期可出现急迫性尿失禁等症状。

排尿困难是前列腺增生的最重要的症状，典型表现是排尿迟缓、断续、尿流细而无力、射程短、终末滴沥、排尿时间延长、排尿终末常有尿不尽感。

随着梗阻加重，残余尿量增加，继而发生慢性尿潴留及充溢性尿失禁。可因气候变化、劳累、饮酒、便秘等因素使前列腺充血、水肿导致急性尿潴留，常需急诊导尿处理。

前列腺合并感染或结石时可出现尿频、尿急、尿痛症状。若腺体表面的血管扩张破裂时可引起肉眼血尿。梗阻引起严重肾积水、肾损伤时可出现慢性肾功能不全的症状。长期排尿困难引起腹压增高，可引起腹股沟疝、脱肛等。

（三）诊断与鉴别诊断

50岁以上的男性出现尿频、排尿不畅等临床表现，须考虑前列腺增生症的可能性。国际前列腺症状评分（I-PSS）是目前国际公认的判断BPH患者症状严重程度的最佳手段（表8-8）。

1. 直肠指检　检查时应注意前列腺的大小、形状、硬度，有无结节、触痛、波动感及正中沟的情况等。

表 8-8　国际前列腺症状评分(I-PSS)表

最近 1 个月是否有以下症状	无	在 5 次中					症状评分
		少于 1 次	少于 半数	大约 半数	多于 半数	几乎 每次	
1. 是否经常有尿不尽感?	0	1	2	3	4	5	
2. 2 次排尿间隔是否经常小于 2 小时?	0	1	2	3	4	5	
3. 是否曾经有间断性排尿?	0	1	2	3	4	5	
4. 是否有排尿不能等待现象?	0	1	2	3	4	5	
5. 是否有尿线变细现象?	0	1	2	3	4	5	
6. 是否需要用力及使劲才能开始排尿?	0	1	2	3	4	5	
7. 从入睡到早起一般需要起来排尿几次?	没有	1 次	2 次	3 次	4 次	5 次	
	0	1	2	3	4	5	
症状评分 =							

注:总分为 0~35 分;轻度症状为 0~7 分;中度症状为 8~19 分;重度症状为 20~35 分。

2. B 超检查　可以观察到前列腺的形态、结构,测定其体积和重量、腺体突入膀胱情况、腺体内有无异常回声结节及残余尿量。

3. 尿流动力学检查　前列腺增生而引起下尿路梗阻时,最大尿流率降低,排尿期膀胱内压增高。

4. 血清前列腺特异性抗原(PSA)　血清 PSA 对排除前列腺癌,尤其前列腺有结节时十分必要,是前列腺增生临床进展的风险预测因素之一。

根据病情还可进行 IVU、CT、MRI 和膀胱镜等检查。此外,须与前列腺癌、膀胱颈痉挛、尿道狭窄及神经源性膀胱功能障碍相鉴别。

(四) 治疗原则

前列腺增生治疗的短期目标是缓解下尿路症状;长期目标是延缓疾病的临床进展,预防合并症的发生。前列腺增生的治疗主要包括消除雄激素对前列腺的作用,抑制雌激素的生成和解除膀胱出口梗阻的动力学因素。下尿路症状及生活质量的下降程度是选择治疗措施的重要依据。

1. 急性尿潴留的处理

(1) 应用 α 受体拮抗剂使膀胱颈松弛,有利于尿液排出。

(2) 留置导尿管以引流尿液,必要时可行膀胱造瘘术。

2. 药物治疗　尿路梗阻较轻,或年老体弱、心肺功能不全等不能耐受手术的患者适于药物治疗。

(1) α 受体拮抗剂:α_1 受体拮抗剂如多沙唑嗪、阿夫唑嗪、特拉唑嗪等;高选择性 α_1 受体拮抗剂如坦索罗辛、萘哌地尔等。

(2) 5α- 还原酶抑制剂:如非那雄胺、爱普列特等。

(3) 植物类制剂:如普乐安等。

3. 手术治疗　对症状严重、存在明显梗阻或有并发症者选择手术治疗。经尿道前列腺切除术(TURP)适用于大多数良性前列腺增生患者,是目前最常用的手术方式。

4. 其他疗法　如冷冻治疗、微波和射频治疗、激光治疗、经尿道前列腺球囊扩张术、尿道支架及经直肠高强度聚集超声(HIFU)等。

二、前列腺炎

前列腺炎(prostatitis)是前列腺受到致病菌感染和 / 或某些非感染因素刺激而出现的骨盆区域疼痛或不适、排尿异常、性功能障碍等临床表现。前列腺炎的高发年龄为 31~40 岁。前列腺炎患者占泌尿外科门诊患者的 8%~25%。

美国国立卫生研究院(NIH)将前列腺炎分为 4 型：Ⅰ型,急性细菌性前列腺炎(acute bacterial prostatitis,ABP);Ⅱ型,慢性细菌性前列腺炎(chronic bacterial prostatitis,CBP);Ⅲ型,慢性前列腺炎 / 慢性骨盆疼痛综合征(chronic prostatitis/chronic pelvic pain syndrome,CP/CPPS),该型又分为ⅢA(炎症性 CPPS)和ⅢB(非炎症性 CPPS)2 种亚型;Ⅳ型,无症状炎症性前列腺炎(asymptomatic inflammatory prostatitis,AIP)。以上分类在临床诊治中有一定的指导意义,但仍有待进一步改善。

（一）急性细菌性前列腺炎

急性细菌性前列腺炎大多由尿道上行感染所致,也可由急性膀胱炎、急性尿潴留等感染尿液经前列腺管逆流引起。致病菌多为革兰氏阴性杆菌或假单胞菌,最常见的为大肠埃希菌。病理检测前列腺腺泡有白细胞浸润、组织水肿。大部分患者治疗后炎症可消退,少数治疗不彻底者可变成慢性前列腺炎,严重者变为前列腺脓肿。

1. 临床表现　发病突然,急性疼痛伴随排尿刺激症状和梗阻症状及发热等全身症状。典型症状为尿频、尿急、排尿痛,排尿犹豫、尿线间断,甚至急性尿潴留,会阴部及耻骨上疼痛伴随外生殖器不适或疼痛。全身症状有寒战、高热、恶心、呕吐等,临床往往伴发急性膀胱炎。

2. 诊断　典型的临床表现和急性感染史。直肠指检前列腺肿胀、压痛、局部温度升高、表面光滑,形成脓肿则有饱满感和波动感。禁忌进行前列腺按摩或穿刺。尿沉渣检测白细胞增多,血液和 / 或尿细菌培养阳性。

3. 治疗　卧床休息,大量饮水,应用抗菌药物,并使用镇痛、解痉、退热等药物缓解症状。如有急性尿潴留,应用耻骨上穿刺造瘘。抗菌药物常选用喹诺酮类、头孢菌素类等,衣原体感染可用红霉素等,淋球菌感染可用头孢曲松,厌氧菌感染可用甲硝唑。7 日为 1 个疗程,可延长至 14 日。预后一般良好,少数并发前列腺脓肿,应经会阴切开引流。

（二）慢性细菌性前列腺炎

慢性细菌性前列腺炎往往有泌尿生殖系统感染史,也可由于急性细菌性前列腺炎治疗不彻底转化而来。部分患者不能问出泌尿生殖系统感染史,可能为感染较轻,未能引起明显的临床症状或临床症状不严重未引起患者注意。致病菌有大肠埃希菌、变形杆菌、克雷伯菌属、葡萄球菌、链球菌、淋球菌等,主要经尿道逆行感染所致。

1. 临床表现　①排尿改变及尿道分泌物:尿频、尿急、尿痛,排尿时尿道不适或灼热。排尿后或便后常有白色分泌物自尿道口流出。②疼痛:会阴部、下腹隐痛不适,有时腰骶部、耻骨上、腹股沟区等有酸胀感。③性功能减退:勃起功能障碍等。④精神神经症状:头晕、焦虑等。

2. 诊断　诊断依据有反复的尿路感染发作;前列腺按摩液中持续有致病菌存在。

3. 治疗　首选红霉素、多西环素等抗菌药物。综合治疗可采用热水坐浴及理疗、前列腺按摩、中医治疗等。

（三）慢性非细菌性前列腺炎

大多数慢性前列腺炎属此类,致病原未有统一意见,发病机制尚不明确。

1. 临床表现　类似于慢性细菌性前列腺炎。主要表现为长期、反复的会阴、下腹部疼痛或不适,或尿频、尿不尽,可伴有不同程度的性功能障碍及精神、心理症状等一系列综合征;无反复尿路感染发作。

2. 诊断　直肠指检前列腺稍饱满、质较软,有轻度压痛。前列腺液检查正常,培养无细菌生长,称为前列腺痛(prostatodynia,PD)。

3. 治疗　致病菌为衣原体、支原体可用米诺环素、多西环素及碱性药物,其他可用红霉素、甲硝唑。α 受体拮抗剂可解痉、改善症状。有精神心理障碍者用抗抑郁、焦虑等药物。热水坐浴、前列腺按摩等有一定疗效。

三、前列腺癌

前列腺癌（carcinoma of prostate）是男性泌尿生殖系统常见的恶性肿瘤，其发病与雄激素密切相关。该病的发病率有明显的地理、种族、年龄差异，亚洲前列腺癌的发病率远远低于欧美国家，但近年来呈上升趋势，且增长比欧美发达国家更为迅速。有证据表明该病近年来在我国发病率明显上升，这可能和人口老龄化及生活方式的改变有关。

（一）病因

前列腺癌的病因尚不明确。研究认为可能与下列因素有关：淋球菌感染、病毒感染、衣原体感染、性活动强度及激素水平等。此外，与高脂肪饮食及职业因素也有一定关系。

（二）病理

前列腺癌多发生于前列腺后叶，以腺癌最常见，占 97%，鳞癌仅占 3%。

前列腺癌最常用的分级标准是 Gleason 分级系统。该系统根据光学显微镜下癌组织腺体的分化程度和肿瘤在间质中的生长方式评价肿瘤的恶性程度，并且以打分的方式量化评价，对前列腺癌预后的判定及治疗的选择有一定的帮助。

前列腺癌的临床分期多采用 TNM 分期系统，该系统是病情评估的有效工具。

（三）临床表现

早期前列腺癌通常没有症状，但肿瘤侵犯或阻塞尿道、膀胱颈时，则会发生类似于下尿路梗阻或刺激的症状，严重者可能出现急性尿潴留、血尿、尿失禁；骨转移时会引起骨骼疼痛、病理性骨折、贫血、脊髓压迫导致下肢瘫痪等；晚期患者的全身症状表现为日渐衰弱、倦怠乏力、消瘦、低热、进行性贫血、恶病质或肾衰竭等。

（四）诊断与鉴别诊断

通过体格检查、实验室检查、影像学检查筛选可疑患者，通过后续的前列腺穿刺病理活检加以确认。

1. 体格检查　直肠指诊对早期诊断前列腺癌非常重要。前列腺癌的指检表现为腺体增大、坚硬结节、高低不平、中央沟消失、腺体固定，有时侵及肠壁。

2. 实验室检查　前列腺特异性抗原（PSA）、酸性磷酸酶（ACP）、血清肌酸激酶（CK-BB）、精浆蛋白（r-Sm）测定对前列腺癌的早期诊断、监测前列腺癌的病情变化及对鉴别诊断具有重要价值。碱性磷酸酶、癌胚抗原、激素受体测定也有一定的意义。

3. 影像学检查

（1）超声检查：通过体表或直肠可做超声检查。依据前列腺癌的特殊变化可以测定肿瘤大小，估计肿瘤浸润程度、与周围脏器粘连及转移情况，还可与前列腺增生相鉴别。该检查可以作为辅助诊断。

（2）放射性核素显像：由于前列腺癌易于发生骨转移，所以常需行此检查了解病变范围。此方法的灵敏度很高。

（3）CT 与 MRI 检查：CT 检查对前列腺癌的形态变化、癌结节大小和有无向周围浸润的诊断有一定价值。MRI 可检查前列腺的横断面和矢状面，能清晰地显示前列腺内肿瘤的大小、浸润程度，对前列腺癌的分期、选择合理的治疗方案和估计预后有价值。

（4）X 线检查：包括前列腺造影、精囊造影、淋巴造影、静脉肾盂造影及骨骼 X 线片，对于前列腺癌的诊断及了解是否有骨转移具有一定意义。

4. 细胞学检查

（1）前列腺穿刺活检：前列腺癌的确切诊断依赖于组织的显微镜检查。在出现局部浸润和远处转移之前，只有局部硬结征象时，活检便可以作出早期诊断。方法有穿刺、抽吸、经尿道和经会阴切开活检等。

（2）前列腺液涂片细胞学检查：通过导管法采取前列腺液。涂片镜检的准确率较高，可提供前列腺癌的细胞学诊断。

（3）尿液涂片细胞学检查：此法有助于前列腺癌的诊断,但存在假阳性及假阴性较高的问题,仅作为辅助诊断方法。

前列腺癌常需与下列疾病相鉴别：前列腺结节性增生、前列腺结核、非特异性肉芽肿性前列腺炎、前列腺结石及前列腺肉瘤等。一般根据血清 PSA 水平和组织病理学、细胞病理学等检查不难相鉴别。

（五）治疗

早期（肿瘤仅位于前列腺内）前列腺癌可通过根治性手术等方法达到良好的治疗效果。转移性前列腺癌一般选择以雄激素去除治疗为主的姑息性治疗。部分局部进展期（肿瘤突破前列腺包膜,但未发生转移）患者可选择手术切除或放疗基础上的多手段综合治疗。

1. 手术治疗　根治性前列腺切除术是治疗局限性前列腺癌的最有效的方法。手术要点是切除前列腺和精囊,进行排尿通路重建,根据病情决定是否进行淋巴结清扫。手术通过传统手术、腹腔镜等进行。

2. 内分泌治疗　前列腺癌具有典型的激素依赖性,当雄激素水平下降时既可使成人的前列腺上皮萎缩,也可使前列腺癌细胞有同样的变化。基于此而产生的内分泌疗法,其核心为抗雄激素疗法。目前,内分泌治疗是晚期前列腺癌的一线治疗方法,可使局部晚期及转移性患者的生存期延长,有效缓解症状。此外,内分泌治疗还应用于根治术和放疗前后的辅助治疗。

（1）手术去势：双侧睾丸切除可直接降低内分泌雄激素睾酮的产生。该法见效快、价格低,但对患者的心理影响较大。

（2）药物去势：促黄体生成素释放激素类似物（LHRHa）是人工合成的黄体生成素释放激素,其作用机制为作用于下丘脑 - 垂体 - 性腺轴,通过反馈性抑制,使睾酮达到去势水平。

（3）雌激素：雌激素也常用于前列腺癌的药物去势治疗。其治疗机制包括下调 LHRH 的分泌,抑制雄激素活性,直接抑制睾丸细胞功能,以及对前列腺细胞的直接毒性。最常见的雌激素是己烯雌酚,其有效率与睾丸切除相当,但是副作用大,使用时应注意预防心血管方面的不良反应。

（4）抗雄激素类药：该类药物可以与内源性雄激素在靶器官上竞争受体结合,在胞质内通过与双氢睾酮受体结合,抑制双氢睾酮进入细胞核,从而阻断雄激素对前列腺癌细胞的作用,达到治疗目的。抗雄激素类药主要有类固醇类药物和非类固醇药物两大类。类固醇类药物主要为孕激素,如醋酸环丙氯地孕酮、醋酸氯羟甲烯孕酮及醋酸甲羟孕酮；非类固醇药物主要有比卡鲁胺（bicalutamide）和氟他胺（flutamide）。该类药物的不良反应主要是乳房发育、面部发热等。

（5）肾上腺皮质激素合成抑制药：氨鲁米特可以抑制肾上腺皮质合成功能,从而减少肾上腺来源的雄激素,类似于肾上腺切除的作用,用于治疗睾丸切除及雌激素治疗无效的患者。

3. 放射治疗　是局限早期前列腺癌的根治性治疗手段之一,与手术相比并发症少,而疗效相当；对局部晚期前列腺癌,进行放疗及内分泌综合治疗可提高局部控制率和生存率；对转移性前列腺癌,放疗是重要的姑息性治疗手段。近年来发展起来的三维适形放射治疗和调强适形放射治疗在不增加癌周正常组织不良反应的情况下,使肿瘤的局部控制率得到进一步提高。

4. 其他治疗　冷冻治疗、高强度聚集超声等物理能量治疗对前列腺癌的病灶具有一定的控制效果。化疗、免疫治疗、靶向药物治疗等在晚期前列腺癌的治疗中具有一定的价值。

第九节　妊娠期高血压

妊娠期高血压（hypertensive disorders of pregnancy,HDP）是妊娠与血压升高并存的一组疾病,包括妊娠高血压、子痫前期、子痫、慢性高血压并发子痫前期和妊娠合并慢性高血压,发病率为 5%~12%,是孕产妇和围产儿病死率升高的主要原因。

（一）病因与发病机制

病因不明,其高危因素包括初产妇、孕妇的年龄<18 岁或 ≥40 岁、多胎妊娠、妊娠高血压病史及家族史、慢性高血压、慢性肾脏病、糖尿病、肥胖、营养不良等。其发病机制涉及免疫介导损伤、氧化应激、血管内皮细胞受损、遗传因素等。全身小血管痉挛和血管内皮损伤为本病的基本病理生理变化。

（二）分类与临床表现

临床表现为蛋白尿、水肿和血液浓缩等。全身各器官组织因缺血和缺氧而受到损害,严重时脑、心、肝、肾及胎盘等的病理组织学变化可导致抽搐、昏迷、脑水肿、脑出血、心肾衰竭、肺水肿、肝细胞坏死及被膜下出血,胎盘绒毛退行性病变、出血和梗死,胎盘早剥及凝血功能障碍而导致弥散性血管内凝血等。妊娠期高血压的分类与临床表现见表 8-9。

表 8-9　妊娠期高血压的分类与临床表现

分类	临床表现
妊娠高血压	妊娠 20 周后首次出现高血压,收缩压 ≥140mmHg 和 / 或舒张压 ≥90mmHg,于产后 12 周内恢复正常,尿蛋白(−)。产后方可确诊
子痫前期	妊娠 20 周后出现收缩压 ≥140mmHg 和 / 或舒张压 ≥90mmHg。伴有下列任何一项:尿蛋白 ≥0.3g/24h,或随机尿蛋白(+),或血小板减少(<100×10⁹/L),或肝肾损伤、肺水肿,新发生的中枢神经系统异常或视觉障碍
子痫	在子痫前期的基础上发生不能用其他原因解释的抽搐
慢性高血压并发子痫前期	慢性高血压孕妇,孕 20 周前无蛋白尿,孕 20 周后出现蛋白尿 ≥0.3g/24h 或随机尿蛋白(+);或孕 20 周前有蛋白尿,孕 20 周后尿蛋白定量明显增加;或血压进一步升高,或出现血小板减少<100×10⁹/L),或肝肾损伤、肺水肿、神经系统异常或视觉障碍等严重表现
妊娠合并慢性高血压	既往存在高血压或妊娠 20 周前收缩压 ≥140mmHg 和 / 或舒张压 ≥90mmHg,妊娠期无明显加重;或妊娠 20 周后首次诊断高血压并持续到产后 12 周以后

注:大量蛋白尿(24 小时蛋白尿 ≥5g)不作为评判子痫前期严重程度的标准,亦不作为终止妊娠的指标,但需严密监测。

（三）辅助检查

1. **血液检查**　包括全血细胞计数、血红蛋白含量、血细胞比容、凝血功能等,根据病情轻重可反复检查。

2. **尿液检查**　尿蛋白检查可呈阳性,并应行 24 小时尿蛋白定量检测。重度妊娠期高血压患者应每 2 日检测 1 次,当尿比重 ≥1.020 时说明尿液浓缩。

3. **生化检查**　肝功能受损可致 GPT、GOT 升高,患者可出现以白蛋白缺乏为主的低蛋白血症,白 / 球蛋白比值倒置。肾功能受损时,血肌酐、尿素氮、尿酸升高,血肌酐升高与病情严重程度相平行。重度子痫前期与子痫应测定电解质与血气分析,以早期发现酸中毒。

4. **眼底检查**　视网膜小动脉痉挛程度反映全身小血管痉挛程度,可反映本病的严重程度。通常眼底检查可见视网膜小动脉痉挛,视网膜水肿、絮状渗出或出血,严重时可发生视网膜脱离。

5. **其他**　心电图、超声心动图、胎盘功能、胎儿成熟度、脑血流图检查等,视病情而定。

（四）诊断与鉴别诊断

1. **诊断**　根据病史、临床表现、体征及辅助检查即可作出诊断,同时应注意有无并发症及凝血功能障碍。

产前检查时常规测量血压,如不伴多胎妊娠或妊娠滋养细胞疾病的孕妇在初次检查时即发现严重的高血压,应进一步检查排除肾动脉狭窄、主动脉缩窄、系统性红斑狼疮、库欣综合征和嗜铬细胞瘤。

当孕妇孕 20 周以后首次出现血压升高(BP ≥140/90mmHg),间隔 4 小时以上试纸测定 2 次蛋白尿≥+时,诊断为子痫前期。有时需与 HELLP 综合征(溶血、氨基转移酶升高和血小板降低)相鉴别。重度子痫前期的诊断基于症状、其他器官损害的证据、出现胎儿生长受限,以及实验室检查,包括提示 HELLP 综合征的检查结果,间隔6小时以上2次测定 BP≥160/110mmHg、24小时尿蛋白≥5g,或间隔4小时以上2次检查尿蛋白≥+++、24小时尿量<500ml。

2. 鉴别诊断　子痫前期应与慢性肾炎合并妊娠相鉴别。子痫前期孕妇抽搐不能用其他原因解释,诊断为子痫。子痫应与癫痫、脑炎、脑膜炎、脑肿瘤、脑血管畸形破裂出血、糖尿病高渗性昏迷、低血糖性昏迷相鉴别。

(五) 治疗原则

妊娠期高血压的治疗目的和原则是争取母体可完全恢复健康,胎儿出生后可存活,以对母儿影响最小的方式终止妊娠。

1. 妊娠高血压

(1)休息:保证充足的睡眠,取左侧卧位,休息不少于10小时。左侧卧位可减轻子宫对腹主动脉、下腔静脉的压迫,使回心血量增加,改善子宫胎盘的供血。

(2)镇静:一般不需要药物治疗,对于精神紧张、焦虑或睡眠欠佳者可给予镇静药如地西泮等。

(3)酌情降压治疗:具体用药同子痫前期。

(4)密切监护母胎状态:应询问孕妇是否出现头痛、视力改变、上腹不适等症状。嘱患者每日测体重及血压,每2日复查尿蛋白。定期监测血液、胎儿发育状况和胎盘功能。

(5)饮食:应包括充足的蛋白质、热量,不限盐和液体,但对于全身性水肿者应适当限制盐的摄入。

2. 子痫前期

(1)休息:同妊娠高血压。

(2)镇静:适当镇静可消除患者的焦虑和精神紧张,达到降低血压、缓解症状及预防子痫发作的作用。地西泮对胎儿及新生儿的影响较小,但抽搐过程中不可用药,以免导致心搏骤停。冬眠药物可导致肾及子宫胎盘血供减少、胎儿缺氧,且对母儿肝脏有一定的损害作用,仅应用于硫酸镁治疗效果不佳者。其他镇静药如苯巴比妥、异戊巴比妥、吗啡等可用于子痫发作时控制抽搐及产后预防或控制子痫发作,由于可致胎儿呼吸抑制,故分娩6小时前宜慎用。

(3)解痉:首选药物为硫酸镁。用药指征包括:①控制子痫抽搐及防止再抽搐;②预防重度子痫前期发展成为子痫;③子痫前期临产前用药预防抽搐。

(4)降压:降压的目的是预防子痫、心脑血管意外和胎盘早剥等严重的母胎并发症。对于血压≥160/110mmHg,或舒张压≥110mmHg 或平均动脉压≥140mmHg 者,以及原发性高血压、妊娠前高血压已用抗高血压药者,须应用抗高血压药。抗高血压药的选择原则为对胎儿无毒副作用,不影响心每搏输出量、肾血浆流量及子宫胎盘灌注量,不致血压急剧下降或下降过低。

常用的口服抗高血压药有拉贝洛尔、硝苯地平短效或缓释片等。如口服药物血压控制不理想,可使用静脉用药如拉贝洛尔、酚妥拉明等。硫酸镁不可作为抗高血压药使用。禁止使用血管紧张素转换酶抑制剂(ACEI)和血管紧张素 II 受体阻滞剂(ARB)。

(5)扩容:仅用于严重的低蛋白血症、贫血。常用的扩容剂有白蛋白、血浆、全血、右旋糖酐及平衡液等。扩容治疗时应严密观察脉搏、呼吸、血压及尿量,防止肺水肿和心力衰竭的发生。

(6)利尿:仅用于全身性水肿、急性心力衰竭、肺水肿、血容量过多且伴有潜在性肺水肿者。常用的利尿药有呋塞米、甘露醇等。

(7)适时终止妊娠:终止妊娠是治疗妊娠期高血压的有效措施。

终止妊娠的指征:①子痫前期患者经积极治疗24~48小时仍无明显好转者;②子痫前期患者的孕周已超过34周者;③子痫前期患者的孕龄不足34周,胎盘功能减退,胎儿已成熟者;④子痫前期患者的孕龄不足34周,胎盘功能减退,胎儿尚未成熟者,可用地塞米松促使肺成熟后终止妊娠;⑤子痫控制后 2 小时可考虑终止妊娠。终止妊娠的方式包括引产及剖宫产。

3. 子痫　子痫是妊娠期高血压最严重的阶段，是妊娠期高血压致母胎死亡的最主要的原因，应积极处理。子痫的处理原则为控制抽搐，纠正缺氧和酸中毒，控制血压，抽搐控制后终止妊娠。

（1）控制抽搐：首选硫酸镁，必要时加用强有力的镇静药。降低颅内压时可给予甘露醇快速静脉滴注。

（2）降压：血压过高时给予抗高血压药。

（3）纠正缺氧和酸中毒：间断面罩吸氧，根据二氧化碳结合力及尿素氮值给予适量的碳酸氢钠纠正酸中毒。

（4）终止妊娠：抽搐控制后 2 小时可考虑终止妊娠。对于早发性高血压治疗效果较好者，可适当延长孕周，但须严密监护孕妇和胎儿。

此外，子痫患者的护理与治疗同样重要。应保持环境安静，避免声光刺激；吸氧，防止口舌咬伤；防止窒息；防止坠地受伤；密切观察体温、脉搏、呼吸、血压、神志、尿量等。密切观察病情变化，及早发现心力衰竭、脑出血、肺水肿、肾衰竭、弥散性血管内凝血等并发症，并积极处理。

第十节　妇科肿瘤

女性生殖器肿瘤根据发生部位可分为外阴肿瘤、子宫颈癌、子宫肿瘤、卵巢肿瘤、输卵管肿瘤等，以子宫和卵巢的肿瘤最为常见。

一、子宫颈癌

子宫颈癌（cervical cancer）是指发生于子宫颈阴道部及子宫颈管上皮的恶性肿瘤，是最常见的妇科恶性肿瘤。高发年龄为 50~55 岁。随着子宫颈癌筛查的普及，子宫颈癌和癌前病变得以早期发现和治疗，其发病率和死亡率明显下降。

（一）病因

与人乳头瘤病毒（HPV）感染、多个性伴侣、吸烟、性生活过早（<16 岁）、性传播疾病、多产、免疫抑制等因素有关。

（二）病理

主要类型有鳞状细胞癌（75%~80%）、腺癌（20%~25%）；少见类型有腺鳞癌等上皮性癌、神经内分泌肿瘤、间叶性肿瘤等。

（三）临床表现

1. 症状　早期子宫颈癌无明显症状。

（1）阴道流血：常为接触性出血。

（2）阴道排液：常为白色或血样、稀薄如水样或米泔样、有腥臭味。

（3）晚期症状：尿频、尿急、便秘、下肢肿痛等；癌肿压迫症状；贫血、恶病质等全身衰竭症状。

2. 体征　早期子宫颈癌可无明显病灶。外生型可见息肉状或菜花状赘生物，质脆易出血；内生型表现为宫颈肥大、质硬、子宫颈管膨大；晚期癌组织坏死脱落，形成溃疡或空洞。阴道壁受累时阴道壁变硬；宫旁组织受累时，双合诊、三合诊检查可扣及子宫颈旁组织增厚、结节状、质硬或形成冰冻骨盆。

（四）诊断与鉴别诊断

1. 诊断要点　早期诊断应采用子宫颈细胞学检查、阴道镜检查、子宫颈活组织检查的"三阶梯"程序。子宫颈细胞学检查是筛查的主要方法；HPV 检测亦是一种筛查手段；碘实验、阴道镜检查提高诊断率；子宫颈和子宫颈管活组织检查是确诊的依据；子宫颈细胞学检查阳性，而子宫颈活检阴性；

活检为高级别子宫颈上皮内病变需确诊者,应做子宫颈锥切送病理组织学检查。

2. 临床分期　采用国际妇产科联盟(FIGO,2009 年)标准(表 8-10)。

表 8-10　宫颈癌的临床分期(FIGO,2009 年)

期别	肿瘤范围
Ⅰ期	癌灶局限在宫颈(包括累及宫体)
Ⅰ A	肉眼未见癌灶,仅在显微镜下可见浸润癌
Ⅰ A₁	间质浸润深度 ≤ 3mm,宽度 ≤ 7mm
Ⅰ A₂	间质浸润深度>3mm 但 ≤5mm,宽度 ≤ 7mm
Ⅰ B	肉眼可见癌灶局限于宫颈,或显微镜下可见病变>Ⅰ A₂
Ⅰ B₁	肉眼可见癌灶的最大径线 ≤ 4mm
Ⅰ B₂	肉眼可见癌灶的最大径线>4mm
Ⅱ期	病灶已超出子宫颈,但未达骨盆壁。癌累及阴道,但未达阴道下 1/3
Ⅱ A	无宫旁浸润
Ⅱ A₁	肉眼可见病灶的最大径线 ≤ 4mm
Ⅱ A₂	肉眼可见病灶的最大径线>4mm
Ⅱ B	有宫旁浸润,但未扩展至盆壁
Ⅲ期	癌肿扩展到和 / 或累及阴道下 1/3,导致肾盂积水或无功能肾
Ⅲ A	癌累及阴道下 1/3,但未达骨盆壁
Ⅲ B	癌已达骨盆壁和 / 或引起肾盂积水或无功能肾
Ⅳ期	癌扩散超出真骨盆或癌浸润膀胱黏膜或直肠黏膜
Ⅳ A	癌扩散至邻近盆腔器官
Ⅳ B	远处转移

3. 鉴别诊断　依据活组织病理检查,与有类似临床症状或体征的各种子宫颈病变相鉴别。包括①子宫颈良性病变:子宫颈柱状上皮异位、息肉、子宫颈结核性溃疡等;②子宫颈良性肿瘤:子宫颈黏膜下肌瘤、子宫颈管肌瘤等;③子宫颈转移性癌等。

(五) 治疗

1. 治疗原则　根据临床分期、病理类型,患者年龄、生育要求、全身状况、重要器官功能,医疗技术水平和设备条件等全面考虑,确定个体化治疗方案。主要治疗方法为手术、放疗、化疗,根据具体情况配合应用。

2. 治疗方法

(1)手术治疗:用于早期子宫颈癌患者(Ⅰ A~ Ⅱ A 期)。子宫颈癌的手术治疗要求切除子宫颈中心病灶和周围可能受侵的邻近组织及盆腔淋巴结。根据分期和患者需要决定手术范围和方式,包括子宫颈锥形切除术、广泛性子宫切除术、筋膜外全子宫切除术等,配合盆腔淋巴结切除术等。

(2)放射治疗:可用于各期子宫颈癌。放射治疗包括根治性放疗、辅助性放疗、姑息性放疗,方法包括体外照射和腔内放疗。体外照射主要针对子宫、宫旁及转移淋巴结,腔内放疗主要针对宫颈、阴道及部分宫旁组织。两者合理结合,使病变部位的剂量分布更符合肿瘤的生物学特点,提高局部控制率。

(3)全身治疗:包括全身化疗、靶向治疗和免疫治疗。化疗主要用于晚期、复发转移患者、根治性同期放化疗及手术前后的辅助治疗。常用药物有顺铂、卡铂、紫杉醇等,静脉或动脉灌注化疗。靶向药物如贝伐珠单抗,与化疗联合应用。免疫治疗如 PD-1/PD-L1 抑制剂等也在临床试验中。

治疗后 2 年内每 3~6 个月复查 1 次,3~5 年每 6 个月复查 1 次,第 6 年开始每年复查 1 次。随访内容包括妇科检查、阴道脱落细胞学检查、胸部 X 线、血常规、超声、CT 等。

二、乳腺癌

乳腺癌(breast cancer)是女性中常见的恶性肿瘤之一。在我国乳腺癌占全身各种恶性肿瘤的 7%~10%,并呈逐年上升的趋势,在部分大城市已占女性恶性肿瘤之首位。

(一) 病因

乳腺癌的病因尚不清楚。月经初潮年龄早、绝经年龄晚、不孕及初次足月产的年龄晚与乳腺癌的发病有关。一级亲属中有乳腺癌病史者,发病风险是普通人群的 2~3 倍。饮食(高脂、高糖)、环境、生活方式与乳腺癌发病亦有一定关系。

(二) 病理

乳腺癌有多种分型方法,目前多采用以下病理分型。

1. **非浸润性癌**　包括导管内癌(癌细胞未突破导管壁基底膜)、小叶原位癌(癌细胞未突破末梢乳管或腺泡基底膜),预后较好。

2. **早期浸润性癌**　包括早期浸润性导管癌(癌细胞突破管壁基底膜,开始向间质浸润)、早期浸润性小叶癌(癌细胞突破末梢乳管或腺泡基底膜,开始向间质浸润,但仍局限于小叶内)。此型仍属早期,预后不如非浸润性癌,但比浸润性癌好。

3. **浸润性特殊型癌**　包括乳头状癌、髓样癌(伴有大量淋巴细胞浸润)、小管癌(高分化腺癌)、腺样囊性癌、黏液腺癌、大汗腺样癌、鳞状细胞癌和乳头 Paget 病等。此型分化一般较高,预后尚好。

4. **浸润性非特殊型癌**　包括浸润性小叶癌、浸润性导管癌等。此型一般分化低,预后较上述类型差,且是乳腺癌中最常见的类型,占 80%,但判断预后尚需结合疾病分期等因素。

(三) 临床表现

早期表现是患侧乳房出现无痛、单发的小肿块,肿块质硬、表面不光滑,与周围组织分界不清楚,在乳房内不易被推动。随着肿瘤增大,可引起乳房局部隆起。若累及 Cooper 韧带,可使其缩短而致肿瘤表面皮肤凹陷,即所谓的"酒窝征"。邻近乳头或乳晕的肿块因侵入乳管使之缩短,可将乳头牵向肿块一侧,进而可使乳头扁平、回缩、凹陷。肿块继续增大,如皮下淋巴管被癌细胞堵塞,引起淋巴回流障碍,出现真皮水肿,皮肤呈"橘皮样"改变。

乳腺癌淋巴结转移最初多见于同侧腋窝。肿大淋巴结质硬、无痛、可被推动;以后数目增多,并融合成团,甚至与皮肤或深部组织粘连。乳腺癌转移至肺、骨、肝时可出现相应的症状,例如肺转移可出现胸痛、气急,骨转移可出现局部疼痛,肝转移可出现肝大、黄疸等。

有些类型的乳腺癌的临床表现特殊,如炎性乳腺癌(inflammatory carcinoma of the breast)和乳头佩吉特病(Paget disease of the nipple)。炎性乳腺癌发展迅速、预后差,局部皮肤可呈炎症样表现,包括发红、水肿、增厚、粗糙、表面温度升高等。乳头佩吉特病的恶性程度低、发展慢,乳头有瘙痒、烧灼感,以后出现乳头和乳晕的皮肤变粗糙、糜烂如湿疹样,进而形成溃疡,有时覆盖黄褐色鳞屑样痂皮;部分病例于乳晕区可扪及肿块。

(四) 诊断

病史、体格检查、乳腺超声、钼靶检查及 MRI 是临床诊断的重要依据。确诊乳腺癌,需通过组织活检进行病理检查。

乳腺癌的分期常采用国际抗癌联盟建议的 T(原发癌瘤)、N(区域淋巴结)、M(远处转移)分期法,内容如下。

T_0:原发癌瘤未查出。T_{is}:原位癌(非浸润性癌及未查到肿块的乳头佩吉特病)。

T_1：癌瘤的长径≤2cm。T_2：癌瘤的长径>2cm，≤5cm。T_3：癌瘤的长径>5cm。T_4：癌瘤不计大小，但浸及皮肤或胸壁(肋骨、肋间肌、前锯肌)，炎性乳腺癌亦属之。

N_0：同侧腋窝无肿大淋巴结。N_1：同侧腋窝有肿大淋巴结，尚可推动。N_2：同侧腋窝中淋巴结彼此融合，或与周围组织粘连。N_3：有同侧胸骨旁淋巴结转移，有同侧锁骨上淋巴结转移。

M_0：无远处转移。M_1：有远处转移。

根据以上情况进行组合，将乳腺癌分为以下各期。

0期：$T_{is}N_0M_0$；Ⅰ期：$T_1N_0M_0$；Ⅱ期：$T_{0\sim1}N_1M_0$，$T_2N_{0\sim1}M_0$，$T_3N_0M_0$；Ⅲ期：$T_{0\sim2}N_2M_0$，$T_3N_{1\sim2}M_0$，T_4 任何 NM_0，任何 TN_3M_0；Ⅳ期：包括 M_1 的任何 TN。

乳腺癌是异质性疾病，存在不同的分子亚型。目前国际上采用 4 种标志物(ER、PR、HER2 和 Ki-67)进行乳腺癌的分子分型。

乳腺癌应与乳腺增生、乳腺纤维瘤、乳腺炎症等相鉴别。

(五) 治疗

乳腺癌的早期发现将提高患者的生存率，一般推荐乳腺超声联合钼靶作为筛查方法。对于早期乳腺癌患者，手术治疗是首选。

1. 手术治疗　Ⅰ、Ⅱ、Ⅲ期乳腺癌均可进行手术治疗。手术范围尚不统一，目前国内以改良根治术为主。对年老体弱的乳腺癌患者当腋下淋巴结无肿大时，单纯乳房切除也可取得较好的效果。对早期乳腺癌行保留乳房单纯肿块切除是一种发展趋势。对腋窝淋巴结清扫范围，多数学者主张以包括一、二组淋巴结为宜。对前哨淋巴结阴性的患者可避免腋窝淋巴结清扫。

2. 放射治疗　在保留乳房的乳腺癌手术后，放射治疗是重要组成部分，应于肿块局部广泛切除后给予适当剂量的放射治疗。根据患者的年龄、疾病分期分类等情况，决定是否应用放疗。

3. 内分泌治疗　雌激素受体(ER)测定与乳腺癌的治疗疗效有明确关系。

(1)ER 阳性者内分泌治疗的有效率为 50%~60%，而阴性者的有效率低于 10%。同时测定孕酮受体可以更正确地估计内分泌治疗效果，两者皆阳性者的有效率可达 77% 以上。受体含量与疗效的关系是正相关，含量越高，治疗效果亦越好。

(2)受体阴性的细胞常是分化较差的，受体阴性的患者术后易有复发。不论淋巴结有无转移，受体阴性者的预后较阳性者差。阳性者如有复发时常倾向于皮肤、软组织或骨转移，而阴性者则倾向于内脏转移。

(3)激素受体测定目前已用于制订术后辅助治疗方案，受体阳性者尤其是绝经后的病例可以应用内分泌治疗作为术后辅助治疗，而绝经前或激素受体阴性者则以辅助性化疗为主。

对绝经前患者，传统的有效治疗方法是去势术，主要是手术去势，放射去势极少使用。未经选择的病例应用卵巢切除的有效率为 30%~40%，而激素受体阳性的病例有效率可达 50%~60%。近年来出现药物去势的方法，使用促黄体生成素释放激素类似物(LHRHa)如 zoladex 可很快地抑制体内的雌激素水平，达到药物性"切除"卵巢的作用。其他常用的内分泌药物包括丙酸睾酮、氟甲睾酮、甲睾酮和他莫昔芬等。其中应用最为广泛的他莫昔芬是一种抗雌激素类药，它与癌细胞的 ER 结合，抑制癌细胞增殖，但副作用也很常见。

对绝经后患者，可选用的药物包括他莫昔芬、甲羟孕酮、己烯雌酚，以及第一、第二、第三代芳香化酶抑制剂类药物。既往广泛使用的他莫昔芬近年来有被第三代芳香化酶抑制剂取代的趋势，第三代芳香化酶抑制剂对芳香化酶的抑制作用更强，因其有高度的选择性，因而副作用更小，代表药物是来曲唑、阿那曲唑、依西美坦等。

4. 化学药物治疗

(1)术后辅助化疗：多数乳腺癌为一全身疾病已被众多的实验研究和临床观察所证实。当乳腺癌发展到直径>1cm 时，往往已是全身疾病，可存在远处微小转移灶。手术治疗的目的在于使原发肿瘤及区域淋巴结得到最大程度的局部控制,减少局部复发,提高生存率。但是肿瘤切除以后,体内仍存在残余的肿瘤细胞,全身化疗的目的就是根除机体内残余的肿瘤细胞。术后辅助化疗一般在腋窝淋巴结阳性及有高危因素的腋窝淋巴结阴性患者中进行。

(2)新辅助化疗:新辅助化疗的意义在于尽早控制微转移灶;使原发癌及其周围扩散的癌细胞产生退变或部分被杀灭,以减少术后复发及转移;进展期乳腺癌及炎性乳腺癌限制手术治疗的实施,术前化疗可使肿瘤缩小,以便手术切除;可以根据切除的肿瘤标本评价术前化疗效果,作为术后或复发时选择化疗方案的参考。新辅助化疗目前多用于Ⅲ期病例,一般用 2~4 个周期。

(3)晚期乳腺癌的化疗:对晚期乳腺癌患者,尤其是激素受体阴性者,化疗是最重要的治疗手段之一。

许多药物对乳腺癌有效,包括多柔比星、多西他赛、表柔比星、紫杉醇、长春瑞滨、顺铂、吉西他滨及异环磷酰胺等。上述药物之间组成的联合化疗的有效率为45%~80%。

5. 分子靶向治疗　目前最广泛使用的药物是曲妥株单抗(trastuzumab)。该药是特异性针对人表皮生长因子受体2(HER2)的单克隆抗体,对 HER2 高表达的乳腺癌患者的临床应用已取得明显疗效。拉帕替尼也是 HER2 高表达的乳腺癌患者的有效治疗药物。

随着乳腺癌的早期发现、早期诊断及术后综合辅助治疗的完善,近 10 多年来,乳腺癌的 5 年生存率有所改善。

(黄　成　徐桂彬)

思考题

1. 原发性肾小球疾病的临床分类有哪些?
2. 慢性肾衰竭的治疗原则是什么?
3. 妊娠高血压的治疗原则是什么?

第八章
目标测试

第九章

血液系统疾病

学习目标

掌握 贫血,急、慢性白血病及淋巴瘤,血友病,弥散性血管内凝血(DIC)的临床表现、诊断要点及治疗原则。

熟悉 其他各种血液系统疾病的临床表现、诊断要点与治疗原则。

了解 血液系统常见疾病的病因及发病机制、鉴别诊断。

第九章
教学课件

第一节 概 述

血液系统疾病系指原发或主要累及血液和造血器官的疾病,简称血液病。血液病的种类较多,包括各类红细胞疾病、白细胞疾病和出血性疾病。其共同的特点多表现为外周血中的细胞和血浆成分的病理性改变,机体免疫功能低下及出、凝血功能紊乱,还可以出现骨髓、脾、淋巴结等造血组织和器官的结构及其功能异常。血液系统疾病的主要症状包括贫血、出血、发热及黄疸和骨痛等;体征主要包括皮肤黏膜是否有出血点、瘀斑,表浅淋巴结及肝脾大等。血液系统疾病常用的辅助检查包括血细胞计数及血细胞形态学检查,骨髓穿刺液涂片,淋巴结和肿块的穿刺涂片、印片及病理切片检查。其他主要实验室检查还包括:①凝血功能检查,溶血性贫血的相关检查,血清铁蛋白及血清铁检测,血液免疫学检查,染色体分析,融合基因检测等。②影像学检查,主要包括 B 超、CT、磁共振成像(MRI)、正电子发射体层成像(PET)、放射性核素显像等。通过针对肝、脾、淋巴系统和骨骼系统的各种显像扫描,以利于对不同血液病的临床病情作出判断。

血液系统疾病的治疗原则包括病因去除、营养支持、保持正常的血液成分和功能及去除异常的血液成分和抑制异常功能等。具体应根据疾病的类型和病情程度采取不同的治疗方案,包括:营养不良性疾病给予补充必要的营养物质,免疫性疾病给予免疫抑制剂治疗如糖皮质激素等,恶性肿瘤进行化学治疗和放射治疗等。造血干细胞移植技术是一种可以根治部分血液系统恶性肿瘤疾病的现代治疗方法,通过预处理,最大限度地清除异常的肿瘤,然后植入健康的造血干细胞,使之重建造血与免疫系统以达到治疗目的。

近年来,随着基础医学研究的不断深入和发展,不断促使血液病在发病机制的阐明、诊断的确立、药物疗效的观察与评价、治疗策略的选择与制订、病情监测等方面达到更新、更精确的水平。靶向药物联合化学治疗、半相合造血干细胞移植、免疫调节剂及单克隆抗体和细胞因子的临床应用大大提高血液系统疾病的药物治疗效果,如靶向酪氨酸激酶抑制剂治疗慢性髓细胞性白血病、全反式维 A 酸联合三氧化二砷治疗急性早幼粒细胞白血病、泛素蛋白酶体抑制剂及来那度胺治疗多发性骨髓瘤、抗 CD20 单克隆抗体联合化疗治疗 B 细胞淋巴瘤、布鲁顿酪氨酸激酶(BTK)抑制剂治疗慢性淋巴细胞白血病、JAK2 抑制剂治疗骨髓纤维化等。

第二节　贫　血

一、贫血总论

贫血是指单位容积血液中的血红蛋白（Hb）浓度、红细胞计数（RBC）和／或血细胞比容（Hct）低于相同年龄、性别和地区正常值低限的一种常见的临床症状。贫血不是一种独立的疾病，各系统疾病均可引起贫血。一般认为在我国海平面地区，成年男性的 Hb<120g/L，成年女性的 Hb<110g/L，孕妇的 Hb<100g/L 即可诊断为贫血。

（一）分类

1. 按贫血的病因与发病机制分类

（1）红细胞生成减少性贫血：由造血干／祖细胞异常、造血微环境受损、造血原料不足或利用障碍等所致，包括再生障碍性贫血、骨髓病性贫血、巨幼细胞贫血、缺铁性贫血等。

（2）红细胞破坏过多性贫血：由内在性缺陷或外部因素作用引起红细胞破坏增多所致，又称溶血性贫血。前者如以遗传性球形红细胞增多症、酶缺乏所致的贫血等；后者如免疫性溶血性贫血、理化因素或感染所致的贫血。

（3）失血性贫血：常见于各种原因引起的急性和慢性失血。

2. 按血红蛋白浓度分类　根据血红蛋白浓度，可将贫血的严重程度划分为 4 个等级（表 9-1）。

表 9-1　贫血严重程度的划分标准

贫血的严重程度	血红蛋白浓度 /(g/L)	临床表现
轻度	>90	症状轻微
中度	60~90	活动后感心悸气促
重度	30~59	静息状态下仍感心悸气促
极重度	<30	常合并贫血性心脏病

3. 按红细胞的形态特点分类　根据平均红细胞体积、平均红细胞血红蛋白浓度，可将贫血分为大细胞性贫血、正常细胞性贫血及小细胞低色素性贫血（表 9-2）。

表 9-2　贫血的细胞形态学分类

贫血类型	MCV/fl	MCHC/%	常见疾病
大细胞性贫血	>100	32~36	巨幼细胞贫血、伴网织红细胞大量增生的溶血性贫血等
正常细胞性贫血	80~100	32~36	再生障碍性贫血、溶血性贫血、骨髓病性贫血、急性失血性贫血等
小细胞低色素性贫血	<80	<32	缺铁性贫血、铁粒幼细胞贫血、地中海贫血（珠蛋白生成障碍性贫血）

注：MCV 为平均红细胞体积，正常值为 80fl；MCHC 为平均红细胞血红蛋白浓度，正常值为 32%~36%。

4. 按骨髓红系增生情况分类　分为骨髓增生性贫血（如缺铁性贫血、巨幼细胞贫血、溶血性贫血等）和增生低下性贫血（如再生障碍性贫血）。

（二）临床表现

贫血的临床表现取决于贫血的病因、发生速度和程度，机体对缺氧的代偿能力和适应能力（如发病年龄、有无肺及心脑血管等基础疾病等）。

1. 一般表现　疲乏、困倦、软弱无力常为贫血最常见和出现最早的症状。皮肤黏膜苍白则是贫血最突出的体征，也是促使患者就诊的主要原因之一。检查以睑结膜、口唇与口腔黏膜、舌质、甲床及手掌等部位的结果较为可靠，但应注意环境温度、个人皮肤色素及人为因素（如化妆）等的影响。

2. 神经系统　由于脑组织缺血、缺氧，无氧代谢增强，能量合成减少，患者常可出现头晕、头痛、耳鸣、眼花、失眠、多梦、记忆力下降及注意力不集中等症状，严重贫血者可出现晕厥，老年患者尚可出现神志模糊及精神异常的表现。

3. 呼吸系统　多见于中度以上贫血患者，主要表现为气促或呼吸频率的加快等不同程度的呼吸困难。初期症状的出现主要与机体对缺氧的代偿性反应有关，若后期合并心力衰竭时，由于肺淤血等因素的影响，患者的呼吸困难会进一步加剧，并可出现咳嗽、咳痰等。

4. 心血管系统　心悸、气促，活动后明显加重，是贫血患者心血管系统的主要表现。严重贫血者还可出现心绞痛、心律失常，甚至心力衰竭。此时患者轻微活动甚至休息状态下均可发生呼吸困难或呈端坐呼吸，并可出现体循环淤血的表现。

5. 消化系统　胃肠黏膜因缺氧引起消化液分泌减少和胃肠功能紊乱，常出现食欲减低、恶心、胃肠胀气、腹泻或便秘、舌炎和口腔炎等。

6. 泌尿生殖系统　由于肾脏、生殖系统缺氧，部分患者可出现轻度蛋白尿及尿浓缩功能减退，表现为夜尿增多。女性贫血患者月经失调较为常见，可表现为闭经、月经过少，偶有月经过多；男性患者亦有伴发性功能减退。

7. 其他　部分严重贫血患者可出现低热。由于贫血，患者的创口愈合较慢，容易合并各种感染。偶见眼底苍白及视网膜出血。

（三）辅助检查

1. 血常规检查　血红蛋白及红细胞计数是确定患者有无贫血及其严重程度之首选的检查项目。MCV、MCHC 有助于贫血的形态学分类及其病因诊断。网织红细胞计数则有助于贫血的鉴别诊断或疗效的观察与评价。外周血涂片检查可通过观察红细胞、白细胞及血小板的数量及形态的改变，有无异常细胞及原虫等，对贫血的病因提供诊断线索。

2. 骨髓检查　为了明确贫血的原因，骨髓检查常为必不可少或具有确诊意义的实验诊断方法之一，包括骨髓细胞涂片分类和骨髓活检。

3. 病因相关的检查　主要是根据患者的不同情况选择病因相关的检查项目，包括原发病诊断的相关检查、各种造血原料水平测定等。

（四）诊断要点

根据病史、体格检查及实验室检查，首要确定患者是否存在贫血，在此基础上进一步明确贫血的类型及其病因。其中查明贫血的病因是诊断贫血的重点和难点，也是有效治疗及其预后估计的前提和基础。

（五）治疗原则

1. 病因治疗　积极寻找和去除病因是治疗贫血的首要原则。

2. 药物治疗　如缺铁性贫血的铁剂补充；叶酸、维生素 B_{12} 治疗巨幼细胞贫血；雄激素、抗淋巴细胞球蛋白、环孢素治疗再生障碍性贫血；糖皮质激素治疗自身免疫性溶血性贫血；重组红细胞生成素可纠正肾性贫血，常与血液透析同时应用等。

3. 对症和支持治疗　进食高蛋白、高维生素、易消化的食物。可根据患者的具体情况输注全血或选择红细胞成分输血，但必须严格掌握输血的指征（如急性贫血 Hb<80g/L 或 Hct<0.24；慢性贫血常规治疗效果不好，Hb<60g/L 或 Hct<0.20 伴缺氧症状者）。对必须反复多次输血者，为预防继发性血色病，应使用铁螯合剂；有感染倾向者，应注意感染的防治。

4. 其他　遗传性球形红细胞增多症、脾功能亢进及自身免疫性溶血性贫血患者可行脾切除；重型再生障碍性贫血、重型地中海贫血和骨髓增生异常综合征患者可进行骨髓移植。

二、缺铁性贫血

缺铁性贫血(iron deficiency anemia,IDA)是由于体内缺少铁质而影响血红蛋白合成所引起的一种常见贫血。本病是贫血中的常见类型,在育龄妇女(特别是孕妇)和婴幼儿中这种贫血的发病率很高。

(一)病因与发病机制

1. 造血需求增加而摄入量不足　婴幼儿、青少年、孕妇和哺乳期妇女对铁的需求增加。

2. 铁丢失过多　最常见于慢性消化道出血、月经血量过多。

3. 铁摄入、吸收不良　见于饮食含铁量不足、铁吸收不良或手术后吸收障碍等。

(二)临床表现

1. 症状　面色萎黄或苍白,倦怠乏力,食欲减退,恶心嗳气,腹胀腹泻,吞咽困难,头晕耳鸣,甚则晕厥,稍活动即感气急、心悸不适。妇女可有月经不调、闭经等。

2. 体征　久病者可有指甲皱缩、不光滑、反甲,皮肤干枯,毛发干燥脱落,还可有舌炎、口角破裂。心动过速,心脏强烈搏动,心尖部或肺动瓣区可听到收缩期杂音。

(三)辅助检查

1. 血象　呈小细胞低色素性贫血,MCV<80fl、MCH<27pg、MCHC<32%。网织红细胞正常或轻度升高。血小板有时轻度升高。

2. 骨髓象　骨髓显示细胞增生活跃,主要为幼红细胞增多,幼红细胞体积较小、胞质发育不平衡。骨髓铁染色提示细胞外铁阴性或明显减少。

3. 铁代谢检查　血清铁蛋白<12μg/L,血清铁<8.95μmol/L,总铁结合力>64.44μmol/L,转铁蛋白饱和度<15%。

(四)诊断要点

确定小细胞低色素性贫血并有贮存铁缺乏即可诊断为缺铁性贫血,关键是明确缺铁的病因。通常需要与其他小细胞性贫血相鉴别,如铁粒幼细胞贫血、地中海贫血、慢性病贫血等。

(五)治疗原则

原则是去除病因,补足贮存铁。

1. 病因治疗　去除病因是纠正缺铁性贫血的首要措施。防治寄生虫病,如驱除钩虫等;治疗慢性胃肠疾病;积极治疗慢性失血;给易感人员以预防性铁剂治疗等。

2. 补充铁剂

(1)首选口服铁剂:临床常用多糖铁复合物、葡萄糖酸亚铁、富马酸亚铁和硫酸亚铁等。

(2)肌内注射或静脉注射铁剂:适用于口服铁剂不能耐受、吸收不良或急需迅速纠正贫血者,如急性大出血、妊娠后期。右旋糖酐铁是最常用的注射铁剂。

(3)铁剂治疗有效的指标表现:用药1周后外周血网织红细胞开始升高,10日左右达高峰;2周后血红蛋白开始上升,2个月左右恢复正常。

(4)补铁疗程:为补足贮存铁,血红蛋白恢复正常后继续服用铁剂3~6个月,或待血清铁蛋白正常后停药。

三、巨幼细胞贫血

巨幼细胞贫血(megaloblastic anemia,MA)系指叶酸或维生素 B_{12} 缺乏或某些药物影响核苷酸代谢导致细胞脱氧核糖核酸(DNA)合成障碍,影响骨髓造血细胞——红细胞系、粒细胞系及巨核细胞系发育而形成贫血,甚至导致全血细胞减少。

(一)病因与发病机制

巨幼细胞贫血的发病原因主要是由于叶酸或/及维生素 B_{12} 缺乏。

1. 叶酸缺乏的病因

(1)摄入不足:食物过度烹煮和偏食是叶酸缺乏的主要原因。

(2)需要增加:孕妇和哺乳期妇女、生长发育的儿童及青少年及慢性感染、肿瘤、甲状腺功能亢进等消耗性疾病患者对叶酸的需要增加而未及时补充。

(3)药物的影响:如甲氨蝶呤、氨苯蝶啶、乙胺嘧啶能抑制二氢叶酸还原酶的作用,影响四氢叶酸的生成。

(4)其他:先天性缺乏 5,10- 亚甲基四氢叶酸还原酶的患者,常在 10 岁左右才被诊断。

2. 维生素 B_{12} 缺乏的病因

(1)摄入减少:完全素食者常会有维生素 B_{12} 缺乏。

(2)内因子缺乏:主要见于萎缩性胃炎、全胃切除术后和恶性贫血患者。

(3)严重的胰腺外分泌功能不全的患者容易导致维生素 B_{12} 的吸收不良。

(4)小肠内存在异常高浓度的细菌和寄生虫也可影响维生素 B_{12} 的吸收。

(5)先天性转钴胺素 II(TC II)缺乏及接触氧化亚氮(麻醉药)等。

(二)临床表现

1. 贫血 贫血起病隐伏,特别是维生素 B_{12} 缺乏者,常需数月。而叶酸由于体内储存量少,可较快出现缺乏。某些接触氧化亚氮者、ICU 或血液透析患者,以及孕妇可在短期内出现叶酸缺乏,临床上一般表现为中至重度贫血,除贫血的症状如乏力、头晕、活动后气短、心悸外,严重贫血者可有轻度黄疸。可同时有白细胞和血小板减少,患者偶有感染及出血倾向。

2. 胃肠道症状 胃肠道症状表现为反复发作的舌炎,舌面光滑、乳突及味觉消失,食欲缺乏。腹胀、腹泻及便秘偶见。

3. 神经系统症状 维生素 B_{12} 缺乏特别是恶性贫血患者常有神经系统症状,表现为乏力、手足对称性麻木、感觉障碍、下肢步态不稳、行走困难。小儿及老年人常表现为脑神经受损的精神异常、无欲、抑郁、嗜睡或精神错乱。

上述 3 组症状在巨幼细胞贫血患者中可同时存在,也可单独发生。同时存在时其严重程度也可不一致。

(三)辅助检查

1. 血象 为大细胞正色素性贫血(MCV>100fl),血象往往呈现全血细胞减少。中性粒细胞及血小板均可减少,但比贫血的程度轻。偶可见到巨大的血小板。网织红细胞计数正常或轻度增高。

2. 骨髓象 骨髓呈增生活跃,红系细胞增生明显增多,各系细胞均有巨幼变,以红系细胞最为显著。

3. 血清叶酸和维生素 B_{12} 水平测定 血清叶酸<6.8nmol/L,血清维生素 B_{12}<74pmol/L。

4. 红细胞叶酸测定 红细胞叶酸<227nmol/L。

5. 其他辅助检查 胃酸降低、内因子抗体测定、维生素 B_{12} 吸收试验(希林试验,Schilling test)、血清同型半胱氨酸和甲基丙二酸水平测定等。

(四)诊断要点

根据营养史或特殊用药史、贫血表现、消化系统及神经系统症状与体征、特征性血象和骨髓象、血清维生素 B_{12} 及叶酸水平等可作出诊断。巨幼细胞贫血需与白血病、骨髓增生异常综合征、慢性再生障碍性贫血、溶血性贫血等相鉴别。

(五)治疗原则

1. 治疗基础疾病,去除病因。

2. 补充叶酸或维生素 B$_{12}$

(1)叶酸缺乏：口服叶酸治疗直至血红蛋白恢复正常。胃肠道不能吸收者可肌内注射亚叶酸钙，一般不需维持治疗。

(2)维生素 B$_{12}$ 缺乏：多采用肌内注射维生素 B$_{12}$ 直至血红蛋白恢复正常。恶性贫血或胃全部切除者需终身采用维持治疗。

(3)严重的巨幼细胞贫血患者在补充治疗后要警惕低钾血症的发生。

四、再生障碍性贫血

再生障碍性贫血(aplastic anemia,AA)简称再障，是一种由于多种病因(如生物、化学、物理等)引起的造血组织功能衰竭性疾病，最终导致全血细胞减少，临床表现为贫血、出血、感染。在我国，再障的年发病率约 8/100 万，各年龄组均可发病，在中国及亚洲某些地区以青少年居多，而欧美各国以老年人居多。

（一）病因与发病机制

1. 化学因素　化学物品以苯及其衍生物、有机磷农药多见，常见引发此病的药物有氯(合)霉素、解热镇痛药及磺胺类药物、四环素类、抗肿瘤药、抗结核药(如异烟肼)、抗血吸虫药、抗甲状腺药(如甲巯咪唑、甲硫氧嘧啶)等。

2. 物理因素　主要是各种电离辐射，如 X 射线、放射性同位素、γ 射线等。

3. 生物因素　与再障发病关系密切的是病毒感染，最常见的有 B19 细小病毒、肝炎病毒。

4. 其他因素　长期未经治疗的各种贫血、慢性肾衰竭、腺垂体及甲状腺功能减退症、免疫因素、遗传因素均能引起再障。部分阵发性睡眠性血红蛋白尿症(PNH)也可转化为再障，称为"AA-PNH综合征"。

（二）临床表现

再障的临床表现为贫血、出血及感染，根据病情轻重分为重型和普通型。

1. 重型　通常发病急，病情重，进展迅速。

(1)贫血：多呈进行性加重，苍白、乏力、头昏、心悸和气短等症状明显，疾病早期可以没有贫血或轻度贫血。

(2)感染：多数患者有发热，以呼吸道感染最为常见，其他有消化道、泌尿生殖道及皮肤感染等。

(3)出血：均有不同程度的皮肤黏膜及内脏出血。

2. 普通型　起病和进展较缓慢，病情较重型轻。

(1)贫血：慢性过程，常见苍白、乏力、头昏、心悸、活动后气短等。经输血症状改善，但维持时间不长。

(2)感染：高热比重型少见，感染相对容易控制。

(3)出血：出血倾向较轻，以皮肤出血为主，内脏出血少见。

（三）辅助检查

1. 血象　多表现为全血细胞减少的正细胞正色素性贫血，少数重型再障早期表现一系或二系细胞减少。

2. 骨髓象　有核细胞增生低下、造血细胞减少、非造血细胞增多，可见非造血细胞团、骨髓小粒空虚。重型尤甚，普通型患者有时增生活跃，需多部位穿刺。骨髓活检显示造血组织减少。

3. 其他　CD8$^+$ 细胞比值减低，Th1/Th2 型细胞比值增高，CD8$^+$ T 细胞、CD25$^+$ T 细胞比例增高，血清 IL-2、IFN、TNF 水平增高，中性粒细胞碱性磷酸酶(NAP)积分强阳性，溶血检查均阴性。

（四）诊断要点

1. 全血细胞减少，网织红细胞绝对值减少。

2. 一般无肝脾大。

3. 骨髓至少1个部位增生减低或重度减低,骨髓小粒非造血细胞增多。

4. 能除外引起全血细胞减少的其他疾病,如阵发性睡眠性血红蛋白尿(PNH)、骨髓增生异常综合征(MDS)中的难治性贫血(MDS-RA)、急性造血功能停滞、骨髓纤维化、急性白血病等。

5. 一般抗贫血药治疗无效。

（五）治疗原则

再障的治疗分为目标治疗和支持治疗两部分。目标治疗从根本上重建衰竭的骨髓造血功能,治疗疾病本身,如免疫抑制治疗(IST)或异基因造血干细胞移植(allo-HSCT),恢复正常的造血功能;支持治疗的目的是预防和治疗全血细胞减少的相关并发症。

1. 去除病因　禁止使用抑制造血功能的药物;除必须检查外,避免与放射线接触;有病毒性肝炎者应积极治疗肝炎。

2. 支持治疗　严重贫血时应当输血,目前成分输血较普遍。

3. 普通型再障的治疗　主要治疗药物为雄激素,常用药物有丙酸睾酮、司坦唑醇、达那唑等;也可根据病情,酌情加环孢素治疗。

4. 重型再障的治疗　除积极支持治疗外,更重要的是目标治疗,即 IST 或 allo-HSCT。

（1）IST:IST 适用于 40 岁以上或者 40 岁以下无法找到同胞全相合干细胞来源的 SAA 患者。

（2）allo-HSCT:这是治愈 SAA 的常用办法之一,但风险大、费用高。

五、溶血性贫血

溶血性贫血(hemolytic anemia,HA)是指红细胞寿命缩短、破坏加速而骨髓造血代偿功能不足时所发生的一组贫血。由于骨髓有相当于正常造血能力 6~8 倍的代偿潜力,当红细胞破坏增加而骨髓造血功能足以代偿时可以不出现贫血,称为溶血性疾病。

（一）病因与发病机制

溶血性贫血按红细胞破坏的原因,可分为遗传性和获得性两大类;按溶血发生的场所,可分为血管外溶血和血管内溶血;按病因及发病机制的分类如下。

1. 红细胞自身异常

（1）红细胞膜异常。

（2）遗传性红细胞内酶缺乏。

（3）遗传性珠蛋白生成障碍。

（4）血红素异常:先天性红细胞卟啉代谢异常,如红细胞生成性血卟啉病。

2. 红细胞外环境异常

（1）免疫因素:①同种免疫;②自身免疫;③药物性免疫。

（2）其他:①化学因素;②生物因素;③物理和机械因素。

（二）临床表现

以贫血、黄疸、脾大、网织红细胞增高及骨髓中的红系造血细胞代偿性增生为主,与溶血过程持续的时间和溶血的严重程度有关。

1. 急性溶血　起病急骤,可突发腰背及四肢酸痛,伴头痛、呕吐、寒战,随后出现高热、酱油色尿(血红蛋白尿)、黄疸等,严重者还可发生周围循环衰竭、急性肾衰竭。

2. 慢性溶血　起病较缓慢,症状较轻,以贫血、黄疸、脾大为特征。由于长期患有高胆红素血症,可并发胆石症和肝损伤。

（三）辅助检查

1. 血常规　红细胞计数和血红蛋白浓度有不同程度的下降,网织红细胞比例明显增加,甚至可见有核红细胞。

2. 尿液检查　①尿胆原呈强阳性而尿胆素呈阴性,这是溶血性黄疸的特殊表现;②隐血试验:血管内溶血的隐血试验可为阳性,甚至强阳性,但无镜下或肉眼血尿。

3. 血清胆红素测定　总胆红素水平增高,游离胆红素含量增高,结合胆红素/总胆红素<20%。

4. 骨髓象　红细胞系显著增生,粒红比例明显减低或倒置;粒细胞系相对减少,各阶段比例及细胞形态大致正常;巨核细胞系一般正常。

5. 血浆游离血红蛋白测定　有助于血管内与血管外溶血的鉴别,前者血浆游离血红蛋白含量明显增高,后者多正常。

6. 含铁血黄素尿试验　阳性多见于慢性血管内溶血。

7. 血清结合珠蛋白监测　血管内溶血时,结合珠蛋白与游离血红蛋白结合,使血清中的结合珠蛋白降低。

8. 红细胞寿命测定　用放射性核素^{51}Cr标记红细胞来监测其半衰期,是诊断溶血的最可靠的指标。

9. 红细胞渗透脆性试验　是检测红细胞膜缺陷的常用指标。

10. 抗球蛋白试验(Coombs试验)　主要用于自身免疫性溶血性贫血病的诊断与鉴别诊断。

11. 酸溶血试验(Ham试验)　有血红蛋白尿者均应进行此项检查,阳性主要见于阵发性睡眠性血红蛋白尿。

12. 血红蛋白电泳　是珠蛋白生成异常的主要监测指标,常用于地中海贫血的诊断与鉴别诊断。

13. 高铁血红蛋白还原实验　主要用于葡萄糖-6-磷酸脱氢酶(G-6-PD)缺乏症的筛查或普查。

14. G-6-PD活性测定　是诊断G-6-PD缺乏症的最为可靠的诊断标志。

(四) 诊断要点

首先根据临床表现、辅助检查有贫血、红细胞破坏增多或血红蛋白降解、红系代偿性增生和红细胞寿命缩短的依据明确诊断。然后确定溶血性贫血的病因和临床类型,如通过详细询问病史,了解有无引起溶血性贫血的物理、机械、化学、感染和输血等红细胞外部因素;注意家族遗传性和某些溶血性贫血的地域分布特点;进行针对发病机制的实验室检查等。

HA可出现与非溶血性贫血及网织红细胞增多(见于失血性、缺铁性或巨幼细胞贫血恢复早期、骨髓转移瘤等)、家族性非溶血性黄疸等类似的临床表现,应注意相鉴别。

(五) 治疗原则

不同临床类型的溶血性贫血,其治疗方法有差异。

1. 自身免疫性溶血性贫血　①首选肾上腺皮质激素;②对激素疗效不佳或需大剂量激素维持可加用免疫抑制剂,常用药物有硫唑嘌呤、环磷酰胺等;③经激素或药物治疗无效者可考虑脾切除;④贫血较重者输洗涤红细胞。

2. 阵发性睡眠性血红蛋白尿　①支持治疗:输注洗涤红细胞、雄激素、小剂量铁剂等;②控制急性溶血:右旋糖酐有抑制PNH红细胞溶血的作用,口服碳酸氢钠或静脉滴注5%碳酸氢钠,泼尼松1mg/(kg·d)抑制溶血;③血管栓塞的防治:口服华法林,注意观察出血倾向和检测凝血象;④使用抗补体单克隆抗体。

3. 遗传性球形红细胞增多症　脾切除,溶血或贫血严重时应加用叶酸。

4. G-6-PD缺乏症　脱离可能诱发溶血的因素,如停止服用可疑的药物和蚕豆,不要接触樟脑丸,控制感染,注意纠正水、电解质、酸碱失衡,可根据贫血程度输注红细胞及使用糖皮质激素。

5. 地中海贫血　①轻型不需要治疗,积极防治感染等诱发因素;②脾切除;③输红细胞:青少年应采用高量输血疗法,保持血红蛋白在110~130g/L,以保证比较正常的生长发育;④造血干细胞移植。

典型病案

病史摘要：患者，女，28 岁。主诉头晕、乏力 1 年，加重 1 个月。平素爱挑食，月经不规则、量偏多。体格检查：精神疲倦，面色苍白，皮肤黏膜无出血；指甲薄而无光泽；淋巴结未触及肿大；胸骨无压痛；HR 96 次/min，心尖部可闻及 II 级收缩期杂音；肝、脾肋下未触及。血象：RBC 3.0×10^{12}/L，Hb 68g/L，WBC 5.0×10^9/L，PLT 160×10^9/L，MCV 68fl，血清铁蛋白 6μg/L。

病案分析：结合症状、体检和辅助检查可以确诊为缺铁性贫血。治疗上去除诱因，补充铁剂。

第三节　白　血　病

一、白血病总论

白血病是造血系统的恶性肿瘤，俗称"血癌"，是国内十大高发恶性肿瘤之一。其特点为造血组织中某一类型的白血病细胞在骨髓或其他造血组织中发生恶性增生，并浸润体内的各脏器、组织，导致正常造血细胞受抑制，产生各种症状，临床表现以发热、出血、贫血、肝、脾、淋巴结肿大为特点。经积极治疗，大部分患者可达缓解，但仅部分患者可长期存活甚至治愈。在我国，白血病的年发病率约 2.76/10 万，多见于儿童及青壮年。小儿的恶性肿瘤中以白血病的发病率最高。据调查，我国<10 岁小儿的白血病的发病率为 2.28/10 万。

（一）病因与发病机制

人类白血病的确切病因至今未明，许多因素被认为和白血病的发生有关。

1. 病毒　人类白血病的病毒病因研究已有数十年的历史，目前比较肯定的是成人 T 细胞白血病是由人类嗜 T 细胞病毒 -1（HTLV-1）引起的，其他类型的白血病尚无法证实其病毒因素。

2. 电离辐射　包括 X 射线、γ 射线、电离辐射等，其致白血病作用与放射剂量大小和照射部位有关，一次大剂量或多次小剂量照射均有致白血病作用。

3. 化学物质　苯的致白血病作用比较肯定，其他含苯有机溶剂和某些药物如烷化剂、氯霉素等也可能诱发白血病。

4. 遗传因素　某些白血病的发病与遗传因素有关，家族性白血病约占白血病的 7/1 000。

（二）分类

1. 根据白血病细胞的成熟程度和自然病程分类

（1）急性白血病（acute leukemia，AL）：以原始细胞及早期幼稚细胞为主，病情发展迅速，自然病程仅几个月。

（2）慢性白血病（chronic leukemia，CL）：多为晚期幼稚细胞和成熟细胞，病情发展缓慢，自然病程为数年。

2. 根据主要受累的细胞系列分类

（1）急性白血病：其分类分型对于指导治疗、判断预后和研究病因非常重要。

1）FAB 分型：1976 年法、美、英三国协作组（简称 FAB）提出划分各型白血病的标准，分为急性粒细胞白血病（acute myeloblastic leukemia，AML）及急性淋巴细胞白血病（acute lymphocytic leukemia，ALL）两大类。AML 又分为 8 亚型，即急性髓细胞白血病微分化型（M0）、急性粒细胞白血病未分化型（M1）、急性粒细胞白血病部分分化型（M2）、急性早幼粒细胞白血病（APL，M3）、急性粒 - 单核细胞白血病（M4）、急性单核细胞白血病（M5）、急性红白血病（M6）、急性巨核细胞白血病（M7）。ALL 又分为 3 亚型，即 L1 型，原始和幼淋巴细胞以小细胞为主（直径 ≤12μm）；L2 型，原始和幼淋巴细胞以大细胞为主(直径>12μm);L3型,原始和幼淋巴细胞以大细胞为主,大小较一致,细胞内有明显的空泡,胞质嗜碱性,染色深。

2)MICM分型:2001年世界卫生组织(WHO)提出MICM分型,即综合应用形态学(morphology)、细胞化学、免疫学(immunology)、细胞遗传学(cytogenetics)及分子生物学(molecular biology)检查。这就使白血病的诊断从细胞形态学水平上升到分子生物学水平,不仅对研究白血病的发病机制和生物学特征有重大意义,而且对指导临床治疗和预后判断具有实用价值。MICM分型将AML分为四大类,即伴有重现性遗传学异常的AML、伴有发育不良的AML、治疗相关的AML和其他AML。

(2)慢性白血病:分为慢性髓细胞性白血病(chronic myelogenous leukemia,CML)和慢性淋巴细胞白血病(chronic lymphocytic leukemia,CLL)。

(3)少见类型白血病:如毛细胞白血病、幼淋巴细胞白血病等。

二、急性白血病

急性白血病在我国比慢性白血病多见(约为5.5:1),其中急性粒细胞白血病多见,多发生于成年患者;儿童以急性淋巴细胞白血病多见。

(一) 临床表现

1. 起病　急性白血病起病急骤,部分老年人可以起病缓慢。常见的首发症状包括进行性贫血、显著的出血倾向、发热或感染及骨关节疼痛等。

2. 发热　发热是急性白血病常见的症状之一。发热的主要原因是感染,以呼吸道感染和消化道感染常见,严重者还可发生败血症、脓毒血症等,严重感染是白血病患者死亡的主要原因之一。

3. 出血　出血亦是急性白血病的常见症状,出血部位可遍及全身,皮肤黏膜、内脏均可发生出血。

4. 贫血　早期即可出现,患者表现为乏力、面色苍白、心悸、气促,活动后加重。少数病例可在确诊前数月或数年先出现难治性贫血,以后再发展成急性白血病。

5. 白血病细胞浸润体征

(1)肝、脾和淋巴结肿大。

(2)中枢神经系统:中枢神经系统白血病(CNSL)可发生在疾病的各个时期,部分高危患者早期就出现中枢神经系统白血病浸润,但最常发生在ALL患者治疗后的缓解期。

(3)骨与关节:骨与关节疼痛是白血病的重要症状之一,以ALL多见。胸骨下段局部压痛是急性白血病的重要体征。

(4)皮肤:可有特异性和非特异性皮肤损害2种。前者表现为斑丘疹、脓疱、肿块、结节、红皮病、剥脱性皮炎等,多见于成人急性单核细胞白血病;后者则多表现为皮肤瘀斑、斑点等。

(5)口腔:齿龈肿胀、出血多见于AML-M5;严重者整个齿龈可极度增生,肿胀如海绵样,表面破溃易出血。

(6)心脏:大多数表现为心肌白血病浸润、出血及心外膜出血、心包积液等。

(7)肾脏:白血病有肾脏病变者高达40%以上。

(8)胃肠系统:表现为恶心、呕吐、食欲缺乏、腹胀、腹泻等。

(9)肺及胸膜:主要浸润肺泡壁和肺间隙,也可浸润支气管、胸膜、血管壁等。

(10)其他:子宫、卵巢、睾丸、前列腺等皆可被白细胞浸润。女性患者常有阴道出血和月经周期紊乱,男性患者可有性欲减退。

(二) 辅助检查

1. 血象　大多数患者的白细胞数量增多,也可以正常或减少,分类检查可见数目不等的原始或幼稚细胞,红细胞/血红蛋白和血小板减少常见。有时血象无明显异常。

2. 骨髓象　是诊断急性白血病的主要依据。FAB 分型提出骨髓原始细胞占有核细胞 30% 及 30% 以上为诊断标准。WHO 则认为原始细胞比例达 20%(AML)或 25%(ALL)以上即可诊断。Auer 小体仅见于 AML,有独立诊断意义。

3. 细胞化学染色　主要用于急性淋巴细胞白血病、急性粒细胞白血病及急性单核细胞白血病的诊断与鉴别诊断。常用方法有过氧化物酶染色、糖原染色、非特异性酯酶及中性粒细胞碱性磷酸酶测定等。

4. 免疫学检查　根据白血病细胞表达的系列相关抗原,确定其系列来源,不但可以分类 AML 和 ALL,还可以分类 T 细胞和 B 细胞,以及双克隆、双系列或混合细胞来源。

5. 遗传学检查　白血病常伴有特异性染色体和基因改变,这是 AML 危险分层的主要依据。

6. 生化改变　血尿酸、乳酸脱氢酶(LDH)浓度增加等。

7. 脑脊液检查　出现 CNSL 时脑脊液压力升高,白细胞数增加,蛋白质增多,而糖定量减少。脑脊液涂片可找到幼稚细胞。

(三)诊断要点

根据临床症状与体征、血象与骨髓象特点,急性白血病的诊断一般不难,结合细胞化学、免疫学、遗传学等能够比较准确地进行分类。关键是要按预后因素进行危险分层治疗。

急性白血病需注意与再生障碍性贫血、骨髓增生异常综合征、巨幼细胞贫血、急性粒细胞缺乏症恢复期及某些感染、实体瘤引起的白细胞异常如类白血病等相鉴别。

(四)治疗原则

应根据患者的 MICM 分型及临床特点,进行预后危险分层,设计最佳、完整、系统的治疗方案。

1. 一般治疗

(1)处理高白细胞血症:白细胞>100×10⁹/L 时应进行白细胞分离术,清除过高的白细胞,防止白细胞淤滞症。同时给予化疗药物和水化处理,碱化尿液,并预防高尿酸血症、酸中毒、电解质紊乱、凝血异常等并发症。

(2)防治感染:急性白血病患者常有中性粒细胞减少,特别在化疗、放疗后粒细胞缺乏将持续较长时间,容易发生感染。在此期间患者进住消毒隔离病房或净化病房可有效减少感染机会。粒细胞集落刺激因子(G-CSF)的使用可以缩短粒细胞缺乏时间。如有发热感染,应做相应的病原学检查并积极抗感染治疗。

(3)输血支持:对于有贫血、出血表现,血红蛋白和血小板明显减少的患者应给予相应的成分输血支持。

(4)防治尿酸性肾病:由于白血病细胞的大量破坏,尤其是化疗期间,可使血清及尿液中的尿酸水平明显升高,尿酸结晶析出可积聚于肾小管内,导致患者出现少尿,甚至急性肾衰竭。因此,应嘱患者多饮水或通过静脉补液等保证足够的尿量,并应碱化尿液和同时口服别嘌醇抑制尿酸形成。

(5)维持营养:白血病是严重的消耗性疾病,应注意补充营养,维持水、电解质平衡,给患者高蛋白、高热量、易消化的食物,必要时经静脉补充营养。

2. 抗白血病治疗　抗白血病治疗分为 3 期:诱导缓解治疗、巩固治疗、维持治疗。

(1)联合化疗:是急性白血病治疗的核心,并贯穿于治疗的始终。设计化疗方案时,应考虑周期特异性与周期非特异性药物联合应用。选择周期特异性药物时,应选用不同时相的药物配伍(常用的联合化疗方案见表 9-3)。

1)诱导缓解治疗:其目的是争取达到完全缓解(CR)。ALL 目前常用的方案有 VDLP、Hyper-CVAD 等;AML 目前常用的方案有 DA、IA、HA 等。

表 9-3   白血病常用的联合化疗方案

方案	具体组成
ALL 诱导缓解治疗	VDLP 方案:VCR+DNR+L-ASP+P
ALL 缓解后治疗	HD Ara-C 或 HD MTX
AML 诱导缓解治疗	DA("标准"方案):DNR+Ara-C IA 方案:IDR+Ara-C HA 方案:H+Ara-C DAE 方案:DNR+ Ara-C+VP16
M3 诱导缓解治疗	ATRA+ATO 双诱导治疗
AML 缓解后治疗	HD Ara-C;可单用或与 DNR、IDR 等联合使用

注:VCR,长春新碱;DNR,柔红霉素;L-ASP,左旋门冬酰胺酶;P,强的松;HD Ara-C,大剂量阿糖胞苷;HD MTX,大剂量甲氨喋呤;IDR,去甲氧柔红霉素;H,高三尖杉酯碱;VP16,依托泊苷;ATRA,全反式维 A 酸;ATO,三氧化二砷。

2)巩固和强化治疗:经诱导缓解达到 CR 后,用原诱导方案或更强烈的方案或更换其他方案交替使用。

3)庇护所预防:由于血脑屏障和血睾屏障的存在,一般剂量的化疗药物很难通过,容易发生 CNSL 和睾丸白血病。随着急性白血病生存期的延长,CNSL 和睾丸白血病的发病率逐渐增高。头颅放射治疗或鞘内注射化疗、中至大剂量 Ara-C 全身化疗是有效的治疗方法。

(2)诱导分化治疗:急性早幼粒细胞白血病应用全反式维 A 酸诱导细胞分化治疗的有效率达 90% 以上。砷剂的使用具有类似的作用,并且对维 A 酸耐药的患者也有效,体外研究表明砷剂具有促进白血病细胞凋亡的作用。两者联合应用的疗效更佳。

(3)基因靶向治疗:部分成人 ALL 患者伴 Ph 染色体或 Bcr/Abl 融合基因。此类患者化疗的同时联合伊马替尼或达沙替尼抑制 Bcr/Abl 融合基因产生酪氨酸激酶活性,治疗缓解率明显提高。

(4)造血干细胞移植:仍然是治愈白血病的最有效的手段。其原理是指采用全身照射、化疗和免疫抑制预处理后,将正常供体或自体的造血细胞经血管输注给患者,使之重建正常的造血和免疫功能。年龄 ≤55 岁,治疗取得缓解并行早期强化治疗后 HLA 相合供体者可行异基因造血干细胞移植,以期达到根治的目的。

维 A 酸综合征

（五）预后

未经治疗的急性白血病患者的平均生存期仅 3 个月左右。经过现代治疗方法,已有不少患者取得疾病缓解以至长期存活。1~9 岁急性淋巴细胞白血病患者的预后较好,部分患者可以治愈;1 岁以下及 9 岁以上儿童、中青年和成年人的预后较差,60 岁以上更差。急性非淋巴细胞白血病患者亦然。此外,继发于放疗、化疗后的白血病或 MDS 后的白血病、有多药耐药性者,以及化疗后白血病细胞下降缓慢或需较长时间化疗才能缓解者的预后较差。

三、慢性髓细胞性白血病

慢性髓细胞性白血病(chronic myelogenous leukemia,CML)是一种以外周血粒细胞增高和出现各阶段幼稚粒细胞、嗜碱性粒细胞增高、常有血小板增多和脾大为特征的,起源于多能造血干细胞的慢性克隆性疾病。白血病细胞有特征性 t(9;22)(q34;q11)染色体易位异常。CML 的年发病率为 1/10 万,占成人白血病的 15%~20%,高峰发病年龄为 50~60 岁,男性:女性为 1.4:1。

（一）临床表现

起病缓慢，病程可分为慢性期、加速期和急变期。

1. 慢性期 常无自觉症状，偶尔因体检发现。常见症状有倦怠乏力、腹部不适、体重减轻或多汗。查体时多有脾大、胸骨下段压痛。

2. 加速期 表现为上述症状进行性加重，逐渐出现贫血和出血，脾脏持续性肿大，原治疗药物无效。

3. 急变期 是慢性髓细胞性白血病的终末期，病情进展迅速，临床表现、血象和骨髓象与急性白血病相似，但治疗常无效，患者往往在数月内死亡。

（二）辅助检查

1. 血象 初诊时以外周血白细胞计数增高为主，一般 >25×10⁹/L，约一半患者 >100×10⁹/L，可见各阶段幼稚粒细胞。嗜酸性粒细胞和嗜碱性粒细胞常增高。约 50% 的患者有血小板计数增高。

2. 骨髓象 有核细胞增生极度活跃，粒红比例常为 (10~30)∶1，嗜碱性粒细胞和嗜酸性粒细胞常增高，巨核细胞常增高。中性粒细胞碱性磷酸酶（NAP）活性减低或缺如。

3. 遗传学 特征性 t(9;22)(q34;q11) 染色体易位（Ph 染色体），产生 Bcr/Abl 融合基因。

（三）诊断要点

典型的 CML 伴有脾大，外周血白细胞计数增高，可见各阶段幼稚细胞，嗜酸性粒细胞和嗜碱性粒细胞增高。骨髓增生明显或极度活跃，以粒细胞系增生为主，中性晚幼及杆状核粒细胞明显增生，嗜酸性粒细胞和/或嗜碱性粒细胞亦增多，巨核细胞系常增生。NAP 缺如或减低。没有特征性遗传学改变不能诊断本病。根据本病的临床表现，以血象、骨髓象特征诊断本病并不难。

（四）治疗原则

CML 的疗效判断包括血液学缓解、细胞遗传学缓解（即 Ph+ 细胞消失率）和分子生物学缓解。

1. 酪氨酸激酶抑制剂（TKI） 目前，第一代 TKI 伊马替尼已经作为治疗慢性髓细胞性白血病慢性期的首选药物。伊马替尼治疗期间应定期监测血液学、细胞遗传学、分子生物学反应，据此调整治疗方案。对于伊马替尼无效或耐药及不能耐受的患者可以选择第二代 TKI 如达沙替尼、尼罗替尼。欧美国家直接选用第二代 TKI 治疗初诊 CML 的疗效比第一代更佳，甚至可能停药。

2. 造血干细胞移植 异基因造血干细胞移植（allo-HSCT）一直是根治 CML 的唯一手段，TKI 的应用延缓了移植时间。

3. 干扰素治疗 干扰素治疗 CML 的一般用量为 500 万 U，每日或隔日肌内注射 1 次，连续使用 6~18 个月。

4. 化疗 羟基脲可以控制细胞增殖达到血液学缓解，但不能改变遗传学异常，不能阻止病情进展。

（五）预后

TKI 出现前 CML 慢性期患者的中位生存期为 39~47 个月，3~5 年内进入急变终末期，少数患者慢性期可延续 10~20 年。自 TKI 应用以来，患者的生存期显著延长。

四、慢性淋巴细胞白血病

慢性淋巴细胞白血病（chronic lymphoblastic leukemia, CLL）简称慢淋，是由于单克隆性小淋巴细胞凋亡受阻、存活时间延长而大量积聚在骨髓、血液、淋巴结和其他器官内，最终导致正常造血功能衰竭的低度恶性疾病。慢淋绝大多数起源于 B 细胞，T 细胞较少。本病在我国较少见，在欧美国家较常见。90% 以上的患者在 50 岁以上发病，男性略多于女性。

（一）临床表现

起病缓慢，多无自觉症状，淋巴结肿大常为就诊的首发症状，以颈部、腋下、腹股沟淋巴结为主。

肿大的淋巴结无压痛,较坚实,可移动。偶有纵隔淋巴结及腹膜后、肠系膜淋巴结肿大而引起相应的症状,50%~70% 的患者有肝、脾轻至中度肿大。早期可出现疲乏、无力,随后出现食欲减退、消瘦、低热和盗汗等,晚期免疫功能减退,易发生贫血、出血、感染,尤其是呼吸道感染。约 8% 的患者可并发自身免疫性溶血性贫血。

（二）实验室检查

1. 血象　淋巴细胞持续增多,白细胞 $>10×10^9/L$,淋巴细胞占 50% 以上,晚期可达 90%,以小淋巴细胞为主。晚期血红蛋白、血小板减少,发生溶血时贫血明显加重。

2. 骨髓象　骨髓有核细胞增生明显活跃。红系、粒系及巨核细胞均减少,淋巴细胞比例 ≥40%,以成熟淋巴细胞为主,可见幼稚淋巴细胞或不典型淋巴细胞,发生溶血时幼红细胞增多。

3. 免疫学检查　约半数患者的血清蛋白含量减少。淋巴细胞具有单克隆性。绝大多数病例的淋巴细胞为 B 细胞,20% 的患者抗球蛋白试验阳性,晚期 T 细胞功能障碍。

4. 细胞遗传学　50%~80% 的患者出现染色体异常。部分患者出现基因突变或缺失。

（三）临床分期

国际上多采用 Binet 分期。

A 期:血和骨髓中的淋巴细胞增多,<3 个区域的淋巴结肿大;中数存活期 >10 年。

B 期:血和骨髓中的淋巴细胞增多,≥3 个区域的淋巴结肿大;中数存活期为 7 年。

C 期:除与 B 期相同外,尚有贫血(Hb 为男性 <120g/L,女性 <110g/L)或血小板减少($<100×10^9/L$);中数存活期为 2 年。

（四）诊断要点

主要依据患者有全身淋巴结肿大而无压痛等临床表现,结合外周血中持续性单克隆性淋巴细胞 $>5×10^9/L$,骨髓中的淋巴细胞 ≥40%,便可作出诊断。

（五）治疗要点

一般 A 期患者无须治疗,定期复查即可。对 B 期患者如有足够数量的正常外周细胞且无症状,多不治疗,定期随访。但如出现下列情况则应开始化疗:①体重减少 ≥10%,极度疲劳,体温 >38℃超过 2 周,盗汗;②进行性脾大(左肋弓下 >6cm);③淋巴结进行性肿大或直径 >10cm;④进行性淋巴细胞增生,2 个月内增加 >50%,或倍增时间 <6 个月;⑤自身免疫性贫血和 / 或血小板减少对糖皮质激素治疗的反应较差;⑥骨髓进行性衰竭,贫血和 / 或血小板减少出现或加重。C 期患者应予以化疗。

1. 化学治疗　常用的化疗药物为氟达拉滨和苯丁酸氮芥,前者的效果较后者更好。氟达拉滨的常用剂量为 $25~30mg/(m^2·d)$,连续 5 日静脉滴注,每 4 周重复 1 次。其他嘌呤类药物还有喷司他丁、克拉屈滨,烷化剂有环磷酰胺。

2. 免疫靶向治疗　存在 17p- 或 tp53 基因突变者首选 BTK 抑制剂进行靶向治疗。年龄在 65 岁以上或伴有严重的合并疾病者首选 BTK 抑制剂进行靶向治疗或苯丁酸氮芥加利妥昔单抗。无高危因素、年龄 <65 岁、体能状态良好的患者也可考虑含利妥昔单抗的免疫化学治疗,常用利妥昔单抗 + 氟达拉滨 + 环磷酰胺或利妥昔单抗 + 苯达莫司汀等。

3. 并发症的治疗　积极抗感染治疗,反复感染者可注射丙种球蛋白;并发自身免疫性溶血性贫血或血小板减少者可用较大剂量的糖皮质激素,疗效不佳且脾大明显时可行脾切除。

4. 造血干细胞移植　在缓解期,采用自体干细胞移植治疗可获得较理想的效果,但约有一半患者在移植后 4 年内复发,一般不推荐使用。

（六）预后

本病的病程长短不一,长者存活 10 余年,平均为 3~4 年。主要死亡原因为骨髓功能衰竭引起的严重感染、贫血和出血。CLL 的临床尚可发生转化,预后更为不良,如 Richter 综合征、幼淋巴细胞白血病等。不到 1% 的 CLL 向 ALL 转化。

第四节 淋 巴 瘤

淋巴瘤(lymphoma)起源于淋巴结和淋巴组织,其发生大多与免疫应答过程中淋巴细胞增殖分化产生的某种免疫细胞恶变有关,是免疫系统的恶性肿瘤。淋巴瘤可发生于身体的任何部位,通常以实体瘤形式生长于淋巴组织丰富的组织器官中,其中以淋巴结、扁桃体、脾及骨髓等部位最易受累。原发部位可在淋巴结,也可在结外的淋巴组织。临床上以无痛性进行性淋巴结肿大和局部肿块为特征,同时可有相应器官受压迫或浸润受损症状。组织病理学上将淋巴瘤分为霍奇金淋巴瘤(Hodgkin lymphoma,HL)和非霍奇金淋巴瘤(non-Hodgkin lymphoma,NHL)两大类,两者虽均发生于淋巴组织,但在流行病学、病理特点和临床表现等方面有明显的差异。我国以非霍奇金淋巴瘤多见,男性的发病率高于女性,以 20~40 岁多见,死亡率居恶性肿瘤死亡率的第 11~13 位。

(一) 病因与发病机制

淋巴瘤的病因与发病机制尚不清楚,可能与病毒感染及免疫缺陷等因素有关。80% 以上的伯基特淋巴瘤患者血中的 EB 病毒抗体滴定度明显增高;反转录病毒 HTLV-1 已被证明是成人 T 细胞白血病或淋巴瘤的病因;HTLV-2 近来也被认为与 T 细胞皮肤淋巴瘤(蕈样肉芽肿)的发病有关;卡波西肉瘤病毒也被认为是原发于体腔的淋巴瘤的病因。此外,宿主的免疫功能也与淋巴瘤的发病有关;幽门螺杆菌可能与胃黏膜淋巴瘤有关。

(二) 病理和分型

淋巴瘤的典型淋巴结病理学特征为正常滤泡性结构、被膜周围组织、被膜及被膜下窦由大量异常淋巴细胞或组织细胞所破坏。①霍奇金淋巴瘤:目前较普遍采用 1965 年 Rye 会议分型方法,将霍奇金淋巴瘤分为淋巴细胞为主型、结节硬化型、混合细胞型及淋巴细胞削减型。国内以混合细胞型为最常见,肿瘤组织中存在大量典型的里 - 施(Reed-Sternberg,R-S)细胞。淋巴细胞削减型多见于老年人,预后最差;除结节硬化型较固定外,其他各型可以相互转化。②非霍奇金淋巴瘤:病理分型较复杂,2001 年 WHO 将其分为 B 细胞肿瘤、T 细胞和 NK 细胞肿瘤,各自又包括诸多亚型,不同的病理分型对患者预后及治疗策略的影响较大。

(三) 临床表现

HL 多见于青年,儿童少见。NHL 可见于各年龄组,随年龄增长而发病增多。临床表现因病理类型、分期及侵犯部位不同而错综复杂。

1. 淋巴结肿大 多以无痛性、进行性颈部或锁骨上淋巴结肿大为首发症状,其次是腋下、腹股沟等处的淋巴结肿大,以 HL 多见。肿大的淋巴结可以活动,也可相互粘连,融合团块,触诊有软骨样的感觉。深部淋巴结肿大可引起压迫症状,如纵隔淋巴结肿大可致咳嗽、胸闷、气促、肺不张及上腔静脉压迫综合征等;腹膜后淋巴结肿大可压迫输尿管,引起肾盂积水等。

2. 发热 热型多不规则,可呈持续高热,也可间歇低热。30%~40% 的 HL 患者以原因不明的持续发热为首发症状,少数 HL 患者中出现周期热。但 NHL 一般在病变较广泛时才发热,且多为高热。热退时大汗淋漓可为本病的特征之一。

3. 皮肤瘙痒 是 HL 的较特异性表现,也可为 HL 的唯一全身症状。局灶性瘙痒发生于病变部淋巴引流的区域,全身瘙痒大多发生于纵隔或腹部有病变的患者。多见于年轻患者,特别是女性。

4. 酒精性疼痛 17%~20% 的 HL 患者在饮酒后 20 分钟病变局部发生疼痛,称为“酒精性疼痛”。其症状可早于其他症状及 X 线表现,具有一定的诊断意义。当病变缓解后,酒精性疼痛即行消失,复发时又重现。酒精性疼痛的机制不明。

5. 组织器官受累 NHL 的远处扩散及结外侵犯较 HL 常见。肝受累可引起肝大和肝区疼痛,少数可发生黄疸。胃肠道损害可出现食欲减退、腹痛、腹泻、肿块、肠梗阻和出血。肾损伤表现为肾肿大、高血压、肾功能不全及肾病综合征。中枢神经系统病变多在疾病进展期,以累及脑膜和脊髓为主。脊髓损害以胸椎及腰椎最常见。骨髓受累,部分 NHL 在晚期会发展为急性淋巴细胞白血病。还可见肺实质浸润,胸腔积液,口、鼻咽部等处受累。

（四）辅助检查

1. 血象与骨髓象检查　　HL 的血象变化较早,常有轻度或中度贫血,少数白细胞轻度或明显增加,中性粒细胞增多,约 20% 的患者嗜酸性粒细胞升高。骨髓浸润广泛或有脾功能亢进时全血细胞下降。骨髓象多为非特异性,若能找到里 - 施细胞则有助于诊断。NHL 的白细胞多正常,伴淋巴细胞绝对或相对增多。

2. 其他检查　　淋巴结活检、胸部超声或 CT 等。HL 活动期有红细胞沉降率加快、血清乳酸脱氢酶活力增加,乳酸脱氢酶增高提示预后不良;骨骼受累时血清碱性磷酸酶活力或血钙增加。NHL 可并发溶血性贫血,抗球蛋白试验阳性。

（五）分期

多采用 1966 年 Ann Arbor 会议推荐的临床分期法。各期又可分为全身无症状者为 A 组;有发热(38℃以上,连续 3 日,且无感染原因)、盗汗、体重减轻(6 个月减轻 10% 以上)等全身症状者为 B 组。

Ⅰ期:病变仅限于 2 个淋巴结区(Ⅰ)或单个结外器官局部受累(ⅠE)。

Ⅱ期:病变累及横膈同侧 2 个以上淋巴结区(Ⅱ),或病变局限侵犯淋巴结以外器官及横膈同侧 1 个淋巴结区(ⅡE)。

Ⅲ期:病变累及横膈上下两侧淋巴结区(Ⅲ),可伴有脾累及(ⅢS),结外器官局限性受累(ⅢE),或脾与局限性结外器官受累(ⅢSE)。

Ⅳ期:1 个或多个结外器官受到广泛性或播散性侵犯,伴或不伴淋巴结肿大。肝和骨髓只要受到累及均属Ⅳ期。

（六）治疗原则

以化疗为主的化疗、放疗相结合的综合治疗是淋巴瘤的基本治疗策略

1. 化学治疗　　HL Ⅲ、Ⅳ期,NHL 低度恶性Ⅲ、Ⅳ期,以及 NHL 中至高度恶性(即使临床分期为Ⅰ、Ⅱ期)患者均以化疗为主,必要时局部放疗。常用的联合化疗方案见表 9-4。

表 9-4　淋巴瘤常用的联合化疗方案

类型	方案	药物
HL	MOPP	氮芥、长春新碱、丙卡巴肼、泼尼松
	ABVD	多柔比星、博来霉素、长春新碱、达卡巴嗪
NHL	CHOP	环磷酰胺、多柔比星、长春新碱、泼尼松
	m-BACOB	甲氨蝶呤、博来霉素、多柔比星、环磷酰胺、长春新碱、地塞米松
	COP-BLAM	环磷酰胺、长春新碱、泼尼松、博来霉素、多柔比星、丙卡巴肼
	ESHAP	依托泊苷、甲泼尼龙、阿糖胞苷、顺铂

2. 放射治疗　　放射治疗有扩大照射及全身淋巴结照射 2 种。扩大照射除被累及的淋巴结及肿瘤组织外,还包括附近可能侵及的淋巴结构,如病变在膈以上采用"斗篷式"(照射部位包括两侧从乳突端至锁骨上下、腋下、肺门、纵隔淋巴结);如病变在膈以下采用倒"Y"字式(包括从膈下淋巴结到腹主动脉旁、盆腔及腹股沟淋巴结,同时照射脾区)。扩大照射主要用于 HL ⅠA 和ⅡA 期患者,疗效较好。NHL 对放射敏感但易复发,但若原发病灶在扁桃体、鼻咽部或为原发于骨骼的组织细胞型,局部放疗后可以获得较为满意的长期缓解。

3. 生物治疗　　CD20 单抗联合 CHOP 组成 RCHOP 方案治疗惰性和侵袭性 B 细胞淋巴瘤,可提高 CR 率和延长无病生存期。干扰素对蕈样肉芽肿和滤泡性小裂细胞型有抑制作用,可延长缓解期。

胃黏膜相关淋巴组织淋巴瘤经抗幽门螺杆菌治疗后部分患者的症状得到改善,淋巴瘤消失。

4. 骨髓或造血干细胞移植　对 55 岁以下、重要脏器功能正常的患者,如缓解期短、难治易复发的侵袭性淋巴瘤,经过 4 个疗程的 CHOP 方案使淋巴结缩小超过 3/4 者,可考虑全淋巴结放疗及大剂量联合化疗后进行异基因或自身骨髓(或外周血造血干细胞)移植,以期获得长期缓解和无病生存。

（七）预后

一般而言,HL 的预后明显优于 NHL,HL 已成为化疗可治愈的肿瘤之一。低度恶性 NHL 的病变相对缓和,存活期较长;中至高度恶性 NHL 在现代治疗中已取得较显著的疗效,中位存活期即使在较晚期病例也由几个月延长到 2 年以上。影响淋巴瘤预后的因素包括病理分型、临床分期、一般状况、有无全身症状、有无巨大肿块、初发年龄等。一般认为年龄>60 岁,Ⅲ 或 Ⅳ 期,血清 LDH 升高,结外病变>1 处,需要卧床或生活需要别人照顾均为预后不良因素。

典型病案

病史摘要:患者,男,45 岁。以“左颈无痛性淋巴结肿大 3 个月,增大 2 周”为主诉入院。源于 3 个月前无意中触及左颈一花生米大小的肿物,疑为淋巴结炎,未就诊,自服抗菌药物治疗;近 2 周来迅速增大,伴不规则发热,体重较前减轻 10kg。体检:T 37.9℃,贫血外观,体形消瘦,颈部可触及一 3.5cm×3.0cm×2.5cm 的肿物,质地较硬,不易推动,无触痛。胸骨无压痛,心肺听诊未见明显异常。肝肋下未触及,脾肋下 2cm 可触及。

病案分析:结合症状、体格检查拟诊为恶性淋巴瘤,淋巴结病理活检可明确病理分型,治疗上采用以化疗为主的化疗、放疗相结合的综合治疗。

第五节　出血性疾病

一、凝血功能障碍性疾病

人体的正常止血机制包括血管、血小板、凝血因子和抗凝蛋白参与的止血、凝血、抗凝及纤维蛋白溶解系统,这其中任何一个环节的缺陷都可能导致异常出血。本节重点概述的凝血功能障碍性疾病是由于先天性或获得性因素造成正常凝血功能发生障碍,以自发出血或轻微创伤后出血不止为主要表现的一组疾病。分为先天遗传性和获得性两大类。

（一）遗传性凝血因子异常

1. 血友病　血友病 A(FⅧ缺乏)、血友病 B(FⅨ缺乏)。

2. 血管性血友病　vWF 减少、缺乏或质的异常。

3. 纤维蛋白原疾病　低 / 无纤维蛋白原血症、异常纤维蛋白原血症,后者常同时伴有低纤维蛋白原血症。

4. 凝血酶原疾病　低 / 无凝血酶原血症、异常凝血酶原血症。

5. 因子Ⅴ、Ⅶ、Ⅹ、Ⅺ、Ⅻ缺乏症

（二）获得性凝血因子异常

临床上较为多见,多数为复合性凝血因子缺乏。按其发病原因可分为:

1. 肝病性因子缺乏　缺乏纤维蛋白原、FⅡ、FⅤ、FⅦ、FⅨ、FⅩ、FⅪ 及 FⅫ。

2. 维生素 K 依赖性因子缺乏　因体内维生素 K 缺乏导致与其密切相关的凝血因子 FⅡ、FⅦ、FⅨ、FⅩ 缺乏,可以分为营养性、肝胆疾病性、药物性、肠源性等数种。

3. FⅧ缺乏　获得性血友病 A。

4. 弥散性血管内凝血

(三) 临床表现

先天遗传性凝血功能障碍性疾病多有家族史,可见出生后脐带出血,以关节肌肉、深部组织和内脏出血为主,可见皮肤大片瘀斑、月经量过多或外伤手术后出血不止,罕见皮肤瘀点、紫癜。获得性因素造成的凝血功能障碍常有原发病的临床表现。

(四) 诊断要点

凝血功能障碍性疾病的诊断应结合病史、临床表现、实验室检查进行综合分析。实验室检查通常按照筛选、确诊及特殊试验的顺序进行。筛选试验包括出血时间(BT)、毛细血管脆性试验、血小板计数、血块收缩试验、凝血时间(CT)、活化部分凝血活酶时间(APTT)、凝血酶原时间(PT)等,进行血管、血小板或凝血异常的初步筛查;确诊试验包括各种凝血因子活性及抑制物、血管性血友病因子(vWF)、抗凝血酶抗原和活性及纤维蛋白(原)降解产物(FDP)、D- 二聚体测定等,以进一步明确病因。某些特殊、少见的凝血功能障碍性疾病还需要进行一些特殊试验以明确诊断,如蛋白质结构分析、氨基酸测序及基因检测等。

(五) 治疗原则

1. 病因防治　对获得性凝血功能障碍性疾病,应针对病因积极治疗,防治基础疾病,如控制感染,积极治疗肝胆疾病、肾病、自身免疫病等;对遗传性凝血功能障碍性疾病,应注意对患者及监护人的教育,如防止外伤、选择安全的职业、出血的紧急自救措施、预防治疗等;避免接触、使用可加重出血的物质及药物,如阿司匹林、华法林、肝素等。

2. 出血治疗　根据不同的病因,选用不同的止血药(包括凝血因子替代治疗、抗纤溶治疗)。

3. 其他治疗　如基因疗法可用于某些先天性凝血因子缺乏(如血友病 A、血友病 B)等;血浆置换及免疫抑制治疗可去除抗体或相关致病因素;手术治疗包括血肿清除、关节成形及置换等。

二、弥散性血管内凝血

弥散性血管内凝血(disseminated intravascular coagulation,DIC)是由多种致病因素激活机体的凝血系统,导致机体弥漫性微血栓形成、凝血因子大量消耗并继发纤溶亢进,从而引起全身性出血、微循环障碍乃至多器官功能衰竭的一种临床综合征。本病多起病急、进展快,死亡率高,是临床急重症之一。

(一) 病因与发病机制

1. 病因　许多疾病可导致 DIC 的发生,其中以感染最多见,恶性肿瘤、病理产科、手术及创伤所致者亦常见,见表9-5。

表 9-5　DIC 的常见病因

病因类型	基础疾病
感染性疾病	革兰氏阴性菌或阳性菌引起的败血症,病毒、立克次体、真菌、钩端螺旋体等感染
恶性肿瘤	急性早幼粒细胞白血病、淋巴瘤、前列腺癌、胰腺癌、肝癌、绒毛膜上皮癌、肾癌、肺癌及脑肿瘤等
手术及创伤	如大面积烧伤,严重创伤,毒蛇咬伤,富含组织因子的器官如脑、前列腺、胰腺、子宫及胎盘等手术及创伤
病理产科	羊水栓塞、胎盘早剥、感染性流产、死胎滞留、重症妊娠高血压等

2. 发病机制　DIC 的发生过程与人体内的凝血系统和纤维蛋白溶解(简称纤溶)系统之间的动态平衡失调有关。凝血酶及纤溶酶的形成是 2 个关键因素,是导致血管内微血栓、凝血因子减少及纤溶亢进等的重要机制。

(1)凝血系统激活和凝血酶形成

1)感染、肿瘤溶解、严重创伤或大型手术等均导致组织因子和 / 或组织因子类物质释放入血,激活外源性凝血途径。

2）感染、变态反应及缺氧引起血管内皮损伤，进而启动外源性或内源性凝血途径。

3）各种炎症反应、药物、缺氧可导致血小板损伤，诱发血小板聚集及释放反应，并通过多种途径激活凝血。上述过程可引起血管内大量、广泛性的凝血酶生成，同时大量消耗各种凝血因子及血小板。

（2）纤溶系统激活和纤溶酶形成：上述致病因素亦可同时通过直接或间接方式激活纤溶系统，产生的大量纤溶酶使纤维蛋白原和纤维蛋白降解，致使凝血 - 纤溶平衡进一步失调。

（3）其他：单核巨噬细胞系统受抑制、纤溶系统活性降低、高凝状态、缺氧、酸中毒等因素可促进DIC 的发生。

（二）病理与病理生理

1. 微血栓形成　是 DIC 的基本和特异性病理变化。在大量凝血酶的作用下，纤维蛋白原转变为不溶性的纤维蛋白沉积于微血管，形成大量纤维蛋白血栓，或因血小板参与形成纤维蛋白 - 血小板血栓。

2. 凝血功能异常

（1）高凝期：为 DIC 的早期改变，以微血栓形成为主。

（2）消耗性低凝期：此期出血倾向显著，PT 显著延长，血小板及多种凝血因子水平低下。

（3）继发性纤溶亢进期：多出现在 DIC 后期，但也可在凝血酶激活的同时发生，甚至成为某些DIC 的主要病理过程，以纤维蛋白原下降为主。

3. 微循环障碍　毛细血管微血栓形成、血容量减少、血管舒缩功能失调、心功能受损等因素造成微循环障碍。

（三）临床表现

1. 出血　是 DIC 常见的症状之一，多突然发生，为广泛、多发的皮肤黏膜的自发性、持续性出血，伤口和注射部位的渗血可呈大片瘀斑；严重者可有内脏出血，甚至颅内出血而致死。

2. 低血压、休克或微循环障碍　轻症常表现为低血压；重症则出现休克或微循环障碍，且早期即可出现单个或多个重要器官功能不全，包括肾、肺及大脑等。休克可进一步加剧组织的缺血、缺氧与坏死，从而促进 DIC 的发生与发展，形成恶性循环。

3. 栓塞　皮肤黏膜栓塞可使浅表组织缺血、坏死及局部溃疡形成；内脏栓塞常见于肾、肺、脑等，可引起急性肾衰竭、呼吸衰竭、颅内高压等，从而出现相应的症状与体征。多器官功能衰竭为 DIC 的最主要的死亡原因。

4. 溶血　DIC 时微血管管腔变窄，当红细胞通过腔内的纤维蛋白条索时，可引起机械性损伤和碎裂，产生溶血，称为微血管病性溶血。溶血一般较轻，早期不易察觉，大量溶血时可出现黄疸。

（四）诊断标准与辅助检查

诊断标准需符合临床表现及实验室检查指标。

1. 临床表现　存在易诱发 DIC 的基础疾病，并出现下列 2 项以上的临床表现：①严重或多发性的出血倾向；②不易用原发病解释的微循环衰竭或休克；③多发性微血管栓塞的症状、体征；④抗凝治疗有效。

2. 实验室检查指标　需同时具备下列各项指标中 3 项以上的异常：①血小板<100×10⁹/L 或进行性下降；②血浆纤维蛋白原含量<1.5g/L 或进行性下降；③血浆鱼精蛋白副凝固试验阳性或血浆FDP>20mg/L；④凝血酶原时间呈动态变化、缩短或延长 3 秒以上，或 APTT 延长或缩短 10 秒以上。

（五）治疗原则

1. 去除诱因，治疗原发病　是有效救治 DIC 的前提和基础。

2. 抗凝疗法　是终止 DIC，减轻器官功能损伤，重建凝血 - 抗凝血功能平衡的重要措施。一般应在有效治疗基础疾病的前提下，与补充凝血因子同时进行。首选药物为肝素钠或低分子量肝素，但下列情况应慎用：① DIC 后期患者有多种凝血因子缺乏及明显的纤溶亢进；②蛇毒所致的 DIC；③近期有肺结核大咯血或消化性溃疡活动性大出血；④手术后或损伤创面未经良好止血。

3. 补充凝血因子和血小板　对于 APTT 显著延长者可输新鲜全血、新鲜血浆或冷沉淀物，以补充凝血因子。对于纤维蛋白原显著降低（<1g/L）或血小板显著减少者，可分别输注纤维蛋白原浓缩剂或血小板悬液。

4. 抗纤溶治疗　适用于以继发性纤溶亢进为主的 DIC 晚期，一般应在已进行有效的原发病治疗、抗凝治疗及补充凝血因子的基础上应用。常用药物有氨基己酸、氨甲苯酸等。

三、抗凝治疗管理

血栓性疾病在我国的发病率呈逐年上升的趋势，严重危害人类健康。抗凝治疗是其重要的防治手段之一，特别是对于静脉血栓形成（venous thrombosis）。起初抗凝治疗主要是应用多靶点的抗凝血药，包括肝素类和香豆素类药物。前者作用迅速，多用于短期治疗；后者可口服，价廉方便，往往用于长期治疗。近年来有更多单靶点的新型抗凝血药问世，抗凝作用更强，出血风险更小，为抗凝治疗提供更多的选择。抗凝治疗的适应证也在逐渐扩大，除静脉血栓形成外，也用于治疗动脉血栓形成（如心肌梗死、冠状动脉血管成形术）。

（一）抗凝血药

抗凝血药的作用机制基于经典的凝血瀑布学说。目前主要有三大类抗凝血药：天然抗凝血药［如组织因子途径抑制物（TFPI）］、多靶点抗凝血药（如肝素类、香豆素类药物）及单靶点抗凝血药（如利伐沙班等）。

（二）抗凝治疗

抗凝治疗是一把"双刃剑"，所有抗凝血药在临床使用时，出血是最主要的不良事件，因此必须权衡利弊。

1. 抗凝治疗的适应证

（1）预防：心血管系统手术（体外循环、心脏直视手术、搭桥术、动脉修补、血管吻合等）；显微外科（断肢、断指再植）；心房颤动、血液透析、心脏导管检查、脑血管导管造影；异基因造血干细胞移植。

（2）治疗：重要器官的急性动静脉血栓形成；急性栓塞性血管炎；急性脑血管栓塞；急性肺栓塞；急性冠脉综合征；心肌梗死；DIC；急性新月体性肾小球肾炎；高凝状态。

2. 抗凝治疗的禁忌证

（1）绝对禁忌证：①新近发生的中枢神经系统出血、转移；② 24 小时内输血超过 2 个单位（800ml）。

（2）相对禁忌证：①慢性出血，临床上可测量的显性出血超过 48 小时；②血小板减少<50×10⁹/L；③血小板功能异常（遗传性、尿毒症、药物、造血异常）；④近期可能会发生出血的高风险大手术；⑤潜在的凝血异常（血友病、肝病）；⑥脊椎麻醉或腰椎穿刺；⑦长期使用抗血小板药；⑧妊娠、分娩及产后。

3. 抗凝血药的应用　针对静脉血栓形成的标准治疗方案是先用低分子量肝素（LMWH）或肝素联合华法林初始治疗 3~5 日，随后单用华法林长期维持治疗。对于继发性因素导致的深静脉血栓形成（DVT），推荐治疗 3 个月。如使用凝血酶直接抑制剂，需要使用至少 5 日的 LMWH，然后再转换成口服。因子 Ⅹ a 抑制剂（如磺达肝癸钠和利伐沙班）均为单药治疗，直接应用，不需要先期合用其他抗凝血药。

《中国肿瘤相关静脉血栓栓塞症的预防与治疗专家共识》指出，肿瘤患者 DVT 推荐使用 LMWH 治疗，其优于华法林治疗；不能应用 LMWH 的建议用华法林长期治疗；处于肿瘤活动期的下肢 DVT，若出血风险不高，推荐抗凝时间延长超过 3 个月（1B 级）；若有高出血风险，推荐酌情延长抗凝时间(2B 级);合并肺栓塞(PE)的患者初始抗凝治疗推荐胃肠外抗凝(1B 级);肿瘤患者合并 PE 推荐使用 LMWH 治疗,其优于华法林治疗(2B 级);不能应用 LMWH 的建议用华法林长期治疗,优于达比加群和利伐沙班(2C 级)。

DVT 的预防与治疗药物见表 9-6。

表 9-6　DVT 的预防与治疗药物

药物	预防	治疗	逆转药物
普通肝素	5 000U 皮下注射 q.8h.	静脉给药,负荷剂量为 80U/kg,继以 18U/(kg·h)输注,直至 APTT 延长至正常值的 2.0~2.5 倍	鱼精蛋白 1mg/100U 肝素,缓慢输注(不能超过 5mg/min),最大剂量为 50mg
低分子量肝素	2 000~5 000U 皮下注射 q.d. 或 2 000~2 500U 皮下注射 q.12h.	80~100U/kg 皮下注射 q.12h.	如果 LMWH 给药后 8h 内出血,缓慢输注鱼精蛋白 1mg/100U 肝素(不能超过 5mg/min),最大剂量为 50mg;如果给药后 8~12h 出血,则鱼精蛋白减半量;如果超过 12h,则视临床情况而定
华法林		5~10mg 口服 q.d.,调整 INR 在 2~3	INR<9,无出血:暂停华法林,有高危出血风险者口服小剂量维生素 K_1 1.0~2.5mg,密切监测 INR INR>9,无出血:暂停华法林,有高危出血风险者口服小剂量维生素 K_1 2.5mg,密切监测 INR 有严重出血,不论 INR 多少:暂停华法林,60min 内静脉输入维生素 K_1 10mg 或凝血酶原复合物 25~50U/kg 或新鲜冷冻血浆 15ml/kg 或重组 F Ⅶ 20μg/kg,密切监测 INR
磺达肝癸钠	2.5mg 皮下注射 q.d.	体重<50kg:5mg q.d.;50~100kg:7.5mg q.d.体重>100kg:10mg q.d.	重组 F Ⅶ 90μg/kg 静脉输入
达比加群	110mg b.i.d.	150mg b.i.d.	应当考虑输注血制品或成分输血
利伐沙班	10mg q.d.	15~20mg q.d.	应当考虑输注血制品或成分输血

因为患者特征和事件类型的不同,抗凝治疗的时间应尽可能地个体化,推荐 INR 维持在 1.5~2.0 的低强度抗凝治疗(ACCP-10,Ⅰ A)。抗凝疗程长短必须权衡利弊。新型口服抗凝血药在静脉血栓栓塞症的预防及治疗、非瓣膜病心房颤动的卒中预防中疗效至少不劣于华法林,而严重出血性并发症(特别是颅内出血)的风险低于华法林。新型口服抗凝血药无须常规监测凝血功能,更便于患者长期治疗。但老年人和肾功能不全患者合用抗血小板药时需要注意监测。此外,无法获得针对新型口服抗凝血药的拮抗剂时,用药过量或发生出血并发症时需根据患者的具体情况作出处理(如催吐、洗胃、输注凝血因子等)。迄今为止,关于新型口服抗凝血药在瓣膜病心房颤动与心脏瓣膜置换术和瓣膜修补术后患者中的应用尚缺乏临床证据,这些患者的抗凝治疗仍应选择剂量调整后的华法林。

第六节　其他疾病

其他常见血液系统疾病的主要临床表现和治疗要点归纳为表 9-7。

表 9-7　其他常见血液系统疾病的主要临床表现和治疗要点

疾病类型	主要临床表现	主要辅助检查	治疗要点
骨髓增生异常综合征	起病缓慢,多以难治性贫血为主要表现	血象表现为一系或多系血细胞减少;骨髓增生活跃,多有两系以上的病态造血。部分患者出现克隆性染色体核型异常	低危患者主要采用支持、促造血、诱导分化和免疫调节剂等治疗;中、高危患者可采用去甲基化(地西他滨或阿扎胞苷)治疗或造血干细胞移植
骨髓增殖性疾病	1 种或多种血细胞质和量的异常,脾大,出血倾向,血栓形成	骨髓增生活跃或明显活跃,粒、红、巨核细胞均显著增生,部分患者出现染色体异常,多数患者可见 JAK2、CARL、MPL 基因突变	抑制骨髓造血,抗血小板聚集,预防血栓形成,中、高危骨髓纤维化患者建议用 JAK2 抑制剂芦可替尼治疗
多发性骨髓瘤	溶骨性骨骼破坏和髓外浸润症状;伴贫血、感染、肾衰竭、高黏滞综合征、出血倾向等	骨髓浆细胞>10%;血清中有单株免疫球蛋白或尿中的本周蛋白>1g/24h;高钙血症	无症状或无进展者可不治疗;疾病进展或症状明显者可采用含硼替佐米的化疗方案和自身造血干细胞移植
特发性血小板减少性紫癜(ITP)	急性 ITP 起病急骤,出现全身性皮肤、黏膜广泛出血;慢性 ITP 起病缓慢或隐袭,表现为不同程度的皮肤与黏膜出血,呈持续性或反复发作	多次化验血小板计数<100×10⁹/L,血细胞形态无异常;脾脏一般不增大;骨髓检查巨核细胞数增多或正常,有成熟障碍	ITP 如果发病时患者的血小板计数严重减少(<30×10⁹/L)并伴明显出血,则需紧急和适当处理。初始治疗 ITP 的首选药物是糖皮质激素,无效时考虑加用免疫抑制剂

（吴　勇）

思考题

1. 试述缺铁性贫血的血象特征,能准确反映体内贮存铁情况的检查项目,口服及注射铁剂的注意事项、疗效判断及疗程。

2. 试述再生障碍性贫血的分型与临床表现及治疗要点。

3. 试述急性白血病的化疗阶段划分、化疗原则、缓解后化疗的意义及常用化疗药物的主要不良反应。

4. 试述慢性髓细胞性白血病慢性期最突出的体征、慢性髓细胞性白血病的异常染色体及首选的靶向治疗药物。

5. 试述淋巴瘤的临床分期与治疗原则。

第九章
目标测试

第十章

内分泌与代谢疾病

第十章
教学课件

第一节 概 述

为了适应不断改变的内外界环境并保持机体内环境的相对稳定性,人体必须依赖于神经、内分泌和免疫系统的相互配合和调控,使各器官系统的活动协调一致,共同担负起机体的代谢、生长、发育、生殖、运动、衰老和病态等生命现象。内分泌系统疾病相当常见,本章将重点介绍甲状腺功能亢进症和减退症、糖尿病、高尿酸血症与痛风、佝偻病及骨质疏松症等内分泌与代谢疾病。

第二节 甲状腺功能亢进症

甲状腺功能亢进症(hyperthyroidism)简称甲亢,是指甲状腺腺体不适当地持续合成和分泌过多的甲状腺激素而引起的内分泌疾病。其按照发病部位和病因可分为原发性甲亢和中枢性甲亢。原发性甲亢属于甲状腺腺体本身的病变,包括自身免疫性甲亢——毒性弥漫性甲状腺肿(又称 Graves 病,Graves disease,GD)、多结节性毒性甲状腺肿、自主性高功能甲状腺腺瘤(Plummer disease)、碘致性甲状腺功能亢进症(简称碘性甲亢);而中枢性甲亢又称为垂体性甲亢,是由于垂体促甲状腺激素(thyroid stimulating hormone,TSH)腺瘤分泌过多的 TSH 所致的甲亢。在甲亢的分类中,以 Graves 病为最多见,约占所有甲亢的 80%,本节主要介绍 Graves 病,其发病特点是女性的患病率高于男性,高发年龄为 30~60 岁,但也可以发生在任何年龄段。

按照甲亢程度,可分为临床甲亢和亚临床甲亢。临床甲亢的甲状腺功能特点是血清 TSH 降低,总甲状腺素(total thyroxine,TT_4)、游离甲状腺素(free thyroxine,FT_4)、总三碘甲状腺原氨酸(total triiodothyronine,TT_3)、游离三碘甲状腺原氨酸(free triiodothyronine,FT_3)升高;亚临床甲亢仅血清 TSH 降低,甲状腺激素水平正常。

(一)病因与发病机制

Graves 病是器官特异性自身免疫病之一,它与自身免疫性甲状腺炎等同属于自身免疫性甲状腺病(autoimmune thyroid disease,AITD)。在具有遗传易感性的人群(特别是女性)中,环境因素如吸烟、高碘饮食、应激、感染、妊娠等可促进发病,细胞免疫及体液免疫均参与发病过程。该病的特征性自身抗体是 TSH 受体抗体(TSH receptor antibody,TRAb),这是一组多克隆抗体,其中包括促甲状腺激素受体刺激性抗体(thyroid stimulating hormone receptor-stimulating antibody,TSAb)。TSAb 是诱发 Graves 病的主要致病抗体,通过激活 TSH 受体,促进甲状腺合成和分泌过多的甲状腺激素,导致甲亢。

(二) 临床表现

1. 甲状腺激素过多症候群

(1) 高代谢综合征:甲状腺激素过多,交感神经兴奋性增强,促进物质代谢,导致产热、散热明显增加。患者有疲乏无力、消瘦、怕热多汗、皮肤潮湿等症状,是最常见的临床表现。

(2) 精神神经系统:患者神经过敏、容易激动、性情烦躁、记忆减退,偶有寡言抑郁、神情淡漠。双手平伸时手指可出现不同程度的震颤,腱反射亢进。

(3) 心血管系统:由于代谢亢进、甲状腺激素对心血管的直接作用及交感神经系统兴奋等因素,患者出现心动过速、心音亢进、心律失常、收缩压升高等症状。如病情重、病期长,还可合并甲状腺功能亢进性心脏病、心脏增大、心力衰竭等。

(4) 消化系统:多食善饥、食欲亢进、肠蠕动增强、大便频繁或腹泻、体重减轻等。少数患者可出现恶心、呕吐等症状,或出现氨基转移酶升高、黄疸等肝功能异常表现。少数老年淡漠型甲状腺功能亢进症患者常因厌食而出现恶病质。

(5) 肌肉骨骼系统:可引起肌群萎缩、软弱、无力、行动困难,严重者表现为甲状腺功能亢进性周期性瘫痪,病变主要累及下肢,以男性多见,发作时血钾减低但尿钾不高。

(6) 血液系统:循环血的淋巴细胞比例、单核细胞增加,但是白细胞总数减低。部分患者有轻度贫血,可伴发血小板减少性紫癜。

(7) 内分泌系统:女性月经紊乱、月经量减少甚至闭经,男性阳痿。两性的生殖能力均下降。由于骨代谢转换加速,可引起低骨量或骨质疏松症。

2. 甲状腺肿大

甲状腺呈对称性弥漫性肿大,质软,无触痛,吞咽时上下活动;在肿大的甲状腺上听诊可闻及血管杂音,甚至可触及甲状腺震颤感。如甲状腺重度肿大或胸骨后甲状腺肿时,可压迫气管出现呼吸困难、压迫神经出现声音嘶哑。

3. 眼部症状

Graves 病的突眼可分为以下 2 类。

(1) 非浸润性突眼:又称为单纯性突眼、良性突眼,较常见。眼球轻度突出,突眼度不超过 18mm。可见眼裂增宽、瞬目减少等眼征。主要是由于交感神经兴奋导致眼外肌群张力增强所致,病情控制后可减轻或自行恢复。

(2) 浸润性突眼:又称为内分泌性突眼、恶性突眼,较少见。病因与眶后组织的炎症反应有关。双眼球明显突出,可超过中国人群眼球突出度参考值(女性为 16.0mm,男性为 18.6mm)3mm 以上,少数患者为单侧突眼。主要是由于眼外肌和球后结缔组织增加、淋巴细胞浸润和水肿所致。患者常有明显的畏光、流泪、复视、视力减退、眼部肿胀、刺痛、异物感等症状,重者可出现全眼球炎甚至失明。

4. 胫前黏液性水肿

是 Graves 病的特征性皮肤表现,发生率约为 5%。常见于胫骨前下 1/3 部位,皮损多为对称性,早期皮肤增厚、变粗、毛囊角化,可见广泛的大小不等的红褐色或暗紫色突起不平的斑块或结节,后期皮肤如橘皮或树皮样,可伴继发感染和色素沉着

(三) 辅助检查

1. 甲状腺功能检查

(1) 血清 TSH 测定:临床甲亢、亚临床甲亢和非甲亢性甲状腺毒症患者的 TSH 均低于正常值下限。根据下丘脑 - 垂体 - 甲状腺轴生理反馈调节机制,甲亢时血清 T_3、T_4 水平增高,反馈性抑制垂体 TSH 的释放,因而血清 TSH 水平降低。

(2) 血清 TT_3、TT_4 测定:甲亢时 TT_3、TT_4 一般均升高,T_3 型甲亢时血 TT_3 升高而 TT_4 正常,T_4 型甲亢时血 TT_4 升高而 TT_3 正常。血清总甲状腺素易受甲状腺结合球蛋白(TBG)的影响,TBG 受妊娠、雌激素、病毒性肝炎等因素的影响而升高,受雄激素、低蛋白血症(严重肝病、肾病综合征)等因素

的影响而降低,判断结果时要考虑上述因素。

(3)血清 FT₃、FT₄ 测定:FT₃ 和 FT₄ 不受 TBG 的影响,是甲状腺激素的生物活性部分,可直接反映甲状腺的功能状态,敏感性和特异性均高于 TT₃、TT₄,尤其适用于甲状腺球蛋白水平存在变化的患者。妊娠期甲亢、服性激素、肾病综合征及有严重肝病的患者通过测定 FT₃ 和 FT₄ 来反映真正的甲状腺功能。

(4)TRAb 测定:Graves 病患者的 TRAb 阳性率达 80%~100%,多呈高滴度阳性,对诊断、判断病情活动及评价停药时机有一定意义。需要注意的是,TRAb 包括刺激性(TSAb)和抑制性(TSBAb)2 种抗体,而检测到的 TRAb 仅能反映有针对 TSH 受体的自身抗体存在,不能反映这种抗体的功能。但是当临床表现符合 Graves 病时,一般都将 TRAb 视为 TSAb。

(5)甲状腺过氧化物酶抗体(thyroid peroxidase antibody,TPO-Ab)和甲状腺球蛋白抗体(thyroglobulin antibody,TgAb)测定:Graves 病患者可见 TPO-Ab、TgAb 阳性;如同时存在桥本甲状腺炎,TPO-Ab、TgAb 多呈高滴度阳性。

2. 其他检查

(1)影像学检查

1)超声检查:Graves 病患者的甲状腺弥漫性或局灶性回声减低,在回声减低处血流信号明显增加,呈“火海征”。甲状腺上的动脉和腺体内动脉流速增快,阻力减低。甲状腺超声和甲状腺放射性核素显像有助于甲状腺部位、外形、大小和结节性质的确定。

2)眼眶 CT/MRI:怀疑浸润性突眼的患者可行 CT 或 MRI 评价眼外肌的大小和密度、眼球位置等,并有助于排除其他病因所致的突眼。

3)¹³¹I 摄取率:用于鉴别甲亢(碘性甲亢除外)和非甲亢性甲状腺毒症。Graves 病患者的 ¹³¹I 摄取率升高,多有高峰前移。

(2)实验室检查:血胆固醇降低、尿肌酸增多。白细胞正常或偏低、淋巴细胞增多。糖耐量可表现异常。

(四)诊断与鉴别诊断

诊断程序:①甲状腺毒症的诊断,测定血清 TSH 和甲状腺激素水平;②确定甲状腺毒症是否来源于甲状腺功能亢进;③确定引起甲亢的原因,如 Graves 病、结节性毒性甲状腺肿、自主性高功能甲状腺腺瘤等。

1. 甲亢的诊断　①高代谢症状和体征;②甲状腺肿大;③血清 TT₄、FT₄ 增高,TSH 减低。具备以上 3 项诊断即可成立。具备以上 3 项,并除外非甲亢性甲状腺毒症,甲亢的诊断即可成立。注意部分不典型甲亢患者可以表现为单一系统首发突出症状,如心房颤动、腹泻、低钾性周期性麻痹等。淡漠型甲亢患者的高代谢症状可以不明显。少数患者可以无甲状腺肿大。

2. Graves 病的诊断　①甲亢的诊断确立;②甲状腺弥漫性肿大(触诊和 B 超证实),少数病例可以无甲状腺肿大;③眼球突出和其他浸润性眼征;④胫前黏液性水肿;⑤ TRAb、TPO-Ab 阳性。以上标准中,①、②项为诊断必备条件,③、④、⑤项为诊断辅助条件。

甲亢要与单纯性甲状腺肿、嗜铬细胞瘤、神经症等疾病相鉴别。

(五)治疗原则

1. 一般治疗　首先应消除精神刺激、神经紧张等不利因素。注意适当休息,补充足够的热量和营养,包括糖、蛋白质和多种维生素等,忌高碘饮食。精神紧张、失眠较重者给予镇静药治疗。

2. 抗甲状腺药治疗　抗甲状腺药(antithyroid drug,ATD)治疗是甲亢的基础治疗,但是对单纯 ATD 的治愈率仅有 50% 左右,复发率高达 50%~60%。ATD 也用于手术和 ¹³¹I 治疗前的准备阶段。常用的 ATD 分为硫脲类和咪唑类 2 类,硫脲类包括丙硫氧嘧啶(propylthiouracil,PTU)和甲硫氧嘧啶等,咪唑类包括甲巯咪唑(methimazole,MMI)和卡比马唑(carbimazole)等。普遍使用 MMI 和 PTU。

PTU 与蛋白结合紧密,通过胎盘和进入乳汁的量均少于 MMI,所以在妊娠伴发甲亢时优先选用。

用药监护:①刚开始治疗时,每 4~6 周复查 FT_4、TT_3 和 TSH,待甲状腺功能恢复到正常后,每 2~3 个月复查 1 次。一般疗程为 12~18 个月,后逐渐减量到停药。若停药后甲亢复发,则考虑放射性碘(^{131}I)治疗。②考虑到其不良反应主要集中在血细胞破坏与肝脏毒性,需获取基线的血常规和肝功能。治疗后若出现症状性不良反应,需要进行血常规与肝功能复检。③育龄妇女需服用避孕药避孕。

3. 放射性碘(^{131}I)治疗 甲状腺具有高度选择性摄取 ^{131}I 的能力,口服 ^{131}I 后,其大部分被甲状腺摄取后释放出 β 射线,破坏甲状腺组织,使甲状腺激素的合成和分泌减少,从而治疗甲亢。剂量过大易导致永久性甲减。主要适应证是中年以上的患者、中度甲亢、对抗甲状腺药过敏而不能继续应用或长期使用无效或治疗后复发者、有手术禁忌证或术后复发者。对孕妇、哺乳期妇女或严重心、肝、肾疾病者禁用。

用药监护:①患者教育。为防止将放射性传给他人,5 日之内不与他人交换唾液、共享食物与饮品器具,5 日之内避免与婴儿、儿童(<8 周岁)或孕妇有密切接触;每次如厕,需要重复冲洗厕所。②随访。考虑到治疗后甲状腺功能水平会有快速变化,所以每 4~6 周复查 FT_4、TT_3、TSH;若甲亢水平依旧持续 6 个月,或者甲亢未能在 3 个月有明显缓解,则考虑需要再次治疗。

4. 手术治疗 甲状腺次全切除术是治疗甲亢的有效方法之一,疗效高且复发率低。主要适用于垂体性甲亢者、自主性高功能甲状腺腺瘤者、甲状腺肿有压迫症状者、药物治疗无效或复发及严重过敏者、有恶变可能者等。但手术治疗也存在一定的并发症,如甲减引起手足搐搦、喉返神经损伤导致声音嘶哑、甲状腺切除过多引起永久性甲减等。病情轻,甲状腺肿大不明显,严重突眼,甲亢手术后复发等均不宜手术治疗。

5. 其他治疗

(1)碘剂:减少碘摄入量是甲亢的基础治疗之一。过量碘的摄入会加重和延长病程,增加复发的可能性,所以甲亢患者应当食用无碘食盐,忌用含碘药物。复方碘化钠溶液仅在手术前和甲状腺危象时使用。

(2)β 受体拮抗剂:作用机制是①阻断甲状腺激素对心脏的兴奋作用;②阻断外周组织 T_4 向 T_3 的转化,主要在 ATD 初治期使用,可较快控制甲亢的临床症状。

药物治疗、放射性碘(^{131}I)治疗和手术治疗 3 种常用治疗方法的比较见表 10-1。

表 10-1 药物治疗、放射性碘(^{131}I)治疗和手术治疗的比较

治疗方式	发挥疗效所需的时间	是否加重眼部症状	可否用于妊娠期	优势	劣势
药物治疗	3~24 周	否	可以(PTU,最小有效剂量)	较快地使甲状腺功能恢复到正常状态	有许多不良反应,复发率最高
放射性碘(^{131}I)治疗	2~6 个月	是,15%	不可以	效果持久,简单相对比较安全	会矫枉过正而成为甲减;会推迟怀孕
手术治疗	几乎立即	否	可以,妊娠中期	效果持久	会矫枉过正而成为甲减;手术并发症;需要全身麻醉

典型病案

病史摘要:患者,女,36 岁,处于妊娠期。主因“乏力、怕热、食欲增加、体重减轻 1 个多月”入院。患者于 1 个多月前无明显诱因出现心慌,活动后憋气,心率最快 140 次/min,出汗明显,食欲

增加,体重下降 2kg,腹泻 4 次/d,乏力明显,手抖明显。查甲状腺功能:FT_3>20pg/ml,FT_4 6.6ng/dl,TSH 0μIU/ml,TRAb>500U/ml。甲状腺 B 超提示甲状腺弥漫性肿大,甲状腺双叶实性小结节。

病案分析:患者有高代谢症状和体征,甲状腺肿大,血清 FT_3、FT_4 增高,TSH 减低,符合甲亢的诊断标准。B 超提示甲状腺弥漫性肿大,TRAb 阳性,Graves 病的诊断成立。临床诊断为甲亢(Graves 病)。

用药监护:

(1)首先选用药物治疗,较常用的药物是甲巯咪唑(methimazole,MMI)和丙硫氧嘧啶(propylthiouracil,PTU)。由于该患者位处于妊娠期,故首选甲巯咪唑。

(2)刚开始治疗时,每 4~6 周复查 FT_4、TT_3 和 TSH,待甲状腺功能恢复到正常后,每 2~3 个月复查 1 次。一般疗程为 12~18 个月,后逐渐减量到停药。若停药后甲亢复发,则考虑放射性碘(^{131}I)治疗。

(3)考虑到其不良反应主要集中在血细胞破坏与肝脏毒性,需获取基线的血常规和肝功能。治疗后若出现症状性不良反应,需要进行血常规与肝功能复检。

第三节　甲状腺功能减退症

甲状腺功能减退症(hypothyroidism)简称甲减,是由于甲状腺激素合成和分泌减少或组织作用减弱导致的全身代谢减低综合征。其病理特征是黏多糖在组织和皮肤中堆积,表现为黏液性水肿。成年甲减的患病率女性高于男性,随着年龄增长而升高。亚临床甲减的患病率高于临床甲减。

(一)分类

1. 根据病变发生的部位分类

(1)原发性甲减(primary hypothyroidism):是由于甲状腺腺体本身的病变引起的甲减,占全部甲减的 95% 以上,且 90% 以上的原发性甲减是由自身免疫、甲状腺手术和甲亢 ^{131}I 治疗所致的。

(2)中枢性甲减(central hypothyroidism):是由下丘脑和垂体病变引起的促甲状腺激素释放激素(TRH)或者 TSH 产生和分泌减少所致的甲减,比较少见。常因下丘脑和垂体肿瘤、手术、放疗和产后垂体出血坏死引起;其中由于下丘脑病变引起的甲减称为三发性甲减(tertiary hypothyroidism),非常罕见。

(3)甲状腺激素抵抗综合征(thyroid hormone resistance syndrome):属常染色体显性遗传病,是由于外周组织对甲状腺激素不敏感,甲状腺激素不能发挥其正常的生物效应所引起的综合征。临床表现差异很大,可有甲减或甲亢的表现。

2. 根据甲减的程度分类　分为临床甲减(overt hypothyroidism)和亚临床甲减(subclinical hypothyroidism)。

(二)病因与发病机制

成人甲减:①自身免疫性损伤,最常见的原因是自身免疫性甲状腺炎,包括桥本甲状腺炎、萎缩性甲状腺炎、产后甲状腺炎等。②甲状腺破坏,包括手术、^{131}I 治疗、甲状腺次全切除、^{131}I 治疗 Graves 病。③碘过量可引起具有潜在性甲状腺疾病者发生甲减,也可诱发和加重自身免疫性甲状腺炎;含碘药物胺碘酮(amiodarone)可诱发甲减的发生。④抗甲状腺药,如锂盐、硫脲类、咪唑类等可诱发甲减的发生。

(三)临床表现

成年人甲减常隐匿发病,进展缓慢,早期症状缺乏特异性。典型症状经常在几个月甚至几年后才显现出来,主要为代谢率减低和交感神经兴奋性下降等表现。

1. 一般表现　易疲劳、怕冷、体重增加、记忆减退、反应迟钝、嗜睡、精神抑郁、便秘、月经不调、肌肉痉挛等。

2. 肌肉与关节　肌肉乏力,暂时性肌强直、痉挛、疼痛,咀嚼肌、胸锁乳突肌、股四头肌和手部肌肉可有进行性肌萎缩。

3. 心血管系统　心率减慢,每搏输出量减少,静息时心排血量降低,外周血管阻力增加,脉压减小。心肌黏液性水肿导致心肌收缩力损伤、心动过缓、心排血量下降。ECG 显示低电压。由于心肌间质水肿、非特异性心肌纤维肿胀、左心室扩张和心包积液导致心脏增大。患者可伴有血压增高,久病者易并发动脉粥样硬化及冠心病。

4. 血液系统　由于下述4种原因发生贫血:①甲状腺激素缺乏引起血红蛋白合成障碍;②肠道吸收铁障碍引起铁缺乏;③肠道吸收叶酸障碍引起叶酸缺乏;④恶性贫血是与自身免疫性甲状腺炎伴发的器官特异性自身免疫性疾病。白细胞总数和分类计数、血小板数量通常正常。血浆凝血因子Ⅷ和Ⅸ浓度下降、毛细血管脆性增加及血小板黏附功能下降均易导致出血倾向。

5. 消化系统　厌食、腹胀、便秘,严重者出现麻痹性肠梗阻或黏液水肿性巨结肠。

6. 内分泌系统　女性常有月经过多或闭经。长期严重的病例可导致垂体增生、蝶鞍增大。部分患者的血清催乳素(PRL)水平增高,发生溢乳。原发性甲减伴特发性、肾上腺皮质功能减退和 1 型糖尿病者属自身免疫性多内分泌腺体综合征的一种,称为 Schmidt 综合征。

婴儿期甲减如果不及时治疗会导致性腺发育不全。幼年期甲减造成青春期延迟。成年女性重度甲减可伴性欲减退和排卵障碍、月经周期紊乱和月经量增多、不孕。男性甲减可致性欲减退、阳痿和精子减少。

7. 黏液性水肿昏迷　多见于病情严重的患者、老年人或长期未获得治疗者,多在冬季寒冷时发病。诱因为严重的全身疾病、甲状腺激素替代治疗中断、寒冷、手术、麻醉和使用镇静药等。临床表现为嗜睡、低体温(<35℃)、呼吸徐缓、心动过缓、血压下降、四肢肌肉松弛、反射减弱或消失,甚至昏迷、休克、肾功能不全而危及生命。

(四) 辅助检查

1. 血清 TSH 和 TT_4、FT_4 测定　血清 TSH 及 FT_4 是诊断原发性甲减的首选指标。血清 TT_3、FT_3 在轻症患者中可在正常范围内,在严重患者中降低。原发性甲减患者的血清 TSH 升高先于 T_4 降低,故血清 TSH 是评估原发性甲状腺功能异常的最敏感和最早期的指标。亚临床甲减仅有血清 TSH 增高,而血清 TT_4、FT_4、TT_3、FT_3 正常。

由于 TT_3、TT_4 受甲状腺素结合球蛋白、白蛋白、糖皮质激素、性激素等的影响,故测定 FT_3、FT_4 比 TT_3、TT_4 更敏感、准确。

2. 甲状腺自身抗体测定　血清 TPO-Ab 和 TgAb 阳性提示甲减是由于自身免疫性甲状腺炎所致。

3. 影像学检查

(1)心功能检查:心电图示低电压、窦性心动过缓、T 波低平或倒置,偶见 P-R 间期延长。心脏多普勒检查可有心肌收缩力下降,射血分数减低。

(2)X 线检查:骨龄延迟,骨化中心骨化不均匀、呈斑点状(多发性骨化灶)有助于呆小病的早期诊断。X 线胸片可见心脏向两侧增大,可伴心包积液或胸腔积液。

(3)甲状腺放射性核素显像:可发现异位甲状腺(舌骨后、胸骨后、纵隔内和卵巢甲状腺等)。如果先天性一侧甲状腺缺如,对侧甲状腺因代偿而出现显像增强。

4. 其他检查

(1)外周血常规检查:轻、中度贫血多为正细胞正色素性贫血,大细胞性贫血也可发生。

(2)脂质代谢异常检查:常见血总胆固醇、甘油三酯、低密度脂蛋白胆固醇、脂蛋白(a)升高,高密度脂蛋白胆固醇降低。

(3)其他生化检查:血清肌酸激酶、乳酸脱氢酶、谷草转氨酶升高,血清胡萝卜素升高。

(4)催乳素测定:严重的原发性甲减患者可伴血清催乳素升高。

（五）诊断与鉴别诊断

1. 诊断

(1)甲减的症状和体征。

(2)实验室检查显示血清 TSH 增高,TT_4、FT_4 减低,原发性甲减即可成立。进一步寻找甲减的病因,如果 TPO-Ab 阳性,可考虑甲减的病因为自身免疫性甲状腺炎。

(3)实验室检查显示血清 TSH 减低或者正常,TT_4、FT_4 减低,考虑中枢性甲减。

(4)血清 TSH 增高,TT_4、FT_4 和 TT_3、FT_3 正常为亚临床甲减。

2. 鉴别诊断　应与其他原因引起的贫血、心包积液、垂体瘤、特发性水肿、低 T_3 综合征相鉴别。

（六）治疗

1. 治疗目标

(1)缓解患者的症状与体征。

(2)纠正到正常水平的 TSH。

(3)避免矫枉过正。

2. 左甲状腺素(L-T_4)替代治疗　治疗目标是将血清 TSH 和甲状腺激素水平恢复到正常范围内,需要终身服药。

治疗剂量取决于患者的病情、年龄、体重和个体差异。补充甲状腺激素一般从小剂量,每 1~2 周逐渐加量,直到达到治疗目标。

需要考虑的安全因素包括很多药物和食物会与 L-T_4 发生相互作用,会减少 L-T_4 的吸收,影响其代谢;如果有心脏疾病,使用剂量应相对保守。

用药监护:①考虑其与食物和药物的相互作用,通常会在早餐前 30~60 分钟或者最后一顿饭后 4 小时与一整杯水同服。②甲减症状的缓解一般需要 2~3 周,但是重新建立下丘脑 - 垂体 - 甲状腺轴的平衡一般需要 4~6 周,所以开始使用药物或者改变剂量时应每 4~6 周测定激素指标 TSH,直到 TSH 达到正常水平。治疗达标后,需要每 6 个月复查激素指标 TSH。稳定后,延长到每 12 个月复查 1 次激素指标 TSH。

3. 支持治疗　此病患者对胰岛素、镇静药、麻醉药等均很敏感,可诱发甲状腺功能减退性昏迷,故使用上述药物时要慎重。并发黏液性水肿昏迷时要尽早诊断和抢救。首先补充甲状腺激素,然后补充糖皮质激素,根据需要补液,同时采取抗感染、保温、供氧、治疗原发病等措施。

第四节　糖　尿　病

糖尿病(diabetes mellitus,DM)是一组由多种病因引起的以慢性高血糖为特征的代谢性疾病,是由于胰岛素分泌和 / 或作用缺陷所引起的。长期碳水化合物及脂肪、蛋白质代谢紊乱可引起多系统损害,导致眼、肾、神经、心脏、血管等组织器官的慢性进行性病变、功能减退及衰竭;病情严重或应激时可发生急性严重代谢紊乱,如糖尿病酮症酸中毒(DKA)、高渗高血糖综合征。

（一）病因与发病机制

糖尿病的病因与发病机制较复杂,至今未明。通常认为遗传和环境因素共同参与糖尿病的发病过程。

根据 WHO(1999)的糖尿病病因学分型体系,将糖尿病分为 1 型糖尿病、2 型糖尿病、特殊类型糖尿病和妊娠糖尿病(gestational diabetes mellitus,GDM),其中 2 型糖尿病占糖尿病的 85%~90%。

　　1 型糖尿病为胰岛 β 细胞发生细胞介导的自身免疫性损伤而引起的,胰岛 β 细胞破坏导致胰岛素分泌的绝对缺乏。1 型糖尿病发病前经过一段漫长的 β 细胞破坏却无症状期,此时多数患者体内存在针对胰岛素或胰岛细胞的抗体,而血糖水平正常。当 β 细胞减少 80% 以上时,空腹血糖升高。在出现临床表现后的 8~10 年 β 细胞几乎完全丧失,造成胰岛素绝对缺乏。1 型糖尿病多见于青少年,症状明显,病情严重,呈糖尿病酮症酸中毒倾向,必须依赖胰岛素治疗。

　　2 型糖尿病的病因复杂,为一组异质性疾病,是以 β 细胞功能缺陷、胰岛素抵抗为特征的遗传性疾病。目前已发现许多与 2 型糖尿病有关的基因,但尚不清楚致病的主要基因。一般认为 2 型糖尿病是多基因遗传病。2 型糖尿病的早期反应是胰岛素释放正常或减少,但缺乏生理分泌波动性。逐渐 β 细胞失去对血糖升高的反应能力,导致糖调节功能受损。大多数患者同时存在组织胰岛素抵抗,其机制主要为肌肉对周围组织中的葡萄糖吸收和利用减少,组织对胰岛素的反应下降,引起餐后持久高血糖;也可能与组织的胰岛素受体数量减少、受体对胰岛素的敏感性下降有关。2 型糖尿病多见于成年人,常在 40 岁以后起病,发病缓慢,病情相对较轻,常有家族史,不需依赖胰岛素治疗,多数患者经严格控制饮食、体育锻炼及口服降血糖药后即可控制病情,少数无效者可用胰岛素治疗。

　　(二) 临床表现

　　1. 糖代谢紊乱表现　　典型患者有以多尿、多饮、多食、体重减轻为特点的"三多一少"症状,1 型糖尿病患者多数起病较快、病情较重,可出现糖尿病酮症酸中毒;2 型糖尿病患者的症状多不典型或缺如,仅在体检或出现急、慢性并发症,或因各种疾病需手术治疗,在手术期检查时才确诊为糖尿病。

　　2. 反应性低血糖　　由于 2 型糖尿病患者进食后胰岛素分泌高峰延迟,餐后 3~5 小时后胰岛素水平的不适当升高可引起反应性低血糖,为糖尿病早期的临床表现。

　　3. 糖尿病慢性病变表现　　糖尿病慢性并发症由糖尿病性大血管病变及糖尿病性微血管病变所引起,累及心、脑、肾、眼、神经等,出现相应器官损害的临床症状及体征。有的患者可表现为视物模糊、外阴瘙痒、皮肤瘙痒和易感染;如有并发症时,可出现视力下降,水肿,贫血,对称性手指、足趾感觉减退、疼痛、麻木或异样感,亦可有足背动脉搏动减弱。

　　4. 糖尿病急性并发症表现　　因免疫功能下降,糖尿病患者常发生疖、痈等皮肤化脓性感染,有时可发生败血症和脓毒血症、肺部感染、胆道感染等。

　　(三) 辅助检查

　　1. 血糖测定　　任意时间血糖指一日内任何时间,无论上一次进餐时间及食物摄入量测得的血糖。空腹血糖指 8~10 小时内无任何热量摄入测得的血糖。一般认为空腹血糖(fast plasma glucose,FPG)3.9~6.0mmol/L(70~108mg/dl)为正常;6.1~6.9mmol/L(110~125mg/dl)为空腹血糖受损(IFG);≥7.0mmol/L(126mg/dl)应考虑糖尿病。

　　当血糖高于正常范围而又未达到诊断糖尿病的标准时,须进行口服葡萄糖耐量试验(OGTT)。OGTT 应在清晨空腹进行,成人口服 75g 无水葡萄糖或 82.5g 含 1 分子水的葡萄糖,溶于 250~300ml 水中,5~10 分钟内饮完,空腹及开始饮葡萄糖水后的 2 小时测静脉血浆葡萄糖。儿童的服糖量按每千克体重 1.75g 计算,总量不超过 75g。OGTT 2hPG<7.7mmol/L(139mg/dl)为正常糖耐量;7.8~11.0mmol/L(140~199mg/dl)为糖耐量减低(IGT);≥11.1mmol/L(200mg/dl)应考虑糖尿病。

　　2. 糖化血红蛋白和糖化血清蛋白测定　　糖化血红蛋白(GHb)含量在未控制的糖尿病患者中明显增高,在糖尿病控制后约 2 个月 GHb 才会降至正常或接近正常,因而定期测定 GHb 可判断糖尿病的控制程度。人血浆白蛋白与葡萄糖化合生成果糖胺(FA),测定 FA 可反映近 2~3 周的平均血糖水平。

　　3. 尿糖测定　　尿糖阳性是诊断糖尿病的重要线索,但不作为糖尿病的诊断依据。尿糖阴性也不能排除患糖尿病的可能性。在多数情况下,24 小时尿糖总量与糖代谢紊乱程度相平行,因此尿糖可作为血糖控制的参考指标。

4. 尿酮体测定　尿酮体阳性对新发患者提示为 1 型糖尿病,而对 2 型糖尿病或正在治疗中的患者提示疗效不佳或出现重要的并发症。

5. 胰岛细胞抗体测定　可用于糖尿病分型。1 型糖尿病发病 1 年以内阳性率达 60%~85%,2 型糖尿病仅 10% 呈阳性。

（四）诊断与鉴别诊断

目前国际上通用 WHO 糖尿病专家委员会提出的诊断标准(1999),要点如下。

糖尿病的诊断标准为糖尿病症状加任意时间血浆葡萄糖 ≥ 11.1mmol/L(200mg/dl),或 FPG ≥ 7.0mmol/L(126mg/dl),或 OGTT 2hPG ≥ 11.1mmol/L(200mg/dl)。需重复 1 次确认,诊断才能成立。

对于无糖尿病症状,仅 1 次血糖值达到糖尿病诊断标准者,必须在另一日复查核实而确定诊断。如复查结果未达到糖尿病诊断标准,应定期复查。IFG 或 IGT 的诊断应根据 3 个月内的 2 次 OGTT 结果,用其平均值来判断。在急性感染、创伤或各种应激情况下可出现血糖暂时升高,不能以此诊断为糖尿病,应追踪随访。

2011 年 WHO 建议在条件具备的国家和地区采用糖化血红蛋白(HbA1c)诊断糖尿病,诊断切点为 HbA1c ≥ 6.5%。为了与 WHO 诊断标准接轨,推荐采用标准化检测方法且有严格治疗控制(美国国家糖化血红蛋白标准化计划、中国糖化血红蛋白一致性研究计划)的医疗机构可以将 HbA1c ≥ 6.5% 作为糖尿病的补充诊断标准。但是,在以下情况下只能根据静脉血浆葡萄糖水平诊断糖尿病:镰状细胞病、妊娠(中、晚期)、葡萄糖 -6- 磷酸脱氢酶缺乏症、艾滋病、血液透析、近期失血或输血、红细胞生成素治疗等。此外,不推荐采用其筛查囊性纤维化相关糖尿病。

糖尿病的诊断应与其他原因所致的尿糖增高、药物引起的糖耐量减低和血糖升高及继发性糖尿病相鉴别。

（五）治疗原则

糖尿病采取综合治疗,包括饮食疗法、运动疗法、药物治疗、糖尿病知识教育和血糖监测。其目的是使患者的血糖控制在正常或接近正常范围,纠正糖代谢和脂代谢紊乱,防止或减少并发症,降低病死率。1 型糖尿病在治疗中应进行糖尿病知识教育,提倡自我监测并控制饮食,加强锻炼,同时辅以生理性胰岛素治疗。新诊断的 2 型糖尿病开始可采取饮食和运动疗法来控制血糖;若非药物治疗不能控制血糖,则需口服降血糖药。

1 型糖尿病主要是胰岛素替代治疗,必要时辅以其他降血糖药。

2 型糖尿病需要服用其他降血糖药,必要时辅以胰岛素。目前主张不同作用机制的小剂量降血糖药联合应用,可达到更好的降血糖效果,并减少单一药物的不良反应。

常用的口服降血糖药包括①磺脲类(格列本脲、格列美脲):主要机制是促进胰岛 β 细胞分泌胰岛素。②双胍类(二甲双胍):主要增加外周组织对胰岛素的敏感性,抑制脂肪分解。③ α- 葡糖苷酶抑制剂(阿卡波糖):抑制 α- 葡糖苷酶,延缓碳水化合物的吸收,降低餐后高血糖。④噻唑烷二酮类(罗格列酮、吡格列酮):降低胰岛素抵抗性,增强胰岛素的作用,又称为胰岛素增敏剂。⑤非磺脲类促胰岛素分泌剂(瑞格列酮和那格列奈):作用机制类似于磺脲类,但 2 种药物在 β 细胞上的结合位点不同。⑥二肽基肽酶Ⅳ抑制剂(dipeptidyl peptidase-4 inhibitor,DPP-4i)——列汀类:DPP-4i 通过抑制二肽基肽酶Ⅳ(DPP-4)而减少胰高血糖素样肽 -1(GLP-1)在体内的失活,使内源性 GLP-1 水平升高。GLP-1 是以葡萄糖浓度依赖性方式增加胰岛素分泌,抑制胰高血糖素分泌,所以其降血糖效果与基线 HbA1c 有关,即基线 HbA1c 水平越高,降低血糖和 HbA1c 的绝对幅度越大。⑦钠 - 葡萄糖耦联转运体 2 抑制剂(sodium-glucose linked transporter 2 inhibitor,SGLT2i)——列净类:其可以抑制肾脏对葡萄糖的重吸收,降低肾脏糖阈,从而促进尿糖排出。

常用的注射类药物包括胰岛素、胰高血糖素样肽 -1 受体激动剂(GLP-1RA)(利拉鲁肽),通过激活 GLP-1 受体以葡萄糖浓度依赖性方式刺激胰岛素分泌和抑制胰高血糖素分泌,同时增加肌肉和脂肪组织的葡萄糖摄取,抑制肝脏葡萄糖的生成而发挥降血糖作用;并可抑制胃排空,从而抑制食欲。

典型病案

　　病史摘要:患者,男,51 岁。半年前无明显诱因下出现多饮、多尿、乏力,未予以重视。近日上述症状加重,到医院检查发现空腹血糖 11mmol/L,次日复查空腹血糖 10.8mmol/L、OGTT 2 小时血糖 18.9mmol/L,血常规及生化检查未见异常。查体:腹型肥胖,BMI 30kg/m^2。

　　病案分析:患者有多饮、多尿、乏力等临床症状,且 2 次空腹血糖检查均高于正常值,OGTT 2 小时血糖也高于正常值,糖尿病的诊断可以成立;加之患者中年后发病,腹型肥胖,排除 1 型糖尿病,符合 2 型糖尿病的诊断标准。

第五节　血脂异常和异常脂蛋白血症

　　血脂异常(dyslipidemia)指血浆中脂质量和质的异常。由于脂质不溶或微溶于水,在血浆中必须与蛋白质结合以脂蛋白的形式存在,因此血脂异常实际上表现为异常脂蛋白血症(dyslipoproteinemia)。血脂异常是指低密度脂蛋白胆固醇或总胆固醇(total cholesterol, TC)升高。

　　脂蛋白分为乳糜微粒(chylomicron, CM)、极低密度脂蛋白(very low-density lipoprotein, VLDL)、中密度脂蛋白(intermediate density lipoprotein, IDL)、低密度脂蛋白(low-density lipoprotein, LDL)、高密度脂蛋白(high-density lipoprotein, HDL)。其中,LDL 颗粒中含胆固醇约 50%,是血液中胆固醇含量最多的脂蛋白,故称为富含胆固醇的脂蛋白,所以 LDL-C 增高是动脉粥样硬化发生、发展的主要危险因素。HDL 将胆固醇从周围组织(包括动脉粥样硬化斑块)转运到肝脏进行再循环或以胆酸的形式排泄,此过程称为胆固醇逆转运,可减少胆固醇在血管壁的沉积,起到抗动脉粥样硬化作用。根据各个脂蛋白在人体中的作用,血脂异常实际上包括 LDL、TC 和甘油三酯(triglyceride, TG)升高及HDL 降低。

　　血脂异常少数为全身疾病所致(继发性),多数是遗传缺陷与环境因素相互作用的结果(原发性)。血脂异常可作为代谢综合征的组分之一,与多种疾病如肥胖症、2 型糖尿病、高血压、冠状动脉粥样硬化性心脏病、脑卒中等密切相关。长期血脂异常可导致动脉粥样硬化,增加心脑血管病的发病率和死亡率。防治血脂异常对延长寿命,提高生活质量具有重要意义。

　　(一) 病因与发病机制

　　脂蛋白代谢过程极为复杂,不论何种病因,若引起脂质来源、脂蛋白合成、代谢过程关键酶异常或降解过程受体通路障碍等,均可导致血脂异常。

　　1. 原发性血脂异常　除不良生活方式(如高能量、高脂和高糖饮食及过度饮酒等)与血脂异常有关外,大部分原发性高脂血症是由于单一基因或多个基因突变所致。由于基因突变所致的高脂血症多具有家族聚集性,有明显的遗传倾向,特别是单一基因突变者,故临床上通常称为家族性高脂血症。

　　基因突变的例子如家族性脂蛋白脂酶缺乏症和家族性 ApoC Ⅱ 缺乏症可因为 CM、VLDL 降解障碍引起 Ⅰ 型或 Ⅴ 型异常脂蛋白血症;家族性高胆固醇血症由于 LDL 受体缺陷影响 LDL 的分解代谢,家族性 ApoB100 缺陷症由于 LDL 结构异常影响与 LDL 受体的结合,两者主要表现为 Ⅱa 型异常脂蛋白血症等。在这些突变中,针对分解 LDL 受体的前蛋白转化酶枯草溶菌素 9(proprotein convertases subtilisin/kexin type 9, PCSK9)基因的功能获得型突变,已经有 PCSK9 抑制剂在临床使用。

　　大多数原发性血脂异常的原因不明,呈散发性,认为是由多个基因与环境因素综合作用的结果。

2. 继发性血脂异常

（1）全身系统性疾病：如糖尿病、甲状腺功能减退症、库欣综合征、肝肾疾病、系统性红斑狼疮、骨髓瘤等可引起继发性血脂异常。

（2）药物：如噻嗪类利尿药、β受体拮抗剂等。长期大量使用糖皮质激素可促进脂肪分解，血浆TC和TG水平升高。

（二）临床表现

血脂异常可见于不同年龄、性别的人群，某些家族性血脂异常可发生于婴幼儿。临床表现主要如下。

1. 黄色瘤、早发性角膜环和高脂血症眼底改变　由于脂质局部沉积所引起，其中以黄色瘤较为常见。黄色瘤是一种异常的局限性皮肤隆起，颜色可为黄色、橘黄色或棕红色，多呈结节、斑块或丘疹形状，质地一般柔软。最常见的是眼睑周围扁平黄色瘤。早发性角膜环出现于40岁以下，多伴有血脂异常。严重的高甘油三酯血症可产生高脂血症眼底改变。

2. 动脉粥样硬化　脂质在血管内皮沉积引起动脉粥样硬化，引起早发性和进展迅速的心脑血管和周围血管病变。某些家族性血脂异常可于青春期前发生冠状动脉粥样硬化性心脏病，甚至心肌梗死。

血脂异常可作为代谢综合征的一部分，常与肥胖症、高血压、冠状动脉粥样硬化性心脏病、糖耐量减低或糖尿病等疾病同时或先后发生。严重的高胆固醇血症有时可出现游走性多关节炎。严重的高甘油三酯血症可引起急性胰腺炎，应予重视。

（三）辅助检查

1. 生化检查　测定空腹状态下（禁食12~14小时）的血浆或血清TC、TG、LDL-C和HDL-C是最常用的实验室检查方法。TC是所有脂蛋白中胆固醇的总和，TG是所有脂蛋白中甘油三酯的总和。LDL-C和HDL-C分别指LDL和HDL中的胆固醇含量。

决定治疗前，至少有2次血脂检查的结果。根据《中国成人血脂异常防治指南（2016年修订版）》，血脂的合适水平的建议见表10-2。

表 10-2　中国 ASCVD 一级预防人群血脂合适
水平和异常分层标准　　单位：[mmol/L（mg/dl）]

分层	TC	LDL-C	HDL-C	非HDL-C	TG
理想水平		<2.6(100)		<3.4(130)	
合适水平	<5.2(200)	<3.4(130)		<4.1(160)	<1.7(150)
边缘升高	≥5.2(200)且<6.2(240)	≥3.4(130)且<4.1(160)		≥4.1(160)且<4.9(190)	≥1.7(150)且<2.3(200)
升高	≥6.2(240)	≥4.1(160)		≥4.9(190)	≥2.3(200)
降低			<1.0(40)		

注：ASCVD，动脉粥样硬化性心血管系统疾病。

2. 脂蛋白电泳　将脂蛋白分为位于原点不移动的乳糜微粒、前β、β和α共4条脂蛋白区带，分别相当于超速离心法中的CM、VLDL、IDL和LDL。仅为半定量分析，结果变异较大，目前已不常用。

（四）诊断与鉴别诊断

详细询问病史，包括个人饮食和生活习惯、有无引起继发性血脂异常的相关疾病、引起血脂异常的药物应用史及家族史。体格检查须全面、系统，并注意有无黄色瘤、角膜环和高脂血症眼底改变等。

健康体检是检出血脂异常患者的重要途径。为了及时发现血脂异常，建议20~40岁的成年人至少每5年测量1次血脂（包括TC、LDL-C、HDL-C和TG）；建议40岁以上的男性和绝经期后女性每年检测血脂；ASCVD 患者及其高危人群应每 3~6 个月测定 1 次血脂。因 ASCVD 住院的患者，应在入院时或入院 24 小时内检测血脂。

血脂检查的重点对象：①已有冠状动脉粥样硬化性心脏病、脑血管病或周围动脉粥样硬化病者；②存在多项 ASCVD 危险因素（如高血压、糖尿病、肥胖、吸烟）的人群；③有冠状动脉粥样硬化性心脏病或动脉粥样硬化家族史者，尤其是直系亲属中有早发冠状动脉粥样硬化性心脏病或其他动脉粥样硬化证据者，早发性一般定义为男性一级直系亲属在 55 岁前或女性一级直系亲属在 65 岁前患缺血性心血管病；④有皮肤黄色瘤者；⑤有家族性高脂血症者。

（五）治疗原则

高脂血症的治疗目的是通过调节血脂谱，预防动脉粥样硬化的发生和发展，降低冠状动脉粥样硬化性心脏病和心肌梗死的发病率和死亡率。由于遗传背景和生活环境不同，个体罹患 ASCVD 的危险程度显著不同，调血脂治疗能使 ASCVD 患者或高危人群获益。其防治的核心策略为依据 ASCVD 发病危险采取不同强度的干预措施。临床上应根据个体 ASCVD 危险程度，决定是否启动药物调血脂治疗及如何设定目标值。根据不同的脂蛋白与 ASCVD 发展的相关性，将降低 LDL-C 水平作为防控 ASCVD 危险的首要干预靶点，非 HDL-C 可作为次要干预靶点。具体治疗方式如下。

1. 改变不良生活方式　戒烟、忌过量饮酒，控制体重。消除紧张情绪，规律生活。维持健康体重（BMI 20.0~23.9kg/m^2），有利于血脂控制。

2. 调节饮食结构　在满足每日必需营养需要的基础上控制总能量，合理选择各营养要素的构成比例。形成低热量、低胆固醇、低脂、低糖和高纤维素的饮食结构，以利于高脂血症的防治。

3. 运动和体育锻炼　运动可增强心、肺功能，减轻体重，调节异常血脂，降低血浆 TG、TC 和升高 HDL-C，并能降低血压和减少患糖尿病的风险。

4. 药物性降血脂治疗　临床调血脂达标，首选他汀类调血脂药。起始宜应用中等强度的他汀类治疗，根据个体降胆固醇疗效和耐受情况适当调整剂量。若胆固醇水平不能达标，与其他调血脂药联合使用。调血脂药分为两大类，一类是降低 LDL-C，另一类是降低 TG。

降低 LDL-C 药物的主要作用机制：①他汀类调血脂药，亦称 3- 羟基 -3- 甲基戊二酰辅酶 A（3-hydroxy-3-methylglutaryl-coenzyme A，HMG-CoA）还原酶抑制剂，能够抑制胆固醇合成限速酶 HMG-CoA 还原酶，减少胆固醇合成，继而上调细胞表面 LDL 受体，加速血清 LDL 分解代谢。②胆固醇吸收抑制剂（依折麦布），有效抑制肠道内胆固醇的吸收。③胆酸螯合剂，为碱性阴离子交换树脂，可阻断肠道内胆汁酸中胆固醇的重吸收。④ PCSK9 抑制剂，PCSK9 是肝脏合成的分泌型丝氨酸蛋白酶，可与 LDL 受体结合并使其降解，从而减少 LDL 受体对血清 LDL-C 的清除。通过抑制 PCSK9，可阻止 LDL 受体降解，促进 LDL-C 清除。

降低 TG 药物的主要作用机制：①贝特类，通过激活过氧化物酶体增殖物激活受体 α（peroxisome proliferator activated receptor-α，PPARα）和脂蛋白脂酶（lipoprotein lipase，LPL）而降低血清 TG 水平和升高 HDL-C 水平；②高纯度鱼油制剂，鱼油的主要成分为 n-3 脂肪酸，即 ω-3 脂肪酸。

（六）治疗监护

饮食与非药物治疗者，开始治疗时每 3~6 个月应复查血脂水平，如血脂控制达到建议目标，则继续非药物治疗，但仍需每 6 个月 ~1 年复查，长期达标者可每年复查 1 次。服用调血脂药者，需要进行更严密的血脂监测。首次服用调血脂药者，应在用药 6 周内复查血脂及氨基转移酶和肌酸激酶。如血脂能达到目标值，且无药物不良反应，逐步改为每 6~12 个月复查 1 次；如血脂未达标，且无药物不良反应者，每 3 个月监测 1 次。如治疗 3~6 个月后血脂仍未达到目标值，则需调整调血脂药的剂量或种类，或联合应用不同作用机制的调血脂药进行治疗。每当调整调血脂药的种类或剂量时，都应在治疗 6 周内复查。

第六节　高尿酸血症与痛风

高尿酸血症(hyperuricemia)与痛风(gout)是嘌呤代谢障碍引起的代谢性疾病。高尿酸血症是痛风发作的重要基础,痛风患者在其发病过程中必在某一阶段有高尿酸血症表现,但部分患者急性发作时血尿酸水平不高。而痛风是指因血尿酸过高而沉积在关节、组织中造成多种损害的一组疾病,异质性较强,严重者可并发心脑血管疾病、肾衰竭,最终可能危及生命。痛风除高尿酸血症外,还可表现为急性关节炎、痛风石、慢性关节炎、关节畸形、慢性间质性肾炎和尿酸性尿路结石。高尿酸血症患者只有出现上述临床表现时才称为痛风。痛风在临床上分为原发性和继发性两大类,前者多由先天性嘌呤代谢异常所致,常与肥胖、糖脂代谢紊乱、高血压、动脉硬化和冠状动脉粥样硬化性心脏病等聚集发生,后者则由某些系统性疾病或药物引起。

(一) 病因与发病机制

病因与发病机制不清,主要病因如下。

(1)血液系统疾病:如急慢性白血病、红细胞增多症、多发性骨髓瘤、溶血性贫血、淋巴瘤及多种实体肿瘤化疗时,由于细胞内核酸大量分解而致尿酸产生过多。

(2)各类肾脏疾病:由于肾功能不全、肾小管疾病造成尿酸排泄减少而使血尿酸增高。

(3)服用某些药物:常见为利尿药(如氢氯噻嗪、呋塞米等)、复方降压片、吡嗪酰胺等抗结核药、抗帕金森病药、小剂量阿司匹林(75~300mg/d)、维生素 B_{12}、烟草酸、细胞毒性化疗药物、免疫抑制剂(他克莫司、环孢素、硫唑嘌呤)等。

(4)有机酸产生过多,抑制尿酸排泄:如乳酸酸中毒、糖尿病酮症酸中毒、过度运动、饥饿、摄入乙醇等。

发病机制由于受地域、民族、饮食习惯的影响,高尿酸血症与痛风的发病率差异较大。

1. 高尿酸血症的形成　作为嘌呤代谢的终产物,尿酸(uric acid)主要由细胞代谢分解的核酸和其他嘌呤类化合物及食物中的嘌呤经酶的作用分解而来。尿酸排泄障碍是引起高尿酸血症的重要因素,包括肾小球滤过减少、肾小管重吸收增多、肾小管分泌减少及单钠尿酸盐(monosodium urate,MSU)结晶沉积。尿酸生成增多主要由酶的缺陷所致。原发性高尿酸血症常伴有肥胖、糖尿病、动脉粥样硬化、冠状动脉粥样硬化性心脏病和高血压等,目前认为与胰岛素抵抗有关。

2. 痛风的发生　临床上仅有部分高尿酸血症患者发展为痛风,确切原因不清。当血尿酸浓度过高和/或在酸性环境下,尿酸可析出结晶,沉积在骨关节、肾脏和皮下等组织中,造成组织病理学改变,导致痛风性关节炎、痛风肾病和痛风石等。

原发性高尿酸血症与痛风需建立在排除其他疾病的基础之上;而继发者则主要由于肾脏疾病致尿酸排泄减少,骨髓增生性疾病致尿酸生成增多,某些药物抑制尿酸排泄等多种原因所致。

(二) 临床表现

临床多见于 40 岁以上的男性,女性多在更年期后发病。常有家族遗传史。

1. 无症状的高尿酸血症　指血尿酸水平升高,而临床尚未出现急性痛风性关节炎或尿酸性肾结石。可以进一步分为无症状高尿酸血症期(无晶体沉积)和无症状单钠尿酸盐(MSU)晶体沉积期。

2. 急性痛风性关节炎　急性痛风性关节炎好发于下肢单关节,典型发作起病急骤,数小时内症状发展至高峰,关节及周围软组织出现明显的红肿热痛,疼痛剧烈。大关节受累时可有关节渗液,并可伴有头痛、发热、白细胞计数增高等全身症状。半数以上患者首发于足第一跖趾关节,而在整个病程中约 90% 的患者的该关节被累及,其他跖趾、踝、膝、指、腕、肘关节亦为好发部位,而肩、髋、脊椎等关节则较少发病。关节局部损伤(如外伤)、穿鞋过紧、走路过多、外科手术、饱餐、饮酒、脱水、过度疲劳、受冷、受潮和感染等都可能是诱发因素。自然病程常小于 2 周,治疗及时者症状可于数小时内缓解。

3. 痛风石及慢性关节炎期　指2次急性痛风性关节炎发作之间的阶段。

4. 慢性痛风石及慢性痛风性关节炎　绝大多数患者因未长期坚持控制高尿酸血症,更多的关节受累,痛风发作变得频繁,对药物治疗的反应变差,发作时间可能持续更长,逐渐进展为慢性、双侧受累、多发性关节炎,最终出现关节畸形,在关节附近肌腱腱鞘及皮肤结缔组织中形成痛风结节或痛风石,并出现高尿酸血症的并发症,如痛风肾病等。

长期高尿酸血症患者可出现肾损伤,主要表现在2个方面。

(1)痛风肾病:起病隐匿,早期仅有间歇性蛋白尿,随着病情发展而呈持续性,伴有肾浓缩功能受损时夜尿增多,晚期可发生肾功能不全,表现为水肿、高血压、血尿素氮和血肌酐升高。少数患者表现为急性肾衰竭,出现少尿或无尿,最初24小时尿酸排出增加。由于痛风患者常伴有高血压、动脉硬化、肾结石、尿路感染等,因此痛风肾病可能是综合因素的结果。

(2)尿酸性肾结石:酸性尿及尿酸浓度增加呈过饱和状态为尿酸结石形成的2个主要因素,另外肥胖、代谢综合征、慢性腹泻、糖尿病也是尿酸性结石形成的危险因素。10%~25%的痛风患者肾有尿酸结石,呈泥沙样,常无症状,结石较大者可发生肾绞痛、血尿。大量尿酸结晶广泛阻塞肾小管腔或尿路结石造成尿路梗阻,将可能导致急性肾衰竭。慢性梗阻可引起肾积水、肾实质性萎缩,不及时诊治最终可发展为终末期肾病。

(三)辅助检查

1. 血尿酸测定　血清标本,采用尿酸氧化酶法测定。血尿酸浓度正常超过420μmol(7mg/dl)定义为高尿酸血症。

2. 尿尿酸测定　限制嘌呤饮食5日后,每日尿酸排出量超过3.57mmol(600mg)可认为尿酸生成增多。

3. 滑囊液或痛风石内容物检查　偏振光显微镜下可见针形尿酸盐结晶。

4. X线检查　急性关节炎期可见非特征性软组织肿胀;慢性期或反复发作后可见软骨缘破坏,关节面不规则,特征性改变为穿凿样、虫蚀样圆形或弧形的骨质透亮缺损。

5. CT与MRI检查　CT扫描受累部位可见不均匀的斑点状高密度痛风石影像;MRI的T1和T2加权图像呈斑点状低信号。

(四)诊断与鉴别诊断

1. 诊断　血尿酸>420μmol/L(7.0mg/dl)可诊断为高尿酸血症。

关节穿刺液镜检发现MSU是诊断的金标准。在没有关节镜检穿刺的情况下,基层医院和非风湿科医师可以依赖分类标准进行痛风的临床诊断。对于有或曾有急性关节炎,同时存在心血管系统疾病和高尿酸血症的男性成人患者,若具有经典的“痛风足(podagra)”组征,应考虑痛风的临床诊断。传统的“痛风足”的典型临床征象:①足或踝关节的单关节炎(尤其是第一跖趾关节);②既往曾有类似的急性关节炎发作;③关节肿痛症状出现急剧;④关节局部红斑。

由于痛风的患病率逐渐升高,已成为炎性关节病中最常见的病因,同时临床工作中症状不典型的痛风患者、血尿酸不高的患者也并不少见,因此对于考虑炎性关节病,但临床难以确诊具体病因的患者,通过关节滑液穿刺、晶体镜检进行诊断及鉴别诊断至关重要。

2. 鉴别诊断　本病要与继发性高尿酸血症或痛风、关节炎、肾结石等相鉴别。

(五)治疗原则

除少数病例因药物引起高尿酸血症可停用药物外,多数缺乏病因治疗。其防治的主要目的为迅速终止急性关节炎发作,防止关节炎复发,控制高尿酸血症,防止尿酸盐沉积于肾脏、关节等引起的并发症,防止尿酸结石形成和肾损伤。

1. 一般防治　调节饮食,控制总热量摄入,并忌进高嘌呤饮食,戒酒。多饮水,增加尿酸排泄,不宜服用抑制尿酸排泄的药物如噻嗪类利尿药等。适当运动,防止超重。

2. **急性关节炎发作的治疗**　绝对卧床休息,患肢抬高,避免关节负重。秋水仙碱或非甾体抗炎药(NSAID)(如依托考昔、双氯芬酸钠、美洛昔康等)是痛风急性发作的一线治疗药物,需要尽早使用。若对秋水仙碱和 NSAID 不耐受、疗效不佳或者有禁忌证可考虑选择糖皮质激素,该药起效快、缓解率高,但停药后易复发。

3. **间歇期和慢性关节炎期的治疗**　目的是使血尿酸维持在正常水平。其原则为:

(1)滴定:所有降尿酸药应从小剂量起始,每 4 周左右检测血尿酸,并酌情缓慢递增剂量直到血尿酸达标。

(2)达标:目标水平为血尿酸<360μmol/L。对于痛风石、慢性关节病等痛风患者,血尿酸<300μmol/L。在长期治疗的过程中,不建议血尿酸<180μmol/L。

(3)长程:长期服药,规律随访。定期(每 3~6 个月)检查血尿酸水平,血尿酸稳定在正常水平时可逐渐减量。

(4)急性发作不调整已用降尿酸药的剂量。

具体药物包括:①抑制尿酸合成的药物,如别嘌醇和非布司他,其通过抑制黄嘌呤氧化酶而减少尿酸生成,肾功能不全患者的剂量应减半。②促进尿酸排泄的药物,如苯溴马隆,适用于肾功能尚好、每日尿酸排出不多的患者,其主要通过抑制肾近端小管的尿酸盐转运蛋白 1(URAT-1),抑制肾小管对尿酸的重吸收,增加尿酸排泄。有肾结石者慎用。

其他治疗如关节活动受限患者进行理疗和运动疗法;痛风石较大或皮溃破者可手术剔除痛风石。

第七节　代谢综合征

代谢综合征(metabolic syndrome,MS)是心血管病的多种代谢危险因素在个体内集结的状态。MS 的中心环节是肥胖和胰岛素抵抗,其主要组成为肥胖症尤其是向心性肥胖、2 型糖尿病(T2DM)或糖调节受损、血脂异常及高血压。提示其本质是多个方面的、复杂的,许多问题还有待阐明。随着全球肥胖症患者日益增加,上述疾病呈集结状态发病的现象不断增多。

(一)病因与发病机制

MS 的基本病因与发病机制尚未完全阐明。MS 的发生是复杂的遗传与环境因素相互作用的结果。目前一般认为,胰岛素抵抗是 MS 的中心环节,而肥胖,特别是向心性肥胖与胰岛素抵抗的发生密切相关。一方面胰岛素抵抗和高胰岛素血症与 MS 多种疾病的发生机制有关,另一方面胰岛素抵抗的发生机制又与肥胖及 MS 的病理变化有关,互为因果,其间关系错综复杂。

(二)临床表现

患有代谢综合征的人常同时患有向心性肥胖、血压升高、糖代谢异常及脂代谢紊乱等,而这些已被确认为心血管系统疾病的危险因素。代谢综合征的其他临床表现包括高尿酸血症、血管内皮功能障碍、高胰岛素血症、高血凝低纤溶状态及一些不常见的伴发症状或疾病,如痛风、睡眠呼吸暂停综合征、脂肪肝、多囊卵巢综合征等。代谢综合征患者的心血管系统疾病发病和死亡风险也显著增加。合并多种心血管危险因素对心、脑、肾等重要器官的损害远大于单纯性高血压或糖尿病,如糖尿病患者合并血压升高则会加剧糖尿病患者发生心血管病变,而高血压患者合并血脂紊乱又会加重其动脉粥样硬化病变,易引起冠状动脉粥样硬化性心脏病、心肌梗死和卒中等。因而要从根本上降低心血管系统疾病的发病和死亡率,就应防治代谢综合征。

(三)辅助检查

1. 采用空腹血糖与血浆胰岛素估计胰岛素抵抗状态,一般可用于群体研究。

2. 通过外加负荷检测机体对胰岛素的敏感性的试验。

3. 使用高血压、腰臀比、甘油三酯和 HDL-C 水平、2 型糖尿病家族史、血糖控制情况 6 种参数简单估计糖尿病患者中胰岛素抵抗的存在。

（四）诊断与鉴别诊断

目前，对代谢综合征的诊断标准尚在探索和研究中，尚无一致认同的、统一的诊断标准。

WHO 1999 年关于代谢综合征的诊断标准为，在存在糖调节受损或糖尿病及 / 或胰岛素抵抗的前提条件下，同时存在下列指标中的 2 个或 2 个以上者，可诊断为代谢综合征：①动脉压 >140/90mmHg；②血浆甘油三酯（TG）≥1.7mmol/L 和 / 或 HDL-C 男性 <0.9mmol/L、女性 <1.0mmol/L；③向心性肥胖即腰臀比男性 >0.9、女性 >0.85 和 / 或 BMI>30kg/m²；④微量蛋白尿 ≥20μg/min，或白蛋白 / 肌酐比值 ≥30mg/g。

中华医学会糖尿病学分会建议采用 WHO（1999）的代谢综合征的定义，但有下述不同。①肥胖的诊断值：超重为 BMI 24~27.9kg/m²，肥胖为 BMI ≥28kg/m²；向心性肥胖为男性的腰围 ≥85cm，女性的腰围 ≥80cm。②胰岛素抵抗：可采用中国人背景人群中稳态模式评估公式——HOMA-IR 的下四分位数分割点来定义有无胰岛素抵抗，但不作为基本判定指标，仅用于资料积累以进一步判定此指标的应用价值。

（五）防治原则

MS 的中心环节是胰岛素抵抗，但其 3 个主要环节即肥胖 - 胰岛素抵抗 - 心血管病多重代谢危险因素之间错综复杂、互为因果的相互关系提示防治 MS 应采取综合措施，以改善胰岛素敏感性为基础，针对 MS 的各个组分分别进行治疗，注意减轻体重及全面防治心血管病多重代谢危险因素。防治 MS 的主要目标是预防临床心血管病和 T2DM，对已有心血管病者则是预防心血管事件再发、病残及降低死亡率。

首先应倡导健康的生活方式，合理饮食、增加体力活动和体育运动、减轻体重及戒烟是防治 MS 的基础。噻唑烷二酮类药物（罗格列酮、吡格列酮等）及二甲双胍可改善胰岛素敏感性，还可通过改善血糖、血脂、血液凝溶、血管内皮细胞功能、减轻炎症反应等发挥抗动脉粥样硬化作用，这些具有潜在的器官保护意义，但对 MS 的治疗意义尚有待进一步临床观察和积累循证医学证据。肥胖症与胰岛素抵抗的发生密切相关，配合运动和平衡的低热量饮食可使胰岛素敏感性明显增加，并能改善血脂谱，降低相关心血管系统疾病危险因素的影响。糖尿病、血脂异常、高血压等需选用相应的药物，控制血糖还可通过减少葡萄糖毒性作用而降低胰岛素抵抗中的继发性因素，某些调血脂药如苯氧芳酸类降低 TG、游离脂肪酸（FFA）则可能通过减少脂毒性而改善胰岛素敏感性，合理选用抗高血压药控制血压的同时能保护器官功能也非常重要。目前仍提倡应用阿司匹林减低促血凝状态。以上提示综合治疗、联合用药的重要性。肥胖症、糖耐量减低和糖尿病、血脂异常、高血压等务必控制达标。此外，还需根据不同的年龄、性别、家族史等制订群体及个体化防治方案。

第八节　原发性骨质疏松症

骨质疏松症（osteoporosis，OP）系指一种以骨量减少和骨组织微结构破坏为特征，导致骨脆性增加和易于骨折的一种全身代谢性骨病。OP 分为原发性和继发性 2 类。原发性又分为绝经妇女骨质疏松症（原发性Ⅰ型）和老年性骨质疏松症（原发性Ⅱ型），前者发生于女性绝经后 5~10 年内，后者是 70 岁以后的老年人的常见疾病。继发性 OP 是指各种疾病如皮质醇增多症、甲状旁腺功能亢进症、甲状腺功能亢进症、糖尿病、慢性肾炎、某些药物等引起的骨质疏松症。本节主要介绍原发性 OP。脆性骨折（或称骨质疏松性骨折）指受到轻微创伤或日常活动中即发生的骨折，是骨质疏松症的严重后果，其中最常见的是椎体骨折。

（一）病因与发病机制

原发性骨质疏松症的病因与发病机制未明。凡可使骨吸收增加和/或骨形成减少的因素都会导致骨丢失和骨质量下降,促进骨质疏松症及脆性骨折的发生、发展。

1. 骨吸收及其影响因素　骨吸收主要由破骨细胞介导,破骨细胞在接触骨基质时被激活,分泌某些酶和细胞因子以溶解骨基质,矿物质被游离(骨吸收)。导致骨吸收增强的主要因素是性激素缺乏、活性维生素 D 缺乏和甲状旁腺激素(parathyroid hormone,PTH)分泌增多及细胞因子表达紊乱。

(1)性激素缺乏:雌激素缺乏使破骨细胞功能增强,骨丢失加速。雌激素减少降低骨骼对力学刺激的敏感性,使骨骼呈现类似于废用性骨丢失的病理变化,这是绝经妇女骨质疏松症的主要病因。而雄激素缺乏在老年性骨质疏松症的发病中起到重要作用。

(2)活性维生素 D 缺乏和 PTH 分泌增多:由于高龄和肾功能减退等原因致肠钙吸收和 1,25-$(OH)_2$-D_3 生成减少,PTH 呈代偿性分泌增多,导致骨转换率加速和骨丢失。

(3)细胞因子表达紊乱:增龄和雌激素缺乏使免疫系统持续低度活化,处于促炎症反应状态。骨组织的白细胞介素(IL)-1、IL-6 和肿瘤坏死因子增高,而护骨素减少,导致破骨细胞活性增强和骨吸收增加。

(4)其他因素:年龄相关的生长激素 - 胰岛素样生长因子轴功能下降、肌少症和体力活动减少造成骨骼负荷减少,也会使骨吸收增加。

2. 骨形成及其影响因素　骨形成主要由成骨细胞介导。

(1)峰值骨量降低:峰值骨量是影响成年后骨量的重要因素。青春发育期是人体骨量增加最快的时期,约 30 岁达到峰值骨量。峰值骨量主要由遗传因素(占 70%~80%)决定,并与种族、骨折家族史、瘦高身材等临床表象,以及发育、营养、生活方式和全身疾病等相关。

(2)骨重建功能衰退:骨骼的完整性由不断重复、偶联的骨吸收和骨形成过程维持,此过程称为"骨重建"。成骨细胞的功能与活性缺陷导致骨形成不足和骨丢失。骨重建功能衰退可能是老年性骨质疏松症的重要发病原因。

(3)骨质量下降:骨质量主要与遗传因素有关,包括骨的几何形态、矿化程度、微损伤累积、骨矿物质与骨基质的理化和生物学特性等,骨质量下降导致骨脆性增加和骨折风险增高。

（二）临床表现

骨质疏松症初期通常没有明显的临床表现,因而称为"寂静的疾病"或"静悄悄的流行病"。但随着病情进展,患者会出现骨痛、脊柱变形,甚至发生脆性骨折等后果。

1. 骨痛和肌无力　轻者无任何不适;较重患者有腰背疼痛或全身骨痛,为最常见的症状。骨痛通常为弥漫性,无明确的压痛区(点),劳累或活动后加重,负重能力明显下降。

2. 身材缩短、驼背　常见于椎体压缩性骨折,单发或多发,有或无诱因,身材变矮;严重者脊柱前倾、背曲加重,伴驼背。

3. 骨折　常因轻微活动或创伤而诱发,弯腰、负重、挤压或摔倒后易发生骨折。多发部位为脊柱、髋部及前臂,其他部位如肋骨、盆骨、肱骨、锁骨和胸骨等亦可发生。脊柱压缩性骨折多见于绝经妇女骨质疏松症患者,骨折后出现突发性腰痛。髋部骨折以老年性骨质疏松症患者多见,骨折部位多在股骨颈部。

4. 并发症　驼背和胸廓畸形者常伴胸闷、气短、呼吸困难甚至发绀等表现;髋部骨折者常因感染、心血管病或慢性器官衰竭而死亡;长期卧床会加重骨丢失,并常因感染等使骨折极难愈合。

5. 对心理状态及生命质量的影响　骨质疏松症及其相关骨折对患者心理状态的危害常被忽略,主要心理异常包括恐惧、焦虑、抑郁、自信心丧失等。

（三）辅助检查

1. 骨密度测量　骨密度(BMD)是指单位体积(体积密度)或者是单位面积(面积密度)所含的骨

量。BMD 测量方法很多,以双能 X 射线吸收法(DXA)为最佳方法。DXA 骨密度测量可用于骨质疏松症的诊断、骨折风险预测和药物疗效评估,也是流行病学研究常用的骨骼评估方法。其主要测量部位是中轴骨,包括腰椎和股骨近端;如腰椎和股骨近端测量受限,可选择测桡骨远端 1/3。

2. 胸、腰椎 X 线侧位片及其骨折判定　椎体骨折常因无明显的临床症状而被漏诊,故需要在脆性骨折的危险人群中开展椎体骨折的筛查。胸、腰椎 X 线侧位片可作为骨质疏松椎体压缩性骨折及其程度判定的首选方法。椎体压缩性骨折的程度可分为Ⅰ、Ⅱ、Ⅲ度或轻、中、重度。轻、中、重度的判定标准分别为椎体压缩 20%~25%、25%~40% 和 >40%。

3. 骨转换标志物(骨代谢转换率评价)　骨转换标志物是骨组织本身的代谢产物,分为骨形成标志物和骨吸收标志物。前者反映成骨细胞活性及骨形成状态,主要有血清碱性磷酸酶、骨钙素、血清Ⅰ型原胶原 N- 端前肽(P1NP)等;后者代表破骨细胞活性及骨吸收水平,主要有空腹 2 小时尿钙 / 肌酐比值(UCa/Cr)、血清Ⅰ型胶原 C- 末端肽交联(S-CTX)等。这些标志物的测定有助于鉴别原发性和继发性骨质疏松症,判断早期疗效及患者依从性,可作为更换治疗方案的辅助参考,判断骨转换类型,预测骨丢失速度,评估骨折风险,了解病情进展,选择干预措施,监测药物疗效等。

4. 骨骼 X 线片　只有在骨量丢失 >30% 时,X 线片才会出现骨质疏松症征象。另外,X 线片所示的骨质密度不易量化评估,只能定性,故 X 线片不用于骨质疏松症的早期诊断。但根据临床症状和体征选择性地进行相关部位的骨骼 X 线片检查可反映骨骼的病理变化,为骨质疏松症的诊断和鉴别诊断提供依据。

5. 实验室检查　原发性骨质疏松症患者通常血钙、磷和碱性磷酸酶值在正常范围内,当有骨折时血碱性磷酸酶水平可有轻度升高。如以上检查发现异常,需转诊以进一步检查及鉴别诊断。

(四) 诊断与鉴别诊断

凡存在 OP 家族史和脆性骨折史、消瘦、闭经、绝经、慢性疾病、长期营养不良、长期卧床或长期服用致骨丢失药物者,均要考虑本症的可能性。进一步结合骨量测定、X 线片和生化指标即可确定诊断。对于无明显症状的退行性骨质疏松症,骨量测定十分重要。

DXA 测量的骨密度是目前通用的骨质疏松症诊断指标。骨密度通常用 T 值(T score)表示,T 值 =(实测值 – 同种族、同性别健康青年人的峰值骨密度)/ 同种族、同性别健康青年人峰值骨密度的标准差。

对于绝经后女性、50 岁及 50 岁以上的男性,骨密度值低于同种族、同性别健康成人的骨峰值 1 个标准差及以内属正常;降低 1~2.5 个标准差为低骨量;降低 ≥2.5 个标准差为骨质疏松症;骨密度降低程度符合骨质疏松症的诊断标准,同时伴有 1 处或多处脆性骨折为严重骨质疏松症。

对于儿童、绝经前女性和 50 岁以下的男性,其骨密度水平的判断建议用同种族、同性别的 Z 值表示,Z 值 =(骨密度测定值 – 同种族、同性别同龄人的骨密度均值)/ 同种族、同性别同龄人的骨密度标准差。将 Z 值 ≤ –2.0 视为“低于同年龄段预期范围”或低骨量。

骨质疏松症要与骨软化症、骨髓瘤及骨转移癌相鉴别。

(五) 治疗原则

治疗目标是改善骨骼生长发育,促进成年期达到理想的峰值骨量;维持骨量和骨质量,增加骨密度,预防增龄性骨丢失;避免跌倒和骨折。

骨质疏松症的治疗强化综合治疗、早期治疗及个体化治疗。积极寻找骨质疏松症的病因,及时对原发病进行治疗。合适的治疗可减轻症状,改善预后,降低骨折的发生率。此症通常采取联合用药的方案,常用药物有促进骨矿化药如钙剂、维生素 D;骨吸收抑制剂如双膦酸盐、依普黄酮、雌激素或选择性雌激素受体调节剂、降钙素等;骨形成刺激药如甲状旁腺素、氟化物制剂;中成药如骨仙片、骨刺片等。

1. **绝经妇女骨质疏松症** 是由于绝经后雌激素减少,骨吸收亢进导致骨量丢失。因此,选用骨吸收抑制剂如雌激素、降钙素等治疗。不宜长期使用,因可使肿瘤的发病率增高。

2. **老年性骨质疏松症** 是由于年龄增加导致激素调节失衡,骨形成低下。通常选用活性维生素D、蛋白同化激素、降钙素等治疗。降钙素可通过抑制骨吸收,减少骨钙释放入血而保护骨骼;还可促使骨细胞生成,增强成骨活动,促使血钙进入骨骼中。因此,降钙素常作为防治老年性骨质疏松症的首选药物。

3. **预防** 加强卫生宣教工作和实施有效的预防措施。应从儿童、青少年做起,运动、合理膳食、保证充足的钙剂摄入较为可行和有效。成年后的预防主要包括以下方面:尽量延缓骨丢失速度和程度,如无禁忌证,绝经后妇女及早用雌激素替代治疗(ERT)预防。对退行性骨质疏松症患者,积极进行抑制骨吸收(雌激素、降钙素、钙)、促进骨形成(活性维生素D)的药物治疗。另外,预防OP患者发生骨折,避免骨折的危险因素,降低骨折的发生率。

(六)随访监护

1. **骨密度监测** DXA是目前最常用的疗效监测方法。治疗开始后可每年检测1次骨密度,在骨密度达到稳定后可以适当延长间隔,例如每2年监测1次。

2. **骨转换指标** 应用促进骨形成的药物治疗后3个月或应用抑制骨吸收的药物治疗后3~6个月时检测骨转换指标。

3. **脊椎影像学检查** 每年进行精确的身高测定对于评估骨质疏松症的治疗疗效非常重要。当患者的身高缩短>2cm时,无论是急性还是渐进,均应进行脊椎影像学检查,以明确是否有新骨折发生。

4. **血钙、尿钙监测** 定期监测血钙、尿钙水平,避免发生高钙血症及肾结石等情况。

第九节 营养性维生素D缺乏性佝偻病

营养性维生素D缺乏性佝偻病简称佝偻病(rickets),是由于儿童体内维生素D不足导致钙、磷代谢紊乱而产生的一种以骨骼病变为特征的全身慢性营养性疾病。典型的表现是生长着的长骨干骺端和骨组织矿化不全。

(一)病因与发病机制

钙主要来自食物,小部分由肠道吸收,大部分随粪排出,吸收的钙小部分由尿排出。钙在肠道中的吸收受下列因素的影响。

1. **食物中的含钙量** 食物中含钙多,即肠道中钙的浓度高,钙的吸收也多。

2. **食物中钙和磷的比例** 当食物中钙和磷的比例在1:2左右时,对肠道吸收钙、磷最有利。

3. **维生素D** 维生素D可促进钙在小肠的吸收。

小肠从食物中吸收的钙首先进入血中,然后再沉积在骨骼中或进入细胞内。但是在正常情况下,骨骼中也有少量的钙释放入血。因此,实际上血钙处于一种动态平衡之中,以维持人体生理功能正常。

当血钙降低时,骨骼中的钙释放入血增多,骨骼中的钙沉积不足,从而引起骨骼生长发育障碍。

佝偻病绝大部分是由维生素D缺乏所致,当维生素D缺乏时,由肠道吸收的钙减少,血钙便会降低,骨钙于是释放入血,骨骼不能被钙化,引起骨骼生长发育障碍。由此可以看出,小儿患佝偻病的根源是由于维生素D缺乏。

(二)临床表现

早期表现主要是睡眠不稳(易惊醒、夜间哭闹),全身肌肉无力,易惊,多汗(与温度无关),枕秃;以后逐渐出现方颅,颅骨皮质菲薄,囟门较大、闭合延迟;肋骨下缘外翻,肋骨串珠、肋膈沟、鸡胸;严重者出现腿的弯曲变形,形成 O 形或 X 形腿,同时有步态异常;牙齿萌出延迟,坐立、走路、说话均晚于正常小儿。

（三）辅助检查

1. 血清 25-(OH)D_3　由于维生素 D 缺乏,导致血清 25-(OH)D_3 缺乏,随疾病发展进行性下降,呈正比例改变。

2. 生化检查　主要指标包括碱性磷酸酶升高,尿磷增加,血钙、血磷偏低。

3. 血甲状旁腺素　血甲状旁腺素增加。

4. 骨密度表现　骨密度降低。

5. 影像学　主要是 X 线片的改变。包括骨质本身的异常和外观的改变,骨质以腕部骨的改变最早出现。表现为干骺端骺板增宽,边缘模糊,呈碗口样改变;严重者整个干骺端呈毛刺样改变,骨皮质菲薄,骨质稀疏,骨小梁排列紊乱等。

（四）诊断与鉴别诊断

依据年龄、病史、症状、体征、X 线片及血生化检查等资料综合判定,分为活动期（初期、激期）、恢复期和后遗症。

1. 初期　多自出生后 3 个月左右开始发病。早期常有非特异性神经精神症状如夜惊、多汗、烦躁不安等,枕秃也较常见。同时可有轻度骨骼改变的体征。X 线片可无异常或见临时钙化带模糊变薄、干骺端稍增宽。血生化改变轻微,血钙、血磷正常或稍低,碱性磷酸酶正常或稍高,25-(OH)D_3下降。

2. 激期　常见于 3 个月 ~2 岁的小儿。有明显的夜惊、多汗、烦躁不安等症状,同时可有中度的骨骼改变体征。X 线片可见临时钙化带模糊、消失,干骺端增宽,边缘不整呈云絮状、毛刷状或杯口状,骨骺软骨加宽。血钙、血磷降低,碱性磷酸酶增高,25-(OH)D_3减少。

3. 恢复期　活动期经晒太阳或维生素 D 治疗后症状消失,体征逐渐减轻或基本恢复。X 线片可见临时钙化带重现、增宽、密度加厚。血钙、血磷、碱性磷酸酶恢复正常,25-(OH)D_3上升。

4. 后遗症　多见于 3 岁以后的小儿。经治疗或自然恢复,症状消失,骨骼改变不再进展。X 线片及血生化检查正常,仅留有不同程度的骨骼畸形。

本病要与黏多糖病、软骨营养不良、脑积水等相鉴别。

（五）治疗

1. 治疗目的在于控制活动期,防止骨骼畸形。治疗原则应以口服维生素 D 为主,一般剂量为每日 2 000~4 000IU,或 1,25-(OH)$_2$-D_3 0.5~2.0μg,1 个月后改预防剂量（400IU/d）。大剂量治疗应有严格的适应证。当重症佝偻病有并发症或无法口服者可大剂量肌内注射维生素 D,3 个月后改预防剂量。治疗 1 个月后应复查,如临床表现、血生化与骨骼 X 线片改变无恢复征象,应与抗维生素 D 佝偻病相鉴别。

2. 中国营养学会推荐我国每日膳食钙供给量 0~6 个月为 300mg,7~12 个月为 400mg,1~3 岁为 600mg。只要母乳充足或摄入足够的配方奶,就可满足婴幼儿的钙营养。佝偻病的治疗一般无须补钙,除非并发手足搐搦等低钙表现。

3. 除采用维生素 D 治疗外,应注意加强营养,保证足够的奶量,及时添加转乳期食品,坚持每日户外活动。

4. 对已有骨骼畸形的后遗症期患儿应加强体格锻炼,可采用主动或被动运动的方法矫正。对于有维生素 D 缺乏性佝偻病的高危因素时,在生长发育过程中应避免过早的承力性运动（如避免过早练习坐、站、扶掖下蹦跳等）。如已经出现下肢畸形可进行肌肉按摩（O 形腿按摩外侧肌、X 形腿按摩内侧肌）,增加肌张力,以纠正畸形。严重骨骼畸形可考虑外科手术矫治。

典型病案

病史摘要：患者，男，6岁，学生。主诉自幼饮食、睡眠不佳，多汗，动则气短，体质较差易生病。近半年上述症状加重，学习能力下降，注意力难以集中，并发数次夜间惊醒、手足搐搦等症状。查体：腹部膨隆、韧带松弛，肝脾稍肿大，方颅，肋骨外翻，胸骨柄前凸，X形腿。骨密度检查提示骨密度降低。

病案分析：患儿有饮食、睡眠不佳，多汗，动则气短等典型的临床症状，加上方颅、肋骨外翻、胸骨柄前凸、X形腿等体征及骨密度降低，符合佝偻病的诊断标准。

第十节　甲状腺癌

甲状腺癌（thyroid carcinoma）是一种起源于甲状腺滤泡上皮或滤泡旁上皮细胞的恶性肿瘤，也是头颈部最为常见的恶性肿瘤，由多种不同生物学行为和病理类型的肿瘤组成。近年来，甲状腺癌的发病率有上升趋势。甲状腺癌好发于女性，通常女性患者为男性的2~4倍。高发年龄为30~40岁，54岁以后明显下降。据全国肿瘤登记中心的数据显示，我国城市地区的女性甲状腺癌发病率位居女性所有恶性肿瘤的第4位。我国的甲状腺癌将以每年20%的速度持续增长。

（一）病因

迄今为止，甲状腺癌的病因与发病机制还不完全清楚，但可能与如下因素相关。

1. 电离辐射　尤其在幼年接受X线外照射的患儿，其成年后发生甲状腺癌的风险增高。

2. 缺碘　流行病学调查证实，缺碘地区的甲状腺癌发病率较高。

3. 内分泌因素　神经垂体释放的促甲状腺激素（TSH）是甲状腺癌发生的促进因子。

4. 其他　甲状腺增生性疾病、甲状腺瘤偶尔可发生癌变。

（二）病理

甲状腺癌的病理诊断及分类尚存在分歧，但目前国内外多将原发性甲状腺癌分为4类。根据肿瘤起源及分化的差异，甲状腺癌又分为甲状腺乳头状癌（papillary carcinoma of the thyroid）、甲状腺滤泡状癌（follicular carcinoma of thyroid）、甲状腺髓样癌（medullary carcinoma of the thyroid）及甲状腺未分化癌（anaplastic thyroid carcinoma，ATC）。其中甲状腺乳头状癌最为常见，占全部甲状腺癌的85%~90%；而甲状腺乳头状癌和甲状腺滤泡状癌合称分化型甲状腺癌（differentiated thyroid carcinoma，DTC）。不同病理类型的甲状腺癌在发病机制和预后方面均有明显不同。DTC较为温和，预后较好；ATC的恶性程度极高，中位生存时间仅7~10个月；甲状腺髓样癌的预后居于两者之间。

1. 甲状腺乳头状癌　是一种分化好的甲状腺癌，约占成人甲状腺癌的60%。癌组织由乳头状结构组成，约80%的肿瘤为多中心性。该型肿瘤的恶性程度较低，发展缓慢，病程长，预后好。

2. 甲状腺滤泡状癌　典型的组织学形态是微滤泡结构，有包膜和血管浸润，侵犯性比甲状腺乳头状癌略强，且有侵犯血管的倾向。其预后稍差于甲状腺乳头状癌。

3. 甲状腺髓样癌　来源于滤泡旁细胞（C细胞），细胞排列呈巢状或囊状，呈未分化状，较少见，占甲状腺癌的3%~10%。预后不如甲状腺乳头状癌，但较甲状腺未分化癌好。

4. 甲状腺未分化癌　主要包括大细胞癌、小细胞癌和其他类型癌，如鳞状细胞癌、巨细胞癌等，多见于70岁左右的老年人。此型占甲状腺癌的5%~14%。此型发展快，预后极差。

（三）临床表现

1. 症状　不同病理类型的甲状腺癌，其生物学特性、临床表现、诊断、治疗及预后有很大不同。

大多数甲状腺结节患者没有临床症状,通常在体检时通过甲状腺触诊和颈部超声检查而发现甲状腺小肿块。甲状腺肿块质地硬而固定、表面不平是各型癌的共同表现。合并甲状腺功能异常时可出现相应的临床表现,如甲状腺功能亢进或减退。晚期癌肿局部肿块疼痛,可出现压迫症状,常可压迫气管、食管,使气管、食管移位,可表现为声音嘶哑,呼吸、吞咽困难和交感神经受压引起霍纳综合征及侵犯颈丛出现耳、枕、肩等处疼痛和局部淋巴结与远处器官转移等表现。髓样癌患者可出现腹泻、颜面潮红、低血钙等症状。

2. 体征　甲状腺癌的体征主要为甲状腺肿大或结节,结节形状不规则,与周围组织粘连固定,并逐渐增大,质地硬,边界不清,初起可随吞咽运动上下移动,后期多不能移动。若伴颈部淋巴结转移,可触诊颈部淋巴结肿大。

3. 侵犯和转移　可分为局部侵犯、区域淋巴结转移和远处转移。

4. 常见并发症　大部分甲状腺癌是分化型甲状腺癌,生长相对较缓慢,极少引起并发症。甲状腺髓样癌因分泌降钙素和 5- 羟色胺,可引起患者顽固性腹泻,从而引起电解质紊乱。甲状腺未分化癌生长迅速,可引起重度呼吸困难等并发症。

(四) 辅助检查

1. 影像学检查

(1)X 线检查:①颈部正、侧位片,观察有无胸骨后扩展、气管受压或钙化等;②胸部及骨骼 X 线片,观察有无肺、骨转移。

(2)CT 或 MRI 检查:可以更详细地了解肿瘤与周围组织、器官的关系,以及淋巴结有无转移。

(3)超声检查:甲状腺 B 超检查有助于诊断。甲状腺癌的超声图像呈实质性低回声结节,瘤体内常见钙化的强回声光团,颈部有肿大的淋巴结。

(4)放射性核素显像:甲状腺静态成像根据甲状腺结节吸取放射性核素的多少,将其分为 3 种。①热结节:在成像图上放射性明显高于正常甲状腺组织,多见于自主性高功能甲状腺腺瘤。②温结节:在成像图上结节的放射性接近正常甲状腺组织,多为腺瘤,少数亦可为癌。③凉(冷)结节:在成像图上结节部位的放射性明显低于正常甲状腺组织,常见于甲状腺癌。

2. 细胞学检查　细针穿刺细胞学检查对定性诊断有一定的参考价值。细胞病理学诊断报告采用 TBSRTC(the Bethesda System for Reporting Thyroid Cytopathology)报告系统,在此报告系统中细胞学诊断分为 6 级:Ⅰ级,不能诊断 / 不满意;Ⅱ级,良性;Ⅲ级,意义不明的非典型细胞 / 意义不明的滤泡性病变;Ⅳ级,滤泡性肿瘤 / 可疑滤泡性肿瘤;Ⅴ级,可疑恶性;Ⅵ级,恶性。不同细胞学诊断分级的患者其恶性风险不同,临床管理措施也不同。

3. 组织病理检查　通过手术切除的甲状腺肿块做组织病理检查。可切除的甲状腺肿块通常不行术前活检,必要时可行术中冷冻切片检查。不同的甲状腺肿瘤的病理类型,其生物学行为也会区别较大,从良性的甲状腺腺瘤、交界性甲状腺滤泡性肿瘤到甲状腺癌,对患者的预后、治疗都会有很重要的影响。甲状腺癌的淋巴结转移情况同样对患者的治疗策略选择具有重要意义。

(五) 诊断与分期

1. 诊断要点　有临床表现,结合放射性核素显像甲状腺结节为冷(凉)结节,细胞学或组织学证实为癌者可诊断为甲状腺癌。

2. 组织学分类　根据 WHO 的定义,甲状腺肿瘤的组织学分类主要分为原发性上皮肿瘤、原发性非上皮肿瘤与继发性肿瘤。

3. 分期与分层　针对甲状腺癌的分期包括根据术前评估(病史、查体、辅助检查)的临床分期(cTNM)和根据术后病理的病理分期(pTNM)制定的 AJCC 分期。DTC 疾病复发率风险分级系统根据术中的病理特征,如病灶残留、肿瘤大小与数目、病理亚型、包膜血管侵犯、淋巴结转移与外侵、术后刺激甲状腺球蛋白(thyroglobulin, Tg)水平、分子病理特征等因素将患者的复发风险分为低、中、高危

3 层。对于高危组 DTC 强烈建议术后行辅助治疗;中危组可行辅助治疗;低危组一般不行甲状腺清除治疗,但须行内分泌治疗。

4. 鉴别诊断　甲状腺结节临床常见,需要与腺瘤、亚急性甲状腺炎、结节性甲状腺肿及淋巴性甲状腺肿等相鉴别。

(六) 治疗

1. 治疗原则　DTC 的治疗以外科治疗为主,辅以术后内分泌治疗、放射性核素治疗,某些情况下需辅以放射治疗、靶向治疗。甲状腺髓样癌以外科治疗为主,某些情况下需辅以放射治疗、靶向治疗。少数甲状腺未分化癌患者有手术机会,部分患者行放疗、化疗可能有一定效果,但总体来说预后很差、生存时间短。同时需要注意,肿瘤治疗的个体化很重要,每个患者的病情、诉求不同,临床诊治有一定的灵活性。

2. 治疗手段

(1) 手术治疗:甲状腺癌因其病理类型不同而采取不同的手术方法。甲状腺乳头状癌和甲状腺滤泡状癌可采取肿瘤局部切除术、全或近全甲状腺切除术及患侧腺叶合并峡部切除术;针对颈部淋巴结,选取传统性颈淋巴结清除术或功能性颈淋巴结清除术。甲状腺髓样癌一般行全甲状腺切除术,淋巴结的处理同甲状腺乳头状癌。甲状腺未分化癌的恶性程度高、发展迅速,手术切除对患者无益,反可促使扩散,故一般不宜手术治疗。

(2) 放射治疗:放射性 ^{131}I 内放射治疗主要用于治疗甲状腺癌的远处转移。一般需先行全甲状腺切除术,以增强转移灶对碘的浓集。癌组织的吸碘能力与其病理组织结构有关,甲状腺滤泡状癌吸碘较多,其次为甲状腺乳头状癌和甲状腺髓样癌,甲状腺未分化癌几乎不吸碘。关于用药剂量,意见不一,有学者主张小量多次,另有主张一次大剂量疗法。

甲状腺未分化癌具有一定的放射敏感性,可采用放射线外照射治疗。甲状腺乳头状癌、甲状腺滤泡状癌及甲状腺髓样癌一般不采用放射线外照射治疗,但当术中肯定局部有残存癌且癌组织无摄碘功能及难以切除的复发癌、残余癌和骨转移癌亦可用放射线外照射治疗。

(3) 内分泌治疗:甲状腺乳头状癌和甲状腺滤泡状癌是内分泌依赖性肿瘤,术后应常规用甲状腺素片替代治疗,以维持甲状腺功能。如肿瘤摘除后仍保留有足够的甲状腺组织,一般亦主张加用激素替代治疗,其目的是抑制血促甲状腺激素(TSH)水平,从而对甲状腺组织的增生及癌组织的生长起到抑制作用。对晚期患者可作为姑息性治疗手段使用,用法为甲状腺素片 40~60mg/ 次,每日 3 次,可长期服用。

(4) 化学治疗:甲状腺癌对化疗的敏感性差,对晚期分化型甲状腺癌或甲状腺未分化癌可试用环磷酰胺、多柔比星、顺铂等治疗。近期一些新型化疗药物,如紫杉类药物、法尼基转移酶抑制剂类药物用于治疗甲状腺癌有一定疗效。

(七) 预后

影响甲状腺癌预后的因素主要有病理类型、临床分期、年龄、性别和治疗是否得当等。甲状腺乳头状癌和甲状腺滤泡状癌的恶性程度低,预后好;而甲状腺未分化癌的恶性程度高,发展快,绝大部分患者在发现后的 1~2 年内死亡;甲状腺髓样癌介于两者之间。早期发现、根治性切除是改善预后的关键。

(于 锋)

思考题

1. 试述甲亢与甲减的基本概念、临床表现与治疗原则的区别。
2. 试述糖尿病的分型与各型的发病机制的不同。

3. 试述糖尿病的临床表现与基本诊断要点。

4. 试述血脂异常的基本概念、临床表现与治疗原则。

5. 试述高尿酸血症与痛风的病因和发病机制及诊断。

第十章
目标测试

第十一章

神经与精神疾病

学习要求

掌握 常见的神经系统疾病和精神疾病的基本概念、诊断要点和治疗原则。

熟悉 常见的神经系统疾病和精神疾病的主要分类和临床表现。

了解 常见的神经系统疾病和精神疾病的病因与发病机制。

第十一章
教学课件

第一节 概　述

一、神经系统疾病

神经系统由中枢神经系统和周围神经系统组成；它可指挥和协调躯体的运动、感觉和自主神经功能,感受机体内外环境传来的信息并作出反应,参与人的意识、学习、记忆、综合分析等高级神经活动。根据其主司的功能不同,又可分为躯体神经系统和自主神经系统。前者主要调整人体适应外界环境变化;后者主要调节其他系统和器官,即稳定机体的内环境,下丘脑是大脑皮质调节下的自主神经中枢,并调控垂体激素的释放。

神经系统疾病(nervous system disease)指发生于神经系统和肌肉的以意识、运动、感觉和自主神经功能障碍为主要表现的疾病,其种类包括感染、血管病、外伤、中毒、肿瘤、变性疾病、自身免疫病、遗传病、中毒性疾病、先天发育异常、营养缺陷、代谢障碍性疾病等。

神经系统
疾病

(一) 临床表现

神经系统疾病的症状主要表现为运动、感觉、反射和自主神经功能障碍,根据其发病机制可分为以下 4 类。

1. **缺损症状** 指神经组织受损使正常神经功能减弱或缺失。如一侧半球脑梗死导致对侧肢体偏瘫、偏身感觉障碍和失语,面神经炎时引起同侧面肌瘫痪等。

2. **刺激症状** 指神经结构受激惹后产生的过度兴奋表现。如大脑皮质运动区刺激性病变引起部分性运动性发作,腰椎间盘突出症引起坐骨神经痛等。

3. **释放症状** 中枢神经系统受损后,低级中枢所受抑制减弱而表现出其功能。如上运动神经元损害而出现的锥体束征,表现为肌张力增高、腱反射亢进和 Babinski 征阳性。

4. **休克症状** 指中枢神经系统局部急性严重病变,使功能相关的远隔部位的神经功能短暂缺失。如脑出血急性期,偏瘫肢体呈现肌张力减低、腱反射消失和 Babinski 征阴性,即所谓的脑休克;急性脊髓横贯性病变时,受损平面以下也出现弛缓性瘫痪,即所谓的脊髓休克;休克期过后,逐渐出现神经缺损症状或释放症状。

(二) 辅助检查

先进检查仪器的问世及检查方法的出现,为临床诊断提供有力的手段和极大的便利。如 CT、

CTA、MRI、磁共振血管成像（MRA）、数字减影血管造影（DSA）、各种神经电生理检查、经颅多普勒超声（TCD）、单光子发射计算机体层摄影（SPECT）、正电子发射体层成像（PET）、局部脑血流量（rCBF）测定、肌肉和神经活组织检查、等电聚焦技术检测脑脊液寡克隆带（OB）、脑脊液细胞学及检测特异性抗体和细胞因子的基因诊断技术等。

（三）治疗前景

1. 可治愈的疾病　如大多数脑膜炎、脑炎、营养缺乏性疾病、良性肿瘤、特发性面神经麻痹、吉兰 - 巴雷综合征、脑出血及脑梗死（轻症病例）等。对这类疾病应及时诊断和治疗。

2. 可控制或缓解的疾病　如癫痫、帕金森病、三叉神经痛、多发性硬化、重症肌无力、偏头痛和周期性瘫痪等。对此类疾病宜设法控制其进展，减轻其引起患者残疾的程度。

3. 暂时无法有效治疗的疾病　包括恶性肿瘤、神经系统遗传和变性疾病、朊粒蛋白病、AIDS/HIV 所致的神经系统损害等。对这类疾病应给予适当的对症及支持治疗，并进行精心护理。

二、精神疾病

精神病学（psychiatry）是研究精神疾病的病因、发病机制、临床表现、发展规律、治疗和预防的一门学科。精神疾病又称精神障碍，指在生物、心理和社会环境因素影响下大脑功能失调、紊乱，导致意志、情感、认知和行为等精神活动的异常，伴有痛苦体验和 / 或功能损害的疾病。精神卫生则研究各类精神疾病的社会防治，保障人类心理健康，减少和预防各类心理和行为障碍。

（一）精神疾病的病因

1. 生物因素　年龄、性别、体型和遗传等因素等均可能与精神疾病的发生有关。儿童易发生行为障碍、神经症和精神分裂症；青春期易患神经症、精神分裂症和躁狂抑郁症；中年期易患妄想或抑郁状态、心身疾病等；老年人易患阿尔茨海默病、脑动脉硬化性精神障碍等。神经症以女性较多。精神分裂症、情感障碍及某些类型的精神发育迟滞都有遗传倾向。精神分裂症多为瘦长体型，躁狂抑郁症者多肥胖，精神发育迟滞者多有发育异常。各种急、慢性躯体疾病均可诱发精神疾病。

2. 心理、社会环境因素　心理因素是心因性精神障碍、神经症和与文化密切相关的精神障碍等发病的主导因素之一。社会环境因素不良可增加心理和躯体应激，易患心身疾病、神经症和一些精神病；不同的民族、文化、社会风气和不同的宗教信仰、生活习惯等都与精神疾病的发生相关。

（二）精神病学的发展趋势

精神病学的服务与研究对象已从传统的重型精神障碍如精神分裂症，渐向轻型精神障碍如神经症、适应不良性行为转变；服务模式也从封闭式转向开放式或半开放式管理，而且由于新的精神药物的出现，对康复及复发预防的重视，使得精神障碍患者的预后已大为改观。

精神健康与精神障碍并非对立的两极，而是一个移行谱（continum）。精神健康可以定义为成功履行精神功能的一种状态，这种状态能产生建设性活动，维持良好的人际关系、能调整自己以适应不良环境。精神健康是个人安康、事业成功、家庭幸福、良好的人际交往、健康的社会关系所不可缺少的一部分。

第二节　脑血栓形成

脑血栓形成是指在脑动脉的颅内、外段血管壁病变的基础上形成血栓，管腔逐渐狭窄闭塞引起脑局部血流逐渐减少或致供血中断，脑组织缺血、缺氧导致软化坏死。临床表现为急性起病，迅速出现局灶性或弥漫性脑功能缺损的症状、体征的临床事件。

（一）病因与发病机制

血管壁病变最常见的病因为动脉粥样硬化，主要发生在管径为 500μm 以上的大、

脑血管疾病

中动脉,可见于颈内动脉和椎基底动脉系统的任何部位,以动脉分叉处多见,占全部脑梗死患者的70%~80%。此外,动脉炎、血液系统疾病、脑淀粉样血管病等也可发生脑血栓形成。各种导致血流缓慢的因素均是促使血栓加速形成的诱因。

急性脑梗死病灶由中心坏死区及周围的缺血性半暗带(ischemic penumbra)组成。缺血性半暗带仍存在侧支循环,可获得部分血液供应,尚有大量可存活的神经元,如能在6小时之内恢复血流,使脑代谢改善,损伤仍然可逆并恢复功能。因此,保护这些可逆性损伤神经元是急性脑梗死治疗的关键。

(二) 临床表现

1. 动脉粥样硬化性脑梗死多见于50~60岁以上患有脑动脉硬化者,男性略多于女性;动脉炎以中青年多见。

2. 多伴有高血压、糖尿病、冠状动脉粥样硬化性心脏病、高脂血症,约1/4的患者病前有短暂性脑缺血发作史。

3. 常于睡眠中或静息时发病,在1~3日内达高峰,意识通常清楚。

4. 脑损害的症状主要为脑血管供血区的脑功能损害。大脑中动脉闭塞是最多见的一种脑梗死,其近端主干闭塞时导致病灶对侧中枢性面舌瘫与偏瘫(基本均等性)、偏身感觉障碍及偏盲(三偏),为大脑半球皮质、皮质下和内囊梗死所致。优势半球受累导致完全性失语症,非优势半球受累可出现体象障碍。

5. 脑梗死发生1日后,梗死灶开始出现边界模糊的水肿区,3~5日达高峰。大面积梗死可出现严重的颅内压增高而意识障碍,并可因脑疝致死。

(三) 辅助检查

1. 神经影像学检查　应常规进行CT检查,多数病例发病24小时后逐渐显示低密度梗死灶,发病后2~15日可见均匀的片状或楔形的明显低密度灶,大面积脑梗死有脑水肿和占位效应。MRI可比CT更清晰地显示早期缺血性梗死、脑干及小脑梗死,梗死后数小时即出现T1低信号(黑色)、T2高信号(白色)。数字减影血管造影(DSA)可发现血管狭窄及闭塞部位。

2. TCD检查　为评估颅内外血管的血流动力学变化及治疗提供依据。

3. 颈动脉双功能超声检查　对发现颅外颈动脉血管病变,特别是狭窄和斑块很有帮助。

(四) 诊断要点

1. 中年以上患者,静态中起病,常并存动脉硬化的危险因素。

2. 神经症状与体征有一缓慢进展的过程(3~5日达高峰)。

3. 起病早期多无颅内压增高的表现。

4. 有相应的脑动脉供血区脑功能缺失体征。

5. CT或MRI发现相应的梗死灶。

(五) 鉴别诊断

脑血栓形成应与脑栓塞相鉴别。脑栓塞指各种原因形成的栓子随血流进入颅内动脉使血管腔急性闭塞,引起相应的供血区脑组织缺血坏死及脑功能障碍。与脑血栓形成不同,脑栓塞引起的急性脑循环障碍为栓塞血管的突然断流。如不消除栓子来源,脑栓塞可反复发生。脑栓塞常见于颈内动脉系统,尤以大脑中动脉多见,椎基底动脉系统少见。脑栓塞合并出血性梗死的发生率约30%。突发较大的血管脑栓塞易伴一过性脑血管痉挛,可出现短暂的意识障碍;脑皮质受急性缺血刺激可出现痫性发作;脑栓塞所致的脑缺血损伤与血栓形成性脑梗死类似,但往往起病更快、病情更严重。心脏疾病时心脏附壁血栓脱落是最主要的栓子来源。

(六) 治疗原则

1. 急性期的治疗原则

(1)超早期治疗:争取在3~6小时的治疗时间窗内溶栓治疗。

(2)个体化治疗:依患者年龄、缺血性卒中类型、病情程度和基础疾病等采取最适当的治疗。

(3)防治并发症。

(4)整体治疗:包括支持治疗、对症治疗和早期康复治疗;预防性干预卒中的危险因素。

2. 主要措施

(1)对症治疗:包括维持生命功能和处理并发症。

1)卒中后血压升高通常不需紧急处理,切忌过度降压使脑灌注压降低而加剧脑缺血。准备溶栓者,血压应控制在收缩压<180mmHg和舒张压<100mmHg。发病72小时内,通常收缩压≥200mmHg或舒张压≥110mmHg,或伴有急性冠脉综合征、急性心力衰竭等需要治疗的合并症才可缓慢降压治疗。可选用拉贝洛尔、尼卡地平等药物。

2)意识障碍者宜保持气道通畅、吸氧及防治呼吸道、尿路感染和压疮等。

3)发病3~5日为脑水肿高峰期,可用20%甘露醇、呋塞米、10%白蛋白静脉滴注。

4)卧床患者可用低分子量肝素4 000IU皮下注射预防肺栓塞和深静脉血栓形成。

5)发病3日内进行心电监测,预防致死性心律失常(室性心动过速和心室颤动等)和猝死,必要时可给予钙通道阻滞剂、β受体拮抗剂治疗。

6)血糖水平宜控制在6~9mmol/L,过高或过低均会加重缺血性脑损伤。如血糖>10mmol/L宜给予胰岛素治疗,并注意维持水、电解质平衡。

7)及时控制癫痫发作,处理患者卒中后的抑郁或焦虑障碍。

(2)超早期溶栓治疗:适用于脑血栓形成脑梗死,挽救缺血性半暗带。静脉溶栓治疗常用的溶血栓药包括尿激酶(UK)、重组组织型纤溶酶原激活物(rt-PA)。溶栓治疗须注意掌握适应证,并观察可能出现的继发出血、再灌注损伤和脑水肿等并发症。

(3)抗凝治疗:一般不推荐急性期应用抗凝血药来预防卒中复发,阻止病情恶化或改善预后。适用于脑栓塞脑梗死,预防心房颤动或有再栓塞风险的心源性病因、主动脉夹层或高度狭窄的患者,可用肝素预防再栓塞或栓塞继发血栓形成。

(4)脑保护治疗:在缺血瀑布启动前用药,可通过降低脑代谢、干预缺血引发细胞毒性机制减轻缺血性脑损伤。包括自由基清除剂(超氧化物歧化酶、巴比妥盐、维生素E和维生素C等)、阿片受体拮抗剂纳洛酮、钙通道阻滞剂、兴奋性氨基酸受体拮抗剂和镁离子等。

(5)降纤治疗:通过降解血中的纤维蛋白原、增强纤溶系统活性以抑制血栓形成。可选用巴曲酶、降纤酶、安克洛酶和蚓激酶等。

(6)抗血小板治疗:急性脑梗死患者发病48小时内用阿司匹林100~300mg/d,可降低死亡率和复发率。抗血小板聚集药氯吡格雷等也可应用。

(7)血管扩张药:脑梗死急性期不用或慎用血管扩张药,因缺血区血管呈麻痹及过度灌流状态,可导致脑内盗血和加重脑水肿。脑卒中急性期不宜使用脑细胞营养剂如脑活素等,否则可使缺血、缺氧的脑细胞耗氧量增加,加重脑细胞损伤,宜在脑卒中亚急性期(2~4周)使用。

(8)外科治疗:幕上大面积脑梗死有严重脑水肿、占位效应和脑疝形成征象者可行去骨瓣减压术;小脑梗死压迫脑干者可抽吸梗死小脑组织和后颅窝减压以挽救生命。

(9)康复治疗:应早期进行,增进神经功能恢复,降低致残率,提高生活质量和重返社会。

(10)预防性治疗:对缺血性卒中的危险因素如高血压、糖尿病、心房颤动和颈动脉狭窄等应尽早积极控制。预防性治疗可用抗血小板药阿司匹林等,有出血倾向者慎用。

典型病案

病史摘要:患者,男,65岁。因"急起右上下肢无力3小时"入院治疗。患者于入院前3小时突发右上下无力、言语不清,无头痛、头昏、呕吐。无高血压、心脏病、糖尿病、高脂血症及类似发作史。神经系统检查显示右侧中枢性面舌肢体瘫，肌力4级，锥体束征(+)。即时进行头颅CT扫描未见异常高密度影。

病案分析：左侧大脑基底节区急性梗死。此案例为老年男性，在安静状况下急性起病，首发症状为右侧中枢性面舌肢体轻瘫，据此可初步诊断为左侧大脑基底节区急性血管病；即时头部CT扫描未见异常高密度影，故可排除出血而得此诊断。

第三节　脑　出　血

脑出血是指原发性脑实质内出血，占全部脑卒中的10%~30%。

（一）病因与发病机制

高血压脑出血是非创伤性颅内出血最常见的病因，长期高血压使脑小动脉硬化，导致微小动脉瘤形成。各种骤升血压的因素均可使动脉破裂出血。其他病因有血液病、脑淀粉样血管病、动脉瘤、动静脉畸形、脑动脉炎、转移性肿瘤、梗死后脑出血、抗凝或溶栓治疗等。

高血压脑出血通常在30分钟内停止出血，形成血肿压迫和破坏脑组织。脑组织受压和血肿内的凝血酶还可导致血肿周围缺血性损害。较大的血肿可引起脑组织和脑室移位、变形和脑疝形成。幕上半球出血常出现小脑幕疝，血肿向下挤压下丘脑和脑干，使之移位、变形和继发水肿、出血；下丘脑和幕上脑干等中线结构下移形成中心疝，如颅内压极高或幕下脑干和小脑大量出血可发生枕大孔疝。脑疝是脑出血最常见的直接致死原因。急性期后血块溶解，吞噬细胞清除含铁血黄素和坏死脑组织，胶质增生，小出血灶形成胶质瘢痕，大出血灶形成卒中囊。

（二）临床表现

1. 脑出血多见于老年人，常见于50岁以上的高血压患者，男、女比例相近。

2. 患者发病前多有诱发因素，如寒冷、气候骤变、情绪波动、大喜大怒、用力过猛、饮酒过度等，使血压骤升或大幅波动。

3. 起病急、进展快，发病数分钟至数小时症状、体征即达高峰。

4. 主要表现为突发的剧烈头痛、头晕、不同程度的意识障碍、恶心、呕吐、肢体瘫痪、失语、大小便障碍等。严重病例可出现颅内压急骤增高，产生一侧或双侧瞳孔散大，呼吸、循环功能障碍，直至死亡。急性颅内高压还可出现应激性溃疡致急性上消化道出血。

5. 与脑梗死类似，不同部位脑出血的局灶性体征不同。

（三）辅助检查

1. CT检查　为首选检查，可确定血肿部位、大小、形态，以及是否破入脑室、血肿周围水肿带和占位效应等；CT动态观察可发现进展型脑出血。

2. MRI检查　能分辨病程4~5周后CT不能辨认的脑出血，区别陈旧性脑出血与脑梗死，血管畸形者可显示流空现象。

3. 数字减影血管造影（DSA）　可检出脑动脉瘤、脑动静脉畸形、烟雾病和血管炎等。

4. 其他　脑出血患者一般无须进行腰椎穿刺检查，以免诱发脑疝形成。如需排除颅内感染和蛛网膜下腔出血，而影像学检查不能明确时，可谨慎进行。

（四）诊断要点

1. 中、老年高血压患者激动或活动状态下突然起病。

2. 起病时多伴偏瘫、失语等脑局灶性体征，数小时内达高峰。

3. 起病早期可出现颅内高压表现。

4. CT提示脑实质内高密度灶。

（五）治疗原则

1. 急性期的治疗原则

(1) 维持生命体征,保持气道通畅。

(2) 控制脑水肿,降低颅内压,保持水、电解质平衡。

(3) 防治并发症。

2. 主要措施——外科治疗   选择合适的指征可挽救重症患者的生命,深昏迷者的手术效果不佳。

（六）转归与预后

脑出血通常在短时间内停止,一般不复发。预后与出血量、部位、病因及全身状况有关,脑干、丘脑及大量脑室出血的预后差。血肿与周围脑水肿联合占位效应可导致脑疝和致命性预后。脑出血的病死率较高,约半数病例死于病后 2 日内;部分患者可生活自理或恢复工作。

典型病案

病史摘要:患者,男,63 岁。因"突发右上下肢无力 3 小时"入院。患者 3 小时前在活动时突觉右上下肢无力,迅速昏迷。高血压病史 3 年。神经系统检查:T 38℃,P 90 次 /min,R 25 次 /min,BP 180/110mmHg;中度昏迷,瞳孔左侧>右侧,左侧瞳孔对光反射消失;左侧上、下肢肌张力低,腱反射减弱,病理征阳性。头颅 CT 平扫见左侧大脑基底节区脑内大血肿。急诊行左大脑内血肿清除术。术后患者意识恢复,3 个月后开始生活自理,恢复工作。

病案分析:左侧大脑基底节区急性出血、大脑颞叶钩回疝。此案例为老年男性,在活动中急性起右侧中枢性面舌肢体瘫;高血压病史多年。起病后迅速昏迷,血压很高,有病灶侧动眼神经受压的表现。结合头部 CT 扫描可得此诊断。脑疝形成是一种死亡率极高的临床征象,本案例果断进行左大脑内血肿清除术;术后患者意识渐渐恢复,3 个月后开始生活自理,恢复工作。

第四节　颅 脑 损 伤

颅脑损伤(traumatic brain injury)指暴力作用于头颅引起的损伤,包括头部软组织损伤、颅骨骨折与脑损伤。按发生的时间和机制分为原发性和继发性颅脑损伤;按硬脑膜是否完整分为闭合性和开放性颅脑损伤。根据格拉斯哥昏迷量表(Glasgow coma scale,GCS)(表 11-1)和意识障碍的时间因素,将伤型分为轻型(GCS 13~15 分),伤后意识障碍在 20 分钟内;中型(GCS 9~12 分),伤后意识障碍在 20 分钟~6 小时;重型(GCS 3~8 分),伤后昏迷或再昏迷>6 小时。

表 11-1　格拉斯哥昏迷量表(Glasgow coma scale,GCS)

睁眼反应	语言反应	运动反应
正常睁眼 4	回答正确 5	遵命动作 6
呼唤睁眼 3	回答错误 4	定位动作 5
刺痛睁眼 2	含混不清 3	肢体回缩 4
无反应 1	唯有声叹 2	肢体屈曲 3
	无发声 1	肢体过伸 2
		无反应 1

注:本表适用于 ≥4 岁的患者。

（一）病因与发病机制

本节主要讨论闭合性颅脑损伤,即硬脑膜仍完整的颅脑损伤。颅脑损伤通常分为原发性和继发性颅脑损伤 2 类。原发性颅脑损伤指暴力作用瞬间致伤脑组织,如脑震荡、脑挫裂伤等;继发性颅脑损伤指原发性损伤之后产生的一系列病理生理改变,如颅内血肿、脑水肿及肿胀等。

1. 原发性颅脑损伤

(1)脑震荡:脑震荡指轻度脑外伤引起的短暂的脑功能障碍。意识障碍为脑干网状结构损害所致。一直认为脑震荡在大体解剖及病理组织学上无明显改变。实验证明,脑震荡后光镜下可见额叶白质、延髓及上颈段脊髓有轻度水肿,神经细胞轻度肿胀等;而电镜见神经细胞广泛的细微结构变化,如细胞线粒体肿胀移位、神经轴突损害等表现。另有研究证明,脑震荡致脑干网状结构受损,脑细胞分子紊乱,导水管及第三、第四脑室中线结构范围被脑脊液冲击波震荡冲击,神经传导阻滞,中间神经支受损,脑血液循环调节障碍等;脑脊液中的乙酰胆碱、谷氨酸盐和钾离子浓度增高,大脑进入高糖分解和高代谢状态等。

多次轻度脑损伤及脑震荡后,渐进性地出现运动障碍、认知或狂躁等神经精神系统异常,称为慢性外伤性脑病。其病理改变为大、小脑不同程度萎缩,皮质和皮质下神经原纤维缠结变性,β- 淀粉样蛋白沉积形成弥漫性淀粉样斑块。因多见于退役的拳击运动员,也谓之拳击运动员痴呆或重击醉酒症状(指拳击手以外的患者)。

(2)脑挫裂伤:因脑挫伤和裂伤常并存而统称为脑挫裂伤。挫伤指脑损伤波及皮质及白质以内,脑部的整体连续性存在;而裂伤则指脑组织分离裂开,失去整体连续性,甚至有大块离断。临床常将症状轻者列为脑挫伤,将症状与体征重者列为脑裂伤。脑挫裂伤早期脑组织有点状、片状出血,受伤部位软脑膜破坏及脑水肿,脑坏死变化呈楔形,基底指向皮质表面。严重时则见皮质、白质挫碎、破裂,甚至形成局部血肿;约 5 日后坏死组织液化,1~3 周后坏死液化区逐渐吸收囊变,出现修复性病理变化,损伤周围含铁血黄素染色变为铁锈红斑,胶质细胞增生活跃。蛛网膜增厚,并与硬脑膜及脑组织发生粘连,形成脑膜脑瘢痕块。数月后,挫裂伤灶轻者转变较好或萎缩,或形成囊肿、瘢痕粘连,影响脑脊液循环及吸收,致脑积水或刺激皮质灶,发生外伤后癫痫。

外伤所致的脑干挫伤、裂伤、灶性出血、血肿及水肿改变称为原发性脑干损伤;继颅内高压脑疝形成,脑干受压移位、变形而引起的出血、水肿和软化等病变称为继发性脑干损伤。两者临床较难区分,常并存发生。早期患者脑干损伤的症状明显而无颅内高压者可确定为原发性脑干损伤。大部分伤者需行头部 CT 扫描或 MR 影像学检查方能明确。因脑干网状结构、上行和下行的纤维束、脑神经核及呼吸和循环中枢等结构与意识、运动和内脏活动关系密切,损伤后将引起严重的临床表现。

2. 继发性颅脑损伤　原发性颅脑损伤后颅内血管损伤出血,形成继发性脑水肿、肿胀及各种颅内积血、血肿,进一步使颅内压增高、脑组织受压或移位,甚至沿颅内压力梯度使部分脑组织突入阻力较小的部位,如各脑池、大脑镰下缘、小脑幕裂孔、枕大孔等形成脑疝,若不能及时诊断、有效处理,将使脑干受压而死亡。颅内血肿是最多见的继发性颅脑损伤,根据血肿发生部位将其分为硬脑膜外血肿、硬脑膜下血肿、脑内血肿、脑室内血肿、多发性血肿;根据血肿发生时间,将其分为急性血肿(伤后3 日内发生)、亚急性血肿(伤后 3 日 ~3 周发生)、慢性血肿(损伤 3 周后发生)、迟发性血肿(伤后首次头颅 CT 扫描无颅内血肿迹象,而再次头颅 CT 扫描发现颅内血肿)。

(1)脑疝:是由于颅内血肿使颅内局部或整体压力增高,造成脑组织移位、嵌顿,导致脑组织、血管及脑神经受压而发生的病理过程。在闭合性颅脑损伤中,发生率约 10%;在重型颅脑损伤中的比例达 40%~50%。

1)小脑幕裂孔疝:又称为颞叶钩回疝。可出现颅内高压症,即剧烈头痛、喷射性呕吐、烦躁不安、心率变慢、血压明显上升和视神经乳头水肿。动眼神经受压致瞳孔大小改变,初期瞳孔缩小,继而散大;晚期则双侧瞳孔散大。脑干受压使对侧肢体偏瘫,晚期则四肢肌张力增高呈现去大脑强直。生命体征紊乱,先为血压增高、脉搏和呼吸缓慢、体温高,继而血压、体温下降及脉搏细数,终致呼吸、心跳停止。

2)枕骨大孔疝：又称为小脑扁桃体疝。亦可有颅内高压症、脑膜刺激征、生命体征紊乱,但其呼吸、循环障碍出现较早而瞳孔变化、意识障碍出现较晚,常在呼吸骤停后才出现双侧瞳孔散大。

(2)颅内血肿

1)硬脑膜外血肿：硬脑膜外血肿指发生于颅骨内板与硬脑膜之间的血肿,是最多见的颅内血肿。绝大多数为急性血肿,其出血来源多是脑膜血管、硬脑膜静脉窦或颅骨板障静脉等。

2)硬脑膜下血肿：硬脑膜下血肿是指发生于硬脑膜与蛛网膜或脑皮质之间的血肿。出血来源多是脑挫裂伤、脑皮质动静脉出血、皮质下出血破入扩展至硬脑膜下腔,以及脑皮质与硬脑膜或蛛网膜间联系的桥静脉破裂出血。轻微颅脑损伤致脑皮质与静脉窦间联系的桥静脉撕裂出血,或静脉窦、蛛网膜颗粒或硬脑膜下瘤损伤出血,血液积于硬脑膜与蛛网膜之间,且形成血肿包膜,内侧包膜疏松贴于蛛网膜,外侧包膜紧附着硬脑膜,此层薄壁的新生血管(包膜)不断破裂出血,致血肿渐增大而发生慢性硬脑膜下血肿。

3)外伤性硬脑膜下水瘤(积液)：颅脑损伤后液体积聚在硬脑膜下腔,久后积液被粘连的蛛网膜包裹,囊内外的渗透压梯度使脑脊液进入囊内形成囊肿样积液。其病理基础是因颅脑损伤而致脑表面或各脑池的蛛网膜撕裂,脑脊液经破裂的孔道流入硬脑膜下腔,而蛛网膜破孔恰似一个单向活瓣,积聚于硬脑膜下腔的脑脊液与正常脑脊液循环通路不互相交通,且不能被吸收,从而导致外伤性硬脑膜下水瘤样积液。

4)脑内血肿及脑室内出血：脑内血肿是指血肿位于脑实质内,可发生在任何脑叶及脑干部位。出血来源是由于脑受力变形或剪力使脑内部血管撕裂所致。故一般原发性颅脑损伤较重,也无明确的脑挫裂伤出血与脑内血肿的界限。常将出血较集中形成团块状高密度灶者称为脑内血肿;而出血散在合并水肿,头颅CT扫描表现为混染密度灶者称为脑挫裂伤。脑室内出血来源于脉络丛和室管膜损伤或脑实质内出血破入脑室内。

5)多发性血肿：颅脑损伤后于颅内不同部位或同一部位发生2个以上同一类型或不同类型的血肿为多发性血肿。常见的多发性血肿有同一部位不同类型的多发性血肿、不同部位同一类型的多发性血肿和不同部位不同类型的多发性血肿等。

(二)临床表现

1.原发性颅脑损伤

(1)脑震荡和慢性外伤性脑病：脑震荡以伤后发生短暂的脑功能障碍为主要特点,意识丧失多为数分钟至十几分钟、一般小于半小时;醒后(多为自行恢复意识)出现诸如头痛、头晕、恶心、呕吐、迟钝、疲劳、注意力不集中等症状。对受伤经过不能回忆,即明显的近事遗忘或谓之逆行性遗忘为又一特征。常情绪不稳,易激动发怒、烦躁失眠或抑郁淡漠,也可出现血管神经中枢紊乱及自主神经失调症状,如伤后皮肤苍白、冷汗、血压下降、脉搏慢弱、呼吸较浅及四肢松软等。

慢性外伤性脑病的症状多有渐进性认知障碍如综合注意力、记忆力下降,思维迟钝,执行能力缺陷;运动障碍如帕金森综合征、共济失调、构音障碍及锥体束征;精神障碍如情绪不稳定、躁狂、多疑、易激惹、偏执、嫉妒、自主性减低、自知力下降和暴力倾向等。其发病率与头部受打击的次数及力度直接相关。

(2)脑挫裂伤：脑挫裂伤后出现意识障碍、颅内高压症、脑膜刺激征和创伤灶定位体征。伤后大多立即昏迷,可持续数分钟至数小时、数日,甚至数月或迁延昏迷。醒后出现头痛、恶心、呕吐、颈项强直、瞳孔缩小及发热,可有生命体征变化如血压偏低、脉搏快弱、呼吸浅快等。创伤灶定位体征指脑挫裂伤波及脑皮质功能区时使其功能障碍,如瘫痪、失语、视力与视野障碍、感觉障碍及局灶性癫痫、共济失调等。如果仅损伤在额叶前端等所谓的哑区,则无定位症状与体征。因意识障碍、系统局灶性损伤症状的多样性,轻者难以与脑震荡相鉴别,重者或多处挫裂伤及深部脑挫伤者单凭临床表现亦难以明确定位。

原发性脑干损伤后即出现意识障碍,多为持续昏迷;轻者对疼痛刺激可有反应,重者呈深昏迷,一切反射均消失,四肢弛缓性瘫痪。部分病例出现去大脑强直,双侧瞳孔时大时小,或眼球位置歪斜、凝视或两眼球分离。生命体征早期紊乱,呼吸不规则,心跳及血压明显波动。而继发性脑干损伤与原发性损伤可相互加重成恶性循环。

2. **继发性颅脑损伤**　继发性颅脑损伤主要包括硬脑膜外血肿、硬脑膜下血肿、脑内血肿等继发性颅内血肿和脑疝形成。根据中间清醒期的发生情况,可判断有无继发性颅内血肿的发生、发展。虽原发性损伤较重,脑震荡昏迷时间较长或是脑挫裂伤昏迷,但经过处理后意识障碍减轻或未加重,则基本可除外继发性血肿产生;若处理无效、昏迷呈加深趋势,则须怀疑继发性颅内血肿。

(1)硬脑膜外血肿:典型的硬脑膜外血肿为发生于额、颞、顶部,呈昏迷 - 清醒 - 再昏迷模式的颅内血肿。其机制是颅脑损伤后即脑震荡致昏迷,然后渐次清醒,随后颅内血肿(硬脑膜外血肿)发生和加重,使颅内高压加重,致脑疝而再次昏迷。如果有此种表现伴有生命体征紊乱、瞳孔变化、肢体活动障碍、锥体束方面的体征等颅内高压脑疝形成的症状时,经过头颅 CT 扫描即可确诊。

(2)硬脑膜下血肿:系脑表面挫伤出血、脑皮质动静脉出血,使血液积聚在硬脑膜与脑皮质之间,多发生于着力点的对冲部位,伤情重、发展快而酷似脑挫裂伤,但颅内压进行性增高,意识障碍程度较重或进行性加重,或稍好转又再次昏迷,容易形成脑疝而致生命体征紊乱,伴有瞳孔变化、偏瘫及锥体束征等局灶性脑损伤的体征。根据外伤史、临床症状与体征、外力作用于颅脑暴力点及对冲击部位进行相应分析,结合意识障碍程度、颅内压增高情况,特别是对伴有局灶性体征者,行头颅 CT 扫描即可明确诊断。

慢性硬脑膜下血肿多于伤后 3 周至数月出现进行性颅内压增高,局灶性神经功能障碍如肢体乏力或偏瘫、视力减退或复视、展神经麻痹、眼震颤、失语、共济失调、癫痫;精神症状如智力下降、迟钝或性格改变等。若不及时处理,可继续进展至脑疝形成而出现昏迷、瞳孔变化及生命体征紊乱等,危及生命。

与硬脑膜下血肿相似,外伤性硬脑膜下水瘤亦分为急性、亚急性和慢性,但临床表现稍轻,头颅 CT 扫描检查可以明确诊断。

(3)脑内血肿:脑内血肿和脑室内出血的临床表现与出血来源、出血量相关,基本亦是脑挫裂伤、颅内高压甚或脑疝形成等的临床表现;重者多有中枢性高热、呼吸急促、瞳孔变化等。

(三)辅助检查

1. **头颅 CT 扫描**　头颅 CT 扫描能清晰、明确地显示脑挫裂伤的部位、程度和有无出血、水肿等继发性改变,并估计颅内压力情况。定期进行头颅 CT 扫描可以动态观察脑挫裂伤灶,脑积水、肿胀的演变,发现如迟发性血肿等新灶。脑震荡、轴索损伤的头颅 CT 扫描无明显的出血挫伤及水肿。

各种颅内血肿的头颅 CT 扫描的典型表现:硬脑膜外血肿是位于颅骨内板与脑表面间形成双凸镜形的高密度占位灶;急性硬脑膜下血肿可见颅内板下与脑表面之间有类半月状高密度占位灶,常伴有脑挫裂伤,脑回、沟内、脑池间的蛛网膜腔积血征象;慢性硬脑膜下血肿为颅内板下与脑表面间存在一新月状低密度占位灶,占位效应明显,同侧脑室受压,中线结构向对侧移位。若慢性硬脑膜下血肿的 CT 值与脑组织相同,需用 CT 增强扫描或 MRI 检查方能与大脑半球占位性病变明确区别。

2. **头颅 MRI 扫描**　颅脑损伤急性期一般不进行头部 MRI 检查,常在 CT 不能清楚显示某些等密度的硬脑膜下血肿、脑干损伤、颅底小病灶、颅脑损伤的并发症和后遗症时才考虑进行头部 MRI 检查。

3. **腰椎穿刺**　可确定脑脊液中的含血情况。但因患者及家属不接受及可能存在腰椎穿刺的禁忌证如颅内高压等诸多原因,目前临床应用较少。

(四)诊断要点

1. **脑震荡和慢性外伤性脑病**　有明确的外伤史及上述一组临床综合症状,而生命体征无明显改变、无神经系统阳性体征,即可诊断为脑震荡。但须与轻度脑挫伤相鉴别。慢性外伤性脑病要与外伤后痴呆和外伤后阿尔茨海默病相区别。

2. 脑挫裂伤　若临床表现典型,辅以头部 CT 扫描不难诊断。MRI 的应用更能精确地显示脑损伤的部位及程度,为诊断提供可靠的依据。

3. 硬脑膜外、硬脑膜下和脑内血肿　临床表现类似,往往需要进行头部 CT 或 MRI 扫描以资鉴别。

(五) 治疗原则

1. 脑震荡和慢性外伤性脑病　颅脑外伤后 24 小时注意观察病情变化,发现、处理并发症和颅内继发性病变。脑震荡患者宜卧床休息 1~2 周;辅以镇痛、镇静、维生素及神经营养药物;减少外界刺激,充分做好解释沟通工作,即可恢复正常而痊愈。若脑震荡症状迁延 3~6 个月仍无明显好转,而神经心理学系列检查、复查脑电图、头颅 CT、MR 影像和脑干诱发电位等的结果均为阴性,则可考虑为精神因素或者为引起注意、经济补偿、药物企图等目的;对此,宜采取消除疑虑和心理暗示等措施。

慢性外伤性脑病的治疗关键是避免反复轻度脑损伤。脑震荡后大脑的易损性增高,故拳击类运动员发生轻度脑损伤时应休息、治疗,以减少慢性外伤性脑病的发生。

2. 脑挫裂伤　脑挫裂伤的治疗以尽量减少脑损伤后的病理生理反应,维持机体内外环境的生理平衡,严密观察颅内有无继发性血肿,预防各种并发症发生为原则。多采取非手术综合治疗,对颅内高压、形成脑疝者宜手术处理以降低伤残率和病死率。具体措施包括观察生命体征变化,如有恶化趋势须及时复查头颅 CT,及早发现和处理颅内血肿;保持气道通畅;注意水、电解质、酸碱、营养平衡和心、肺、肝、肾等重要脏器的功能;防治感染、压疮等并发症;应用中枢神经代谢药物及神经营养药物,促进脑功能恢复。

3. 硬脑膜外和硬脑膜下血肿

(1) 急性硬脑膜外和硬脑膜下血肿:急性硬脑膜外血肿除意识清醒,血肿量幕上<30ml、幕下<10ml,中线结构移位<1.0cm 者外,均需手术治疗。术式包括骨瓣开颅清除血肿或骨窗开颅清除血肿及钻孔穿刺清除血肿等,术后辅以脱水、引流、抗感染、脑细胞代谢药物,保证气道通畅,预防和处理并发症等。若能早诊断、处理,在脑疝形成前清除血肿,多预后良好。

急性硬脑膜下血肿多病情重、进展快,致残率与致死率高,须尽早手术治疗。病情轻、进展慢者亦应监测颅内压、意识、瞳孔、肢体活动、生命体征等,复查头颅 CT;如有加重宜立即手术治疗。

(2) 慢性硬脑膜外和硬脑膜下血肿:慢性硬脑膜外和硬脑膜下血肿须行钻孔冲洗外引流术。在钻孔冲洗引流术失败、引流后血肿残腔无法闭合或血肿腔内凝血冲洗引流无效等情况下,宜进行骨瓣开颅、清除血肿、切除囊壁。部分硬脑膜下水瘤可经非手术治疗而痊愈,而大部病例亦需手术处理。

4. 脑内血肿　脑内血肿视颅内高压、意识障碍程度而决定是否手术治疗。幕上脑内血肿超过 30ml、幕下血肿超过 10ml 时,可行脑室穿刺外引流或脑室切开清除积血。多发性颅内血肿的诊断需头颅 CT 扫描,治疗多需手术;术前应全面分析,谨慎制订手术方案,将不同部位、不同类型的颅内血肿按轻重缓急一次手术清除;暂不需要手术者须密切观察,直到病情稳定。为避免术中对侧血肿增大、脑膨出,对多发性颅内血肿,应先清除一侧硬脑膜外血肿,再清除另一侧硬脑膜下血肿或脑内血肿;对于不同部位的同类型血肿,应先清除较大一侧的血肿,然后再清除较小部位的血肿。

(六) 并发症及后遗症的防治

1. 外伤后癫痫　多见于颅脑穿透伤后,任何时期均可发生,但以伤后 3~6 个月的发病率最高。早期发作与脑挫伤、脑水肿、血肿及凹陷性骨折有关;晚期发作多因脑脓肿、脑瘢痕和脑萎缩等引起。临床上以部分性发作为主,亦可呈全面性发作。一般以内科治疗为主,可选用卡马西平、苯妥英钠、丙戊酸等。亦可针对病因进行相应的手术治疗。

2. 颅骨缺损　开放性颅脑伤清创术或闭合性颅脑损伤者进行去骨辨减压术后可遗留颅骨缺损,

直径在 3cm 以上时临床有头晕、头痛,有时还引起恶心、呕吐和癫痫;且患者有怕碰伤等不安全感。位于额部影响面容等须修补。一般伤口愈合 3 个月后即可修补。

3. 颅脑损伤后综合征　颅脑损伤后,不少患者可留有某些神经方面或精神方面障碍的表现,统称为颅脑损伤后综合征,主要表现为头昏、头痛、恶心、厌食、疲劳、易激动、耳鸣、多汗、心悸、记忆减退、精神萎靡、失眠、性功能减退、月经失调等。症状时轻时重,与患者的精神与情绪状态有一定关系。急性期过后,可让患者早期活动。对存在的临床症状给予适当的镇静药和镇痛药,关心体贴伤员痛苦,以解除伤员思想上对所谓的"后遗症"不能治愈的紧张和忧虑,适当地进行一些运动疗法,症状缓解有了进步就鼓励患者转入正常的生活、学习和工作。

典型病案

病史摘要:患者,男,35 岁。车祸外伤 3 小时入院治疗,伤后持续昏迷。头颅 CT 扫描骨窗像显示右枕骨线形骨折;头颅 CT 平扫见右枕跨横窦硬脑膜外血肿,左颞脑内血肿。急诊行颅内血肿清除手术,先做右枕跨横窦硬脑膜外血肿清除术,然后再做左颞脑内血肿清除术。术后患者意识恢复,3 个月后开始生活自理,恢复工作。

病案分析:右枕骨线形骨折,右枕跨横窦硬脑膜外血肿,左颞脑内血肿。此案例为中年男性,车祸外伤史明确,伤后持续昏迷,据此可初步诊断为脑挫裂伤;经即时头颅 CT 扫描可明确诊断。本案例及时进行颅脑血肿清除术,效果较理想。

第五节　帕金森病

帕金森病(Parkinson disease,PD)又称震颤麻痹(paralysis agitans),于 1817 年由 Parkinson 首先描述,是常见的中老年人神经系统变性疾病。60 岁以上人群的患病率为 1%,并随年龄增长而增高,两性分布差异不大。以静止性震颤、运动迟缓、肌强直和姿势步态异常为主要临床特征。

(一) 病因与发病机制

帕金森病由于病因未明而称原发性 PD。

1. 年龄因素　PD 主要发生于中老年人,40 岁以前发病少见。中脑黑质多巴胺(DA)能神经元、酪氨酸羟化酶(TH)和多巴脱羧酶(DDC)活力、30 岁后纹状体的 DA 递质随年龄增长而渐减少。但老年人的生理性 DA 能神经元退变不足以引起本病,只有黑质 DA 能神经元减少 50% 以上、纹状体 DA 递质减少 80% 以上才会出现 PD 的运动症状,故年老只是 PD 发病的促发因素。

2. 环境因素　环境中与吡啶类衍生物 1- 甲基、4- 苯基、1,2,3,6- 四氢吡啶(MPTP)的分子结构类似的工业或农业毒素可能是引起 PD 的病因之一。MPTP 在脑内经单胺氧化酶 B(MAO-B)作用转变为甲基 - 苯基 - 吡啶离子(MPP$^+$),后者被选择性地摄入黑质 DA 能神经元内,抑制线粒体呼吸链复合物 Ⅰ 的活性,使 ATP 生成减少,并促进自由基生成和氧化应激反应,导致 DA 能神经元变性死亡。

3. 遗传因素　PD 有家族聚集现象。有学者报道约 10% 的 PD 患者有家族史,呈不完全外显的常染色体显性遗传。CYP2D6 基因是 PD 的可能易感基因,少数家族性 PD 与 Parkin 基因及 α-synuclein 基因突变相关。

总之,PD 由多种因素作用所致。遗传因素增加患病易感性,在环境及年老的共同作用下,通过氧化应激、线粒体功能衰竭、钙超载等机制才导致黑质 DA 能神经元大量变性而发病。

(二) 生化病理

1. 病理　主要是含色素的神经元变性、缺失,以黑质致密部的 DA 能神经元为著。刚出现临床症状时黑质致密部的 DA 能神经元丢失常在 50% 以上,症状明显时神经元丢失则更严重,残留神经元变性,黑色素减少,胞质内出现特征性嗜酸性包涵体即路易体,α-synuclein 基因是路易体中的重要成分;蓝斑、中缝核、迷走神经背核等亦有较轻的类似改变。

2. 生物化学　脑内存在多条 DA 递质通路,其中黑质 - 纹状体通路最重要。该通路 DA 能神经元在黑质致密部,正常时自血流摄入左旋酪氨酸,经过细胞内的 TH 作用转化为左旋多巴,再经过 DDC 作用转化为 DA。DA 通过黑质 - 纹状体束作用于壳核和尾状核细胞。黑质中储存和释放的 DA 最后被神经元内的 MAO 和胶质细胞内的儿茶酚 -O- 甲基转移酶(COMT)分解成高香草酸(HVA)而代谢。

纹状体中的 DA 和乙酰胆碱(ACh)2 种神经递质系统功能相互拮抗,维持平衡以调节基底节环路活动。PD 患者由于黑质 DA 能神经元变性丢失、黑质 - 纹状体 DA 通路变性,纹状体的 DA 含量显著降低,造成 ACh 系统功能相对亢进、基底节输出过多,丘脑 - 皮质反馈活动受到过度抑制,皮质运动功能减弱,产生肌张力增高、动作减少等症状。此外,中脑 - 边缘系统和中脑 - 皮质系统的 DA 含量亦显著减少,可出现智力下降、行为情感异常、言语错乱等。

患者的 DA 递质减少与症状严重程度一致。病变早期通过 DA 更新率增加(突触前代偿)和 DA 受体失神经后超敏(突触后代偿),使临床症状不出现或不明显(代偿期),但随着疾病进展可产生典型的 PD 症状(失代偿期)。基底节中的其他递质或神经肽在 PD 患者中亦有改变。

(三) 临床表现

PD 多在 60 岁以后发病,偶有 20 多岁发病者。起病隐袭,缓慢发展,逐渐加剧。主要症状有静止性震颤、肌张力增高、运动迟缓等。初发症状以震颤最多,其次为步行障碍、肌强直和运动迟缓。症状常自一侧上肢开始,渐波及同侧下肢、对侧上肢及下肢,呈 N 字型进展;部分病例自一侧下肢开始,两侧下肢同时开始者极少。疾病晚期左、右症状差异者亦有。

1. 震颤　常为首发症状,多由一侧上肢远端(手指)开始,逐渐扩展到同侧下肢及对侧肢体,下颌、口唇、舌及头常最后受累。典型表现是静止性震颤,拇指与屈曲的示指间呈 "搓丸样" 动作,节律为 4~6Hz,安静或休息时出现或明显,随意运动时减轻或停止,紧张时加剧,入睡后消失。强烈的意志努力可暂时抑制震颤,但持续时间很短,过后反有加重趋势。令患者一侧肢体运动如握拳和松拳,可引起另一侧肢体出现震颤,该试验有助于发现早期轻微震颤。70 岁以上发病的少数患者可不出现震颤,部分患者可合并姿势性震颤。

2. 肌强直　屈肌和伸肌同时受累,被动运动关节时始终保持增高的阻力,类似于弯曲软铅管的感觉,故称 "铅管样强直";部分患者因伴有震颤,检查时可感到在均匀的阻力中出现断续停顿,如同转动齿轮感,称为 "齿轮样强直"。四肢、躯干、颈部肌强直可使患者出现特殊的屈曲体姿,表现为头部前倾,躯干俯屈,上肢肘关节屈曲,腕关节伸直,前臂内收,髋、膝关节均略为弯曲。老年患者肌强直可引起关节的血供受阻而疼痛。

3. 运动迟缓　表现为随意动作减少,包括始动困难和运动迟缓,并因肌张力增高、姿势反射障碍而表现为一系列特征性运动症状,如起床、翻身、步行、方向变换等运动迟缓;面部表情肌活动减少,呈现双眼凝视、瞬目减少的 "面具脸";手指做精细动作如扣钮扣、系鞋带等困难及字越写越小的 "写字过小征"。

4. 姿势步态异常　站立时呈屈曲体姿,步态障碍突出。疾病早期表现为走路时下肢拖曳,随病情进展呈小步态,步伐逐渐变小、变慢,启动困难,行走时上肢的前后摆动减少或完全消失;转弯时平衡障碍特别明显,此时因躯干僵硬,采取连续小步使躯干和头部一起转弯。晚期患者自坐位、卧位起立困难,迈步后即以极小的步伐向前冲去,越走越快,不能及时停步或转弯,称为慌张步态,在下坡时更突出。

5. 其他症状　反复轻敲眉弓上缘可诱发眨眼不止。口、咽、腭肌运动障碍,讲话缓慢,语音低沉单调,流涎,严重时可有吞咽困难。自主神经受损引起脂颜、多汗、顽固性便秘及直立性低血压等。本病不侵犯直肠及括约肌。晚期可有轻度认知损害、抑郁和视幻觉等。

（四）辅助检查

血、脑脊液常规化验均无异常，CT、MRI 检查亦无特征性所见，分子生物学及功能显像检测有一定意义。

1. 生化检测 采用高效液相色谱（HPLC）可检测到脑脊液和尿中的 HVA 含量降低。

2. 基因检测 DNA 印迹（Southern blot）技术、PCR、DNA 序列分析等在少数家族性 PD 患者可能会发现基因突变。

3. 功能显像检测 采用 PET 或 SPECT 与特定的放射性核素显像，疾病早期即可发现 PD 患者脑内的 DAT 功能显著降低，D_2 型 DA 受体（D_{2B}）活性在疾病早期超敏、后期低敏，以及 DA 递质合成减少。可用于 PD 的早期诊断、鉴别诊断及病情进展监测等。

（五）诊断与鉴别诊断

1. 诊断 依据发病年龄、临床表现及病程，诊断不难。

2. 鉴别诊断 PD 应与帕金森综合征相鉴别，后者是指因药物、毒素、脑血管病变、脑炎、外伤等所致的继发性 PD，以及其他神经变性疾病（症状性 PD），有类似于 PD 的临床表现。

（1）继发性 PD：有明确的病因可寻，如感染、药物、中毒、动脉硬化和外伤等。脑炎病后、动脉硬化性脑梗死可致帕金森综合征；利血平、甲氧氯普胺、吩噻嗪类及丁酰苯类神经安定剂等药物，MPTP、锰尘、二硫化碳及一氧化碳等毒性物质亦可引起帕金森综合征。

（2）抑郁症：因表情贫乏、言语单调、随意运动少而易误认为 PD，这 2 种疾病也可同时存在。抑郁症不具肌强直和震颤，抗抑郁药治疗有效。

（3）特发性震颤：以姿势性或运动性震颤为特征，各年龄段均可发病，可有家族史，饮酒或用普萘洛尔可减轻震颤，无肌强直和运动迟缓。

（4）伴发帕金森病表现的其他神经变性疾病：弥散性路易体病、肝豆状核变性、亨廷顿病、多系统萎缩、进行性核上性麻痹及皮质基底节变性等。

（六）治疗原则

1. 药物治疗 早期无须特殊治疗，应鼓励患者多做主动运动。若疾病影响日常生活和工作，则需药物治疗。其原理是恢复纹状体 DA 和 ACh 两大递质系统的平衡，包括应用抗胆碱和改善 DA 递质功能的药物，这些药物只能改善症状，不能阻止病情发展，需要终身服用。药物治疗原则为自小剂量缓慢递增，尽量以小剂量取得较好疗效；治疗方案个体化，即根据年龄、症状类型、严重程度、就业情况、药物价格和经济承受能力等选择药物。

（1）抗胆碱药：对震颤和强直有一定效果，但对运动迟缓的疗效较差，适用于震颤突出且年龄较轻的患者。常用药物有苯海索、丙环定、金刚烷胺及其衍生物如美金刚。

（2）多巴胺能药物：有左旋多巴及复方左旋多巴，是治疗 PD 的最基本、最有效的药物，对震颤、强直、运动迟缓等均有较好的疗效。左旋多巴作为 DA 合成前体可透过血脑屏障进入脑内，被 DA 能神经元摄取后转变成 DA 发挥替代治疗作用。副作用有周围性和中枢性 2 类，前者为恶心、呕吐、低血压、心律失常（偶见），后者有症状波动、运动障碍（异动症）和精神症状等。闭角型青光眼、精神病患者禁用，活动性消化性溃疡患者慎用。

（3）DA 受体激动剂：疗效不如复方左旋多巴，可与之合用，发病年龄轻的早期患者可单独应用。均应从小剂量开始，渐增剂量至获得满意的疗效而不出现副作用为止。其副作用与复方左旋多巴相似，不同之处是症状波动和运动障碍的发生率低，而直立性低血压和精神症状的发生率较高。常用的 DA 受体激动剂有溴隐亭、培高利特、麦角乙脲、吡贝地尔缓释片、普拉克索、阿扑吗啡。

（4）单胺氧化酶 B 抑制剂：司来吉兰为选择性单胺氧化酶 B（MAO-B）抑制剂，能阻止 DA 降解成 HVA，增加脑内的 DA 含量。与复方左旋多巴合用有肯定的协同作用，能延缓"开关现象"的出现及改善运动症状波动，减少左旋多巴的用量约 1/4，并可保护神经。副作用有口干、胃纳减退、直立性低血压等,有胃溃疡者慎用。

(5)儿茶酚-*O*-甲基转移酶抑制剂:托卡朋、恩他卡朋通过抑制左旋多巴在外周的代谢,使血浆左旋多巴浓度保持稳定,并能增加左旋多巴的进脑量;恩他卡朋还能阻止脑内的DA降解而增加其含量。与左旋多巴合用可增强后者的疗效,单独使用无效。副作用有腹泻、头痛、多汗、口干、氨基转移酶升高、腹痛、尿色变深等。用药期间须监测肝功能。

2. 外科治疗　常用苍白球、丘脑毁损术和脑深部电刺激(DBS),其原理都是纠正基底节过高的抑制性输出。适应证是药物治疗失效、不能耐受或出现运动障碍(异动症)的患者。对年龄较轻,症状以震颤、强直为主且偏于一侧者的效果较好,术后仍需药物治疗。

3. 细胞移植及基因治疗　细胞移植是将自体肾上腺髓质或异体胚胎中脑黑质细胞移植到患者的纹状体,可纠正DA递质缺乏,改善PD的运动症状。问题有供体来源有限、远期疗效不肯定及免疫排斥等。TH和成神经营养因子基因治疗是正在探索中的一种较有前景的新疗法,尚在动物实验阶段。

4. 康复治疗　是改善症状的辅助手段,对患者进行语言、进食、走路及各种日常生活的训练和指导对改善生活质量十分重要。晚期卧床者应加强护理,减少并发症的发生。康复治疗包括语音语调锻炼,面部肌肉锻炼,手部、四肢及躯干锻炼,松弛呼吸肌锻炼,步态及平衡锻炼,以及姿势恢复锻炼等。

(七) 预后

PD呈慢性进行性发展,目前无法根治。在发病数年内多能继续工作,也可迅速发展致残;晚期因严重肌强直、全身僵硬而卧床不起。本病的直接死亡原因是肺炎、骨折等并发症。

典型病案

病史摘要:患者,男,55岁。急起记忆力下降,动作行为迟缓2年。患者于2年前不慎CO中毒后持续昏迷数日,经高压氧等治疗措施后神志渐清醒,但至今仍记忆力明显下降、行为动作迟缓。神经系统检查:神志清楚,检查合作,言语清晰,记忆力和理解计算力差。面具脸,肢体呈静止性震颤,齿轮样肌张力增高,行走呈慌张步态。肌力和腱反射正常。头颅CT扫描显示全脑未见局灶性的高、低密度影。

病案分析:帕金森综合征,CO中毒后遗症期。此案例为中年男性,CO中毒病史明确,高压氧治疗有效;此后出现认知能力下降、动作行为迟缓、静止性震颤及齿轮样肌张力增高等表现,病程已2年;结合头部CT扫描可明确诊断。

本案例无理想的治疗办法,可进行康复训练,试用多巴丝肼、盐酸苯海索及吡贝地尔等多巴胺受体激动剂,也可试用脑蛋白水解产物等脑细胞营养剂。

第六节　癫　痫

癫痫(epilepsy)是一组疾病和综合征,为脑部神经元反复突然异常过度放电所致,以反复发作性、短暂性和刻板性神经功能失常为特征。临床可表现为短暂的运动、感觉、自主神经、意识和精神状态不同程度的障碍,或兼而有之。约2/3的痫性发作始于儿童期,每次或每种发作均称为痫性发作,偶有1次痫性发作不能诊断为癫痫,同一患者可有1种或多种痫性发作形式。癫痫的危害在于生命危险(癫痫持续状态、意外事故、自杀、不能解释的突然死亡)、外伤、癫痫性精神障碍、智力衰退、药物副作用、严重的个人及社会负担等。

(一) 病因与发病机制

1. 原发性癫痫　即真性、特发性或隐源性癫痫。除遗传倾向外,无其他明显的病因及脑部结构性损害。

2. 继发性癫痫　即症状性癫痫。为各种明确或可能致中枢神经系统病变的病因所致。

(1)脑部疾病：各种先天性脑部疾病、颅内原发性或转移性肿瘤、颅脑外伤、颅内感染、脑血管病、变性疾病、自身免疫病等均可导致癫痫。

(2)全身或系统性疾病：缺氧、代谢性疾病、内分泌疾病、心血管系统疾病、中毒性疾病、血液系统疾病、风湿性疾病、儿童佝偻病、肿瘤等也可导致癫痫。

(二)影响因素

1. 遗传因素　原发性癫痫的遗传性可呈单基因或多基因遗传，但不一定都有临床发作。而外伤、感染、中毒等引发的癫痫也可能有遗传因素参与。

2. 年龄因素　儿童期首次发作者多为脑器质性病变，特别是围产前期疾病所致。青年患者以颅脑外伤，中年期后以颅脑肿瘤，老年者以脑血管病常见。

3. 觉醒与睡眠周期　有的在晨醒后及傍晚时发作，称为觉醒型癫痫；有的则在入睡后和觉醒前发作，称睡眠型癫痫。觉醒和睡眠时均可发作者称为不定期癫痫，多为症状性癫痫。

4. 内分泌改变　全面强直-阵挛性发作及部分性发作在月经初潮、经前或经前期易发，或仅在妊娠期发作。

5. 诱发因素

(1)综合因素：发热、过量饮水、过度换气、饮酒、缺少睡眠、过劳和饥饿等均可诱发癫痫发作。某些药物亦可诱发癫痫发作。

(2)感觉因素：视觉(光、电视)、听觉(巨响、音乐)、前庭觉、嗅觉、味觉、触觉或本体觉等的刺激均可成为诱因。若癫痫只在特定的诱因刺激下才发作，称为反射性癫痫。

(3)精神因素：在强烈的情感活动、受惊、计算、弈棋、打牌等时发生，称为精神反射性癫痫。

(三) 临床表现

1. 部分性发作　指最先的临床表现和脑电图变化始于一侧大脑半球某部分。

(1)单纯部分性发作：不伴意识障碍，临床表现取决于痫性电活动的部位。分为单纯部分运动性发作、单纯部分感觉性发作、单纯部分自主神经性发作、单纯部分精神性发作。

(2)复杂部分性发作：即颞叶发作、精神运动性发作。为伴有意识模糊的部分性发作，源于颞叶、额叶眶回、岛叶、顶叶和枕叶等边缘叶系统的痫性放电，发作后只可回忆先兆症状。常见的发作形式包括仅有意识模糊、意识模糊与自动症、意识障碍与运动症状等的发作。

(3)部分性发作继发泛化：一侧大脑半球痫性放电泛化到两侧大脑半球时，单纯或复杂部分性发作转变成全面性发作，即全面强直-阵挛性发作、强直性发作、阵挛性发作等。

2. 全面性发作　双侧大脑半球从开始即同时受累，以及脑电图痫性放电开始即为双侧同步对称性的发作类型。常表现为：

(1)全面强直-阵挛性发作：以发作性意识丧失和全身惊厥为特征，分为3期。第一期为强直期，表现为突然意识丧失、常伴一声大叫而摔倒，全身骨骼肌强直性收缩，眼球上翻，呼吸肌强直性收缩导致呼吸暂停，可咬破舌，持续10~20秒。第二期为阵挛期，口面部及四肢肌肉交替性收缩与松弛，呈一张一弛交替抽动，呼吸肌收缩与松弛出现病态呼吸，持续30~60秒或更长时间。以上2期发作期间由于自主神经皮质异常放电而出现瞳孔散大、对光反射消失，唾液和呼吸道分泌物增多，心率增快，血压增高等。随着发作时间延长而出现缺氧症、发绀。第三期为痉挛后期，最后一次阵挛后全身肌肉放松，可有大小便失禁，自主呼吸先恢复，多伴有昏睡，5~10分钟醒后可有头痛、疲乏及全身酸痛，对惊厥发作全无记忆。

(2)失神发作：患者几乎均为儿童，表现为突然意识丧失，凝视，终止动作，多伴有轻微的肌阵挛，不倒地，历时5~10秒，恢复后不能回忆其过程，脑电图为双侧对称性的3Hz棘慢波综合节律性发放；不典型失神发作指失神发作时意识丧失不完全，或伴有明显的肌阵挛，或脑电图无典型的3Hz棘慢波综合节律性发放。

3. 癫痫持续状态　癫痫频繁发作,2次发作间意识不恢复或癫痫发作持续30分钟以上不自行停止。任何类型的癫痫均可出现癫痫持续状态,分惊厥性癫痫持续状态和非惊厥性癫痫持续状态,通常是指大发作持续状态。

4. 其他　肌阵挛发作、强直发作、阵挛发作和失张力发作等。

(四) 辅助检查

1. 脑电图检查　包括棘波、尖波、棘慢波综合、尖慢波综合、高幅失律等痫性波形和突出于背景的阵发性高波幅活动是癫痫脑电图的特征性表现。视频脑电图可同步记录患者发作情况和相应的脑电图改变,有利于癫痫的诊断和分类。但发作间期脑电图痫性波的检出率仅40%~50%,故未检出痫性波并不能排除癫痫。

2. 神经影像学检查　脑 CT、MRI、单光子发射计算机体层摄影(SPECT)、正电子发射体层成像(PET)和脑血管造影等有助于癫痫病灶的检出,在癫痫的诊断中有重要价值。

3. 脑脊液检查　对中枢神经系统感染性疾病,特别是脑囊虫病,脑脊液常规和生化及免疫学和分子生物学(PCR)检查对明确癫痫的病因有重要意义。

(五) 诊断要点

1. 主要依据病史(发作史)、发作过程和表现。对刻板性、发作性神经症状及发作后意识模糊者考虑痫性发作的可能性;具有慢性发作倾向者可考虑癫痫的可能性。

2. 脑电图检出痫性波。

3. 抗癫痫药治疗有效。

具备第 1 条和 / 或第 2、第 3 条者可诊断为癫痫。

4. 注意排除癔症、晕厥、短暂性脑缺血发作及发作性低血糖等疾病。

(六) 治疗原则

1. 治疗原则

(1)注意癫痫卫生,避免诱发因素。

(2)去除病因。

(3)以药物治疗为主,手术治疗为辅。

2. 主要措施

(1)癫痫卫生与注意事项:避免癫痫的各种诱因,特别是睡眠不足和饮酒。不能参加有危险的工作和活动,痫性发作完全控制 6 个月以后方可驾驶车辆。注意心理健康,鼓励和帮助享有正常人的生活。注意药物治疗的规范性和毒副作用。

(2)病因治疗:注意治疗针对颅外和颅内的原发病。

(3)药物治疗:若每年癫痫发作>2 次可药物治疗。药物治疗要遵循按发作分类选药、单药治疗、服药规则、疗程充足和定期随访的原则。

(4)手术治疗:有颞叶切除术、皮质切除术、大脑半球切除术等,适应某些部分性发作的难治性癫痫。手术本身可造成脑损害和脑组织瘢痕而可能形成新的致痫灶,因此不作为常规治疗手段。

典型病案

病史摘要:患者,男,25 岁。发作性意识丧失 5 年。患者于 5 年前开始反复出现短暂的意识丧失,每次持续数十秒,突发突止,发作间隔由数日至数月不等;有时伴有全身强直、陈挛或抽搐。发作间隙无明显不适。在睡眠不足、劳累过度、情绪激动或身体不适等情况下易发。病毒性脑炎病史 5 年,已治愈。门诊查血常规、血生化和头颅 CT 扫描未见明显异常;脑电图在左前额部有频发的阵发性尖慢、棘慢复合波。

病案分析：症状性癫痫，病毒性脑炎后遗症期。此案例为青年男性，病毒性脑炎病史明确；此后出现发作性、短暂性和刻板性神经功能障碍，以短暂的意识障碍和全身抽搐为主要表现，病程已5年；结合脑电图和头部CT扫描结果可明确诊断。本案例的治疗宜保持生活的规律性、保证营养供给、适当锻炼身体增强体质，试用丙戊酸钠、卡马西平等抗癫痫药，也可试用脑蛋白水解产物等脑细胞营养剂。

第七节 阿尔茨海默病

痴呆（dementia）是一种获得性持续性认知障碍综合征，影响意识内容而非意识水平。智力损害包括不同程度的记忆、语言、视空间功能、人格异常及认知（概括、计算、判断、综合和解决问题）能力的降低，常伴有行为和情感的异常，这些功能障碍导致患者的日常生活、社会交往和工作能力减退。痴呆的原因包括变性病性和非变性病性，前者主要包括阿尔茨海默病（Alzheimer's disease，AD）、路易体痴呆、皮克病和额颞叶痴呆等，后者包括血管性痴呆、感染性痴呆、代谢性或中毒性脑病等。

若认知障碍继发于某一明显的全身疾病，则痴呆的诊断较容易；若仅有认知功能改变而神经系统损害的症状和体征不明显或无特异性，则较难诊断。

（一）病因与发病机制

AD的病因未明，可能与遗传和环境因素有关。

1. 遗传因素 AD患者的海马和新皮质胆碱乙酰转移酶及乙酰胆碱（Ach）显著减少引起皮质胆碱能神经递质功能紊乱，被认为是记忆障碍和其他认知功能障碍的原因之一；迈纳特基底核是新皮质胆碱能纤维的主要来源，AD早期此区的胆碱能神经元即减少，由于ACh合成持续明显不足，胆碱乙酰转移酶减少与痴呆严重性、老年斑及神经原纤维缠结数量增多有关。

约10%的AD者有明确的家族史，尤其是65岁前发病者。至今已发现淀粉样前体蛋白（APP）基因、早老蛋白1（PS1）基因和早老蛋白2（PS2）基因突变可导致常染色体显性遗传性家族性AD。而载脂蛋白E多态性等位基因存在于正常人群中，ApoE4等位基因可显著增加老年人患AD的风险。此外，低密度脂蛋白受体相关蛋白基因多态性位点亦认为可能增加患AD的风险。

2. 环境因素 AD的发生亦受环境因素的影响。脑外伤、文化程度低、吸烟、重金属接触史、父母怀孕时年龄小和一级亲属患有唐氏综合征等被认为可增加患病的风险；而长期使用雌激素和非甾体抗炎药及携带ApoE2等位基因可能对患病有保护作用。

（二）病理

AD有颞、顶及前额叶萎缩，其病理特征包括老年斑、神经原纤维缠结、神经元减少及轴索和突触异常、颗粒空泡变性、星形细胞和小胶质细胞反应及血管淀粉样变，以老年斑、神经原纤维缠结和神经元减少为其三大组织病理学特征。

1. 老年斑 是AD的病理特征，是位于细胞外的大小为50~200μm的球形结构，银染色易显示。其核心由β-淀粉样蛋白（Aβ）断裂后产生的多肽组成，核心周围是变性的轴索、树突、类淀粉纤维及胶质细胞，这些突起含有由大量异常磷酸化的tau蛋白组成的双股螺旋细丝结构。在老年斑附近可见免疫炎症反应，包括大量胶质细胞增生和激活的小胶质细胞。

2. 神经原纤维缠结 是由异常细胞骨架组成的神经元内结构，为磷酸化tau蛋白的变异型，是微管相关糖蛋白的一种主要成分。神经原纤维缠结（NFT）也见于正常老年人的额叶和其他神经系统变性疾病中；但在AD中的NFT数量较多且遍及整个大脑，最常见于海马和内嗅皮质，与神经元死亡及临床症状有关。

3. 神经元丢失　主要是表浅皮质较大的胆碱能神经元,发病早的患者神经元丢失和神经胶质细胞增生均较明显。AD 神经元突触减少 36%~46%,多发生在老年斑部位,神经元和突触丢失与临床表现关系密切。

（三）临床表现

1. 记忆障碍　隐匿起病,早期易被患者及家人忽略。主要表现为逐渐发生的记忆障碍,当日发生的事不能记忆,刚刚做过的事或说过的话不记得,熟悉的人名记不起来,忘记约会,忘记贵重物品放何处,词汇减少。早期出现经常性遗忘,主要表现为近记忆力受损,随后远记忆力也受损,使日常生活受到影响。

2. 认知障碍　是 AD 的特征性表现。掌握新知识、熟练运用及社交能力下降,并随时间推移而逐渐加重。渐渐出现语言功能障碍,不能讲完整的语句,语言减少,找词困难,命名障碍,出现错语症,交谈能力减退,阅读理解受损,但朗读可相对保留,最后完全失语;计算力障碍常表现为算错账、付错钱,最后连最简单的计算也不能;严重时出现视空间障碍,穿外套时手伸不进袖子,铺台布不能将台布的角和桌角对齐,迷路或不认家门,不能画最简单的几何图形;不会使用最常用的物品如筷子、汤匙等,但仍可保留运动的肌力和协调。

3. 精神障碍　伴随的思维、心境、行为等精神障碍往往是患者就医的原因。精神症状包括抑郁、情感淡漠或失控、焦躁不安、兴奋和欣快等,主动性减少,注意力涣散,白天自言自语或大声说话,害怕单独留在家里;部分患者出现片段妄想、幻觉状态和攻击倾向等,有的怀疑自己年老的配偶有外遇;妄想和古怪行为,如怀疑子女偷他的钱物,将不值钱的东西也当作财宝藏匿起来;可忽略进食或贪食;多数患者有失眠或夜间谵妄。

4. 其他　检查时可发现患者表现为坐立不安、易激动、少动、不修边幅、个人卫生不佳。一般视力、视野保持相对完整,无锥体束征和感觉障碍等;步态一般正常,后期可出现小步、平衡障碍等。可出现癫痫发作和帕金森综合征。

（四）辅助检查

1. 目前尚无确诊 AD 的特殊检查,脑脊液多正常,脑电图可有广泛慢波。脑脊液 tau 蛋白、Aβ 蛋白、多巴胺、去甲肾上腺素、5- 羟色胺等含量增多。家族性 AD 患者检测 APP、PS1 或 PS2 基因突变有助于确诊。散发性 AD 的 ApoE4 基因携带者明显增加,但特异性和敏感性低,不能用作疾病诊断。

2. CT 和 MRI 检查可见侧脑室扩大和脑沟增宽,尤其在额颞叶;MRI 冠状切面可显示海马萎缩,准确测量脑容量,排除其他器质性脑病;PET、SPECT 及功能性 MRI 可发现额、颞、顶叶脑区的代谢率或脑血流量减低,尤其在中、重度患者。

3. 神经心理学检查及其相应量表的使用对痴呆的诊断及鉴别诊断起重要作用,简易精神状态检查（MMSE）、韦克斯勒成人智力量表（WAIS）、临床痴呆评定量表（CDR）、Blessed 行为量表（BBS）及 Hachinski 缺血积分（HIS）等是常用的量表。

（五）诊断与鉴别诊断

根据详细的病史、临床资料,结合精神量表检查及有关的辅助检查来诊断 AD,准确性可达 85%~90%。美国 NINCDS-ADRDA 的诊断标准将 AD 分类为确诊、很可能及可能 3 种。

1. 很可能 AD 的诊断标准

（1）核心临床标准:①符合痴呆的诊断标准;②起病隐袭,症状在数月至数年中逐渐出现;③有明确的认知损害病史;④表现为遗忘综合征或非遗忘综合征,有 2 个或 2 个以上的认知领域损害。

（2）排除标准:①伴有与认知障碍发生、恶化相关的卒中史,或存在多发性或广泛性脑梗死,或存在严重的白质病变;②有路易体痴呆的核心症状;③有额颞叶痴呆的显著特征;④有原发性进行性失语的显著特征;⑤有其他引起进行性记忆和认知功能损害的神经系统疾病,或非神经系统疾病,或药物过量或滥用的证据。

（3）支持标准：①在知情人提供和正规神经心理测验得到的信息为基础的评估中发现进行性认知下降的证据；②找到致病基因（APP、PS1 或 PS2）突变的证据。

2. 诊断要点　PET 或 SPECT 或 MRI 发现额、颞和顶叶的代谢率减低，基因检查发现相关基因突变等有助于诊断。

3. 确诊要点　确诊则根据病理诊断。

4. AD 应注意与以下疾病相鉴别

（1）轻度认知损害（MCI）：一般仅有记忆障碍，无其他认知功能障碍，如老年性健忘与遗忘。健忘是启动回忆困难，通过提示可使回忆得到改善；而遗忘是记忆过程受损，提示不能改善。

（2）抑郁症：表现为抑郁心境，对各种事情缺乏兴趣，睡眠障碍，易疲劳或无力。

（3）其他疾病导致的痴呆：如血管性痴呆、帕金森病性痴呆等。

（六）治疗原则

目前尚无特效治疗方法，主要为对症治疗。

1. 一般治疗　脑血流减少和糖代谢减退是 AD 的重要病理改变，使用血管扩张药及脑细胞代谢药可能改善症状或延缓疾病进展。常用银杏叶提取物制剂、吡拉西坦和奥拉西坦等。

2. 使用改善认知功能的药物　可用 ACh 前体如卵磷脂和胆碱增加 ACh 的合成和释放。目前常用乙酰胆碱酯酶（AChE）抑制剂，抑制 ACh 降解并提高活性，改善神经递质传递功能。常用多奈哌齐（donepezil）或卡巴拉汀、石杉碱甲。对中、晚期 AD 患者还可使用抗谷氨酸能药物，常用盐酸美金刚。

3. 神经保护性治疗　维生素 E、单胺氧化酶抑制剂和雌激素替代治疗等有可能防止和延缓 AD 的发生。

4. 康复治疗及社会参与　鼓励患者参加各种社会日常活动，维持生活能力，加强家庭和社会对患者的照顾、帮助和训练。有定向和视空间障碍者应尽量减少外出，以防意外。

（七）预后

AD 的病程通常持续 5 年或 5 年以上，患者常死于肺部感染、压疮等并发症。

典型病案

病史摘要：患者，男，75 岁。进行性记忆力下降 10 年。家属述患者于 10 年前出现进行性加重的记忆力下降，并先后出现语言重复、敏感多疑、情绪不稳、睡眠觉醒规律异常、出门即迷路和幻觉妄想等精神症状；近 2 年来上述症状加重，吃饭不知饥饱，生活自理能力丧失。头颅 MRI 扫描显示脑明显萎缩，以大脑额叶、颞叶和海马萎缩最为明显。

病案分析：诊断为很可能 AD。此案例为老年男性，病史 10 年，首发症状为以进行性加重的记忆力下降为核心的认知能力下降，有性格改变和精神症状；结合头部 MRI 扫描可以诊断。本案例无理想的治疗办法，可进行智力康复训练，试用多奈哌齐、奥拉西坦，也可视情况试用情绪稳定剂、抗精神病药及脑蛋白水解产物等脑细胞营养剂。

第八节　精神分裂症

精神分裂症（schizophrenia）是一组多起于青壮年的病因未明的精神疾病，具有思维、情感、行为等方面的障碍，以精神活动和环境不协调为特征。通常意识清晰、智力尚好，部分患者可出现认知功能损害。常起病慢、病程迁延，部分患者可保持痊愈或基本痊愈状态。

精神分裂症可见于各个社会阶层中。精神分裂症的发病高峰男性为 15~25 岁，女性稍晚；其慢性病程使患者逐步脱离正常生活轨道，陷入痛苦和混乱。精神分裂症患者自杀、遭受意外伤害的概率高于常人,平均寿命缩短。

我国流调资料提示女性的患病率高于男性,性别差异在 35 岁以上年龄组较明显;城市的患病率高于农村。同时发现,无论城乡,精神分裂症的患病率均与家庭经济水平呈负相关。

（一）病因与发病机制

1. 遗传因素　国内外有关精神分裂症的家系调查,发现本病患者近亲的患病率比一般人群高数倍,血缘关系越近则发病率越高。双生子研究发现同卵双生的患病率为异卵双生的 4~6 倍。寄养子研究发现精神分裂症母亲所生的子女从小寄养出去,生活于正常家庭环境中,成年后患病率仍较高,提示遗传因素在本病发病中的主要作用。

2. 神经病理学及大脑结构异常　选取典型病例进行尸解研究,发现恒定在小前颞叶(海马、嗅外皮质、海马旁回)存在脑组织萎缩,类似的表现也存在于额叶。CT 发现精神分裂症患者出现脑室扩大和沟回增宽,这些变化在精神疾病早期甚至治疗开始之前就已经存在。PET 更提供了在活体身上研究大脑功能活动的手段。精神分裂症患者在测试状态如进行威斯康星卡片分类测验(应当由额叶完成的活动)时,并不出现额叶活动的增强,提示患者存在额叶功能低下。

3. 神经生化异常　神经生化研究认为,精神分裂症患者的中枢 DA 功能亢进、中枢谷氨酸功能不足及 5-HT 代谢障碍。但精神分裂症涉及的范围很广,这些神经递质的变化是因、是果,还是相关因素,仍无定论。

4. 孕期病毒感染　围产期并发症多的新生儿,成年后患精神分裂症的比例高于对照组。

5. 神经发育病因学假说　遗传、母孕期或围产期损伤,使胚胎期大脑新皮质形成期神经细胞从脑深部向皮质迁移的过程紊乱,心理整合功能差。青春期或成年早期,在不良环境因素刺激下出现精神分裂症。

6. 社会心理因素　精神分裂症者病前性格多内向、孤僻、敏感多疑,很多患者病前 6 个月可追溯到相应的生活事件。

（二）临床表现

1. 感觉障碍和知觉障碍　最突出的是幻觉,以幻听最常见。其内容以争论性或评论性的多,如两个声音议论患者的好坏、声音不断对患者的行为评头论足。幻听还能以表现为思维鸣响,即患者的思考都被自己的声音读出来。其他幻觉如幻视、幻触等少见。无论具体生动还是模糊的幻觉体验,都会影响精神分裂症患者的思维和行动;在幻觉的支配下作出违背本性、不合常理的举动,如患者在幻听影响下自伤、伤人、毁物等。

2. 思维障碍

(1)妄想:是一种病态信念,虽无事实依据,但患者坚信不疑、难以说服。如被害妄想、夸大妄想和关系妄想等。妄想内容与生活经历、教育背景有一定联系。

(2)被动体验:正常人能够自由支配自己的思维和运动,并有主观支配感。但精神分裂症患者常感到自己的躯体运动、思维和情感活动、冲动都受人控制,思考和行动身不由己。被动体验常与被害妄想联系起来。

(3)联想障碍:轻度联想障碍表现为联想松弛,言语无重点。进一步呈现思维散漫,此时患者说话或书写内容不连贯、难理解。病情严重者可为思维破裂,言语支离破碎、语不成句,不能表达思想,无法交谈。

(4)思维贫乏:语量贫乏,缺乏主动言语,在回答问题时异常简短,多为"是""否",很少加以发挥;应答问题时延迟很长时间。即使回答时语量足够,内容却含糊、过于概括,传达的信息量很有限。

3. 情感障碍　主要表现为情感迟钝或平淡。不仅表情呆板、缺乏变化,同时自发动作减少、缺乏体态语言;语调单调、缺乏抑扬顿挫,与交谈对象少有眼神接触;患者丧失幽默感及对幽默的反应。检查者的诙谐很难引起患者会心的微笑。患者对亲人感情冷淡,亲人的伤病痛苦对患者来说无关痛痒。可有抑郁与焦虑情绪。

4. 意志障碍和行为障碍

(1)意志减退：患者难以坚持工作、完成学业和料理家务,对前途不关心、无打算,或有计划却从不施行。活动减少,可以连坐几小时而没有任何自发活动。忽视仪表和个人卫生。

(2)紧张综合征：全身肌张力增高,包括紧张性木僵和紧张性兴奋2种状态,两者可交替出现,是畸张型精神分裂症的典型表现。木僵时以缄默、随意运动减少或缺失及精神运动无反应为特征。严重时患者保持一个固定姿势,不语不动、不进食、不自动排便,对任何刺激均不起反应。在木僵患者中可出现蜡样屈曲,特征是患者的肢体可任人摆布,即使被摆成不舒服的姿势,也较长时间似雕塑一样维持不变。如将患者的头部抬高,好似枕着枕头,患者也能保持这样的姿势一段时间,称为"空气枕头"。木僵患者有时可以突然出现冲动行为,即紧张性兴奋。

(三) 临床分型

精神分裂症的亚型划分方法很多。不过,最新的《美国精神疾病诊断与统计手册(第5版)》(DSM-5)取消了临床亚型的划分。

1. 按临床特征分型(偏重于精神病理学)

(1)偏执型：是精神分裂症最常见的类型。其临床表现以相对稳定的妄想为主,往往伴有幻觉(多为幻听)。情感、意志、言语行为障碍不突出。起病多在30岁以后。这类患者较少出现显著的人格改变和衰退,但幻觉妄想症状长期保留。

(2)紧张型：以明显的精神运动紊乱为主要表现。可交替出现紧张性木僵与紧张性兴奋,或自动性顺从与违拗。典型表现是患者出现紧张综合征。此型有减少趋势。

(3)青春型：多于青春期发病,起病急、进展快,多在2周之内达高峰。以情感改变为突出表现,情感肤浅、不协调,有时面带微笑,却给人傻气的感觉;有时又态度高傲,不可一世;或喜怒无常、扮鬼脸、恶作剧,不分场合与对象,开幼稚的玩笑。思维破裂,言语内容松散、不连贯,令人费解,有时会伴有片段的幻觉妄想。行为不可预测,缺乏目的。病情进展迅速,预后欠佳。

(4)单纯型：起病缓慢,持续发展。早期多表现类似于"神经衰弱"的症状,如主观的疲劳感、失眠、工作效率下降等,逐渐出现日益加重的孤僻退缩、情感淡漠、懒散、丧失兴趣、社交活动贫乏、生活毫无目的。治疗效果较差。

(5)其他类型：有相当数量的患者无法被归入上述分型中的任一类别。有时会将其归到"未分化型"中,表明患者的临床表现同时具备1种以上亚型的特点,但没有明显的分组特征。

2. 按生物异质性分型(以生物学和现象学相统一)

(1)Ⅰ型精神分裂症(阳性精神分裂症)：以阳性症状为特征,对抗精神病药反应良好,无认知功能改变,预后良好,生物学基础是多巴胺功能亢进。阳性症状指精神功能异常或亢进,包括幻觉妄想、明显的思维形式障碍、反复的行为紊乱和失控。

(2)Ⅱ型精神分裂症(阴性精神分裂症)：以阴性症状为主,对抗精神病药反应差,伴有认知功能改变,预后差,脑细胞丧失退化(额叶萎缩),多巴胺功能没有特别变化。阴性症状指精神功能减退或缺失,包括情感平淡、言语贫乏、意志缺乏、无快感体验、注意障碍。

(3)混合型精神分裂症：包括不符合Ⅰ型和Ⅱ型精神分裂症的标准或同时符合的患者。

(四) 诊断与鉴别诊断

精神分裂症的临床表现复杂多变,病程跌宕起伏,混杂其中的社会、心理因素,有时缺乏可靠的病史,对其准确诊断并不容易。

1. 精神分裂症的诊断中须考虑的因素

(1)起病：大多数精神分裂症患者初次发病的年龄在青春期至30岁之间。起病多较隐匿,急性起病者较少。

(2)前驱症状：在出现典型的精神分裂症症状前，常有行为方式和态度的不寻常变化。这种变化缓慢、迁延且不引人注目，易被忽视，可持续数月至数年。前驱症状包括神经衰弱症状如失眠、紧张性疼痛、敏感、孤僻、回避社交、胆怯、情绪不好、难于接近、对抗性增强、与亲人好友关系冷淡疏远等，可出现不可理解的行为特点和生活习惯的改变。

(3)症状学：上文已有描述，但有些症状与临床诊断的一致性不高。Schneider 在 1959 年提出精神分裂症的"一级症状"，即争论性幻听、评论性幻听、思维鸣响或思维回响、思维被扩散、思维被撤走、思维阻塞、思维插入、躯体被动体验、情感被动体验、冲动被动体验及妄想知觉。"一级症状"并非精神分裂症的特异性症状，在其他精神障碍如双相障碍、脑器质性精神障碍中均可见到。

2.《中国精神疾病分类与诊断标准(第 3 版)》(CCMD-3)中的精神分裂症诊断标准

(1)症状标准：至少有下列 2 项，并非继发于意识障碍、智力障碍、情感高涨或低落，单纯型精神分裂症另有规定。

1)反复出现的言语性幻听。

2)明显的思维松弛、思维破裂、言语不连贯，或思维贫乏或思维内容贫乏。

3)思维插入、被撤走、被扩散，思维中断或强制性思维。

4)被动、被控制，或被洞悉体验。

5)原发性妄想(包括妄想知觉、妄想心境)或其他荒谬的妄想。

6)思维逻辑倒错、病理性象征性思维，或语词新作。

7)情感倒错或明显的情感淡漠。

8)紧张综合征、怪异行为或愚蠢行为。

9)明显的意志减退或缺乏。

(2)严重标准：自知力障碍，并有社会功能严重受损或无法进行有效交谈。

(3)病程标准

1)符合症状标准和严重标准至少已持续 1 个月，单纯型另有规定。

2)若同时符合精神分裂症和情感障碍的症状标准，当情感症状减轻到不能满足情感障碍的症状标准时，分裂症状需继续满足精神分裂症的症状标准至少 2 周以上，方可诊断为精神分裂症。

(4)排除标准：排除器质性精神障碍及精神活性物质和非成瘾性物质所致的精神障碍；尚未缓解的精神分裂症患者，若仅本项中的前述 2 类疾病，应并列诊断。

3. 鉴别诊断   应排除脑器质性及躯体疾病、精神活性物质所致的精神障碍及情感性精神障碍。

(1)脑器质性及躯体疾病：癫痫、颅内感染、脑肿瘤等脑部病变和某些躯体疾病如系统性红斑狼疮及药物中毒都可引起类似于精神分裂症的表现，如生动鲜明的幻觉和被害妄想。但这类患者往往伴有意识障碍，症状有昼轻夜重的波动性，幻觉多为恐怖性幻视。临床及实验室证据证明患者的精神状态与脑器质性或躯体疾病有密切的联系，精神症状在躯体疾病的基础上发生，随着躯体疾病的恶化而加重，躯体疾病的改善会带来精神症状的好转。

(2)情感障碍：躁狂或抑郁状态都可伴有精神分裂症的症状。但在多数情况下，精神病性症状是在情感高涨或抑制的背景下产生的，与患者的心境相协调。如躁狂症患者出现夸大妄想，抑郁症患者出现自罪妄想；但有时也会出现与当前心境不协调的短暂幻觉妄想症状。

(3)神经症：一些精神分裂症早期可出现神经症的某些表现，如强迫症状。但精神分裂症对种种不适缺乏痛苦感，动机不足，意志减退，无求治愿望。有些精神分裂症患者的强迫症状内容荒谬离奇，且"反强迫"意愿并不强烈。

(五) 病程与预后

精神分裂症在初次发病缓解后，约 1/3 的患者可临床痊愈，即不再存有精神病理症状，但自我感受较过去也有所不同。部分患者可呈发作性病程，发作期长短不一，复发的次数也不尽相同，复发与社会心理因素有关；发作与缓解间转变的界限不明显。部分患者在反复发作后可出现不同程度的人格改变、社会功能下降等的残疾状态。有利于预后的因素包括起病年龄较大，急性起病，明显的情感症状，人格正常，病前社交与适应能力良好，病情发作与心因关系密切。通常女性的预后要好于男性。

（六）治疗与康复

1. 药物治疗　抗精神病药按其作用机制可分为第一代抗精神病药与第二代抗精神病药 2 类。第一代抗精神病药又称神经阻滞剂，主要通过拮抗 D_2 受体而起到抗幻觉妄想的作用，按临床特点分为低、中和高效价 3 类。低效价类以氯丙嗪为代表，镇静作用强，抗胆碱能作用明显，对心血管和肝功能的影响较大，锥体外系副作用较小，治疗剂量比较大；中效价类和高效价类分别以奋乃静和氟哌啶醇为代表，抗幻觉妄想作用突出，镇静作用很弱，心血管及肝脏毒性小，但锥体外系副作用较大。

维持治疗对于减少复发或再住院具有肯定的作用。第一次发作维持治疗 3~5 年，第二次或多次复发者的维持治疗时间应更长一些，甚至是终身服药；对于第一代抗精神病药，急性期治疗 3~6 个月后可逐渐减量。维持治疗的剂量应个体化，一般为急性期治疗剂量的 1/2~2/3。不管是急性期还是维持治疗，尽量单一用药，作用机制相似的药物不宜合用。

2. 心理治疗　心理治疗是精神分裂症治疗的一部分，它不但可以改善患者的精神症状、提高自知力、增强治疗的依从性，也可改善家庭成员间的关系、促进患者与社会的接触。行为治疗有助于纠正患者的某些能力缺陷，提高人际交往技巧。家庭治疗使家庭成员发现存在已久的沟通方面的问题，有助于宣泄不良情绪，简化交流方式。

抗精神病新药

3. 心理与社会康复　仅达到临床痊愈的标准，即患者的精神症状消失、自知力恢复是不够的。理想的状态是让患者达到全面的社会康复，即恢复患者的精力和体力，达到并保持良好的健康状态，恢复工作或学习能力，重建恰当稳定的人际关系。

对临床痊愈的患者，应当鼓励其参加社会活动和从事力所能及的工作。对慢性精神分裂症有退缩表现的患者，可进行日常生活能力、人际交往技能和职业劳动训练，使患者尽可能地保留一部分社会生活功能，减轻残疾程度。

应对患者的亲属进行健康教育，让其了解有关精神分裂症的基本知识，以期增加对患者的理解、支持，减少可能为患者带来的压力，如过多的指责、过高的期望。应当向社会公众普及精神卫生知识，使社会对精神病患者多一些宽容和关怀，少一些歧视和孤立。

典型病案

病史摘要：患者，男，42 岁。1 年前因生意失败，回北京借居在父母家；入院半年前的一个深夜，患者发现对面楼里有灯光照到自己的房间。此后渐渐发现街坊邻里常常"话里有话"，内容多涉及患者的隐私，开始怀疑自己的房间被人录音、摄像。入院前 3 个月，患者听到脑子里有一个自称"国家安全部少校"的人同自己讲话，声称他已成为"全国一号嫌疑犯"，正在对他实施全面监控。后又出现一个自称是"老书记"的女声为患者辩解，说患者是一个好同志。"少校"与"书记"在许多方面都发表针锋相对的意见，令患者不胜其烦。入院前半个月，患者多次走访各个政府部门，要求"澄清事实""洗脱罪名"，并计划给世界各大报社写信，申诉自己"受人迫害"的经过。

病案分析：偏执型精神分裂症。此案例为中年男性，病史 1 年，首发症状为以进行性加重的相对稳定的妄想为主，伴有幻觉（特别是幻听）。情感、意志、言语行为障碍不突出。人格改变、衰退和精神症状不明显，故可以诊断。本案例可进行抗精神病药治疗、心理治疗及社会康复治疗。

第九节　情感障碍

情感障碍(affective disorder)又称心境障碍(mood disorder),是以显著而持久的情感或心境改变为主要待征的一组疾病。主要表现为情感高涨或低落,伴有认知和行为改变,可有幻觉妄想等精神病性症状。多有反复发作倾向,部分患者可有残留症状或转为慢性。根据《中国精神疾病分类与诊断标准(第3版)》,情感障碍包括双相障碍、躁狂症和抑郁症等类型。双相障碍具有躁狂和抑郁交替发作的特征。躁狂症或抑郁症是指仅有躁狂或抑郁发作,常称为单相躁狂(少见)或单相抑郁。

(一)病因与发病机制

遗传因素、神经生化因素和心理社会因素对本病的发生有明显影响。

1. 遗传因素　情感障碍可有家族史者,其先证者亲属患本病的概率为一般人群的10~30倍,血缘关系越近,患病率越高,且发病年龄逐代提早、疾病严重性逐代增加。单卵双生子的同病率远高于双卵双生子;患情感障碍的寄养子的亲生父母的患病率为31%,而养父母为12%;可见遗传因素对情感障碍发病的影响远甚于环境因素。其遗传方式有单基因常染色体显性遗传、性连锁显性遗传和多基因遗传等假说。

2. 神经生化改变　中枢神经系统的单胺类神经递质如5-羟色胺、去甲肾上腺素和多巴胺等的功能活动降低与抑郁症的抑郁心境、食欲减退、失眠、昼夜节律紊乱、内分泌功能紊乱、性功能障碍、焦虑不安、不能对付应激、活动减少等密切相关,增强这些递质的功能活动则可改善抑郁症状。γ-氨基丁酸是中枢神经系统的主要抑制性神经递质,双相障碍患者血浆和脑脊液中的该递质水平下降。情绪稳定剂如卡马西平、丙戊酸钠通过调控脑中的单胺类神经递质含量而发挥抗躁狂和抗抑郁作用。

3. 神经内分泌功能异常　情感障碍者有下丘脑-垂体-肾上腺轴、下丘脑-垂体-甲状腺轴、下丘脑-垂体-生长素轴的功能异常。研究发现抑郁症患者脑中的促皮质激素释放激素分泌增加,使晚间自发性皮质醇分泌抑制,地塞米松抑制皮质醇分泌的负反馈作用削弱,皮质醇分泌过多。

4. 脑电生理变化　抑郁症患者的觉醒次数增多,总睡眠时间减少,快速眼动睡眠的潜伏期缩短;抑郁程度越重,快速眼动睡眠的潜伏期越短。30%左右的情感障碍患者有脑电图异常,抑郁发作时多倾向于低α频率,而躁狂发作时多为高α频率或出现高幅慢波。左、右脑半球的平均整合振幅与抑郁的严重程度呈负相关,且脑电图异常有侧化现象(70%在右侧)。

5. 神经影像变化　情感障碍患者脑室扩大的发生率为12.5%~42%,单相抑郁与双相抑郁的CT异常率无显著性差异。抑郁症患者的左额叶、左前扣带回局部脑血流量降低,降低程度与抑郁的严重程度呈正相关;若伴有认知功能缺损,则脑血流量下降更重。

6. 心理社会因素　生活事件在抑郁症的发生中起促发作用。负性生活事件如丧偶、离婚、婚姻不和谐、失业、严重的躯体疾病、家庭成员患重病或突然病故均可导致抑郁症的发生;丧偶是与抑郁症关系最密切的应激原;经济状况差、社会阶层低下者也易患本病。女性应付应激的能力低于男性,更易患本病。

(二)临床表现

1. 躁狂发作　躁狂发作的典型症状是情感高涨、思维奔逸和意志活动增多的"三高"症状。

(1)情感高涨:患者主观体验特别愉快,自我感觉良好,整天兴高采烈,洋溢着欢乐的风趣和神态;甚至感到天空格外晴朗,周围事物的色彩格外绚丽,自己亦感到无比快乐和幸福。这种高涨的心境常博得旁人的欢笑。有的患者尽管情感高涨,但情绪不稳、变幻莫测,时而欢乐愉悦,时而激动暴怒。部分患者以愤怒、易激惹、敌意为特征,动辄暴跳如雷、怒不可遏,甚至可出现破坏及攻击行为,但很快转怒为喜或赔礼道歉。患者情感高涨时自我评价过高,可出现夸大或富贵妄想、关系妄想、被害妄想等,持续时间较短。

（2）思维奔逸：联想过程明显加快，自觉思维非常敏捷，思维内容丰富多变，头脑中的概念接踵而至，有时感到自己的舌头在和思想赛跑，言语跟不上思维的速度，常言语增多、手舞足蹈，即使口干声嘶，仍不停止。但讲得肤浅凌乱、不切实际，话题常突然改变（意念飘忽），可出现音联和意联。

（3）意志活动增多：表现为精力旺盛，整天忙碌；但做事随心所欲，有始无终，一事无成。重打扮而不得体；乱开玩笑；自觉才智过人而专横跋扈。随便请客，常去娱乐场所，行为轻浮好色。不知疲倦，睡眠亦明显减少。严重时自控力差，可有冲动毁物的行为。

（4）躯体症状：少有躯体不适，常表现为面色红润、两眼有神，体格检查可发现瞳孔轻度扩大、心率加快，且有交感神经亢进的症状如便秘。因患者极度兴奋，体力过度消耗，容易引起失水、体重减轻等，患者的食欲增加、性欲亢进、睡眠需要减少。

（5）其他症状：躁狂时患者的主动和被动注意力均增强而不持久，易为周围的事物所吸引。在急性发作期这种随境转移的症状最为明显。部分患者的记忆力增强，且漫无目标、多变动；对时间记忆混乱，以致对事物的记忆无连贯。严重时患者呈极度兴奋躁动状态，可有短暂、片段的幻听，行为紊乱而毫无目的指向，伴有冲动行为；也可出现意识障碍，有错觉、幻觉及思维不连贯等症状，称为谵妄性躁狂。多数患者在疾病早期即丧失自知力。

2. 抑郁发作　抑郁发作临床上以情感低落、思维迟缓、意志活动减退的"三低"症状为主，部分伴有躯体症状。

（1）情感低落：主要表现为显著而持久的情感低落、抑郁悲观。程度轻者感到闷闷不乐，无愉快感，凡事缺乏兴趣，平时非常爱好的活动也觉乏味；重者可痛不欲生，悲观绝望，有度日如年、生不如死之感。部分患者可伴有焦虑、激越症状，特别是更年期和老年抑郁症患者更明显。其晨重夜轻的特点有助于诊断。因情感低落，患者自我评价低，自感一切都不如人，并将过错归咎于己，常产生无用、无希望、无助和无价值感；感到自己无能力、无作为，觉得自己连累家庭和社会；回想过去，一事无成，并对过去不重要的、求诚实的行为有犯罪感；自觉前途渺茫，一切都暗淡无光。严重时可出现罪恶妄想、疑病观念，还可能出现关系、贫穷和被害妄想等。亦可出现幻觉，以幻听多见。

（2）思维迟缓：患者的思维联想速度缓慢，反应迟钝，思路闭塞；表现为主动言语减少，语速明显减慢，声音低沉，思考问题困难，工作和学习能力下降。

（3）意志活动减退：为显著持久的行为缓慢，生活被动、疏懒，不想做事，不愿和周围的人接触交往，常独坐一旁，或整日卧床，不想去上班，不愿外出，不愿参加平常喜欢的活动和业余爱好。严重时连吃、喝、个人卫生都不顾，甚至发展为不语、不动、不食的"抑郁性木僵"状态；但仔细精神检查，患者仍流露出痛苦抑郁情绪。伴有焦虑则可有坐立不安、手指抓握、搓手顿足等症状。严重抑郁者常伴消极自杀的观念或行为。

（4）躯体症状：很常见，可涉及各脏器。主要有睡眠障碍、食欲减退、体重下降、性欲减退、便秘、身体任何部位的疼痛、阳痿、闭经、乏力等，还有自主神经功能失调的症状。睡眠障碍主要为特征性早醒，醒后不能再入睡。有的表现为入睡困难，睡眠不深；少数患者表现为睡眠过多。体重减轻与食欲减退不一定成比例，少数患者可出现食欲增强、体重增加。

（5）其他症状：抑郁发作时也可出现人格解体、现实解体及强迫症状。轻度抑郁可表现为情感低落、兴趣和愉快感丧失、易疲劳、工作及社交能力有所下降、无幻觉和妄想等精神病性症状，但临床症状较环性情感障碍和心境恶劣为重。老年抑郁症除抑郁心境外，多数患者有突出的焦虑烦躁情绪，有时也可表现为易激惹和敌意；精神运动性迟缓和躯体不适较年轻患者明显；因思维联想明显迟缓及记忆减退，可出现较明显的认知功能损害的症状；躯体不适以消化道症状多见；常纠缠于某躯体主诉而产生疑病观念，进而发展为疑病、虚无和罪恶妄想；病程较长，易发展为慢性。

3. 双相障碍混合性发作　指躁狂和抑郁症状在一次发作中同时出现，较少见。常在躁狂与抑郁快速转相时发生,如躁狂发作突然转为抑郁,几小时后又再复躁狂。这种状态一般持续时间短,多数较快转入躁狂相或抑郁相。混合发作时临床上躁狂症状和抑郁症状均不典型,容易误诊为分裂情感障碍或精神分裂症。

4. 环性情感障碍　环性情感障碍是程度较轻的情感高涨与低落交替出现,且均不符合躁狂或抑郁发作的诊断标准。轻躁狂发作时表现为十分愉悦、活跃和积极,轻易许诺;转为抑郁时,乐观自信变为痛苦失败感。随后,可能回到长达数月的情绪相对正常或轻度情绪高涨期;其主要特征是与生活应激无明显关系的持续性心境不稳定,这与患者的人格特征有关,过去有人称为"环性人格"。

5. 心境恶劣　心境恶劣指一种以持久的心境低落状态为主的轻度抑郁,常伴有焦虑、躯体不适感和睡眠障碍,患者有求治要求,从不出现躁狂。精神运动性抑制或精神病性症状轻,对生活的影响小。

患者在大多数时间内心情沉重、沮丧,感觉周围一片暗淡;对工作无兴趣、无热情、无信心,对未来悲观失望,常感精神不振、疲乏、能力降低等。抑郁加重时也会有轻生的念头,但工作、学习和社会功能无明显受损,有自知力,要求治疗。常持续2年以上,其间缓解期短,一般不超过2个月。其发作与生活事件和性格都有关,也有人称为"神经症性抑郁",常伴焦虑情绪,也可有强迫症状。其躯体症状的特点为入睡困难、噩梦、睡眠较浅,常伴头痛、背痛、四肢痛等慢性疼痛症状及自主神经功能失调症状如胃部不适、腹泻或便秘等。但无明显早醒、昼夜节律改变及体重减轻等生物学症状。

（三）诊断与鉴别诊断

诊断情感障碍主要根据病史、临床症状、病程及体格检查和实验室检查。把握疾病横断面的主要症状及纵向病程的特点,进行科学分析是临床诊断的可靠基础。

1. 诊断要点

（1）临床诊断特征

1）躁狂症和抑郁症分别以显著而持久的心境高涨或低落为主要表现。躁狂发作时,在情感高涨的背景上伴有思维奔逸及意志活动增多;抑郁发作时,在情感低落的背景上伴有思维迟缓和意志活动减退。多数患者的思维和行为异常与高涨或低落的心境相协调。

2）可伴有躯体不适症状。躁狂发作时,常伴食欲增加、性欲亢进、睡眠需要减少;抑郁发作时,可早醒、食欲减退、体重下降、性欲减退及抑郁心境,表现为昼重夜轻的节律改变。

（2）病程特点:多为发作性病程,发作间歇期的精神状态可恢复至病前水平。

（3）其他:近亲中的阳性家族史较高,躯体和神经系统检查及实验室检查一般正常,脑影像学检查和精神生化检查结果供参考。

2. 鉴别诊断

（1）继发性情感障碍:器质性脑病和躯体疾病、某些药物和精神活性物质等均可引起继发性情感障碍。其与原发性情感障碍的鉴别要点包括:①前者有明确的器质性疾病、或有服用某种药物或使用精神活性物质史,体格检查有阳性体征,实验室检查及其他辅助检查有相应指标的改变。②前者可出现意识障碍、遗忘综合征及智力障碍;后者除谵妄性躁狂发作外,无意识障碍、记忆障碍及智力障碍。③器质性和药源性情感障碍的症状随原发病的病情消长而波动,原发病好转,或在有关药物停用后,情感症状相应好转或消失。④某些器质性疾病如甲状腺功能亢进症所致的躁狂发作表现为易激惹、焦虑和紧张,而心境高涨的症状不明显;或表现为欣快、易激惹、情绪不稳。⑤前者既往无情感障碍发作史,而后者可有类似的发作史。

（2）精神分裂症:精神分裂症早期常出现精神运动性兴奋或抑郁症状,或在精神分裂症恢复期出现抑郁,类似于躁狂或抑郁发作。其鉴别要点包括:①精神分裂症出现的精神运动性兴奋或抑郁症状,其情感症状并非是原发症状,而是以思维障碍和情感淡漠为原发症状;情感障碍以心境高涨或低落为原发症状。②精神分裂症患者的思维、情感和意志行为等精神活动是不协调的,常表现为言语零乱、思维不连贯、情感不协调,行为怪异;急性躁狂发作可表现为易激惹,亦可出现不协调的精神运动性兴奋,若患者过去有类似的发作而缓解良好,或用情绪稳定剂治疗有效,应考虑诊断为躁狂发作。③精神分裂症的病程多数为发作进展或持续进展,缓解期常有残留精神症状或人格缺损;而情感障碍是间歇发作性病程,间歇期基本正常。④病前性格、家族遗传史、预后和药物治疗反应等均可有助于鉴别。

(3)心因性精神障碍:心因性精神障碍常伴抑郁,应与抑郁症相鉴别。鉴别要点包括:①前者常在严重的、灾难性的、对生命有威胁的创伤性事件如被强奸、地震、被虐待后出现以焦虑、痛苦、易激惹为主的情感障碍,情绪波动性大,无晨重夕轻的节律改变;后者可有促发的生活事件,临床上以心境抑郁为主要表现,且有晨重夜轻的节律改变。②前者精神运动性迟缓不明显,睡眠障碍多为入睡困难,有与创伤有关的噩梦、梦醒,特别是从睡梦中醒来尖叫;而抑郁症有明显的精神运动性迟缓,睡眠障碍多为早醒。③前者常重新体验到创伤性事件,有反复闯入性回忆、易惊。

(4)抑郁症与心境恶劣:抑郁症与心境恶劣可交替发作,但症状严重程度或病期不同。主要鉴别要点包括①前者以内因为主,家族遗传史明显;后者发病以心因为主,家族遗传史不明显。②前者临床上精神运动性迟缓症状明显,有明显的生物学特征性症状,如食欲减退、体重下降、性欲降低、早醒及晨重夜轻的节律改变;后者均不明显。③前者可伴有精神病性症状,后者无。④前者多为自限性病程;后者病期冗长,至少持续 2 年,且间歇期短。⑤前者病前可为循环性格或不一定,后者为多愁善感、郁郁寡欢、较内向。

(5)躁狂症和抑郁症与环性情感障碍:主要区别在于环性情感障碍的严重程度较轻,均不符合躁狂或抑郁发作的诊断标准,且不会出现精神病性症状。

(四) 治疗原则

1. 躁狂发作的治疗

(1)药物治疗

1)锂盐:用于躁狂急性期和缓解期治疗,有效率约为 80%。从小剂量开始,3~5 日内渐加至治疗剂量;年老体弱、与抗抑郁药或抗精神病药合用时宜减量。一般起效时间为 7~10 日。

急性躁狂发作时,在锂盐起效以前可合并抗精神病药或电休克治疗;在合并电休克治疗时宜减少锂盐的用量,以免抑制呼吸。锂盐的治疗与中毒剂量接近,除观察病情变化和治疗反应外,应监测血锂浓度、调整剂量。

2)抗癫痫药:此类药物主要有卡马西平和丙戊酸盐(钠盐或镁盐),广泛用于治疗躁狂发作、双相障碍及用锂盐治疗无效的快速循环型情感障碍,也可与碳酸锂联用。卡马西平的不良反应有镇静、恶心、视物模糊、皮疹、再生障碍性贫血、肝功能异常等。丙戊酸盐较安全,常见不良反应为胃肠道症状、震颤、体重增加等。

3)抗精神病药:氯丙嗪、氯氮平、奥氮平、喹硫平、利培酮等均能有效控制躁狂发作。利培酮和碳酸锂合并可治疗躁狂发作,而氯氮平和碳酸锂合并则能治疗难治性躁狂症。

(2)电休克治疗:用于急性重症躁狂或用锂盐治疗无效者,可单独应用或合并药物治疗。一般隔日 1 次,4~10 次为 1 个疗程。合并药物治疗时应减少药物剂量。

2. 抑郁发作的治疗

(1)药物治疗

1)三环类及四环类抗抑郁药:丙米嗪、氯米帕明、阿米替林及多塞平(多虑平)等三环类抗抑郁药用于抑郁症的急性期和维持治疗,总有效率约为 70%。对环性情感障碍和心境恶劣的疗效较差。应从小剂量开始,逐渐增加。急性期治疗 6~8 周,一般用药后 2~4 周起效;若使用治疗剂量 4~6 周仍无明显疗效应换药;若有效则继续维持治疗 6~8 个月,再逐步减量。抗抑郁药的维持和治疗用药剂量应相同,否则易复发。

三环类抗抑郁药的不良反应较多,常见口干、便秘、视物模糊、排尿困难、心动过速、直立性低血压和心率改变等。四环类抗抑郁药麦普替林的抗抑郁作用与三环类相似,也有明显的镇静作用,但起效较快(4~7 日)、不良反应较少,主要有口干、嗜睡、视物模糊、皮疹、体重增加等,偶可引起癫痫发作。

2)选择性 5- 羟色胺再摄取抑制剂(SSRI):有氟西汀、帕罗西汀、舍曲林、氟伏沙明、西酞普兰等。SSRI 的半衰期长达 18~26 小时,每日只需服药 1 次;但起效慢,需 2~4 周。其疗效与氯米帕明或阿米替林相当,而不良反应少、耐受性好。常见不良反应有恶心、呕吐、厌食、便秘腹泻、口干、震颤、失眠、焦虑及性功能障碍等。偶尔出现皮疹。少数患者能诱发轻躁狂,不能与单胺氧化酶抑制剂合用。

3)5- 羟色胺及去甲肾上腺素再摄取抑制剂(SNRI):有文拉法辛、度洛西汀等。针对 5-HT 和 NE 两类与抑郁相关的单胺系统,可能比单一选择增强 5-HT 或 NE 更有效,对抑郁的靶症状改善更广。

4)其他新型抗抑郁药:曲唑酮、米氮平均有较好的抗抑郁作用。

(2)电休克治疗:用于消极自杀企图严重或抗抑郁药治疗无效者,见效快,疗效好。6~10 次为 1 个疗程。电休克治疗后仍需用药物维持治疗。

(3)心理治疗:心理社会因素作用明显的抑郁症患者常需合并心理治疗。通过倾听、解释、指导、鼓励和安慰等帮助患者正确认识和对待自身疾病,主动配合治疗;能帮助患者识别和改变认知歪曲,矫正患者的适应不良性行为,改善患者的人际交往能力和心理适应功能,提高患者家庭和婚姻生活的满意度,以减轻抑郁症状,调动患者的积极性,纠正其不良人格,提高解决问题和应对应激的能力,节省医疗费用,促进康复,预防复发。

3. 预防复发　服用锂盐可有效防止躁狂或抑郁复发,预防躁狂发作的有效率超过 80%。第 1 次发作且经药物治疗临床缓解的患者,药物维持治疗的时间需 0.5~1 年;若第 2 次发作,主张维持治疗 3~5 年;若第 3 次发作,应长期维持治疗。维持治疗的药量应与治疗剂量相同。

心理治疗和社会支持系统对预防复发也有重要作用,应尽量解除或减轻患者的心理负担和压力,帮助患者解决生活和工作中的实际困难及问题,提高患者的应对能力,并积极为其创造良好的环境,以防复发。

(五) 预后

1. 躁狂发作　单发性或复发性躁狂症皆多为急性或亚急性起病,春末夏初好发。30 岁左右发病,90% 以上起病于 50 岁以前;有 5~6 岁发病,也有晚至 50 岁以后发病者。

自然病程为数周至半年,平均为 3 个月;有短至数日或长于 10 年者。约 50% 的患者可完全恢复正常;反复发作的躁狂症,每次发作持续时间相仿,多次发作后可成慢性,少数患者残留轻度情感症状,社会功能也未能恢复至病前水平。最初的 3 次发作,每次发作间歇期会越来越短,以后发作间歇时间不再改变。对每次发作而言,显著和完全缓解率为 70%~80%。

2. 抑郁发作　多数抑郁症也表现为急性或亚急性起病,秋、冬季好发。单相抑郁的发病年龄较双相障碍晚,每次发作持续时间比躁狂症长,但也有短至数日,长者可以超过 10 年;平均病程为 6~8 个月。一般年龄大、病情重、发作次数多、伴有精神病性症状者,则病程长、缓解期短。

经治疗恢复的抑郁症患者,有 30% 在 1 年内复发,有过 1、2 和 3 次抑郁发作的患者的复发率分别为 50%、70% 和几乎 100%。情感障碍的预后一般较好,但年老、反复发作、慢性、有情感障碍家族史、病前为适应不良人格、有慢性躯体疾病、缺乏社会支持系统、未经治疗和治疗不充分者易复发且预后往往较差。

(熊英琼)

思考题

1. 试述癫痫的分类和临床症状。

2. 试分别陈述脑出血与脑梗死的诊断要点和处理原则。

3. 试述帕金森病的典型临床症状。

4. 情感障碍的病因和发病机制是什么？试述情感障碍的临床类型及各型的主要临床表现、诊断要点及鉴别诊断。

5. 试述躁狂发作和抑郁发作的诊断要点和治疗原则。

第十一章
目标测试

第十二章

传染性疾病

第十二章
教学课件

学习目标

掌握 传染性疾病的基本概念；传染性疾病流行的基本环节、基本特征和临床特点；各种传染性疾病的传播途径、临床表现、诊断要点和治疗原则。

熟悉 传染性疾病的发生及传染过程；各种传染性疾病的病原学和流行病学。

了解 传染性疾病的预防控制；各种传染性疾病的预防措施；常见的寄生虫病及其感染途径。

第一节 概　述

传染性疾病（infectious disease）是由各种病原体引起的能在人与人、动物与动物或人与动物之间相互传播的一类疾病。中国目前的法定报告传染性疾病分为甲类、乙类和丙类 3 类，共 40 种。此外，还包括国家卫生健康委员会决定列入乙类、丙类传染性疾病管理的其他传染性疾病和按照甲类管理开展应急监测报告的其他传染性疾病。其中，大部分病原体是病原微生物，如细菌（bacteria）、病毒（virus）、衣原体（chlamydia）、支原体（mycoplasma）、立克次体（rickettsia）、真菌（fungi）等；小部分为寄生虫，如原虫（protozoa）、蠕虫（helminth）及医学节肢动物（medical arthropod）等。致病细菌和病毒可在人体的口腔、鼻腔、喉咙和呼吸道等处存活。麻风病毒、结核分枝杆菌、各种流感病毒、冠状病毒（SARS 等）可通过咳嗽、打喷嚏和沾染在手部的唾液或黏液传播。人类免疫缺陷病毒和肝炎病毒等可通过血液、阴道分泌物和精液等感染性体液进行传播。

一、传染性疾病的发生与发展

传染性疾病的发生与发展有一个共同特征，即疾病发展的阶段性。

（一）病原体的致病力

病原体侵入人体后能否致病取决于病原体的侵袭力、毒力和入侵病原体的数量、变异力及机体免疫功能等因素。致病力指病原体侵入机体后引起疾病的能力，即在感染者中成为临床患者（显性感染）的比重。致病力高的病原体如麻疹病毒的致病力接近 100%，致病力中等的病原体如流行性腮腺炎病毒的致病力为 40%~60%，致病力低的病原体如脊髓灰质炎病毒的致病力仅为 1∶(300~1 000)。

（二）入侵门户

人体有天然屏障，例如完整的皮肤和黏膜、自身的免疫器官和免疫细胞等。当这些屏障受损时，病原体就会经过特定的门户侵入人体，在某一特定的部位迅速生长繁殖。病原体的入侵门户与发病机制有密切关系，入侵门户适当，病原体才能在机体内定居、繁殖。如志贺菌属必须经口感染才能引起病变，伤寒沙门菌进入肠道后主要在淋巴组织内繁殖，乙脑病毒主要侵犯脑组织等。

(三) 机体内定位

每种传染性疾病都有其特异性定位。病原体入侵机体后,在机体内有恒定的定位,定位在 1 处或多处,然后开始生长繁殖。病原体可在入侵部位直接引起病变,如皮肤炭疽;或者在入侵部位繁殖,分泌毒素,在远离入侵部位引起病变,如破伤风;或者进入血液循环再定位于靶器官引起该脏器病变,如病毒性肝炎;或者经过一系列生活史阶段,最后在某个脏器定居,如蠕虫病。

(四) 排出途径

病原体从传染源排出体外,经过一定的传播方式,到达并侵入新的易感者的过程是患者、病原携带者和隐性感染者具有传染性的重要因素。病原体有单一或多种排出途径。有些病原体是通过单一排出途径,如痢疾及霍乱的病原体是经口进入体内后在肠道繁殖,经粪便排出;白喉棒状杆菌经鼻咽部侵入,定位于鼻咽部,借助鼻咽分泌物排出体外。有些病原体可有多种排出途径,如脊髓灰质炎病毒既可经咽部分泌物排出,也可通过粪便排出。

二、传染性疾病的流行过程

传染性疾病在人群中发生、发展和转归的过程称为传染性疾病的流行过程,需要传染源、传播途径及易感人群 3 个环节相互作用、相互连接。传染性疾病的流行强度还受自然因素和社会因素的制约。

(一) 传染性疾病流行的基本环节

1. 传染源(source of infection)　指在体内有病原体生长繁殖,并能将其排出体外的人或动物。包括传染性疾病患者、隐性感染者、病原携带者和动物宿主。患者是重要的传染源。

2. 传播途径(route of transmission)　指病原体自传染源排出后,在外界环境中停留,再侵入易感机体的过程。常见的传播途径有以下几种。

(1)呼吸道传播:是呼吸系统传染性疾病的主要传播途径,空气飞沫是主要传播方式,如麻疹、细菌性脑膜炎、百日咳等都是通过飞沫传播。

(2)消化道传播:主要为肠道传染性疾病、某些寄生虫病的传播方式,如痢疾、霍乱、血吸虫病等。

(3)接触传播:分为直接接触和间接接触 2 种,如性病、狂犬病等。

(4)节肢动物传播:以蚊、蚤、蜱、恙虫、蝇等昆虫为主要传播媒介,如细菌性痢疾、伤寒等。

(5)血液传播:通过注射、输液(血)、针灸或血液生物制品的应用引起传染性疾病,如乙型和丙型病毒性肝炎、艾滋病(获得性免疫缺陷综合征)等。

(6)垂直传播:孕妇感染某种传染性疾病的病原,可经胎盘、产道或哺乳使胎儿、新生儿受到感染,如乙型病毒性肝炎、艾滋病等。

(7)土壤传播:某些传染性疾病的病原体可通过污染的土壤传播,如破伤风、炭疽等。

(8)医源性传播:指在医疗及预防工作中由于未能严格执行规章制度和操作规范,人为引起的某种传染性疾病传播。

3. 易感人群(susceptible population)　指对某种传染性疾病缺乏免疫力,易受该病感染的人群和对传染性疾病的病原体缺乏特异性免疫力,易受感染的人群。易感者是指对某种致病因子缺乏足够抵抗力的人。人群对某种传染性疾病容易感染的程度会影响传染性疾病的发生和传播。

(二) 影响传染性疾病流行的因素

传染性疾病的流行环节受到自然因素和社会因素的影响,这 2 类因素通过作用于传染源、传播途径及易感人群而影响传染性疾病的流行过程。

1. 自然因素　影响传染性疾病流行过程的自然因素很多,其中最明显的是气候因素与地理因素。大部分虫媒传染性疾病和某些自然疫源性传染性疾病有较严格的地区和季节性,与水网地区、气候温和、雨量充沛、草木丛生适宜于储存宿主、啮齿类动物及节肢动物的生存繁衍活动有关。此外,寒冷季节易发生呼吸道传染性疾病,夏、秋季节易发生消化道传染性疾病。

2. 社会因素　包括生产、生活条件、医疗卫生状况、经济、文化、宗教信仰、风俗习惯、生活方式、人口密度、人口流动、职业、社会动荡和社会制度等,主要与人民的生活水平、社会卫生保健水平、预防普及水平密切相关。生活水平低、卫生条件差可使机体的抗病能力低下,无疑增加感染的机会,亦是构成传染性疾病流行的条件之一。自中华人民共和国成立以来,我国人民的生活水平及卫生保健水平得到极大提升,从而消灭了烈性传染性疾病及部分寄生虫病,并使呼吸道传染性疾病的发病率降低,这显然与优越的社会主义制度息息相关。

3. 个人行为因素　传染性疾病具有群发性特点,群体中的个人行为是影响传染性疾病传播的重要因素。例如不文明、不科学的行为和生活习惯可能造成传染性疾病的发生与传播;随着世界交流的日益频繁,个人应该加强防病准备、公共场合的卫生防范、居家卫生措施、自身健康等。

三、传染性疾病的特征

(一) 基本特征

传染性疾病是由病原微生物和人体寄生虫引起的能够在人与人、动物与动物和动物与人之间相互传播的疾病,具有以下 4 个基本特征。

1. 病原体(pathogen)　是指可造成人或动植物感染疾病的微生物(包括细菌、病毒、立克次体、真菌)、寄生虫或其他媒介(微生物重组体包括杂交体或突变体)。每种传染性疾病都有特异性的病原体,包括致病性微生物和寄生虫。特异性的病原体是用于确诊传染性疾病的最基本的特征。

2. 传染性(infectivity)　指病原体能够通过各种途径传染给他人,是传染性疾病与其他感染性疾病的主要区别。例如耳源性脑膜炎和流行性脑脊髓膜炎在临床上都表现为化脓性脑膜炎,但前者无传染性,无须隔离;后者则有传染性,必须遵守传染性疾病的治疗原则。

流行性感冒

3. 流行病学特征　传染性疾病的流行过程表现为散发、流行、大流行、暴发。某些传染性疾病常局限于一定的地区内发生,称为地方性。某些传染的发病率在年度内有季节性升高,称为季节性。其中,散发(sporadic)是指某传染性疾病在某地的常年发病情况处于常年一般发病率水平,可能是由于人群对某病的免疫水平较高,或某病的隐性感染率较高,或某病不容易传播等。暴发(outbreak)是指在某一局部地区或集体单位中短期内突然出现许多同一疾病的患者,大多是同一传染源或同一传播途径,如食物中毒、流行性感冒等。当某病的发病率显著超过该病的常年发病率水平或为散发发病率的数倍时称为流行(epidemic)。当某病在一定时间内迅速传播,波及全国各地,甚至超出国界或洲境时称为大流行(pandemic)或世界性流行,如 2003 年的严重急性呼吸综合征(传染性非典型肺炎)大流行、2009 年的甲型 H_1N_1 流感大流行等。

禽流感

4. 感染后免疫　人体感染病原体后,对同一种传染性疾病的病原体产生不感染性,称为感染后免疫(postinfection immunity),属于自动免疫,可通过血清中特异性抗体的检测获知其是否具有免疫力。感染后免疫的持续时间在不同的传染性疾病中有很大差异。一般来说,病毒性传染性疾病(如麻疹、脊髓灰质炎、乙型脑炎等)的感染后免疫持续时间最长,往往保持终身,但也有例外(如流感)。细菌、螺旋体、原虫性传染性疾病(如细菌性痢疾、阿米巴病、钩端螺旋体病等)的感染后免疫持续时间通常较短,仅为数月至数年,也有例外(如伤寒)。蠕虫病感染后通常不产生保护性免疫,因而往往发生重复感染(如血吸虫病、钩虫病、蛔虫病等)。

(二) 临床特点

1. 病程发展的阶段性　按传染性疾病的发生、发展及转归可分为以下 4 个阶段。

(1)潜伏期:自病原体侵入人体起至首发临床症状的时间称为潜伏期。不同的传染性疾病其潜伏期长短各异,短至数小时,长至数月乃至数年。潜伏期的变动可能与进入机体的病原体的数量、毒力、繁殖能力及机体抵抗力等因素有关,因此推算潜伏期对传染性疾病的诊断有重要意义。

(2)前驱期:是潜伏期末至发病期前出现某些临床表现的一段短暂时间,一般为1~2日,呈现乏力、头痛、微热、皮疹、食欲下降和肌肉酸痛等表现,与病原体繁殖产生的毒性物质有关,为许多传染性疾病所共有。前驱期已具有传染性,如麻疹、百日咳等,在此期内传染性最强,因此应及早诊断并及时采取防疫措施。

(3)发病期:是各种传染性疾病的特有症状和体征随病情发展陆续出现的时期。在此期间该传染性疾病所特有的症状和体征通常都获得充分表现,如具有特征性的皮疹、黄疸、肝脾大和脑膜刺激征等症状,由轻而重,由少而多,逐渐或迅速达高峰。

(4)恢复期:病原体完全或基本消灭,免疫力提高,病变修复,临床症状陆续消失,患者进入恢复期。此时,机体在传染过程中所引起的损害逐渐恢复至正常状态,免疫力也开始出现。有些传染性疾病患者体内的病原体被清除后不再成为传染源,如天花、麻疹。但有些传染性疾病如白喉、伤寒、痢疾、病毒性乙型肝炎等在恢复期仍可排出病原体,患者继续作为传染源。有些疾病排出病原体的时间很长,甚至终身作为传染源,如部分伤寒病例可成为慢性带菌者。

2. 特殊临床表现

(1)发热及热型:大多数传染性疾病都可引起发热,不同的传染性疾病其热度与热型不尽相同。按热度高低可呈低热、中度热、高热和超高热。以口腔温度为标准,低热的体温为 37.5~38℃,中度热的体温为 38~39℃,高热的体温为 39~41℃,超高热的体温在 41℃以上。热型包括稽留热、弛张热、间歇热、回归热、不规则热。

(2)皮疹:为传染性疾病的特征之一。不同的传染性疾病有不同的疹形,皮疹出现的时间、部位、顺序、数目等,各种传染性疾病不完全相同。如水痘、风疹多于病程的第 1 日出皮疹,猩红热多于第 2 日出皮疹,麻疹多于第 3 日出皮疹,斑疹伤寒多于第 5 日出皮疹,伤寒多于第 6 日出皮疹等。水痘的皮疹主要分布于躯干;麻疹的皮疹先出现于耳后、面部,然后向躯干、四肢蔓延,同时有科氏斑(Koplik spot)。

(3)中毒症状:病原体的各种代谢产物及毒素进入血液循环乃至全身,可出现毒血症、菌血症、败血症、脓毒血症等形式的中毒症状,同时也可导致肝肾损伤,表现为肝肾功能改变。

四、传染性疾病的诊断

早期明确传染性疾病的诊断有利于对患者的隔离和治疗,传染性疾病的诊断需要综合分析。临床资料在传染性疾病的早期诊断中占首要地位,流行病学资料在传染性疾病的诊断中占重要地位,实验室检查对传染性疾病的诊断具有特殊意义。

(一)临床资料

全面而准确的临床资料是传染性疾病正确诊断的重要保障。详细询问病史,特别是发病的诱因和起病的方式对传染性疾病的诊断具有重要参考价值。剧烈的头痛提示脑炎、脑膜炎,腹痛、腹泻提示胃肠道感染。细致的体格检查必不可少,如脊髓灰质炎的肢体弛缓性瘫痪,麻疹的口腔黏膜斑,白喉的假膜,百日咳的痉挛性咳嗽,伤寒的玫瑰疹,霍乱的无痛性腹泻、米泔水样便等。

(二)流行病学资料

流行病学资料在传染性疾病的诊断中占有重要地位。由于某些传染性疾病在发病年龄、性别、职业、季节、地区及生活习惯等方面具有高度的选择性,故应该充分参考流行病学资料。同时要了解有无感染该病的可能性,是否为流行区,是否为流行季节,有无与传染源接触的历史,既往是否患过该病,是否接种过疫苗等。

（三）实验室及其他检查资料

实验室检查资料对传染性疾病的诊断有特殊意义。检出或分离到病原体可直接确定诊断，免疫学检查亦可提供重要依据。对许多传染性疾病，一般的实验室检查对早期诊断即有很大的帮助。一般的实验室检查包括血、尿、粪常规检查及生化检查。其他检查包括支气管镜检查、胃镜检查和结肠镜检查等内镜检查，超声检查、磁共振成像、计算机断层扫描和数字减影血管造影等影像学检查，以及活体组织检查等。

五、传染性疾病的预防与控制

根据传染性疾病流行的 3 个基本环节，采取综合措施管理传染源、切断传播途径及保护易感人群，阻断其中的任何一个环节，都可有效地控制传染性疾病的流行。

（一）管理传染源，消灭病原体

对于传染性疾病患者要做到早发现、早诊断、早隔离、早治疗、早报告。对于传染性疾病患者的接触者，应分情况采取检疫、医学观察、留验等措施；对病原携带者，进行适当治疗、健康教育，并随访观察，加强国境卫生检疫；对动物宿主，按其经济价值分别考虑治疗、宰杀、消毒等措施；对被传染性疾病病原体污染的场所、物品及医疗废弃物，必须按照法律法规的相关规定，实施消毒和无害化处理。

（二）切断传播途径

切断传播途径就是采取一定的措施，阻断病原体从传染源转移到易感宿主的过程，从而防止疾病的发生。应根据传染性疾病的不同传播途径采取不同的措施，包括隔离和消毒。隔离是指将患者或病原携带者妥善地安排在指定的隔离单位，暂时与人群隔离，积极进行治疗、护理，并对具有传染性的分泌物、排泄物、用具等进行必要的消毒处理，防止病原体向外扩散的医疗措施。消毒是依据不同的传播途径采取不同的防疫措施，如肠道传染性疾病由于病原体从肠道排出，应对粪便、垃圾、污水等进行处理，饮水消毒，饭前便后洗手，养成良好的卫生习惯；经昆虫媒介传播的疾病可根据不同媒介昆虫的生态习性采取不同的杀虫法；呼吸道传染性疾病则可通过消毒空气、戴口罩、通风等措施进行预防。

传染性疾病疫情报告

（三）保护易感人群

保护易感人群包括两个方面，一方面是提高人群的特异性免疫力，关键措施是预防接种；另一方面是增强机体的非特异性免疫力。特异性保护易感人群的措施是指采取有重点、有计划的预防接种，提高人群的特异性免疫水平。非特异性保护易感人群的措施包括改善营养、锻炼身体和提高生活水平等，可提高机体的非特异性免疫力。

第二节　中枢神经系统传染性疾病

中枢神经系统传染性疾病的病原体主要包括细菌、病毒及寄生虫等。如细菌感染导致的流行性脑脊髓膜炎；病毒感染导致的流行性乙型脑炎、脊髓灰质炎、亚急性硬化性全脑炎；寄生虫感染导致的脑型疟疾、脑型囊虫病等。

一、流行性脑脊髓膜炎

流行性脑脊髓膜炎（epidemic cerebrospinal meningitis）简称流脑，是由脑膜炎球菌引起的急性化脓性炎症。化脓性脑膜炎是指所有能够引起化脓性感染的细菌引起的脑膜炎。主要临床表现有高热、剧烈头痛、呕吐、皮肤瘀点及脑膜刺激征等。本病以冬、春季多发，儿童多见。

（一）病原学

脑膜炎球菌属奈瑟菌属，为革兰氏阴性菌，常呈双排列，是直径约为 0.8μm 的双球菌。单个菌体呈肾形。成双排列时,2 个凹面相对。无鞭毛,不形成芽孢。有菌毛,新分离菌株有荚膜。该菌仅存在于人体中,可从带菌者的鼻咽部及患者的血液、脑脊液和皮肤瘀点中检出。

脑膜炎球菌可用血清凝集试验分类,可分为 A、B、C、D、X、Y、Z、29E 和 W135 共 9 个血清群。根据我国的资料,国内 90% 以上的病例由 A、B 和 C 这 3 群引起,大流行均由 A 群引起,B 群和 C 群仅引起散发和小流行。本菌对寒冷、干燥、消毒剂极为敏感。在体外极易死亡,病菌能形成自身溶解酶,故采集标本后必须立即送检接种。

（二）流行病学

1. 传染源　带菌者和患者为本病的唯一传染源,病原菌存在于带菌者或患者的鼻咽部分泌物中,借飞沫传播。在流行期间人群带菌率可高达 50%,病后带菌者有 10%~20%,其排菌时间可达数周至 2 年。

2. 传播途径　病原菌可通过咳嗽、打喷嚏、说话等由飞沫直接从空气中传播,因其在体外的生活力极弱,故通过日常用品间接传播的机会极少。但密切接触,如同睡、怀抱、喂乳、接吻等对 2 岁以下的婴儿传播本病有重要意义。

3. 人群易感性　本病在任何年龄均可发病,6 个月 ~2 岁婴儿的发病率最高,以后又逐渐下降,与抗体水平密切相关。新生儿因有来自母体的杀菌抗体,故发病少见。男、女的发病率大致相等。

4. 流行特征　本病流行或散发于世界各国,发病率均随着冬季来临而增加,一般从每年 11 月开始上升,至次年 3—4 月达到高峰,5 月开始下降。平均每隔 3~5 年出现 1 次小流行,每 8~10 年有 1 次大流行。

（三）发病机制

脑膜炎球菌自鼻咽部侵入人体,如人体免疫力强,可迅速将病原菌杀灭,或成为带菌状态;若体内缺乏特异性杀菌抗体,或细菌毒力较强时,病菌可从鼻咽部黏膜进入血液,发展为败血症,最后通过血脑屏障,侵犯脑膜及脊髓膜,形成化脓性脑脊髓膜炎。目前认为先天性或获得性 IgM 缺乏或减少,补体 C3 或 C3~C9 缺乏易引起发病。

（四）临床表现

病程的潜伏期为 1~7 日,一般为 2~3 日。流脑的病情复杂多变,轻重不一,一般可有 4 种临床表现,即普通型、暴发型、轻型和慢性型败血症。

1. 普通型　普通型患者占全部患者的 90% 左右,按病程发展过程可分为 4 期。

（1）上呼吸道感染期:大多数患者无症状,部分患者有咽喉疼痛、鼻咽部黏膜充血及分泌物增多。鼻咽拭子培养检测可发现病原菌,但很难确诊。此期持续 1~2 日。

（2）败血症期:此期患者突然寒战、高热、头痛、呕吐、食欲减退、关节痛、全身乏力及神志淡漠等症状。幼儿则有啼哭吵闹、烦躁不安及惊厥等。70% 左右的患者皮肤黏膜可见瘀点或瘀斑;约 10% 的患者常在病初几日在唇周及其他部位出现单纯疱疹。多数患者于 1~2 日内发展为脑膜炎。

（3）脑膜炎期:此期患者持续高热、剧烈头痛、呕吐频繁,脑膜炎症表现为颈项强直、角弓反张、克尼格征（Kernig sign）及布鲁津斯基征（Brudzinski sign）阳性等,常有狂躁及惊厥。可出现呼吸或循环衰竭。婴儿发作多不典型,除高热、拒食、烦躁、啼哭不安及拒乳外,惊厥、腹泻及咳嗽较成人为多见,而脑膜刺激征可能缺失。

（4）恢复期:此期患者的体温逐渐降至正常,瘀点（斑）大部分吸收,意识逐渐清醒,口唇及口周可见单纯疱疹,一般 1~3 周内痊愈。

2. 暴发型　暴发型患者占少数,但起病急骤、病情凶险、进展快,若不及时抢救,可于 24 小时内死亡,病死率达 50%。根据临床表现,分为休克型、脑膜脑炎型和混合型。

（1）休克型:多见于儿童,中毒症状严重,以突然寒战、高热、头痛、呕吐开始,短期内全身出现广泛瘀点、瘀斑,且迅速融合成大片,皮下出血,或继以大片坏死。面色苍灰,唇周及指端发绀,四肢厥冷,皮肤呈花纹,脉搏细速,血压下降,甚至不可测出。休克是本型的主要表现,脑膜刺激征大都缺失。

(2)脑膜脑炎型:此型亦多见于儿童。脑实质损害的临床表现明显,患者除突然寒战、高热、头痛、呕吐外,迅速进入昏迷,惊厥频繁,锥体束征常阳性且两侧反射不等,血压持续升高,眼底可见视神经乳头水肿,部分患者发展为脑疝。当呼吸出现不规则,或快慢深浅不匀,或暂停,成为抽泣样,或点头样呼吸,或为潮式呼吸,提示呼吸有突然停止的可能性。

(3)混合型:兼有上述两型的临床表现,常同时或先后出现,是本病最严重的一型,病死率较高,可达80%左右。

3. **轻型**　多见于流脑流行后期,病情轻微,临床表现要为低热、轻微头痛、咽痛,亦可见少数皮肤出血点。咽拭子培养可发现脑膜炎球菌生长。

4. **慢性型**　少见,一般为成年患者,病程常迁延数周至数月。患者常有间歇性畏寒、发热发作,每次历时12小时后即缓解,相隔1~4日后再次发作。发作时可出现瘀斑、斑疹,常伴关节疼痛等。诊断主要依据发热期的血培养阳性。

(五) 实验室检查

1. **血象检查**　白细胞总数明显增加,可达(10~30)×10^9/L以上,其中中性粒细胞占80%~90%。DIC患者的血小板明显减少。

2. **脑脊液检查**　是明确诊断的重要方法。病程初期仅有压力增高,外观正常。典型脑膜炎期脑脊液压力高达1.96kPa以上,外观呈混浊或脓样改变。白细胞总数明显增加,以中性粒细胞为主。蛋白质含量显著提高,而糖含量明显减少,氯化物降低。暴发型败血症者的脑脊液往往清亮,细胞数、蛋白、糖量亦无改变。

3. **细菌学检查**

(1)涂片检查:用针尖刺破皮肤瘀点,取少许血液及组织液,涂片染色后镜检,脑膜炎球菌的阳性率高达80%以上。脑脊液沉淀涂片的阳性率为60%~70%,脑脊液不宜搁置太久,否则病原菌易自溶而影响检出。

(2)细菌培养:血培养及脑脊液培养的阳性率均不高,但血培养对普通型流脑败血症期、暴发型败血症及慢性脑膜炎球菌败血症的诊断有重要价值。

4. **免疫学实验**　是流脑快速诊断的方法,临床常用的抗原检测方法有对流免疫电泳、乳胶凝集试验、反向间接血凝试验、协同凝集试验、放射免疫法、酶联免疫吸附试验等。脑脊液中的抗原检测有利于早期诊断,其敏感性高、特异性强。抗体检测不能作为早期诊断方法,如恢复期血清效价大于急性期4倍以上,则有诊断价值。脑膜炎球菌的DNA特异性片段检测有确诊价值。

(六) 诊断要点

1. **流行病学资料**　本病在冬、春季节流行,主要见于儿童。1周内有流脑患者密切接触史,或当地有本病发生或流行;既往未接种过流脑菌苗。

2. **临床表现**　突然寒战、高热、头痛、呕吐、食欲减退、关节痛、全身乏力及神志淡漠等症状。幼儿在流行季节有高热、惊厥、烦躁不安、啼哭吵闹、呕吐频繁等应怀疑本病。

3. **实验室检查**　白细胞总数明显增加,中性粒细胞占80%~90%;皮肤瘀点涂片检查及血或脑脊液培养脑膜炎球菌阳性;免疫学特异性抗原检测阳性有助于早期诊断。

(七) 治疗

1. **一般治疗**　病室保持安静,空气流通;患者卧床休息,以流质饮食为主,维持水、电解质平衡,保证充足的营养;保持口腔、皮肤清洁,防止角膜溃疡形成。密切观察病情,加强护理,保持清洁卫生,防止呼吸道感染,必要时给氧。

2. **抗病原菌治疗**　选择对病原菌敏感,且能较高浓度透过血脑屏障的药物。鉴于我国所流行的A群菌株大多对磺胺类药物敏感,磺胺类药物治疗故仍为首选;目前大多数脑膜炎球菌对青霉素依然敏感,故也可选用青霉素类药物。

3. 对症治疗　高热时可采用物理降温。头痛可酌情用可待因、阿司匹林。惊厥时可用副醛或用 10% 水合氯醛灌肠。镇静药不宜剂量过大,以免影响病情观察。

4. 暴发型的治疗

(1)抗休克治疗:给予补充血容量,纠正酸中毒,调整血管舒缩功能,消除红细胞凝集,以防止微循环淤滞和维护重要脏器功能等。

(2)脱水治疗:脑膜脑炎的治疗须加强脱水治疗,降低颅内压,减轻脑水肿,防止脑疝及呼吸衰竭的发生。应用脱水剂、激素也有作用。高热和频繁惊厥者可用亚冬眠疗法。

(3)呼吸衰竭的处理:在脱水剂治疗的基础上给予洛贝林、尼可刹米、二甲弗林等中枢兴奋药改善呼吸。必要时气管插管,吸出痰液和分泌物,辅以人工辅助呼吸,直至患者恢复自主呼吸。

(八) 预防措施

1. 早期发现　早期发现患者,早确诊,早报告,就地隔离、治疗。流脑病菌对日光、干燥、寒冷、湿热及消毒剂的耐受力很差,所以要注意个人和环境卫生,保持室内清洁,勤洗、勤晒衣服和被褥;保持室内空气流通。

2. 切断传播途径　流行期间做好卫生宣传,应尽量避免大型集会及集体活动,不要携带儿童到公共场所,外出应戴口罩。

3. 药物预防　国内仍采用磺胺类药物。密切接触者可用磺胺嘧啶(SD),成人 2g/d,分 2 次与等量碳酸氢钠同服,连服 3 日;小儿每日 100mg/kg。在流脑流行时,凡具有发热伴头痛,精神萎靡,急性咽炎,皮肤、口腔黏膜出血 4 项中的 2 项者,可给予足量全程的磺胺类药物治疗,能有效降低发病率和防止流行。国外采用利福平或米诺环素进行预防。利福平 600mg/d,连服 5 日;1~12 岁儿童的日剂量为 10mg/kg。

4. 菌苗预防　目前国内外广泛应用 A 和 C 两群荚膜多糖菌苗,预防接种的保护率达 90% 以上。国内尚有用多糖菌苗作"应急"预防者,若 1—2 月的流脑发病率>10/10 万,或发病率高于上一年同时期时,即可在人群中进行预防接种。

二、流行性乙型脑炎

流行性乙型脑炎(epidemic encephalitis type B)简称乙脑,是由乙脑病毒引起的经蚊传播的人畜共患的中枢神经系统急性传染性疾病。临床上以发病急,高热、意识障碍、惊厥、强直性痉挛和脑膜刺激征等为特征,潜伏期一般在 10~14 日,主要分布在亚洲远东和东南亚地区,流行于夏、秋季,好发于儿童。

(一) 病原学

乙脑病毒属虫媒病毒乙组披膜病毒科黄病毒属,呈球形,直径为 20~30nm,含单股正链 RNA。乙脑病毒具较强的嗜神经性,对温度、乙醚、酸等都很敏感,100℃ 2 分钟或 56℃ 30 分钟即可灭活;甲酚皂溶液(来苏水)对该病毒有很强的灭活作用(1%5 分钟,或 5%1 分钟即可灭活);对去氧胆酸钠、乙醚、三氯甲烷等均很敏感。耐低温和干燥。适宜在蚊内繁殖的温度为 25~30℃。

(二) 流行病学

流行性乙型脑炎的流行病学特点主要包括以下内容。

1. 传染源及储存宿主　主要传染源是家畜、家禽。猪是乙脑病毒的主要传染源和中间宿主,构成猪—蚊—猪的传播环节;其次为马、牛、羊、狗、鸡、鸭。

2. 传播途径　本病系经蚊虫叮咬而传播。能传播本病的蚊虫很多,包括库蚊、伊蚊、按蚊等,国内主要为三带喙库蚊。

3. 人群易感性　人群对乙脑病毒普遍易感,感染后少数出现典型的乙脑症状,多数人通过临床上难以辨别的轻型感染或隐性感染而获得免疫力。病后免疫力强而持久,罕有二次发病者。

4. 流行特征 乙脑呈季节流行,80%~90%的病例集中在7—9月这3个月,均与蚊虫密度曲线相一致。气温和雨量与本病的流行也有密切关系。

(三) 发病机制

感染乙脑病毒的蚊虫在叮咬人和动物时,病毒即侵入机体,进入血液循环引起病毒血症,若不侵入中枢神经系统则呈隐性感染或轻型感染;如当机体防御功能降低或者病毒量多、毒力强时,则病毒通过血脑屏障侵入中枢神经系统,引起脑炎。病变可累及脑及脊髓,尤其以大脑皮质、丘脑和中脑最为严重。大脑和脑膜有水肿、充血和出血,严重者脑实质出现大小不等的坏死软化灶。

(四) 临床表现

潜伏期为10~15日。大多数患者的症状较轻或呈无症状的隐性感染,仅少数出现中枢神经系统症状。典型病例的病程可分4个阶段。

1. 初期 起病急,体温急剧上升至39~40℃,伴头痛、恶心和呕吐,部分患者有嗜睡或精神倦息,并有颈项轻度强直。病程为1~3日。

2. 极期 体温持续上升,可达40℃以上。初期症状逐渐加重,意识明显障碍,由嗜睡、昏睡乃至昏迷,重症患者可出现全身抽搐、强直性痉挛或瘫痪,严重患者可出现中枢性呼吸衰竭。体检可发现脑膜刺激征,瞳孔对光反射迟钝、消失或瞳孔散大,腹壁及提睾反射消失,深反射亢进,病理性锥体束征如巴氏征等可呈阳性。

3. 恢复期 极期过后体温逐渐下降,精神、神经系统症状逐日好转。重症患者仍神志迟钝、痴呆、失语、吞咽困难、颜面瘫痪、四肢强直性痉挛或扭转痉挛等。经过积极治疗大多数症状可在半年内恢复。

4. 后遗症期 少数重症患者半年后仍有精神神经症状,为后遗症,主要有意识障碍、痴呆、失语及肢体瘫痪、癫痫等,如给予积极治疗可有不同程度的恢复。

(五) 辅助检查

1. 血常规检查 白细胞总数常升高,中性粒细胞在80%以上。

2. 脑脊液检查 压力升高,外观透明或微浊,白细胞计数增加,蛋白常轻度增高,糖及氯化物正常。

3. 血清学检查 乙脑的早期快速诊断通常采集患者的血清或脑脊液进行特异性IgM测定可辅助确诊,也可做反转录聚合酶链反应(RT-PCR)检测标本中的病毒核酸片段,一般6小时内可初步报告结果。需取双份血清,同时做对比试验,急性期抗乙脑病毒IgM抗体阳性;当恢复期血清抗体滴度比急性期≥4倍时,有辅助诊断意义。

常规血清学试验、血凝抑制试验、补体结合试验、中和试验、特异性抗体IgM抗体测定等有利于诊断。

(六) 诊断要点

临床诊断主要依靠流行病学资料、临床表现和实验室检查的综合分析,确诊则依赖于血清学和病原学检查。

诊断标准如下:

1. 疑似病例 在流行地区的蚊虫叮咬季节出现发热、头痛、恶心、呕吐、嗜睡、颈抵抗、抽搐等。

2. 确诊病例 ①曾在疫区有蚊虫叮咬史;②高热、昏迷、肢体痉挛性瘫痪、脑膜刺激征及大脑锥体束受损(肌张力增强、巴氏征阳性);③高热、昏迷、抽搐、狂躁,甚至由于呼吸、循环衰竭而死亡;④病原学或血清学检查获阳性结果。

3. 临床诊断疑似病例 加①和②或②、③项,并排除细菌性脑膜炎。

(七) 治疗

患者应住院治疗,病房应有防蚊、降温设备,应密切观察患者的病情进展,细心护理,防止并发症和后遗症。

1. 一般治疗 应密切观察病情进展,细心护理,注意饮食和营养,摄入足够的液体,成人一般每日 1 500~2 000ml,小儿每日 50~80ml/kg,但不宜过多输液,以防止脑水肿;对昏迷患者宜采用鼻饲。

2. 对症治疗

(1)高热的处理:室温保持在 30℃ 以下。对于高温患者可采用物理或药物降温,使体温保持在 38~39℃(肛温)。避免用过量的退热药,以免因大量出汗而引起虚脱。

(2)惊厥的处理:针对发生惊厥的原因采取镇静止痉药,如地西泮、水合氯醛、苯妥英钠等。

(3)呼吸衰竭的处理:因脑水肿、脑疝而致呼吸衰竭者,可给予脱水剂、肾上腺皮质激素等;因惊厥发生的屏气,可按惊厥处理;因深昏迷患者喉部痰鸣音增多而影响呼吸时,可经口腔或鼻腔吸引分泌物,以保持气道通畅;因假性延髓麻痹或延髓麻痹而自主呼吸停止者,应立即气管切开或插管,使用加压人工呼吸器。

(4)循环衰竭的处理:如心源性心力衰竭,则应加用强心药如毛花苷丙等;如因高热、昏迷、失水过多造成血容量不足,致循环衰竭,则应以扩容为主;因脑水肿、脑疝等脑部病变而引起的循环衰竭,宜用脱水剂降低颅内压。

3. 肾上腺皮质激素及其他治疗 对重症和早期确诊的患者即可应用。

4. 抗病毒治疗 在疾病早期可应用广谱抗病毒药物利巴韦林或双嘧达莫治疗。

5. 康复治疗 康复治疗的重点是智力、语言、吞咽和肢体功能的恢复,可酌情采用中医药、针灸、推拿、理疗等。

(八)预防措施

1. 控制传染源 早期发现患者,及时隔离和治疗患者,但主要传染源是家畜,尤其是未经过流行季节的幼猪。

2. 切断传播途径 防蚊和灭蚊是控制本病流行的重要环节,特别是针对库蚊的措施。

3. 预防接种 进行预防接种是保护易感人群的重要措施,接种对象为 10 岁以下的儿童和从非流行区进入流行区的人员。

三、脊髓灰质炎

脊髓灰质炎(poliomyelitis)俗称小儿麻痹症(infantile paralysis),是由脊髓灰质炎病毒引起的,主要侵犯中枢神经系统的急性肠道传染性疾病。主要临床表现为发热、全身不适,严重时肢体疼痛,发生分布不规则的瘫痪。好发于 1~6 岁的儿童,经粪-口途径传播。自推广口服脊髓灰质炎减毒活疫苗后,脊髓灰质炎的发病率明显降低。

(一)病原学

脊髓灰质炎的病原体为 27~30nm 大小的小核糖核酸病毒,含 60 个壳微粒,无包膜,属单股正链 RNA 病毒。病毒大量存在于患者的脊髓和脑部。脊髓灰质炎病毒有 3 个血清型,称为Ⅰ型、Ⅱ型和Ⅲ型,每个型别的病毒都可致病,各型之间缺少交叉免疫。该病毒耐酸,耐乙醚、三氯甲烷等脂溶剂,耐寒,低温(-70℃)可保存活力达 8 年之久,在污水和粪便中可存活数月,在 4℃冰箱中可保存数周。但对干燥、紫外线敏感,甲醛、2% 碘酊及各种氧化剂如过氧化氢溶液、含氯石灰、高锰酸钾等均能灭活该病毒。

(二)流行病学

1. 传染源 人是脊髓灰质炎病毒的唯一自然宿主,患者、隐性感染者和无症状病毒携带者都是传染源。其中隐性感染者即无症状病毒携带者占 90% 以上,携带病毒一般持续数周。

2. 传播途径 主要通过粪-口途径传播,粪便带毒时间可长达数月之久,主要通过被感染者粪便污染的水、食物、手、生活用具及玩具传播。感染初期鼻咽排出病毒经空气飞沫方式传播。

3. 人群易感性　人群普遍易感,感染后获得持久的免疫力。本病的隐性感染率高达 90% 以上,以 6 个月~5 岁的儿童发病为主,5 岁后又降低,到成人时多具一定的免疫力。

4. 流行特征　本病广泛分布于世界各国,以温带地区发病多,且夏、秋季发病明显高于冬、春季;在热带和亚热带地区则无明显的季节性。我国自 20 世纪 60 年代开始服用减毒活疫苗以来,脊髓灰质炎的发病率迅速下降,到 90 年代大部分省市的发病率均降至很低水平。2000 年 10 月,世界卫生组织西太平洋地区宣布成为无脊髓灰质炎区域,标志着我国已达到无脊髓灰质炎的目标。

（三）发病机制

脊髓灰质炎病毒自口、咽或肠道黏膜侵入人体后,先在鼻咽部及胃肠道内复制,然后逐渐侵犯相关淋巴组织,但此时多无症状,可刺激人体产生特异性抗体,若人体产生多量特异性抗体,可将病毒控制在局部,形成隐性感染。若人体免疫力低下或病毒毒力强或血中抗体不足,则病毒通过血脑屏障,进一步侵入中枢神经系统,在脊髓前角运动神经细胞中增殖。由于脊髓前角运动神经元受损,与之有关的肌肉失去神经的调节作用而发生萎缩,同时皮下脂肪、肌腱及骨骼也萎缩,引发瘫痪。

（四）临床表现

潜伏期为 5~14 日,临床上可分为 4 种类型。

1. 隐性感染　隐性感染者多见,可达 90% 以上。由于该型不出现临床症状,所以无法通过临床表现诊断。通过咽部分泌物及粪便检测中可分离出病毒,间隔 2~4 周的血清中可检测出特异性中和抗体,且中和抗体的量增长 4 倍以上才能确诊。

2. 顿挫型　顿挫型患者的主要症状为发热、食欲缺乏、多汗、烦躁和全身感觉过敏;亦可见恶心、呕吐、头痛、咽喉痛、便秘、弥漫性腹痛、鼻炎、咳嗽、咽渗出物、腹泻等,持续 1~4 日。一般不伴有神经系统病理症状、体征。该型占 4%~8%。

3. 无瘫痪期　与顿挫型相比,无瘫痪期患者出现脑膜刺激征阳性,此时脑脊液出现异常,呈现细胞蛋白分离现象。患者可表现为头痛、背痛、呕吐和颈背部强直,克尼格(Kernig)征和布鲁津斯基(Brudzinski)征阳性。但是无瘫痪期出现的临床表现与其他肠道病毒引起的脑膜炎难以相鉴别,需进一步经病毒学和血清学检测方能确诊。

4. 瘫痪型　一般于无瘫痪期的第 3~4 日开始,大多在发热后的 1~2 日出现不对称性肌群无力或弛缓性瘫痪,随发热而加重,热退后瘫痪停止发展,多无感觉障碍。根据病变部位可分为脊髓型、延髓型、脑型和混合型,其中以脊髓型最常见。

（五）辅助检查

1. 血常规检查　白细胞总数及中性粒细胞百分比大多正常,急性期 1/3~1/2 的患者红细胞沉降率加快。

2. 脑脊液检查　无瘫痪型或瘫痪型患者的脑脊液出现异常,呈现细胞蛋白分离现象,与其他病毒所致的脑膜炎类似。颅内压可略高,细胞数稍增,早期以中性粒细胞为主,后期以淋巴细胞为主。少数患者的脑脊液可始终正常。

3. 病毒分离　病毒分离是本病的最重要的确诊性试验,起病 1 周内从患儿的鼻咽部、血、脑脊液中也可分离出病毒。

4. 血清学检查　特异性 IgM 抗体有助于早期诊断,在第 1~2 周即可出现阳性,4 周内阳性率达 95%。恢复期患者血清中的特异性 IgG 抗体滴度较急性期有 4 倍以上增高有诊断意义。

（六）治疗

治疗主要是采用对症处理和支持治疗。治疗原则是减轻恐惧,对症治疗,缓解症状,促进恢复,预防及处理并发症,康复治疗等。

1. 急性期的治疗

(1)一般治疗:卧床休息隔离,至少到起病后 40 日,避免劳累。注意营养及体液平衡,可口服大剂量维生素 C 及 B 族维生素。重症患者可予以泼尼松口服或氢化可的松静脉滴注,一般用 3~5 日,减轻神经水肿。肌痛处可局部湿热敷以减轻疼痛。瘫痪肢体应置于功能位,以防止手、足下垂等畸形。

(2)对症治疗:高热、中毒症状重的早期患者可考虑肌内注射丙种球蛋白制剂,继发感染时加用抗菌药物。

(3)呼吸障碍的处理:重症患者常出现呼吸障碍,往往是引起死亡的主因,要针对不同的病因妥善处理。必须保持气道通畅,密切注意血气变化和电解质紊乱,随时予以纠正。

2. 恢复期及后遗症期的治疗 促进神经传导的药物如地巴唑、加兰他敏等目前很少应用。在热退尽、瘫痪不再进行时,及早选用针灸、推拿、理疗等。鼓励患者做自主运动,进行体育疗法,借助运动疗法的工具锻炼肌力和矫正畸形。

(七)预防措施

1. 管理传染源 及早发现和隔离患者,及时疫情报告,进行详细的流行病学调查。患者自发病日起隔离 40 日,密切接触者应接受医学观察 20 日。健康带病毒者被检出之后,应按患者的要求隔离。

2. 切断传播途径 患者的呼吸道分泌物、粪便及其污染物应彻底消毒,被褥、衣服应日光暴晒,加强水和食品卫生管理。

3. 保护易感人群,普遍接种疫苗

(1)主动免疫:常用的有以下几种。

1)口服脊髓灰质炎病毒活疫苗(OPV):基础免疫自出生后 2 个月开始,连服 3 剂,每次间隔 1 个月,4 岁时加强免疫 1 次,接种者可产生长期特异性免疫。

2)脊髓灰质炎灭活疫苗(IPV):一般用于免疫功能缺陷者及其家庭成员。

(2)被动免疫:未服用疫苗而与患者密切接触的<5 岁的小儿和先天性免疫缺陷的儿童应及早注射免疫球蛋白。

脊髓灰质炎
的预防

第三节 肠道传染性疾病

肠道传染性疾病是指各种病原体经口侵入肠道,并能由粪便排出病原体的一类疾病的总称。其病原体大多随患者或携带者的粪便排出,通过水、食物、手、苍蝇、蟑螂等媒介经口感染。包括霍乱、细菌性痢疾、伤寒、副伤寒、病毒性肝炎、脊髓灰质炎、细菌性食物中毒等。肠道传染性疾病的发病率在所有传染性疾病中位居前列,其预防注重环境卫生(水源、粪便)、饮食卫生和个人卫生,提倡分食制;及早发现、隔离患者;同时进行必要的预防接种等。

一、病毒性肝炎

病毒性肝炎(viral hepatitis)系指由肝炎病毒引起的以肝炎为主要表现的全身疾病,可分为甲型、乙型、丙型、丁型及戊型。虽然其病原不同,但临床表现基本相似,故统称为病毒性肝炎。其他病毒如巨细胞病毒(CMV)、EB 病毒、黄热病毒、风疹病毒、单纯疱疹病毒、柯萨奇病毒、埃可(ECHO)病毒等也可引起肝脏炎症,但各有特点,故不包括在病毒性肝炎之内,而分别称为 CMV 肝炎等。

(一)病原学

病毒性肝炎的病原学分型,比较肯定的包括甲、乙、丙、丁、戊(A、B、C、D、E)5 型。除乙型肝炎病毒为 DNA 病毒外,其余均为 RNA 病毒。近年来报道了庚型肝炎(HGV)和输血传播病毒(TTV),目前与人类肝炎的关系尚存在争议。

1. 甲型肝炎病毒(HAV) 属微小病毒科嗜肝 RNA 病毒属,新型肠道病毒 72 型。病毒呈球形,直径约为 27nm,病毒的核心为单股正链 RNA。HAV 对外界的抵抗力较强,耐酸碱,加热 100℃ 5 分钟可使之灭活。

2. 乙型肝炎病毒（HBV）　属于正嗜肝 DNA 病毒属。完整的乙肝病毒呈颗粒状，直径为 42nm，也称为丹氏（Dane）颗粒。HBV 对外界具有顽强的抵抗力，对热、低温、干燥、紫外线及一般浓度的化学消毒剂都能够耐受。高压蒸汽消毒、加热 100℃ 10 分钟可使其失去传染性。

3. 丙型肝炎病毒（HCV）　为黄病毒科丙型肝炎病毒属。在血液中为直径 30~60nm 的球形颗粒，为单股正链 RNA 病毒。加热 100℃ 5 分钟或血清 60℃ 10 小时可使其失去传染性。

4. 丁型肝炎病毒（HDV）　直径为 35~37nm，核心含单股负链环状 RNA 和 HDV 抗原（HDAg），是一种缺陷病毒，不能单独增殖，需要在乙肝病毒（HBV）的辅助下才能复制。

5. 戊型肝炎病毒（HEV）　属于戊型肝炎病毒科戊型肝炎病毒属。是单股正链 RNA 病毒，呈球形，直径为 27~34nm。HEV 对高热敏感，煮沸可将其灭活。

6. 庚型肝炎病毒（HGV）　属于黄病毒科。基因组结构与 HCV 相似，为单股正链 RNA 病毒。

（二）流行病学

1. 传染源

（1）甲、戊型肝炎：急性患者和隐性感染者是主要传染源，以发病前 5 日至发病后 1 周的传染性最强。

（2）乙、丙、丁、庚型肝炎：主要是急、慢性患者的病毒携带者，病毒存在于患者的血液及各种体液（汗、唾液、泪、乳汁、阴道分泌物等）中。慢性患者和病毒携带者作为传染源的意义更大。

2. 传播途径

（1）甲、戊型肝炎：主要经粪 - 口途径传播。以日常生活接触为主要方式，通常引起散发性发病，如水源被污染可导致局部地区暴发流行。

（2）乙、丙、丁、庚型肝炎：①输血及血液制品及使用污染的注射器或针刺等；②垂直传播（主要通过胎盘、产道及哺乳感染）；③性传播。此外，生活上的密切接触亦有传播的可能性。

3. 人群易感性　人类对各型肝炎普遍易感，各种年龄均可发病。各型肝炎之间无交叉免疫，可重叠感染或先后感染。

4. 流行特征　病毒性肝炎呈全球分布，我国属于甲型及乙型肝炎的高发地区。

（三）发病机制

目前对病毒性肝炎的发病机制还不完全清楚，病毒数量、毒力强弱及机体免疫状态等均与发病有关。病毒主要通过机体的免疫应答导致肝细胞病理损伤，其基本病变以肝细胞变性坏死为主，伴有炎症细胞浸润、肝细胞再生及纤维组织增生。在重症患者的血清中，肿瘤坏死因子（TNF）及白细胞介素（IL-1、IL-6）水平均显著升高。

（四）临床表现

潜伏期分别为甲型肝炎 15~45 日，乙型肝炎 30~160 日，丙型肝炎 15~180 日，丁型肝炎 28~140 日，戊型肝炎 10~75 日；庚型肝炎的潜伏期尚无公认的资料，有研究认为输血后庚型肝炎的潜伏期平均为 61 日。

1. 临床类型

（1）急性肝炎：分为急性无黄疸性肝炎、急性黄疸性肝炎。

（2）慢性肝炎：按照肝损伤程度，分为轻度慢性肝炎、中度慢性肝炎和重度慢性肝炎。

（3）重型肝炎：分为急性重型肝炎、亚急性重型肝炎和慢性重型肝炎。

（4）淤胆型肝炎。

（5）肝炎肝硬化：根据肝炎活动程度，分为活动性肝硬化和静止性肝硬化。

2. 临床经过

（1）急性肝炎

1）黄疸前期：有畏寒、发热、乏力、食欲缺乏、恶心、厌油、腹部不适、肝区痛、尿色逐渐加深。本期一般持续 5~7 日。

2）黄疸期：退热，巩膜、皮肤黄染，黄疸出现而自觉症状有所好转，肝大伴压痛、叩击痛，部分患者轻度脾大。本期一般持续 2~6 周。

3）恢复期：黄疸逐渐消退，症状减轻以至消失，肝脾恢复正常，肝功能逐渐恢复。本期持续 2 周 ~ 3 个月，一般为 1~2 个月。

（2）慢性肝炎：急性肝炎的病程超过 6 个月或发病日期不明确而临床有慢性肝炎的症状、体征及肝功能异常者均可诊断为慢性肝炎。临床表现常有乏力、全身不适、食欲减退、肝区不适或疼痛、腹胀、低热等症状，面色晦暗、巩膜黄染，可有蜘蛛痣或肝掌，肝大、质地中等或充实感，有叩痛、脾大等体征。病情严重者可有黄疸加深、腹水、下肢水肿、出血倾向及肝性脑病。

（3）重型肝炎

1）急性重型肝炎：以急性黄疸性肝炎起病，进展快，黄疸迅速加深，肝脏迅速缩小，多在 10 日内迅速出现神经精神症状，出血倾向明显，出现肝肾综合征，肝功能明显异常。

2）亚急性重型肝炎：在起病 10 日以后仍有极度乏力、纳差、重度黄疸（胆红素>171μmol/L）、腹胀，多有明显的出血现象，胆酶分离，AG 比例倒置，凝血酶原时间延长，凝血酶原活动度<40%。

3）慢性重型肝炎：有慢性肝炎肝硬化史，出现亚急性重症肝炎的临床表现和实验室改变。

（4）淤胆型肝炎：起病类似于急性黄疸性肝炎，但自觉症状常较轻，有明显的肝大、黄疸深、皮肤瘙痒、大便色浅，胆红素升高以直接增高为主，氨基转移酶的上升幅度小。较轻的临床症状和深度黄疸不相平行为其特点。

（5）肝炎肝硬化：早期肝硬化必须依靠病理诊断、超声和 CT 检查等，腹腔镜检查最具参考价值。临床诊断肝硬化指慢性肝炎患者有门静脉高压表现，且排除其他原因能引起门静脉高压者。

（五）辅助检查

1. 肝功能检测

（1）血清酶学检测：急性肝炎患者的谷丙转氨酶（GPT）、谷草转氨酶（GOT）升高。若血清 GOT 明显增高，常表示肝细胞严重坏死。但重症肝炎时，可出现胆红素不断增高，而氨基转移酶反而下降，即胆酶分离，提示肝细胞坏死严重。

（2）血清胆红素检测：肝损伤致胆红素水平升高，胆红素水平与肝损伤严重程度成正比。

（3）血清蛋白检测：临床上常将血清蛋白作为肝脏蛋白代谢的生化指标。慢性肝炎肝硬化时常有血清白蛋白下降、球蛋白水平升高，且以 γ- 球蛋白升高为主。

（4）凝血酶原时间（PT）测定：肝病时 PT 长短与肝损伤程度呈正相关。

2. 肝炎病毒标志物检测

（1）甲型肝炎：急性肝炎患者的血清 HAV Ab IgM 阳性可确诊为 HAV 近期感染，HAV Ab IgG 阳性提示既往感染。

（2）乙型肝炎：① HBsAg 与 HBsAb。HBsAg 阳性提示处于 HBV 感染，HBsAb 阳性提示已产生对 HBV 的免疫力。② HBeAg 与 HBeAb。HBeAg 阳性提示 HBV 活跃复制及传染性强的指标，HBeAb 阳性提示 HBV 的感染性减弱。③ HBcAg 与 HBcAb。HBcAg 阳性提示存在完整的 HBV 颗粒，由于检测方法复杂，故临床少用；HBcAb 为 HBV 感染的标志，HBcAb-IgM 阳性提示处于感染早期，体内有病毒复制。

在慢性轻度乙型肝炎和 HBsAg 携带者中，HBsAg、HBeAg 和抗 -HBc 3 项均阳性提示具有高度传染性，指标难以阴转。

分子生物学标志物用 PCR 法或分子杂交法检测，血清中的 HBV-DNA 阳性，直接反映 HBV 活跃复制，具有传染性。

(3)丙型肝炎：用套式反转录 PCR 法检测，血清 HCV-RNA 阳性提示病毒活跃复制，具有传染性。血清中的 HCV-Ab 为 HCV 感染的标记，不是保护性抗体。

(4)丁型肝炎：血清中的 HDAg 仅出现数日，随之出现抗 -HD IgM 抗体，慢性 HDV 感染抗 -HD IgG 抗体持续升高，自血清中检出 HDV-RNA 则是更直接、更特异性的诊断方法。

(5)戊型肝炎：血清中检出抗 -HEV IgM 抗体、抗 -HEV IgG 抗体均可作为 HEV 近期感染的指标。

(6)庚型肝炎：RT-PCR 技术可检测 HGV-RNA，是 HGV 早期诊断的有效方法。

3. 肝穿活组织检查　是诊断各型病毒性肝炎的主要指标，亦是诊断早期肝硬化的确切证据。

4. 超声检查及 CT　超声检查用于慢性肝炎、肝炎肝硬化的诊断，黄疸的鉴别，肝硬化与肝癌的鉴别。CT 检查亦对上述诊断有重要价值。

(六) 诊断要点

根据流行病学资料、临床表现和实验室及其他辅助检查可作出诊断。

(七) 治疗

1. 一般治疗　病毒性肝炎尚缺乏可靠的特效治疗，一般急、慢性肝炎活动期以适当休息、合理营养，保证热量、蛋白质、维生素供给，避免饮酒和适当用药的综合疗法为治疗原则。慢性肝炎除上述原则外，以减缓和防止肝纤维化等为治疗原则。重型肝炎要绝对卧床，尽量减少饮食中的蛋白质，保证热量、维生素，可输白蛋白或新鲜血浆，维持水、电解质平稳。

2. 抗病毒治疗　急性肝炎一般不用抗病毒治疗，慢性肝炎需要抗病毒治疗

(1)干扰素：丙型肝炎的首选药物为干扰素，可与利巴韦林联合应用提高疗效。

(2)其他抗病毒药物：如拉米夫定、泛昔洛韦、阿德福韦、膦甲酸钠等均有一定的抑制 HBV 的效果。

3. 免疫调节剂　可重建原发性、继发性免疫缺陷患者的免疫功能，增强机体免疫功能。如胸腺素 α、免疫核糖核酸。

4. 护肝药　非特异性护肝药包括促代谢药(ATP、辅酶 A、肌苷等)，维生素类(B 族维生素、维生素 C、维生素 E、维生素 K 等)，促进解毒功能的药物如葡醛内酯(肝泰乐)等，水飞蓟宾葡甲胺，甘草酸二铵(甘利欣)，腺苷蛋氨酸(思美泰)等。

5. 促进肝细胞再生　促肝细胞生长素能促进肝细胞再生，对肝损伤有保护作用，并能调节机体免疫功能和抗纤维化。

6. 中医中药　急性黄疸性肝炎属阳黄，可分为热重、湿重和湿热并重 3 种。辨证施治对改善临床症状及肝功能有较好的疗效，如热重者可用茵陈蒿汤，湿重者用胃苓汤加减，湿热并重者以茵陈蒿汤加胃苓汤和方加减治疗，黄疸重者用茵栀黄等。

(八) 预防措施

对病毒性肝炎要尽早发现、早诊断、早隔离、早报告、早治疗及早处理，以防止流行。

1. 管理传染源　对急性甲型肝炎患者进行隔离至传染性消失，慢性肝炎和无症状者，以及 HBV、HCV 携带者应禁止献血及从事饮食、幼托等工作。对 HBV 标志物阳性肝病患者要分别进行管理。

2. 切断传播途径　甲、戊型肝炎重点防止粪 - 口途径传播，加强水源保护食品及个人卫生，加强粪便管理。乙、丙、丁、庚型肝炎的重点在于防止通过血液、体液传播及垂直传播，严格掌握输血及血液制品的应用，介入性检查治疗的器械应严格消毒。

3. 保护易感人群　人工免疫特别是主动免疫为预防肝炎的根本措施。对 HBV 阳性孕妇所生的婴儿，于出生 24 小时内注射高效价乙肝免疫球蛋白，同时接种 1 次乙肝疫苗；于出生后 1 个月再注射高效价乙肝免疫球蛋白和乙肝疫苗。然而有些肝炎病毒(如 HCV)因基因异质性，迄今尚无可广泛应用的疫苗。

二、细菌性痢疾

细菌性痢疾(bacillary dysentery)简称菌痢,是志贺菌属引起的急性肠道传染性疾病,以结肠化脓性炎症为主要病变。临床上以发热、腹痛、腹泻、里急后重、黏液脓血样便为特征,是我国的常见病、多发病。常年散发,夏、秋季多见。本病经有效的抗菌药物治疗,治愈率高。

(一) 病原学

志贺菌属属肠杆菌科,为革兰氏阴性兼性菌。按其抗原结构和生化反应不同,分为 4 群和 47 个血清型,即 A 群痢疾志贺菌、B 群福氏志贺菌、C 群鲍氏志贺菌和 D 群宋氏志贺菌。我国以福氏和宋氏志贺菌占优势,某些地区仍有志贺菌群流行。志贺菌属最适宜的温度为 37℃,在水果、蔬菜及腌菜中能生存 10 日左右,在阴暗潮湿及冷冻条件下可生存数周。阳光直射有杀灭作用,加热 60℃ 10 分钟即死,一般消毒剂能将其杀灭。

(二) 流行病学

1. 传染源　传染源包括患者和带菌者,患者中以急性、非急性典型菌痢与慢性隐匿型菌痢为重要传染源。

2. 传播途径　粪 - 口途径是主要传播途径,食物、水、生活接触和苍蝇、蟑螂污染为主要传播因素。食物和水污染可引起痢疾暴发。

3. 人群易感性　人群对志贺菌属普遍易感。患病后免疫时间短,不同菌群及不同血清型志贺菌属之间无交叉免疫,故造成重复感染或再感染而反复多次发病。

4. 流行特征　菌痢集中在温带或亚热带。我国全年均可发生,但有明显的季节高峰,以夏、秋季最为常见,一般 8—9 月达高峰。

(三) 发病机制

各种志贺菌属均可产生内毒素,是主要致病因素;痢疾志贺菌还产生外毒素,具有神经毒、细胞毒和肠毒素作用,可引起更严重的临床表现。

(四) 临床表现

潜伏期一般为 1~3 日(数小时至 7 日),分为急性菌痢、慢性菌痢和中毒性菌痢。

1. 急性菌痢　典型的病变过程分为初期的急性卡他性炎,后期的假膜性炎和溃疡,最后愈合。主要有全身中毒症状与消化道症状,可分成以下 3 型。

(1)普通型(典型):起病急,畏寒、发热达 39℃、乏力、食欲减退、恶心、呕吐、腹痛、腹泻、里急后重;黏液脓血便,每日 10~20 次,量少。一般病程为 10~14 日。

(2)轻型:全身中毒症状、腹痛、里急后重均较轻,可有低热、糊状或水样便,混有少量黏液,无脓血,一般每日 10 次以下。一般病程为 3~6 日。

(3)重型:多见于 2~7 岁的体质好的儿童,有严重的全身中毒症状,肠道症状较轻。起病急骤,高热、体温达 40℃ 以上,恶心、呕吐,剧烈腹痛,里急后重明显,脓血便,便次频繁,甚至失禁。可根据不同的临床表现分为 3 型:①休克型,以感染性休克为主要表现;②脑型,以呼吸衰竭为主要表现;③混合型,具有周围循环衰端和呼吸衰竭 2 种表现,病死率高。

2. 慢性菌痢　菌痢患者可反复发作或迁延不愈达 2 个月以上,多为急性菌痢治疗不当或与耐药性痢疾菌或感染致病菌种类(福氏志贺菌感染易转为慢性)有关。主要病理变化为结肠溃疡性病变、息肉形成,愈合后留有瘢痕,导致肠道狭窄。

(五) 辅助检查

1. 血象检查　白细胞总数和中性粒细胞增加。

2. 粪便常规检查　黏液脓血便,镜检有大量脓细胞、红细胞与巨噬细胞。粪便细菌培养可分离到志贺菌属。粪便免疫检测示志贺菌属抗原阳性。

3. 乙状结肠镜检查　主要为肠黏膜弥漫性充血、水肿、浅表性溃疡。

（六）诊断要点

有不洁饮食史或与菌痢患者密切接触史，急性腹泻伴有发冷、发热、腹痛、腹泻、里急后重，排黏液脓血便，左下腹有压痛等临床表现结合相应的辅助检查可明确诊断。

（七）治疗

1. 急性菌痢的治疗

（1）一般治疗：症状明显者卧床休息，消化道隔离（至症状消失，大便培养连续 2 次阴性为止）。给予易消化、高热量、高维生素饮食。

（2）抗菌治疗：近年来志贺菌属的耐药菌株，尤其是多重耐药菌株渐渐增多，粪便培养检得致病菌时需做药敏试验，以指导合理用药。常用药物包括：①喹诺酮类，为成人的首选药物，吡哌酸、诺氟沙星等可选用；②磺胺类药物，对志贺菌属有抗菌活性，如复方磺胺甲噁唑（SMZ-TMP）片剂；③呋喃唑酮，对本病仍有效，但呕吐等副作用较大；④抗菌药物，可选用庆大霉素或氨苄西林等。

（3）对于高热、腹痛、失水者给予退热、止痉、口服含盐米汤或补液盐，呕吐者需静脉补液

2. 中毒性菌痢的治疗　本型病情凶险，应早期诊断，及时采取急救措施。密切观察病情变化，及时采取有效措施，阻止病情继续恶化。包括抗感染、抗休克、防治脑水肿与呼吸衰竭。

3. 慢性菌痢的治疗　需长期、系统治疗。应尽可能地多次进行大便培养及细菌药敏试验，必要时进行乙状结肠镜检查，作为选用药物及衡量疗效的参考。

（八）预防措施

菌痢的自我预防非常重要，主要措施有如下几个方面。

1. 管理传染源　发现患者及带菌者及时隔离治疗。

2. 切断传播途径　搞好环境卫生，加强厕所及粪便管理，消灭苍蝇孳生地，加强饮食卫生及水源管理，加强卫生教育。

3. 保护易感人群　近年来使用志贺菌依链株减毒活菌苗口服。

三、手足口病

手足口病是由肠道病毒引起的传染性疾病。引发手足口病的肠道病毒有 20 多种（型），其中以柯萨奇病毒 A16 型（CoxA16）和肠道病毒 71 型（EV71）最为常见。5 岁以下的儿童约占 91%，5—7 月发病较多。表现为口痛、厌食、低热，手、足、口腔等部位出现小疱疹或小溃疡。多数患儿 1 周左右自愈，少数患儿可引起心肌炎、肺水肿、无菌性脑膜脑炎等并发症。个别重症患儿的病情发展快，导致死亡。目前缺乏有效的治疗药物，主要对症治疗。

（一）病原学

本病主要由柯萨奇病毒 A16、A5、A10、B2~B5 型及肠道病毒 71 型等引起，尤其以柯萨奇病毒 A16 型最多见，但近年来肠道病毒 71 型成为其主要病原体。

（二）发病机制

肠道病毒从消化道或呼吸道侵入，在局部黏膜上皮细胞或淋巴组织中复制，并由此从口咽部分泌物或粪便中排出。继而病毒又侵入局部淋巴结，由此进入血液循环引起第一次病毒血症。随后病毒经血液循环侵入带有病毒受体的靶组织，如网状内皮组织、深层淋巴结、肝、脾、骨髓等处大量复制，并再次进入血液循环导致第二次病毒血症。最终病毒可随血流播散至全身各器官，如皮肤黏膜、中枢神经系统、心脏、肺、肝、脾等处，在这些部位进一步复制并引起病变。

（三）流行病学

1. 传染源　患儿和隐性患者为主要传染源。在湿、热的环境下此类肠道病毒更容易繁殖，并通过感染者的排泄物、鼻咽分泌物、唾液和疱疹等广泛传播。

2. 传播途径　手足口病的重要传播方式是密切接触,接触被病毒污染的手、生活用品等可引起感染;呼吸道飞沫传播,饮用被病毒污染的水和食用污染的食物也可污染。

3. 人群易感性　婴幼儿和儿童普遍易感,5 岁以下的儿童尤为易感。

（四）临床表现

1. 出疹期症状　手足口病的潜伏期多为 2~10 日,平均为 3~5 日。在发病早期,患者常表现为疲倦、食欲下降、低热、身体不适、腹痛等前驱症状。发热 1~2 日后可在口腔黏膜出现散在疼痛性粟粒大小般的水疱,手、足、臀部等处出现红色小斑丘疹、疱疹。部分病例仅表现为皮疹或疱疹性咽峡炎,个别病例可无皮疹。

2. 神经系统受累期症状　少数病例可出现中枢神经系统损害,一般在病程 1~5 日之内。具体表现为头痛、呕吐、烦躁、肢体抖动、肌无力、颈项强直等症状,类似于脑膜炎、脑炎、脊髓灰质炎样综合征、脑脊髓炎的症状与体征。

3. 心肺功能衰竭前期症状　多发生在病程 5 日内,表现为心率和呼吸增快、出冷汗、四肢末梢发凉、血压升高等症状。此期属于手足口病重症病例的危重型,及时发现并正确治疗是降低死亡率的关键。

4. 心肺功能衰竭期症状　患者表现为心动过速、呼吸急促、口唇发绀、咳粉红色泡沫样痰或血性液体。严重者血压降低,或有休克会快速出现生命体征不稳定而危及生命。

5. 恢复期症状　处于恢复期的患者体温逐渐恢复正常,对血管活性药的依赖逐渐减少,神经系统受累症状和心肺功能逐渐恢复,少数可遗留神经系统后遗症。在发病之后的 2~4 周可出现脱甲的症状,新甲于 1~2 个月长出。

（五）辅助检查

1. 血常规检查　白细胞计数正常或降低,病情危重者的白细胞计数可明显升高。

2. 血生化检查　部分病例可有轻度谷丙转氨酶（GPT）、谷草转氨酶（GOT）、肌酸激酶同工酶（CK-MB）升高,病情危重者可有肌钙蛋白（cTnT）、血糖升高,C 反应蛋白一般不升高,乳酸水平升高。

3. 血气分析　呼吸系统受累时可有动脉血氧分压降低、血氧饱和度下降,二氧化碳分压升高,酸中毒。

4. 脑脊液检查　神经系统受累时可表现为外观清亮,压力增高,白细胞计数增多,多以单核细胞为主,蛋白正常或轻度增多,糖和氯化物正常。

（六）诊断要点

根据临床表现,如手口足等部位有散发性疱疹,即可诊断。

（七）治疗

1. 一般治疗　本病如无并发症,预后一般良好,多在 1 周内痊愈。主要为对症治疗。

(1)首先隔离患儿,接触者应注意消毒隔离,避免交叉感染。

(2)对症治疗,做好口腔护理。

(3)衣服、被褥要清洁,衣着要舒适、柔软,经常更换。

(4)剪短患儿的指甲,必要时包裹患儿的双手,防止抓破皮疹。

(5)臀部有皮疹的患儿应随时清理其大小便,保持臀部清洁干燥。

(6)可服用抗病毒药物及清热解毒的中草药,补充维生素 B、维生素 C 等。

2. 合并治疗

(1)密切监测病情变化,尤其是脑、肺、心等重要脏器功能;危重患者特别注意监测血压、血气分析、血糖及胸片。

(2)注意维持水、电解质、酸碱平衡及对重要脏器的保护。

(3)有颅内压增高者给予相应的处理。

（4）出现低氧血症、呼吸困难等呼吸衰竭征象者宜及早进行机械通气治疗。

（5）维持血压稳定。

（6）其他重症的处理：如出现 DIC、肺水肿、心力衰竭等，应给予相应的处理。

3. 抗病毒药物　因抗病毒药物一般在发病 24~48 小时前使用效果才最佳，而往往确诊手足口病时都已经过最有效的治疗阶段，现在也不提倡用抗病毒药物。

（八）预防措施

1. 饭前便后、外出后要用肥皂或洗手液等给儿童洗手，不要让儿童喝生水、吃生冷食物，避免接触患病儿童。

2. 看护人接触儿童前、替幼童更换尿布及处理粪便后均要洗手，并妥善处理污物。

3. 婴幼儿的奶瓶、奶嘴在使用前后应充分清洗。

4. 本病流行期间不宜带儿童到人群聚集、空气流通差的公共场所，注意保持家庭环境卫生，居室要经常通风，勤晒衣被。

5. 儿童出现相关症状要及时到医疗机构就诊。患儿不要接触其他儿童，父母要及时对患儿的衣物进行晾晒或消毒，对患儿的粪便及时进行消毒处理；轻症患儿不必住院，宜居家治疗、休息，以减少交叉感染。

我国手足口病
发病情况

6. 每日对玩具、个人卫生用具、餐具等物品进行清洗消毒。

7. 托幼单位每日进行晨检，发现可疑患儿时采取及时送诊、居家休息的措施，对患儿所用的物品要立即进行消毒处理。

8. 患儿增多时要及时向卫生和教育部门报告。根据疫情控制需要，当地卫生和教育部门可决定采取托幼机构或小学放假的措施。

第四节　性传播疾病

性传播疾病（sexually transmitted disease，STD）亦称"性病"，是一组具有特殊传播途径的传染性疾病的总称。传统观念是指通过性交行为传染的疾病，主要病变发生在生殖器部位。目前在国外列入性传播疾病的病种多达 30 余种，其中包括梅毒、淋病、软下疳、性病性淋巴肉芽肿和腹股沟肉芽肿传统的 5 种性传播疾病及非淋菌性尿道炎、尖锐湿疣、生殖器疱疹、艾滋病、细菌性阴道病、外阴阴道念珠菌病、阴道毛滴虫病、疥疮、阴虱和乙型肝炎等。我国目前要求重点防治的 8 种性传播疾病是梅毒、淋病、软下疳、性病性淋巴肉芽肿、生殖道沙眼衣原体感染、尖锐湿疣、生殖器疱疹、艾滋病。性传播疾病的传播有其独特的途径，预防应从社会预防和个人预防两个方面抓起。

一、艾滋病

获得性免疫缺陷综合征（acquired immunodeficiency syndrome，AIDS）即艾滋病，是由感染人类免疫缺陷病毒（HIV）引起的。HIV 主要攻击人体免疫系统中最重要的 T 细胞，破坏人体免疫系统，使人体丧失免疫功能。艾滋病已被我国列入乙类法定传染性疾病，并被列为国境卫生监测传染性疾病之一。

（一）病原学

HIV 属于反转录病毒科慢病毒属。根据 HIV 基因的差异，可将 HIV 分为 HIV-1 型和 HIV-2 型。目前世界范围内主要流行 HIV-1；HIV-2 主要局限于西部非洲和西欧，北美也有少量报告，传染性和致病性均较低。我国以 HIV-1 为主要流行株。

HIV 在外界环境中的生存能力较弱，对物理和化学因素的抵抗力较弱。对热敏感，56℃ 30 分钟、100℃ 20 分钟可将 HIV 完全灭活。多数化学消毒剂如 75% 乙醇、0.2% 次氯酸钠、1% 戊二醛、20%

乙醛、丙酮、乙醚、漂白粉及巴氏消毒等均可灭活HIV。但紫外线或γ射线不能灭活HIV。

（二）流行病学

1. 传染源　艾滋病患者与HIV携带者是本病的传染源。无症状血清HIV抗体阳性的HIV感染者，血清病毒核酸阳性而抗-HIV抗体阴性的感染者亦是重要的传染源。

2. 传播途径　艾滋病的传播途径主要包括性传播、血液传播和垂直传播，一般接触如共同进餐、握手等都不会传染艾滋病。

（1）性传播：是主要传播途径，包括同性及异性之间的性接触。HIV存在于精液和阴道分泌物中，可通过性接触摩擦所致的细微破损即可侵入机体致病。

（2）血液传播：污染HIV的血液或血液制品及骨髓和器官移植，静脉药瘾者共用受HIV污染的针头及注射器等均可导致感染。

（3）垂直传播：感染HIV的孕妇可经胎盘将病毒传给胎儿，也可经产道及产后的血性分泌物、哺乳等传给婴儿。因此，感染HIV的母亲在产前、分娩过程中或哺乳时将HIV传染给胎儿或婴儿。

3. 人群易感性　人群普遍易感。高危人群包括男性同性恋者、静脉吸毒者、性生活混乱者、与HIV携带者经常有性接触者、经常输血及血液制品者和HIV感染母亲所生的婴儿。

4. 流行特征　艾滋病起源于非洲，后由移民带入美国。1981年6月5日，美国疾病预防控制中心在《发病率与死亡率周刊》上登载了5例艾滋病患者的病例报告，不久以后，艾滋病迅速蔓延到各大洲。截至2020年年底，全球现存活HIV/AIDS患者3 770万。发病年龄以20~50岁的青壮年居多，男、女之比在欧美约为14:1，在非洲男、女患者大致相等。截至2017年年底，我国报告的艾滋病病例数为7 586 104例。

（三）发病机制

HIV进入人体后，24~48小时内到达局部淋巴结，约5日后在外周血中可以检测到病毒成分，产生病毒血症，导致急性感染。HIV感染人体后，选择性地吸附于靶细胞的CD4受体上，在辅助受体的帮助下进入宿主细胞。由于机体的免疫系统不能完全清除病毒，形成慢性感染。病变累及皮肤黏膜、淋巴结、眼部、呼吸系统、消化系统、神经系统、泌尿系统等全身多器官系统。因机体抵抗力极度下降会出现多种感染，后期常常发生恶性肿瘤，以至于全身衰竭而死亡。

（四）临床表现

从初始感染HIV到终末期，与HIV相关的临床表现多种多样。根据我国有关艾滋病的诊疗标准和指南，典型的HIV感染从感染到死亡经历急性期、无症状期和艾滋病期。潜伏期平均为8~9年，可短至数月，长达15年。

1. 急性期　通常发生在初次感染HIV后的6日~6周内。主要临床表现为发热、咽痛、盗汗、恶心、呕吐、腹泻、皮疹、关节痛、淋巴结肿大及神经系统症状。多数患者的临床症状轻微，持续1~3周后缓解。出现症状后的2~4周机体的HIV抗体逐渐阳转。这段从感染到血清阳转的时间称为"窗口期"。

2. 无症状期　随着急性感染症状的消退，感染者进入此期；或无明显的急性期症状而直接进入此期。此期的持续时间一般为7~10年，平均为8年。除少数感染者可检查到持续性全身性淋巴结病（persistent generalized lymphadenopathy，PGL）外，没有其他任何临床症状或体征。无症状的HIV携带者是最主要的传染源。

3. 艾滋病期　出现艾滋病相关综合征，包括持续性全身淋巴结肿大、乏力、厌食、发热、体重减轻、夜间盗汗、反复间歇性腹泻、血小板减少。较轻微的感染多表现于口腔、皮肤黏膜，包括口腔念珠菌病、口腔毛状黏膜白斑、特发性口疮、牙龈炎；皮肤真菌感染、带状疱疹、生殖器疱疹等。此期的主要临床表现为各种机会性感染及肿瘤，如长期发热（达1个月以上）、进行性体重减轻（2个月内体重减轻10%以上）、持久性腹泻、乏力、厌食、智力下降、反应迟钝等。由于艾滋病患者的免疫功能完全损失,可发生常见的机会性感染,如结核、乙型肝炎、口腔与咽部霉菌感染等。艾滋病也常并发恶性肿瘤,如卡波西肉瘤、淋巴瘤、肝癌、肾癌等。

（五）辅助检查

1. 免疫学检查 主要是中度以上的细胞免疫缺陷,包括 CD4$^+$ T 细胞耗竭,外周血淋巴细胞显著减少,CD4 200 个 /μl,CD4/CD8＜1.0（正常人为 1.25~2.1）;NK 细胞活性下降。

2. HIV 抗体检测 采用酶联免疫吸附试验、明胶颗粒凝集试验、免疫荧光检测法、免疫印迹检测法、放射免疫沉淀法等进行 HIV-1/HIV-2 抗体检测,其中前 3 项常用于筛选试验,后两者用于确证试验。值得注意的是,近年全球报道有数十例 HIV 抗体阴性的艾滋病患者。

3. 抗原检测 用抗 HIV p24 抗原单克隆抗体制备试剂,用酶联免疫吸附试验测血清 HIV p24 抗原,有助于抗体产生窗口期和新生儿早期感染的诊断。

4. 病毒载量测定 通过反转录 PCR、核酸序列依赖性扩增、分支 DNA 信号放大系统和实时荧光定量 PCR 扩增等进行病毒载量测定,为疾病进展、治疗依据、评估治疗效果等提供参考。

红丝带活动

（六）诊断要点

有流行病学史和临床表现,结合实验室 HIV 抗体由阴性转为阳性即可诊断;或仅实验室检查 HIV 抗体由阴性转为阳性即可诊断。80% 左右的 HIV 感染者感染后 6 周初筛试验可检出抗体,几乎 100% 的感染者感染 12 周后可检出抗体,只有极少数患者在感染后 3 个月内或 6 个月后才检出抗体。

（七）治疗

治疗目标是最大限度和持久地降低病毒载量,获得免疫功能重建和维持免疫功能,提高生活质量,降低 HIV 相关的发病率和死亡率。

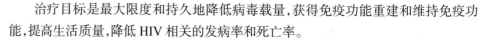

在游泳池中会不会患上艾滋病?

1. 一般治疗 对 HIV 感染者或艾滋病患者均无须隔离治疗。对艾滋病前期或已发展为艾滋病的患者,应根据病情注意休息,给予高热量、多维生素饮食。加强支持治疗,包括输血及营养支持疗法,维持水及电解质平衡。

2. 抗病毒治疗 抗病毒治疗是艾滋病治疗的关键。随着高效抗反转录病毒联合治疗的应用,大大提高抗 HIV 的疗效,显著改善患者的生活质量和预后。

3. 抗反转录病毒（ARV）治疗 国际现有的药物为六大类 30 多种。包括核苷类反转录酶抑制剂（NRTI）、非核苷类反转录酶抑制剂（NNRTI）、蛋白酶抑制剂（PI）、整合酶抑制剂（raltegravir）、融合酶抑制剂（FI）、CCR5 抑制剂（maraviroc）;国内的抗反转录病毒药有前 4 类,共 12 种。

我国艾滋病病例数据统计

（八）预后

艾滋病的病死率很高,目前无法治愈,平均存活期为 12~18 个月。病程 1 年的病死率为 50%,3 年为 80%,5 年几乎全部死亡。

二、淋病

淋病（gonorrhoea）是淋病奈瑟球菌（又称淋球菌）引起的泌尿生殖系统化脓性炎性传染性疾病,发病率居我国性传播疾病第 2 位。淋病多发生于性活跃的青年男女。淋病仍为我国常见的性传播疾病,也是《中华人民共和国传染病防治法》中规定的需重点防治的乙类传染性疾病。

（一）病原学

淋病的病原体即淋病奈瑟球菌（*Neisseria gonorrhoeae*）,1879 年由 Neisseria 首次分离出,属表球菌科奈瑟球菌属。淋球菌需氧,革兰氏染色阴性,离开人体不易生存,对外界理化条件的抵抗力差,在干燥环境中 1~2 小时即可死亡,在高温或低温条件下都易致死,一般消毒剂容易将其杀灭。

（二）流行病学

1. 传染源　人是淋球菌的唯一自然宿主,患者是主要传染源。

2. 传播途径

(1)性传播:通过不洁性交而传染,是主要传播方式。

(2)非性传播:主要是接触患者含有淋球菌的分泌物或污染的用具,如沾有分泌物的毛巾、被褥等而间接感染。

(3)垂直传播:孕妇患淋病可以感染胎儿或新生儿。

(4)其他:包括医源性感染、自身感染等。

3. 人群易感性　人群普遍易感,感染后获得较低的免疫力,因而再感染和慢性感染普遍存在。

（三）发病机制

淋球菌对柱状上皮和移行上皮有特别的亲和力。男、女性的尿道,女性的宫颈覆盖柱状上皮和移行上皮,故易受淋球菌侵袭,导致炎症反应,使黏膜红肿。同时,由于白细胞聚集和死亡,上皮细胞坏死与脱落,出现脓液。严重时淋球菌可进入血液向全身各个组织器官播散。

（四）临床表现

1. 男性淋病　潜伏期一般为 2~14 日。

(1)急性淋病:初期尿道口灼痒、红肿及外翻,排尿时灼痛,伴尿频,尿道口有少量黏液性分泌物。3~4 日后产生大量脓性分泌物,晨起时尿道口可结脓痂,尿道中可见淋丝或血液。伴轻重不等的全身症状。

(2)慢性淋病:多无明显症状,当机体抵抗力降低如饮酒、性交时,即又出现尿道炎的症状。病程迁延,不易治愈,并成为重要的传染源。

2. 女性淋病　潜伏期一般为 7~12 日。

(1)急性淋病:感染后开始症状轻微或无症状,一般经 3~5 日后相继出现尿道炎、宫颈炎、尿道旁腺炎、前庭大腺炎及直肠炎等,其中以宫颈炎最常见。70% 的女性淋病患者存在尿道感染

(2)慢性淋病:急性淋病如未充分治疗可转为慢性,表现为下腹坠胀、腰酸背痛、白带较多等。

(3)妊娠合并淋病:孕妇分娩时可感染新生儿,引起淋病性结膜炎,如未及时治疗,可形成角膜溃疡和角膜白斑,导致失明。

（五）辅助检查

男性急性淋菌性尿道炎涂片检查有诊断意义,但对于女性应进行淋球菌培养。有条件的地方可采用基因诊断(聚合酶链反应)方法确诊。

（六）诊断要点

根据患者有不洁性交史、配偶有感染史、有与淋病患者共用物品史、新生儿母亲有淋病史等,淋病的主要临床表现结合实验室检查可确诊。

（七）治疗

对淋病的治疗应遵循以下原则:早期诊断,早期治疗;及时、正确、足量、规则、全面治疗;严格掌握治愈标准,坚持疗效考核;夫妻或性伴侣双方应同时接受检查和治疗。

1. 一般治疗　治疗期间禁止性生活,适当休息,保持会阴部清洁,污染物(如内裤、浴巾等)应煮沸消毒。

2. 药物治疗　治疗淋病的药物很多,可参照中华医学会 2020 年发布的《梅毒、淋病和生殖道沙眼衣原体感染诊疗指南》进行选择。首选青霉素类,其他如庆大霉素、头孢菌素类及氟喹诺酮类等可根据临床情况或药敏试验结果选择使用

3. 治愈标准　治疗结束后的 3 周内,在无性接触的情况下符合下列标准即可判为治愈。

(1)临床症状和体征全部消失。

（2）尿液澄清透明。

（3）应在临床症状消失后 2 周分别进行前列腺按摩液、尿沉渣或阴道分泌物涂片和培养，每日 1 次，连续 2 次淋球菌培养均阴性。

三、梅毒

梅毒（syphilis）是由梅毒螺旋体感染引起的慢性性传播疾病，主要通过性传播，是《中华人民共和国传染病防治法》中列为乙类防治管理的病种。

（一）病原学

梅毒螺旋体（*Treponema pallidum*，TP）细长，形似细密的弹簧，螺旋弯曲规则，平均 8~14 个，两端尖直。梅毒螺旋体是一种厌氧寄生物，在人体内可长期生存，在体外不易生存。肥皂水及一般消毒剂如 1:1 000 苯酚、苯扎溴铵、稀乙醇均可于短时间将其杀死，干燥 1~2 小时死亡。

（二）流行病学

1. 传染源　梅毒螺旋体只感染人类，患者和隐性梅毒患者是唯一传染源。

2. 传播途径

（1）直接传播：性传播是梅毒的主要传播途径，占 95% 以上。感染梅毒的早期传染性最强。

（2）间接传播：少数通过接亲吻、输血、污染的衣物等传染。

（3）垂直传播：患有梅毒的孕妇可通过胎盘传染给胎儿，引起胎儿宫内感染，可导致流产、早产、死胎或分娩先天性梅毒儿。

3. 人群易感性　人群普遍易感，感染后机体逐渐产生免疫力，以细胞免疫为主。性工作者为高危人群。

4. 流行特征　梅毒在全世界流行，主要集中在南亚、东南亚和非洲。一年四季均可发病，也无年龄和性别差异。

（三）发病机制

目前未证明梅毒螺旋体具有内毒素或外毒素，有学者认为其致病性与黏多糖和黏多糖酶可能有关。由于黏多糖是宿主组织和血管支架的重要基质成分，黏多糖被梅毒螺旋体分解后，组织受到损伤破坏，从而引起血管塌陷、血供受阻，造成管腔闭合性动脉内膜炎、动脉周围炎及坏死、溃疡等病变。梅毒螺旋体对皮肤、主动脉、眼、胎盘、脐带等组织有较高的亲和力，因这些组织含有较多的黏多糖基质。

（四）临床表现

梅毒的潜伏期为 9~90 日，平均为 3 周。患者通常在感染梅毒后的 2~4 周开始发病。

1. 获得性（后天）梅毒

（1）一期梅毒：特征性症状是硬下疳，好发部位为阴茎、龟头、冠状沟、包皮、尿道口；大、小阴唇，阴蒂，宫颈；肛门、肛管等；也可见于唇、舌、乳房等处。特点为单发、无痛无痒、圆形或椭圆形、边界清晰的溃疡，高出皮面，疮面较清洁，触之有软骨样硬度。持续 3~4 周自愈。出现硬下疳后的 1~2 周，部分患者出现附近淋巴结肿大（尤其腹股沟多见），肿大的淋巴结大小不等、质硬、不粘连、不破溃、无痛。

（2）二期梅毒：以梅毒疹为特征，一般在硬下疳消退后，梅毒螺旋体随血液循环播散，侵犯皮肤黏膜、内脏及神经系统等，引发多部位损害和多样性病灶。全身症状表现为发热、头痛、骨关节酸痛、肝脾大、淋巴结肿大等，3~5 日好转。接着出现梅毒疹，特点为疹型多样（主要有斑疹、丘疹、脓疱疹及扁平湿疣等）和反复发生、广泛而对称、无痛无痒、愈后多不留瘢痕、驱梅治疗迅速消退。

（3）三期梅毒：约有 1/3 的未经治疗的显性梅毒螺旋体感染发生三期梅毒，包括结节性梅毒疹、树胶样肿、心血管梅毒、神经梅毒等。

2. 先天性显性梅毒

（1）早期先天性梅毒：发生在 2 岁以内，患儿出生时即瘦小，出生后 3 周出现全身淋巴结肿大无粘连、无痛、质硬，出生后约 6 周出现皮肤损害。

（2）晚期先天性梅毒：发生在 2 岁以后。一类是早期病变所致的骨、齿、眼、神经及皮肤的永久性损害（如马鞍鼻），无活动性；另一类是仍具活动性损害所致的临床表现（如角膜炎、神经性耳聋等）。

（五）辅助检查

1. 暗视野显微镜检查　在暗视野显微镜下检查，见到可运动的梅毒螺旋体，可作为梅毒的确诊依据。

2. 梅毒血清学试验　梅毒血清学试验方法很多，所用的抗原有非梅毒螺旋体抗原（用于判断疗效、判断病情活动程度）和梅毒螺旋体特异性抗原（用于梅毒螺旋体感染的确证）2 类。

3. 梅毒螺旋体 IgM 抗体检测　感染梅毒后，首先出现 IgM 抗体，随后 IgG 抗体才出现并慢慢上升。TP-IgM 抗体不能通过胎盘，如果婴儿 TP-IgM 阳性则表示宫内感染，对诊断婴儿的先天性梅毒意义很大。

4. 脑脊液检查　对神经梅毒的诊断、治疗及预后的判断均有帮助。

（六）诊断要点

根据有不洁性交、输注血液、孕产妇感染梅毒史等流行病学病史，有各期梅毒相应的临床表现结合实验室检查可明确诊断。

（七）治疗

1. 治疗原则　强调早诊断、早治疗，疗程规则、剂量足够。治疗后定期进行临床和实验室随访。性伴侣要同查同治。

2. 治疗方案

（1）早期梅毒（包括一期、二期梅毒及早期潜伏梅毒）：青霉素类如水剂青霉素（天然抗生素）、普鲁卡因青霉素、苄星青霉素等为不同分期梅毒的首选药物。对青霉素过敏者可选四环素、红霉素等。梅毒治疗后的第 1 年内应每 3 个月复查血清 1 次，以后每 6 个月 1 次，共 3 年。神经梅毒和心血管梅毒应随访终身。

（2）晚期梅毒（包括三期皮肤、黏膜、骨骼梅毒，晚期潜伏梅毒）及二期复发梅毒：选青霉素或苄星青霉素或普鲁卡因青霉素。

（八）预后

梅毒患者在经过正规治疗以后，每 3 个月复查 1 次快速血浆反应素试验（RPR），在治疗后的 3~6 个月滴度有 4 倍以上的下降，说明治疗有效。滴度可持续下降乃至转为阴性。如果连续 3~4 次检测结果都是阴性，则可以认为该患者的梅毒已临床治愈。以后每半年复查 1 次 RPR，随访 2~3 年，观察比较 RPR 滴度的变化情况。

四、尖锐湿疣

尖锐湿疣（condyloma acuminatum，CA）是由人乳头瘤病毒（HPV）感染所致的以生殖器 - 肛门部位增生性损害为主要表现的性传播疾病。大多发生于 18~50 岁的中青年人。主要传播途径是性传播，是现代社会最常见的性传播疾病之一。

（一）病原学

人乳头瘤病毒（HPV）是一种嗜上皮性病毒，属乳多空病毒科 A 属成员，核心为环状双链 DNA。HPV 有不同的亚型，最常引起尖锐湿疣的 HPV 有 6 型、11 型等。HPV 在人和动物中分布广泛，有高度的特异性，感染表皮和黏膜鳞状上皮，人体外生殖器和肛周是最容易发生感染的部位。HPV 对外界的抵抗力相对较强，耐寒不耐热，在干冰温度（-70℃）和液氮（-196℃）温度下可长期保持其感染性,100℃几秒内即可灭活。对大部分消毒剂如过氧化氢溶液、甲醛、酒精等都较敏感。

(二) 流行病学

1. 传染源　主要为患者和亚临床感染患者,潜伏性感染者作为传染源具有重要意义。

2. 传播途径

(1)性传播:为最主要的传播途径。过早的性接触和多性伴侣是本病流行的重要因素。

(2)间接传播:少部分患者可因接触患者使用过的物品如内裤、浴巾、马桶等而发病。

(3)垂直传播:分娩过程中可感染新生儿。

3. 人群易感性　人群普遍易感,高峰发病年龄为性活跃人群。

4. 流行特征　尖锐湿疣的传染性很强,居淋病之后,占第 2 位,其年增长率超过 100%,居各类性病之首。

(三) 发病机制

HPV 感染和致癌机制与感染的 HPV 型别、病毒致癌产物、病毒基因与宿主细胞的整合、机体的免疫状态等因素密切相关。HPV 通过皮肤黏膜的微小损伤侵入有增殖能力的基底细胞,病毒随表皮更新而排出体外,可造成自身接种传染或人与人之间的传染。病毒以染色体外或整合到宿主染色体的形式存在,导致宿主染色体不稳定、DNA 复制转录紊乱而引发肿瘤。

(四) 临床表现

潜伏期为 1~8 个月,平均为 3 个月。

1. 典型的尖锐湿疣　生殖器和肛周为好发部位,偶可见于阴部及肛周以外的部位如腋窝、脐窝、口腔、乳房和趾间等。初起为细小的淡红色丘疹,以后逐渐增大增多,单个或群集分布,湿润柔软,表面凹凸不平,呈乳头样、菜花样或鸡冠状突起,红色或污灰色,触之易出血,根部常有蒂。本病常无自觉症状,部分患者可出现异物感、痛、痒感或性交痛。

2. HPV 亚临床感染　指 HPV 感染后在临床上肉眼不能辨认,但采用醋酸白试验、组织病理或核酸检测技术能够发现 HPV 感染的证据。

3. 与肿瘤的关系　大量流行病学资料表示,HPV 感染(主要是高危型 HPV,如 HPV-16、HPV-18)与生殖器癌的发生有密切关系,如宫颈癌、阴茎癌等。

(五) 辅助检查

1. 醋酸白试验　用 3%~5% 乙酸溶液局部外涂或湿敷 5~10 分钟可使 HPV 感染区域发白,即所谓的“醋酸白现象”。可出现假阳性。

2. 细胞学检查　用阴道或宫颈疣组织涂片,巴氏染色,可见到空泡化细胞及角化不良细胞同时存在,对尖锐湿疣有诊断价值。

3. 组织病理检查　如在棘层上方及颗粒层出现空泡化细胞,是诊断 HPV 感染的重要证据。

4. 免疫学实验　采用抗 HPV 蛋白的抗体检测病变组织中的 HPV 抗原。

5. 核酸杂交试验　是检测 HPV 感染的重要手段,包括斑点印迹法、组织原位杂交法、核酸印记法。这些方法是诊断 HPV 感染的敏感而可靠的方法。

6. 聚合酶链反应(PCR)　是目前检出 HPV 感染的最敏感的方法,具有敏感度高、方法简便迅速的特点。

(六) 诊断要点

根据患者多有不洁性交史或配偶感染史,典型皮损为生殖器或肛周等潮湿部位出现丘疹、乳头状、菜花状或鸡冠状肉质赘生物,表面粗糙角化结合辅助检查诊断可明确。

(七) 治疗

尖锐湿疣的治疗必须采用综合治疗。

1. 治疗诱因　如包皮过长、阴道炎、包皮龟头炎、淋病等。

2. 化学治疗　0.5% 鬼臼毒素酊(或 0.15% 霜)为首选,适用于治疗直径 ≤ 10mm 的生殖器疣,临床治愈率可达 90% 左右。副作用以局部刺激作用为主,另外可能有致畸作用,孕妇忌用。其他药物可选用 5% 咪喹莫特霜、80%~90% 三氯醋酸或二氯醋酸等。

3. 物理疗法　冷冻疗法、激光治疗、电灼治疗等。

4. 手术治疗　适用于巨大的尖锐湿疣,对疣体整个或分批切除。

5. 免疫疗法　可作为辅助治疗及预防复发,可用干扰素、白介素 -2、聚肌胞等。

第五节　狂　犬　病

狂犬病(rabies)是狂犬病毒(rabies virus)引起的一种以侵犯中枢神经系统为主的急性人兽共患传染性疾病。狂犬病毒通常由病兽以咬伤方式通过唾液传给人。临床表现有狂躁型和麻痹型,狂躁型的症状为特有的恐水、怕风、恐惧不安、咽肌痉挛、进行性瘫痪等,狂躁型因有典型的恐水症状又名恐水症(hydrophobia)。多因被病犬、病狼、病猫等肉食动物咬伤或抓伤而感染,病死率几乎 100%。

(一) 病原学

狂犬病毒为弹状病毒科拉沙病毒属,形如子弹,核心为单股负链 RNA。狂犬病毒含 5 个结构基因,为 G、N、L、P 和 M 基因,分别编码糖蛋白、核蛋白、转录酶大蛋白、磷蛋白和基质蛋白。糖蛋白能与乙酰胆碱受体结合,决定了狂犬病毒的嗜神经性。从血清学上分为血清 Ⅰ、Ⅱ、Ⅲ 和 Ⅳ 型。从患者或患病动物中直接分离得到的病毒称为野毒株(wild virus)或街毒株(street virus),致病力强,能在唾液腺中繁殖。病毒于 −70℃ 可保持活力数年;日光、紫外线、脂溶剂、强酸、强碱、乙醇等灭活;加热 100℃,2 分钟也可灭活。

(二) 流行病学

1. 传染源　我国狂犬病的主要传染源是带狂犬病毒的病犬,但是几乎所有温血动物都对狂犬病毒易感,如猫、猪、牛、马等家畜为重要传染源。

2. 传播途径　带狂犬病毒的病犬、病猫等动物的唾液中含病毒较多,病毒通过被咬伤的伤口侵入体内。此外,还可通过消化道、呼吸道及动物密切接触等途径传播。偶可通过剥病兽皮、进食染毒肉类而发病。

3. 人群易感性　人群普遍易感。人被咬伤或抓伤后是否发病与咬伤部位、咬伤程度、局部处理情况及注射疫苗情况有关,发病率为 15%~20%。因此,应该及时、全程、足量注射狂犬疫苗和免疫球蛋白。

4. 流行特征　本病主要分布在亚洲、非洲和拉丁美洲等发展中国家,其中东南亚国家的发病率尤其高。狩猎者、兽医、饲养动物者、农村青少年与病兽接触机会多更易感染。本病可以发生于任何季节。

(三) 发病机制

狂犬病毒自咬伤部位侵入人体后,在伤口处的横纹肌肌梭感受器神经纤维处聚集繁殖,然后再侵入附近的末梢神经,并沿神经的轴突向中枢神经呈向心性扩展,至脊髓的背根神经节大量繁殖到达脑部,最后病毒从中枢神经向周围神经扩散,侵入各器官组织,尤以唾液腺、舌部味蕾、嗅神经上皮等处的病毒量较多,可导致吞咽肌及呼吸肌痉挛,出现恐水、吞咽和呼吸困难等症状。

(四) 临床表现

潜伏期长短不一,为 5 日 ~19 年,多数在 3 个月以内,潜伏期长短与年龄、伤口部位、伤口深浅、入侵病毒的数量及毒力等因素有关。典型的临床表现过程可分为以下 3 期。狂犬病的整个病程一般不超过 6 日,偶见超过 10 日。

1. 前驱期　大多数患者有低热、食欲缺乏、头痛、倦怠、周身不适等,继而出现恐惧不安,对声、光、风等较敏感,并有喉咙紧缩感。在愈合的伤口及其附近有麻、痒、痛及蚁走感等感觉异常,此乃病毒繁殖时刺激神经元所致,持续 3~5 日。

2. 兴奋期　患者突出表现为高度兴奋状态,恐怖、恐水、怕光、怕风、发作性咽肌痉挛、呼吸困难、排尿排便困难及多汗流涎等。体温多在 38~40℃。患者常因咽肌痉挛而窒息死亡。本期持续 1~3 日。

3. 昏迷期　患者如果能够度过兴奋期,则痉挛停止,但出现弛缓性瘫痪,尤以肢体弛缓性瘫痪为多见。逐渐进入昏迷期,临终前患者多进入昏迷状态,呼吸渐趋微弱或不规则、脉搏细数、血压下降、反射消失、瞳孔散大,多数患者最终因呼吸和循环衰竭而死亡。该期的持续时间较短,一般为 6~18 小时。

(五) 辅助检查

1. 血、尿常规检查　周围血白细胞总数增高,中性粒细胞一般占 80% 以上。尿常规检查可发现轻度蛋白尿,偶有透明管型。

2. 脑脊液检查　脑脊液压力可稍增高,细胞数稍增多,主要为淋巴细胞,蛋白质增高,糖及氯化物正常。

3. 免疫学实验　血清中和抗体于病后 6 日测得,15 日时全部阳性,可达 640U。中和抗体还是评价疫苗免疫力的指标。

4. 病毒分离　患者的唾液腺、脑脊液及尿沉渣等中均可分离出病毒,以脑组织活检的阳性率最高。

(六) 诊断要点

根据被狗或猫咬伤史、咬人动物已确定有狂犬病,以及突出的临床表现,如咬伤部位感觉异常、兴奋瞬动、恐水、怕声、怕风、咽喉痉挛、流涎多汗、各种瘫痪等,即可作出临床诊断。确诊依赖于检查病毒抗原、病毒核酸或尸检脑组织中的内氏小体。

(七) 治疗

1. 紧急措施

(1) 伤口处理:早期的伤口处理极为重要。人被咬伤后应及时以 20% 肥皂水充分清洗伤口,并不断擦拭。因为犬咬伤口像瓣膜一样多半是闭合的,所以必须掰开伤口进行冲洗。如有免疫血清,皮试阴性后,可注入伤口底部和四周,伤口不宜缝合或包扎

(2) 注射疫苗:被动物咬伤后,应及时注射狂犬疫苗和破伤风抗毒素,以及早预防。

2. 一般治疗　单室严格隔离,专人护理,大静脉插管行高营养疗法。患者的分泌物、排泄物及其污染物均须严格消毒

3. 对症处理,防治各种并发症　有恐水现象者应禁食、禁饮,避免一切不必要的刺激;痉挛发作可予以苯妥英、地西泮等;高热者给予物理降温;脑水肿可予甘露醇及呋塞米等脱水剂;低血压者予以补液;吸气困难者给氧,必要时气管切开或插管并应用器械辅助呼吸等。

(八) 预防措施

本病尚缺乏有效的治疗手段,故应加强预防措施以控制疾病蔓延。预防接种对防止发病有肯定的价值,严格执行犬的管理,可使发病率明显降低。

1. 管理传染源　对家犬、家猫等动物应进行登记,并做好预防接种。咬过人的家犬、家猫应设法捕获,并隔离观察 10 日。对野犬及发病的犬、猫捕杀,死亡动物焚烧或深埋。

2. 预防接种　WHO 推荐使用的疫苗:①人二倍体细胞狂犬病疫苗,价格昂贵;②原代细胞培养疫苗,包括地鼠肾细胞疫苗、狗肾细胞疫苗和鸡胚细胞疫苗等;③传代细胞系疫苗,包括 Vero 细胞(绿猴肾细胞)疫苗和 BHK 细胞(baby hamster kidney cell,幼仓鼠肾细胞)疫苗。我国批准的有地鼠肾细胞疫苗、鸡胚细胞疫苗和 Vero 细胞疫苗。广泛使用田鼠肾细胞疫苗,被咬伤者于第 0、3、7、14 和 28 日各肌内注射 2ml。

3. 使用免疫球蛋白　常用的制品有狂犬病人免疫球蛋白和抗狂犬病血清 2 种,以狂犬病人免疫球蛋白为佳。使用抗狂犬病血清前应做皮肤过敏试验,需皮试阴性后方可应用。

第六节　其他疾病

一、水痘

水痘是由水痘-带状疱疹病毒初次感染引起的急性传染性疾病,临床上以发热、剧烈瘙痒及皮肤黏膜分批出现斑丘疹、水疱和结痂为特点。冬、春季多发,其传染力强,接触或飞沫均可传染,以学龄前儿童多见。该病为自限性疾病,病后可获得终身免疫。

(一)病原学

水痘-带状疱疹病毒(varicella-zoster virus,VZV)属疱疹病毒亚科,核心含 DNA,在细胞内繁殖,仅有 1 个血清型,皮肤是其主要靶器官。VZV 引发的感染性疾病有 2 种类型,即原发感染水痘(varicella)和复发感染带状疱疹(herpes zoster)。在外界抵抗力弱,不耐热,不耐酸,对乙醚敏感,在痂皮中不能存活。

(二)流行病学

1. 传染源　VZV 没有动物储存宿主,人是唯一自然宿主。水痘患者是唯一的传染源,出疹前 1 日至疱疹全部结痂时均有传染性,且传染性很强。

2. 传播途径　病毒存在于患者上呼吸道的鼻咽分泌物及疱疹液中,经飞沫和直接接触传播。

3. 人群易感性　人群普遍易感,但学龄前儿童发病最多。成人可发生带状疱疹。

4. 流行特征　本病一年四季均可发生,冬、春季多见。感染病毒后约 90% 发病,故托幼机构、小学等易引起流行。

(三)发病机制

水痘-带状疱疹病毒经上呼吸道侵入机体,在呼吸道黏膜细胞中复制,而后进入血流,到达单核巨噬细胞系统内再次增殖后释放入血流,引起病毒血症而发病。

(四)临床表现

潜伏期为 2~3 周。起病较急,可有发热、头痛、全身倦息等前驱症状。在发病 24 小时内出现皮疹,水痘的皮损为表皮有组织液渗出形成单房性水疱,疱液内含大量病毒,经 2~3 日水疱干涸结痂,痂脱而愈。由于病变浅表,愈后不留瘢痕。皮损常分批发生,因而丘疹、水疱和结痂往往同时存在,病程经过 2~3 周。

此外,若妊娠期感染水痘,可引起胎儿畸形、早产或死胎。

(五)辅助检查

1. 血象检查　白细胞总数正常或稍降低,淋巴细胞相对增高。

2. 病毒分离　在起病 3 日内取疱疹液做细胞培养,其病毒分离阳性率高。也可取新鲜疱疹内液直接做电镜检查。

3. 血清学检查　常用的为补体结合试验,双份血清抗体滴度 4 倍以上升高;PCR 方法检测鼻咽部分泌物的 VZV-DNA 为敏感和快速的早期诊断手段。

4. 疱疹刮片或组织活检　刮取新鲜疱疹基底物,用瑞氏或吉姆萨染色检查多核巨细胞,用酸性染色检查核内包涵体。

(六)诊断要点

有与水痘或带状疱疹患者密切接触史。发热与皮疹(斑丘疹、疱疹)同时发生,或无发热即出疹。白细胞计数正常或稍低,淋巴细胞相对增高。

(七)治疗

本病无特效治疗,主要是对症处理及预防继发感染,保持清洁,避免抓搔。加强护理,防止继发感染。

1. 一般治疗　应早期隔离,直到全部皮疹结痂为止。与水痘患者接触过的童应隔离观察 3 周。

2. 局部治疗　以止痒和防止感染为主,可外搽炉甘石洗剂。忌用皮质类固醇激素,以防止水痘泛发和加重。

3. 抗病毒治疗　阿昔洛韦是目前治疗水痘 - 带状疱疹的首选抗病毒药物;或加用干扰素 α。

（八）预防措施

1. 控制传染源。隔离患儿至皮疹全部结痂为止,对已接触的易感儿应医学检疫 3 周。

2. 室多通风,勤洗手,水痘流行季节少去人群密集的公共场所。

3. 保护易感人群。对免疫功能低下、应用免疫抑制剂者及孕妇,若有接触史,可使用丙种球蛋白或带状疱疹免疫球蛋白肌内注射。国外已开始使用水痘减毒活疫苗,预防效果较好。

二、寄生虫病

寄生虫病（parasitic disease, parasitosis）是由寄生虫侵入人体而引起的疾病。因虫种和寄生部位不同,引起的病理变化和临床表现各异。本类疾病分布广泛,世界各地均有发生,以热带和亚热带地区更多。因此,狭义的热带病即指寄生虫病。

人体寄生虫指以人作为宿主的寄生虫,大多属原生动物、线形动物、扁形动物、环节动物和节肢动物。习惯上将原生动物称为原虫类,将线形动物和扁形动物合称为蠕虫类。可分为内部寄生虫和外部寄生虫两大类,内部寄生虫的重要种类大多包括在原虫中。常见的寄生虫病及其特点见表 12-1。

表 12-1　常见的寄生虫病及其特点

寄生虫病	病原体	寄生部位	感染途经	临床表现	防治
蛔虫病	蛔虫	成虫寄生于小肠	感染性虫卵通过摄食传播	成虫能引起肠道蛔虫病、胆道蛔虫病、蛔虫病性肠梗阻	驱虫治疗,常用的驱虫药有甲苯咪唑、阿苯达唑等
血吸虫病	血吸虫（主要是日本血吸虫）	日本血吸虫寄生于人和哺乳动物的肠系膜静脉血管中	必须由 3 个环节构成:虫卵随粪便入水—钉螺的存在—人畜接触疫水	急性血吸虫病的主要症状为发热与变态反应;慢性血吸虫病可有不同程度的消瘦、乏力;晚期根据临床症状可分为巨脾型、腹水型、结肠增殖型及侏儒型	常用吡喹酮
华支睾吸虫病	华支睾吸虫	成虫寄生于人体的肝胆管内	因食入含有囊蚴的鱼、虾而被感染	成虫可引起肝吸虫病,主要并发症是原发性肝癌	药物治疗目前应用吡喹酮与阿苯哒唑
疟疾	疟原虫（寄生于人体的疟原虫有 4 种）	寄生于人体的肝细胞和红细胞内	需要人和按蚊 2 个宿主,通过雌按蚊叮咬传播	临床上以周期性寒战、高热,继以大汗而缓解为主要特征;可伴有脾大	预防措施有蚊媒防制和预防服药。常用的预防性抗疟药有氯喹
肠绦虫病与囊虫病	绦虫（绦虫有 4 类,以猪带绦虫最为常见）	是一种巨大的肠道寄生虫,普通成虫的体长可以达到 20 多米	因食入含有囊尾蚴的未经彻底煮熟的猪肉或牛肉而感染	上中腹部疼痛是常见症状,少数患者有恶心、腹泻、便秘;久病出现消瘦、无力、头昏等症状。猪带绦虫的囊尾蚴可以在身体的任何部位发育,引起囊虫病,以脑囊虫病最常见	驱绦虫成虫常选用下列药物:氯硝柳胺（灭绦灵）。治疗囊虫病首选阿苯达唑,如疗效不好可做外科治疗

（卢应梅）

思考题

1. 传染性疾病有哪些基本特征?
2. 根据传染性疾病流行的 3 个环节,如何管理传染源?
3. 流行性脑脊髓膜炎、流行性乙型脑炎的主要临床表现有哪些?
4. 病毒性肝炎依据病原学分几型? 急性黄疸性肝炎有哪些主要临床表现?
5. 乙型肝炎病毒的血清标志物具有什么临床意义?
6. 艾滋病的传播途径包括哪些? 主要临床表现分几个阶段?

第十二章
目标测试

第十三章

风湿性疾病

第十三章
教学课件

学习目标

掌握 风湿性疾病的概念；类风湿关节炎、系统性红斑狼疮、干燥综合征的临床表现和治疗原则；抗风湿药的种类和应用原则。

熟悉 类风湿关节炎、系统性红斑狼疮、干燥综合征的辅助检查和诊断要点。

了解 类风湿关节炎、系统性红斑狼疮、干燥综合征的病因、发病机制和鉴别诊断。

第一节　概　　述

风湿性疾病（rheumatic disease）是一组累及骨与关节及其周围软组织（如肌肉、肌腱、滑膜、滑囊、韧带、软骨等）以及他相关组织和器官的慢性疾病，其病因涉及感染、免疫、代谢、内分泌、退行性病变、地理环境、遗传和肿瘤等。风湿性疾病种类繁多，弥漫性结缔组织病（diffuse connective tissue disease）是风湿病的重要组成部分，其又包括强直性脊柱炎、系统性红斑狼疮、类风湿关节炎等；但风湿病不只限于弥漫性结缔组织病。

风湿性疾病的正确诊断依赖于详尽的病史采集、仔细的体格检查及相应的实验室检查和影像学检查，明确诊断后应尽早开始治疗。治疗目的是保持关节、脏器的功能，缓解相关症状，提高生活质量，改善预后。治疗措施包括一般治疗（教育、改变生活方式、物理治疗、锻炼、对症治疗等）、药物治疗、手术治疗（矫形、滑膜切除术、人工关节置换术等）等。抗风湿药主要包括非甾体抗炎药、糖皮质激素、改善病情的抗风湿药及生物制剂，具体种类和应用原则叙述如下。

（一）非甾体抗炎药

非甾体抗炎药（nonsteroidal anti-inflammatory drug，NSAID）的共同作用机制是通过抑制环氧合酶（COX），从而抑制花生四烯酸转化为前列腺素，起到抗炎、解热、镇痛的效果。该药应用广泛、起效快、镇痛效果好，但不能控制原发病的病情进展。该类药物对消化道、肾脏及心血管系统有一定的副作用，临床应用时需要随访，在有消化道及肾脏基础疾病、老年人群中应用时则更要谨慎。选择性COX-2抑制剂可减少胃肠道副作用，疗效与传统NSAID相似，目前已在临床广泛应用。

（二）糖皮质激素

糖皮质激素（glucocorticoid，GC）具有强大的抗炎和免疫抑制作用，因而被广泛用于治疗风湿性疾病，是治疗多种结缔组织病的一线药物。GC制剂众多，其中氢化可的松、泼尼松龙和甲泼尼龙为11位羟基化合物，可不经过肝脏转化直接发挥生理效应，因此肝功能不全患者优先选择此类GC。长期大量服用GC的不良反应较多，包括感染、高血压、高血糖症、骨质疏松、撤药反跳、股骨头无菌性坏死、肥胖、精神兴奋、消化性溃疡等。故临床应用时要权衡其疗效和副作用，严格掌握适应证和药物剂量，并监测其不良反应。

（三）改善病情的抗风湿药

改善病情的抗风湿药（disease modifying antirheumatic drug，DMARD）具有改善病情和延缓病情进展的作用，可以防止和延缓特别是类风湿关节炎的关节骨结构破坏。其特点是起效慢，通常在治疗2~4 个月后才显效果，病情缓解后宜长期维持。

（四）生物制剂

生物制剂发展迅速，已成为抗风湿药的重要组成部分，目前应用于类风湿关节炎、脊柱关节炎、系统性红斑狼疮等的治疗。这类药物是利用抗体的靶向性，通过特异性地阻断疾病发病中的某个重要环节而发挥作用。其主要不良反应是感染、过敏反应等，部分药物存在增高肿瘤发生率的风险。此外，其价格昂贵，远期疗效和不良反应还有待评估。临床使用时应严格把握适应证，注意监测感染的发生，尤其是传染性疾病如乙型肝炎、结核等，以免出现严重不良反应。

第二节　类风湿关节炎

类风湿关节炎（rheumatoid arthritis，RA）是一种以侵蚀性、对称性多关节炎为主要临床表现的慢性、全身性自身免疫病。基本病理改变是关节滑膜的慢性炎症、血管翳形成，并逐渐出现关节软骨和骨破坏，最终导致关节畸形和功能丧失。本病呈全球性分布，是造成人类丧失劳动力和致残的主要原因之一。

（一）病因与发病机制

病因和发病机制复杂，迄今尚无定论。一般认为，类风湿关节炎是在遗传、感染、环境等多种因素的共同作用下，自身免疫反应导致的免疫损伤和修复。

（二）临床表现

任何年龄均可发病，80% 发病于 35~50 岁，以女性多见。临床表现的个体差异大，多为慢性起病，以对称性双手、腕、足等多关节肿痛为首发表现，常伴有晨僵，可伴有乏力、低热、肌肉酸痛、体重下降等全身症状。少数患者急性起病，在数日内出现典型的关节症状。

1. 关节表现　RA 的关节表现可分为滑膜炎症状和关节结构破坏的表现。关节痛往往是最早的症状，最常出现的部位为腕、掌指、近端指间关节，其次是足趾、膝、踝、肘、肩等关节，颈椎、肩、髋、颞颌关节亦可受累。多呈对称性、持续性，活动期常伴关节肿胀、压痛和晨僵。晚期可出现关节畸形。最常见的关节畸形是掌指关节的半脱位、手指向尺侧偏斜和呈"天鹅颈"样及"钮扣花"样畸形及腕和肘关节强直。重症患者关节呈纤维性或骨性强直失去关节功能，致使生活不能自理。

2. 关节外表现　RA 可出现多脏器受累的全身表现。皮肤类风湿结节是本病较常见的关节外表现，提示病情活动，以男性多见。类风湿血管炎的整体发病率不足 1.0%，其皮肤表现各异，包括瘀点、紫癜、指（趾）坏疽、梗死、网状青斑，病情严重者可出现下肢深大溃疡。心脏受累多表现为心包炎。肺部受累常表现为肺间质病变、胸膜炎、结节样改变和肺动脉高压等。神经系统受累可出现多发性周围神经病、腕管综合征。血液系统受累常表现为正细胞正色素性贫血，贫血程度通常与关节的炎症程度相关。部分患者可继发干燥综合征，常有口干、眼干症状。本病的血管炎很少累及肾。

（三）辅助检查

1. 血常规检查　有轻至中度贫血，多与病情活动程度相关。活动期患者的血小板计数可增高。白细胞及分类多正常。

2. 炎症标志物检查　红细胞沉降率（erythrocyte sedimentation rate，ESR）和 C 反应蛋白（C-reactive protein，CRP）常升高，是反映病情活动度的主要指标。

3. 自身抗体检查　抗瓜氨酸化蛋白抗体包括抗核周因子抗体、抗角蛋白抗体、抗聚丝蛋白抗体、抗环瓜氨酸肽抗体和抗突变型瓜氨酸化波形蛋白抗体。其中抗环瓜氨酸肽抗体的敏感性和特异性均很高,有助于 RA 的早期诊断和鉴别诊断,与疾病预后相关。

类风湿因子(rheumatoid factor,RF)为 RA 的常规检测抗体,临床中主要检测 IgM 型 RF。但 RF 并非 RA 的特异性抗体,用于 RA 诊断时须结合临床表现。

4. 关节滑液检查　正常人关节腔内的滑液不超过 3.5ml。在关节有炎症时滑液增多,呈淡黄色透明、黏稠状,滑液中的白细胞明显增多。

5. 关节影像学检查　X 线片对 RA 的诊断、关节病变的分期、病变演变的监测均很重要。关节 MRI 及关节超声对诊断早期 RA 有帮助。其中高频超声能清晰显示关节腔、关节滑膜、滑囊、关节腔积液、关节软骨厚度及形态等,能够反映滑膜增生情况,亦可指导关节穿刺及治疗,较之 MRI 操作更加简便。

6. 关节镜及针刺活检　关节镜对诊断及治疗均有价值,针刺活检是一种操作简单、创伤小的检查方法,典型类风湿结节的病理改变有助于本病的诊断。

(四) 诊断与鉴别诊断

RA 的诊断主要依靠临床表现、实验室检查及影像学检查。目前 RA 的诊断普遍采用美国风湿病学会于 1987 年修订的分类标准(表 13-1)。2010 年美国风湿病学会和欧洲抗风湿病联盟提出新的 RA 分类标准和评分系统(表 13-2),该标准以临床表现为主,突出关节受累情况,结合血清学检查。新标纳入炎症标志物 ESR、CRP 和抗环瓜氨酸肽抗体,提高诊断的敏感性,为早期诊断和治疗提供重要依据。

类风湿关节炎需与以下疾病相鉴别:骨关节炎、强直性脊柱炎、银屑病关节炎、系统性红斑狼疮、其他病因的关节炎。

表 13-1　美国风湿病学会于 1987 年修订的 RA 分类标准

序号	项目内容
1	关节内或周围晨僵持续至少 1 小时
2	至少同时有 3 个关节区软组织肿胀或积液
3	腕、掌指或近端指间关节区中至少有 1 个关节区肿胀
4	对称性关节炎
5	有类风湿结节
6	血清 RF 阳性(所用的方法在健康人群中的阳性率不超过 5%)
7	影像学改变(必须有骨质侵蚀或受累关节及其邻近部位有明确的骨质脱钙)

注:符合以上 7 项中的 4 项或者 4 项以上者可诊断为 RA(要求第 1~4 项的病程至少持续 6 周)。

表 13-2　2010 年美国风湿病学会和欧洲抗风湿病联盟的 RA 分类标准

项目		评分
关节受累情况		(0~5 分)
中、大关节	1 个	0
	2~10 个	1
小关节	1~3 个	2
	4~10 个	3
至少 1 个为小关节	>10 个	5

续表

项目	评分
血清学指标	(0~3 分)
RF 和抗环瓜氨酸肽抗体均阴性	0
RF 或抗环瓜氨酸肽抗体低滴度阳性	2
RF 或抗环瓜氨酸肽抗体高滴度阳性(正常上限的 3 倍)	3
滑膜炎持续时间	(0~1 分)
<6 周	0
≥6 周	1
急性时相反应物	(0~1 分)
CRP 和 ESR 均正常	0
CRP 或 ESR 异常	1

注:受累关节指关节肿胀疼痛,小关节包括掌指关节、近端指间关节、第 2~5 跖趾关节、腕关节,不包括第 1 腕掌关节、第 1 跖趾关节和远端指间关节;大关节指肩、肘、髋、膝和踝关节。

(五) 治疗

目前 RA 不能根治,治疗的主要目标是达到临床缓解或降低疾病活动度,临床缓解的定义是没有明显的炎症活动症状和体征。应按照早期、达标、个体化方案的治疗原则,密切监测病情,减少致残。

1. 一般治疗　包括患者教育、休息、关节制动(急性期)、关节功能锻炼(恢复期)、物理疗法等。卧床休息只适宜于急性期、发热及内脏受累的患者。

2. 药物治疗　根据药物性能,治疗类风湿关节炎的常用药物分为五大类,即非甾体抗炎药、传统 DMARD、生物 DMARD、糖皮质激素和植物药制剂。

(1)非甾体抗炎药:具有镇痛抗炎作用,是缓解关节炎症状的常用药物,但在控制病情方面作用有限,应与 DMARD 同服。选择药物需注意胃肠道反应等不良反应,避免 2 种或 2 种以上的 NSAID 联合应用,应遵从个体化原则。

(2)传统 DMARD:该类药物发挥作用慢,临床症状的明显改善需要 1~6 个月,有改善和延缓病情进展的作用。RA 一经确诊,都应早期使用。甲氨蝶呤是 RA 的首选用药,也是联合治疗的基本药物。如其无效或不能耐受,可选其他 DMARD,如来氟米特、抗疟药、柳氮磺吡啶、金制剂和青霉胺、硫唑嘌呤、环孢素等,但需监测不良反应。

(3)生物 DMARD:生物制剂靶向治疗是目前治疗 RA 的快速发展的方法,如最初 DMARD 方案治疗未能达标,或存在有预后不良因素时应考虑加用生物制剂。目前使用最普遍的是 TNF-α 拮抗剂、IL-6 拮抗剂。其主要副作用包括注射部位反应和输液反应,可能增加感染,尤其是结核感染的风险,有些生物制剂长期使用会使发生肿瘤的潜在风险增加。

(4)糖皮质激素:本药有强大的抗炎作用,能迅速缓解关节肿痛症状和全身炎症,使用原则是小剂量、短疗程。须同时应用 DMARD。低至中等剂量的 GC 与 DMARD 联合应用在初始治疗阶段对控制病情有益,当临床条件允许时应尽快递减 GC 用量至停用。

(5)植物药制剂:已有多种治疗 RA 的植物药制剂,如雷公藤多苷、青藤碱、白芍总苷等。雷公藤多苷最为常用,应注意其性腺抑制、骨髓抑制、肝损伤等副作用。

3. 外科治疗　包括滑膜切除术和人工关节置换术,前者可以使病情得到一定的缓解,但当滑膜再次增生时病情又趋复发,所以必须同时应用 DMARD,后者适用于较晚期有畸形并失去功能的关节。

典型病案

　　病史摘要：患者，女，47 岁。主因"双手多关节肿痛 3 个月余"就诊。现右手近端指间关节2、3 肿痛，左手近端指间关节 2、3、4 肿痛，双腕、双踝肿痛，晨起僵硬感，持续约 1 小时。查抗环瓜氨酸肽抗体阳性；ESR 97mm/h↑；CRP 43.9mg/dl↑；RF 256IU/ml↑。诊断为类风湿关节炎。

　　病案分析：多个小关节对称性肿痛伴晨僵 3 个月余；抗环瓜氨酸肽抗体、RF 阳性，ESR、CRP升高，故可确诊。在发病早期 X 线仅能看到软组织肿胀，而 MRI 更敏感，应予以推荐。需早期应用改善病情的抗风湿药，首选甲氨蝶呤，且通常联合使用。应注意治疗的副作用。

第三节　系统性红斑狼疮

系统性红斑
狼疮

　　系统性红斑狼疮（systemic lupus erythematosus,SLE）是一种以致病性自身抗体和免疫复合物形成并介导器官、组织损伤的自身免疫病,临床上常存在多系统受累的表现,血清中存在以抗核抗体为代表的多种自身抗体。主要病理改变为炎症反应和血管异常。本病的病程以病情缓解和急性发作交替为特点,有内脏(肾、中枢神经)损害者的预后较差。以女性多见,尤其是 20~40 岁的育龄妇女。

　　（一）病因与发病机制

　　病因及发病机制不明,可能与遗传、雌激素及环境因素如阳光、药物、化学制剂、微生物病原体等有关。在多种因素作用下,由于 T 细胞活化,刺激 B 细胞功能亢进,产生大量不同类型的自身抗体,造成大量组织损伤,其中尤以肾损伤更为突出。

　　（二）临床表现

　　不同患者存在明显的异质性,早期症状往往不典型。

　　1. 全身表现　大多数疾病活动期患者有全身症状。约 90% 的患者在病程中出现各种热型的发热,尤以低、中度热为常见。发热应除外感染因素,尤其是在免疫抑制剂治疗过程中出现的发热。此外,尚可有疲倦、乏力、食欲缺乏、肌痛、体重下降等。

　　2. 皮肤与黏膜表现　80% 的患者在病程中会出现皮疹,包括颧部蝶形红斑、盘状红斑、指掌部和甲周红斑、指端缺血、面部及躯干皮疹,其中以鼻梁和双颧颊部的蝶形红斑最具特征性。SLE 的皮疹多无明显的瘙痒。口腔和鼻黏膜的痛性溃疡和脱发(弥漫性或斑秃)较常见,常提示疾病活动。

　　3. 浆膜炎　半数以上患者在急性发作期出现多发性浆膜炎,包括双侧中小量胸腔积液、中小量心包积液等。除因浆膜炎所致外,部分是因低蛋白血症引起的漏出液。

　　4. 肌肉关节表现　关节痛是常见症状之一,出现在指、腕、膝关节,伴红肿者少见。常出现对称性多关节疼痛、肿,但很少发生骨质破坏、畸形和关节脱位。亦可出现肌痛和肌无力。小部分患者在病程中可出现股骨头坏死,目前尚不肯定是由本病所致或与糖皮质激素应用有关。

　　5. 肾脏表现　27.9%~70% 的 SLE 患者在病程中会出现临床肾脏受累。肾脏受累主要表现为蛋白尿、血尿、管型尿、水肿、高血压,甚至肾衰竭。有平滑肌受累者可出现输尿管扩张和肾积水。

　　6. 心血管表现　患者常出现心包炎,可为纤维蛋白性心包炎或渗出性心包炎。可出现疣状心内膜炎(Libman-Sacks 心内膜炎),病理表现为瓣膜赘生物。约 10% 的患者有心肌损害,可有气促、心前区不适、心律失常,甚至心力衰竭。也可以有冠状动脉受累,表现为心绞痛和心电图 ST-T 改变,甚至出现急性心肌梗死。

　　7. 肺部表现　SLE 所引起的肺间质性病变主要是急性、亚急性期的磨玻璃样改变和慢性期的纤维化,表现为活动后气促、干咳、低氧血症,肺功能检查常显示弥散功能下降。约 2% 的患者合并弥漫性肺泡出血,病情凶险,病死率高达 50% 以上。肺动脉高压在 SLE 患者中并不少见,是 SLE 预后不良的因素之一。

8. 神经系统表现 神经精神狼疮(neuropsychiatric lupus,NP-SLE)又称"狼疮脑病",中枢神经系统和外周神经系统均可累及。中枢神经系统病变轻者仅有头痛、性格改变、记忆减退或轻度认知损害;重者可表现为脑血管意外、昏迷、癫痫持续状态等。外周神经系统受累可表现为吉兰-巴雷综合征、自主神经病、重症肌无力等。腰椎穿刺脑脊液检查及磁共振等影像学检查对 NP-SLE 的诊断有帮助。

9. 消化系统表现 可表现为食欲减退、腹痛、恶心、呕吐、腹泻或腹水等,其中部分患者以上述症状为首发,若不警惕,易于误诊。早期出现肝损伤与预后不良相关。少数患者可并发急腹症,如胰腺炎、肠坏死、肠梗阻,这些往往与 SLE 的活动性相关。

10. 血液系统表现 活动性 SLE 中血红蛋白下降、白细胞和/或血小板减少常见,其中 10% 属于 Coombs 试验阳性的溶血性贫血。部分患者可有淋巴结肿大,少数患者有脾大。

11. 抗磷脂抗体综合征(antiphospholipid antibody syndrome,APS) 可以出现在 SLE 的活动期,其临床表现为动脉和/或静脉血栓形成、反复的自发性流产、血小板减少,患者血清不止 1 次出现抗磷脂抗体。APS 出现在 SLE 者为继发性 APS。

12. 干燥综合征 约 30% 的 SLE 患者并存继发性干燥综合征,有唾液腺和泪腺功能不全。

13. 眼部表现 约 15% 的患者有眼底变化,如视网膜出血、视网膜渗出、视神经乳头水肿等,早期治疗,多数可逆转。

(三)辅助检查

1. 一般检查 不同系统受累可出现相应的血、尿常规及肝肾功能与影像学检查异常。狼疮性肾炎患者常有持续性蛋白尿(>0.5g/d,或>+++)、血尿或管型尿。有狼疮脑病者常有脑脊液压力及蛋白含量升高,但细胞数、氯化物和葡萄糖水平多正常。

2. 自身抗体检测 患者血清中可检测到多种自身抗体,是 SLE 诊断的标志性抗体、疾病活动性的指标,并可提示临床亚型。常用的自身抗体依次有抗核抗体谱、抗磷脂抗体和抗组织细胞抗体。

抗核抗体(antinuclear antibody,ANA)见于几乎所有 SLE 患者,但特异性低。抗 dsDNA 抗体是诊断 SLE 的抗体之一,多出现在 SLE 活动期,其滴度与疾病活动性密切相关。抗 Sm 抗体为诊断 SLE 的另一标志性抗体,特异性为 99%,但敏感性仅为 25%,有助于早期和不典型患者的诊断或回顾性诊断。

3. 补体检测 目前常用的有总补体(CH50)、C3 和 C4 检测。补体低下,尤其是 C3 低下常提示有 SLE 活动。C4 低下除表示有 SLE 活动外,尚可能是 SLE 易感性(C4 缺乏)的表现。

4. 病情活动度指标检测 除上述抗 dsDNA 抗体、补体与 SLE 病情活动度相关外,还有许多指标变化提示狼疮活动,包括脑脊液变化、蛋白尿增多和炎症指标升高,后者包括红细胞沉降率(ESR)增快、血清 C 反应蛋白(CRP)升高、血小板计数减少等。

5. 肾活检病理检查 对指导狼疮性肾炎的治疗有重要意义。肾活检病理类型呈多样性,肾小球可表现为不同程度的系膜增生、免疫复合物沉积、新月体形成、毛细血管袢受累,终末期可见肾小球纤维化。除肾小球外,肾小管-间质和血管也常受累。

6. 影像学检查 有助于早期发现器官损害。如超声心动图对心包积液、心肌、心瓣膜病变、肺动脉高压等有较高的敏感性而有助于早期诊断;胸部高分辨 CT 有助于早期肺间质性病变的发现;神经系统 MRI、CT 有助于发现和治疗脑部的梗死性或出血性病灶。

(四)诊断与鉴别诊断

目前普遍采用美国风湿病学会于 1997 年推荐的系统性红斑狼疮分类标准(表 13-3)。该分类标准的 11 项中,符合 4 项或 4 项以上者,在除外感染、肿瘤和其他结缔组织病后,可诊断为 SLE。

SLE 存在多系统受累,每种临床表现均须与相应的各系统疾病相鉴别,如类风湿关节炎、各种皮炎、癫痫、特发性血小板减少性紫癜和原发性肾小球肾炎等。也须与其他结缔组织病和系统性血管炎等相鉴别。

表 13-3   美国风湿病学会推荐的 SLE 分类标准

项目	临床特点
颊部红斑	固定红斑,扁平或高起,在两颧突出部位
盘状红斑	片状高起于皮肤的红斑,黏附有角质脱屑和毛囊栓;陈旧性病变可发生萎缩性瘢痕
光过敏	对日光有明显的反应,引起皮疹,从病史中得知或由医师观察到
口腔溃疡	经医师观察到的口腔或鼻咽部溃疡,一般为无痛性
关节炎	非侵蚀性关节炎,累及 2 个或更多的外周关节,有压痛、肿胀或积液
浆膜炎	胸膜炎或心包炎
肾脏病变	尿蛋白>0.5g/24h 或 +++,或管型(红细胞、血红蛋白、颗粒或混合管型)
神经病变	癫痫发作或精神病,除外药物或已知的代谢紊乱
血液学疾病	溶血性贫血,或白细胞减少,或淋巴细胞减少,或血小板减少
免疫学异常	抗 dsDNA 抗体阳性,或抗 Sm 抗体阳性,或抗磷脂抗体阳性(包括抗心磷脂抗体,或狼疮抗凝物,或至少持续 6 个月梅毒血清试验假阳性,三者中具备 1 项阳性)
抗核抗体	在任何时候和未用药物诱发"药物性狼疮"的情况下,抗核抗体滴度异常

(五) 治疗

SLE 目前虽不能根治,但合理治疗后可以达到长期缓解。治疗要个体化,肾上腺皮质激素加免疫抑制剂是主要治疗方案。治疗原则是急性期积极用药诱导缓解,尽快控制病情活动;病情缓解后调整用药,并维持缓解治疗使其保持缓解状态,保护重要脏器功能并减少药物副作用。还应重视伴发疾病的治疗,包括动脉粥样硬化、高血压、血脂异常、糖尿病、骨质疏松等的预防及治疗。对患者及家属的教育甚为重要。

1. 一般治疗 非药物性一般治疗较为重要,必须:①进行心理治疗,使患者对疾病树立乐观的情绪;②急性活动期要卧床休息,病情稳定的慢性患者可适当工作,但注意勿过劳;③及早发现和治疗感染;④避免强阳光暴晒和紫外线照射;⑤避免使用可能诱发狼疮的药物,如避孕药等;⑥缓解期才可接种疫苗,但尽可能不用活疫苗。

2. 对症治疗 对发热及关节痛者可应用非甾体抗炎药,对有高血压、血脂异常、糖尿病、骨质疏松等患者应予以相应的治疗。对 SLE 神经精神症状可给予相应的降颅内压、抗癫痫、抗抑郁等治疗。

3. 药物治疗 应根据患者病情的严重程度给予不同强度的治疗,并要特别注意在治疗过程中药物的不良反应。

(1)糖皮质激素:在诱导缓解期,根据病情用泼尼松每日 0.5~1mg/kg,病情稳定后 2 或 6 周后缓慢减量。如果病情允许,以<10mg/d 泼尼松的小剂量长期维持。重要脏器急性进行性损伤时可应用激素冲击治疗。如病情需要,1~2 周后可重复使用,这样能较快地控制病情活动,达到诱导缓解的目的。

(2)免疫抑制剂:大多数 SLE 患者,尤其是在病情活动时需选用免疫抑制剂联合治疗。在有重要脏器受累的 SLE 患者中,诱导缓解期建议首选环磷酰胺或吗替麦考酚酯治疗。在维持治疗中,可根据病情选择 1~2 种免疫抑制剂长期维持。目前认为羟氯喹应作为 SLE 的背景治疗,可在诱导缓解和维持治疗中长期应用。

(3)其他药物治疗:在病情危重或治疗困难的病例,可根据临床情况选择静脉注射大剂量免疫球蛋白、血浆置换、造血干细胞或间充质干细胞移植等。近年来,生物制剂也逐渐应用于 SLE 的治疗。

(4)合并抗磷脂抗体综合征的治疗:需要根据抗磷脂抗体滴度和临床情况,应用阿司匹林抗血小板或华法林抗凝治疗。对于反复血栓患者,可能需长期或终身抗凝。

第四节 干燥综合征

干燥综合征(Sjögren syndrome,SS)是一种以侵犯泪腺、唾液腺等外分泌腺体,B 细胞异常增殖,组织淋巴细胞浸润为特征的弥漫性结缔组织病。本病分为原发性和继发性 2 类,后者指继发于另一诊断明确的结缔组织病或其他疾病。本节主要叙述原发性干燥综合征(primary Sjögren syndrome,pSS)。

(一) 病因与发病机制

pSS 的确切病因和发病机制不明,多数学者认为感染、遗传、环境等多种因素参与发病。感染过程中病原体通过分子模拟,使易感人群的隐蔽抗原暴露而成为自身抗原,诱发自身免疫反应。外周血 T 细胞减少、B 细胞过度增殖是 pSS 患者免疫异常的最突出的特点。异常增殖的 B 细胞分化为浆细胞,产生大量免疫球蛋白及自身抗体。同时 NK 细胞功能下降,导致机体细胞免疫和体液免疫的异常反应,进一步通过多种细胞因子和炎症介质造成组织损伤。

(二) 临床表现

起病多隐匿,临床表现多样,主要与被破坏腺体的外分泌功能减退有关。

1. 局部表现

(1)口干燥症:①口干,近 80% 的患者主诉口干,严重者需频频饮水,进食固体食物需伴以流质送下。②猖獗龋,牙齿逐渐变黑,继而小片脱落,最终只留残根,是本病的特征之一。③唾液腺炎,以腮腺炎受累最为常见,约 50% 的患者有间歇性腮腺肿痛,累及单侧或双侧,10 日左右可自行消退,持续肿大者应警惕恶性淋巴瘤的可能性;少数患者有颌下腺、舌下腺肿大。④舌表现为舌痛,舌面干、裂、潮红,舌乳头萎缩。

(2)干燥性角结膜炎:因泪液分泌减少而出现眼干涩、异物感、磨砂感、少泪等症状,甚至哭时无泪,部分患者有眼睑肿胀,角膜干燥严重者可致角膜溃疡,但穿孔失明者少见。

(3)其他浅表部位:如鼻、硬腭、气管及其分支、消化道黏膜、阴道黏膜的外分泌腺体均可受累,从而出现相应的症状。

2. 系统表现
可出现全身症状,如乏力、低热等。少数病例表现为高热,甚至高达 39℃ 以上。约有 2/3 的患者出现其他外分泌腺体和系统损害。

(1)皮肤黏膜:约 1/4 的患者出现皮疹,特征性表现为紫癜样皮疹,多见于下肢,主要与高球蛋白、冷球蛋白血症有关。还可有荨麻疹样皮疹、结节红斑等。

(2)骨骼肌肉:约 80% 的患者有关节痛,其中 10% 有关节肿,多不严重,且呈一过性,关节破坏非本病的特点。3%~14% 的患者有肌炎表现。

(3)肾:30%~50% 的患者有肾损伤,主要累及远端肾小管,表现为周期性低钾性麻痹,严重者出现肾钙化、肾结石、肾性尿崩症及肾性骨病。近端肾小管损害较少见。部分患者的肾小球损害较明显。

(4)呼吸系统:上、下呼吸系统均可受累,表现为鼻干、干燥性咽喉炎、干燥性气管 / 支气管炎、肺大疱、间质性肺炎等,部分患者可因呼吸衰竭死亡。少数患者出现肺动脉高压。

(5)消化系统:因黏膜层的外分泌腺体破坏,可出现食管黏膜萎缩、萎缩性胃炎、慢性腹泻等非特异性症状。肝损伤见于约 20% 的患者,部分患者并发免疫性肝病,以原发性胆汁性胆管炎多见。慢性胰腺炎亦非罕见。部分患者可合并炎性肠病。

(6)神经系统:周围和中枢神经均可累及,以周围神经损害多见,可出现感觉、运动神经异常,偏瘫,横断性脊髓炎等。

(7)血液系统:可出现白细胞和 / 或血小板减少。pSS 患者发生淋巴瘤的风险显著高于正常人群,持续腮腺肿大、新近出现的白细胞减少、贫血、单克隆球蛋白及原有自身抗体消失提示可能发展为淋巴瘤。

（8）甲状腺疾病：近45%的患者出现甲状腺功能异常，约20%的患者同时伴有自身免疫性甲状腺炎的表现。

（三）辅助检查

1. 血、尿常规及其他常规检查　可见贫血，白细胞、血小板减少，红细胞沉降率加快，C反应蛋白增高等。

2. 自身抗体检测　本病多种自身抗体阳性。80%以上的患者抗核抗体阳性。抗SSA抗体和抗SSB抗体的阳性率分别为70%和40%，前者对诊断的敏感性高，后者的特异性较强。43%的患者类风湿因子（RF）阳性。

3. 高球蛋白血症检测　以IgG升高为主，为多克隆性，少数患者出现巨球蛋白血症或单克隆性高免疫球蛋白血症。

4. 其他检查　干燥性角结膜炎的检测包括Schirmer试验、泪膜破裂时间（BUT）、眼部染色。口干燥症的相关检查包括唾液流率、腮腺造影、涎腺放射性核素显像。常用检查还有唇腺活检。

（四）诊断与鉴别诊断

IgG4 相关性疾病

2002年修订的干燥综合征国际分类/诊断标准被普遍采用（表13-4），其敏感性、特异性均较高。通过口腔症状、眼部症状与体征，结合自身抗体检查、组织学检查及唾液腺受损情况检查即可诊断。其中，抗SSA抗体和/或抗SSB抗体、唇腺的灶性淋巴细胞浸润2项检查的特异性较强。

本病起病缓慢，表现多样，应与类风湿关节炎、系统性红斑狼疮、其他原因引起的口与眼干燥症、丙型肝炎病毒感染及IgG4相关性疾病加以鉴别。

表 13-4　2002 年干燥综合征国际分类/诊断标准

项目分类及标准	项目内容
Ⅰ口腔症状：3项中有1项或1项以上	1. 每日感到口干，持续3个月以上 2. 成年后腮腺反复或持续肿大 3. 吞咽干性食物时需用水帮助
Ⅱ眼部症状：3项中有1项或1项以上	1. 每日感到不能忍受的眼干，持续3个月以上 2. 有反复的砂子进眼或砂磨感觉 3. 每日需用人工泪液3次或3次以上
Ⅲ眼部体征：下述检查任1项或1项以上阳性	1. Schirmer试验（+）（≤5mm/5min） 2. 角膜染色（+）（≥4 van Bijsterveld计分）
Ⅳ组织学检查	下唇腺病理示淋巴细胞灶≥1（每4mm² 组织）
Ⅴ唾液腺受损：下述检查任1项或1项以上阳性	1. 唾液流率（+）（≤1.5ml/15min） 2. 腮腺造影（+） 3. 唾液腺同位素检查（+）
Ⅵ自身抗体	抗SSA抗体或抗SSB抗体（+）（双扩散法）

（五）治疗

目前尚无根治方法，主要是替代和对症治疗，有内脏损害者则需进行免疫抑制治疗。治疗目的是预防因长期口、眼干燥症造成局部损伤，密切随诊观察病情变化，防治本病系统损害。

1. 局部治疗　减轻口干极为困难，应停止吸烟、饮酒及避免服用引起口干的药物如阿托品等，保持口腔清洁，减少龋齿和口腔继发感染。替代品如人工泪液、人工唾液和凝胶等可减轻局部症状。M₃受体激动剂毛果芸香碱可改善口、眼干燥症的症状。

2. 系统治疗　对于腺体外表现,如关节炎,肺间质病变,肝、肾及神经等系统改变的患者,应给予糖皮质激素、免疫抑制剂等治疗。

3. 对症处理　纠正急性低钾血症以静脉补钾为主,平稳后改口服钾盐片,有的患者需终身服用,以防低血钾再次发生。非甾体抗炎药对肌肉、关节疼痛有一定的疗效。

4. 生物制剂　抗 CD20 单克隆抗体可以抑制 B 细胞生成,可能成为有效的治疗药物。

(赵明沂)

思考题

　　1. 类风湿关节炎的临床表现有哪些? 为何需要早期治疗?

　　2. 何谓 SLE ? 其主要临床表现有哪些?

　　3. 如何诊断干燥综合征? 简述其治疗原则。

第十三章
目标测试

第十四章

运动系统疾病

第十四章
教学课件

学习目标

掌握 椎间盘突出症、骨关节炎及骨肿瘤的定义、临床表现和治疗原则。

熟悉 椎间盘突出症、骨肿瘤及骨关节炎的辅助检查和诊断要点。

了解 椎间盘突出症、骨肿瘤及骨关节炎的病因及发病机制；运动系统疾病及骨疾病的分类；骨肿瘤的分类。

第一节 概 述

运动系统疾病（locomotor disease）是指发生于骨、关节、肌肉、韧带等部位的疾病。该类疾病既可表现为局部疾病，也可表现为全身疾病。局部表现如外伤、骨折、脱位、畸形等；全身疾病如类风湿关节炎等，可发生于手、腕、膝、髋等多个部位。骨关节结核可发生于脊柱、髋关节等部位。

运动系统疾病分为创伤与骨疾病两大类。创伤又分为骨折、脱位及软组织损伤等；骨疾病则按病因或解剖部位分类。

按发病原因，可将骨疾病分为①先天畸形：由基因异常和／或发育中的环境因素所致；②创伤：由急性暴力（如骨折、脱位与软组织损伤）或慢性劳损（如慢性腰肌劳损）引起；③感染：如化脓性骨髓炎、关节炎、骨关节结核等；④非特异性炎症：如类风湿关节炎等；⑤代谢性疾病：如骨软化症、痛风等；⑥内分泌系统疾病：如甲状旁腺功能亢进引起的囊性骨炎、绝经妇女骨质疏松症等；⑦退行性改变：如骨性关节病等；⑧肿瘤：以骨、软骨、滑膜肿瘤较多见，而肌肉韧带肿瘤较少见；⑨神经系统疾病引起的运动系统疾病：如脊髓灰质炎后遗的肢体畸形及功能障碍等。

按病变部位，可将骨疾病分为骨骼疾病、关节疾病、肌肉（包括肌腱及其他软组织）疾病等。

发生运动系统疾病时，除有全身症状外，局部症状往往十分明显，主要表现为：①疼痛，如局部疼痛、游走性疼痛和牵涉性疼痛等；②活动障碍；③畸形。

运动系统疾病可根据详细的病史和全面的骨科检查作出初步诊断。X线检查可进一步确诊。CT尤其适于脊柱和骨盆检查。放射性核素显像可以发现早期骨转移瘤。膝关节镜能发现过去诊断有困难的关节内损伤和疾病。红细胞沉降率对骨关节结核及类风湿关节炎的诊断有很大帮助。血清抗链球菌溶血素O试验及类风湿因子测定对风湿与类风湿关节炎的诊断有一定帮助。血清碱性磷酸酶测定有助于诊断骨恶性肿瘤。

不同运动系统疾病的治疗方法不同。①创伤：关节脱位应尽早复位。骨折有移位者应早期复位，手法复位不成功再考虑手术复位；骨折患者的功能锻炼也很重要。②骨疾病：先天畸形应早发现、早治疗，治疗方法有手法矫正、牵引、手术矫正。③关节功能障碍：可通过理疗、按摩、运动疗法等方法，必要时考虑手术，如人工关节置换术可治疗各种严重的关节功能障碍。④感染：对化脓性感染应全身应用有效的广谱抗菌药物及全身支持治疗（补液、输血、营养支持等），局部炎症严重者应考虑脓肿引流。对骨关节结核应全身应用抗结核治疗和营养支持疗法；发现局部病灶有大量脓液及死骨时，在全身性抗结核药治疗下行病灶清除术。⑤骨肿瘤：原则上良性肿瘤考虑局部切除，恶性肿瘤则根据恶性程度考虑广泛切除或截肢等手术。化学治疗与放射疗法可提高恶性骨肿瘤患者的 5 年生存率和保肢率。

第二节　椎间盘突出症

颈腰部的纤维环前厚后薄,髓核易向后外侧脱出,进而突入椎管或椎间孔,压迫脊髓或神经根,称为椎间盘突出症(disc herniation；或 herniated intervertebral disk,HIVD)。因为椎间盘突出是髓核经破裂的纤维环疝出,所以椎间盘突出的实质是髓核突出(herniation of the nucleus pulposus,HNP)。

(一) 病因与发病机制

椎间盘突出症的根本原因是椎间盘退变。随着年龄增长,纤维环逐渐出现裂隙,髓核失去弹性,在劳损积累和外力作用下纤维环断裂,髓核从纤维环破裂处突入椎管,压迫脊髓和神经根而产生相应的症状和体征。此外,本病与损伤、妊娠、遗传因素和发育异常也有关。

因腰椎是脊柱活动度较大且承受重量较大的部位,所以也是最常发生椎间盘突出的部位。本节以腰椎间盘突出症为重点,讨论椎间盘突出症的临床特点。

(二) 分类与分期

1. 分类

(1)美国骨科医师学会对椎间盘病变的分类

1)椎间盘正常:椎间盘无退变,所有椎间盘组织均在椎间隙内。

2)椎间盘膨出:纤维环的环状均匀性超出椎间隙范围,椎间盘组织没有呈局限性突出。

3)椎间盘突出:椎间盘组织的局限性移位超过椎间盘间隙。

4)椎间盘脱出:移位椎间盘组织的直径大于基底连续部,并移向椎间隙之外。

(2)根据突出物与椎管的位置(横断面)分类:因椎间盘各部位的退变程度不同和其他力学因素,椎间盘组织可向后外侧和后方突出,根据突出物与椎管的位置可分为如下类型。

1)中央型:即椎间盘突出于椎管中央。突出较严重者疼痛明显,行走困难,可有大小便失禁。

2)后外侧型:发生在腰椎间盘的侧后方,因靠近后纵韧带,故压迫下一节神经根的内侧。如疝囊较大,导致蛛网膜粘连时,腰痛已不明显,但会出现下肢游走性疼痛。

3)外侧型(椎间孔内型)和极外侧型(椎间孔外型):此型突出的部位在腰椎间盘的外侧后方,造成椎间孔相对狭窄,引起腰痛及下肢疼痛。

(3)根据髓核突出的病理形态分类:可分为退变型、膨出型、突出型、脱出后纵韧带下型、脱出后纵韧带后型和游离型。

2. 分期　根据髓核突出的病理阶段分为 3 期。

(1)突出前期:此期患者可有腰痛或腰部不适。

(2)突出期:此期患者可有放射性下肢痛及大小便障碍。

(3)突出晚期:出现椎间盘突出物钙化、椎间隙变窄、椎体边缘骨质增生、神经根损害变性、继发性黄韧带肥厚、关节突骨质增生、继发性椎管狭窄等。

(三) 临床表现

腰椎间盘突出症常见于 20~50 岁的患者,男性多于女性。依据髓核突出的部位、大小、病程长短及个体差异等因素,腰椎间盘突出症可有多种临床表现。

1. 症状

(1)腰痛:几乎所有患者均有腰痛,尤其在弯腰、劳累、较长时间保持同一姿势时腰痛加重,休息或卧床后腰痛可减轻。腰痛可出现在腿痛之前,亦可在腿痛同时或之后出现。

(2)坐骨神经痛:由于腰椎间盘突出多发生于腰$_4$~腰$_5$和腰$_5$~骶$_1$间隙,故多伴有坐骨神经痛。

疼痛为放射性,主要沿臀部、大腿后外侧、小腿外侧扩散至足跟部或足背。少数患者可出现由下向上的放射痛,即由足、小腿外侧、大腿后外侧扩散至臀部,多发生在一侧下肢,如系中央型突出或多发性突出亦可为双侧。当咳嗽、打喷嚏时腹压增高,可导致疼痛加剧。

(3)马尾综合征(cauda equina syndrome):中央型腰椎间盘突出可压迫马尾神经,出现大小便障碍、鞍区感觉异常,有时坐骨神经痛交替出现。女性患者可有假性尿失禁,男性患者可出现阳痿。急性发病时应作为急诊手术的指征。

(4)步行困难:患者行走困难,少数患者步行较久后感觉腿部麻、胀、痛,需坐下或蹲下休息以便缓解。

2. 体征

(1)腰椎侧凸:是一种为减轻疼痛的姿势性代偿畸形。如髓核突出在神经根肩部,上身向健侧弯曲,腰椎凸向病侧可松弛受压的神经根。

(2)腰部活动受限:几乎所有患者都有不同程度的腰部活动受限,以前屈受限最为明显。

(3)直腿抬高试验(straight leg raising test,Laseque test)阳性。

(4)压痛及骶棘肌痉挛:大部分患者在病变间隙的棘突间有明显的压痛点,同时有至小腿或足部的放射痛。约 1/3 的患者有腰部骶棘肌痉挛,使腰部固定于强迫体位。

(5)神经系统表现:小腿和足外侧、足背皮肤感觉减退;踇肌力减退;踝反射、肛门反射减弱或消失。

(四) 辅助检查

1. 脑脊液检查   中央型椎间盘突出者可引起椎管完全阻塞,此时可出现脑脊液蛋白含量增高、潘氏试验(Pandy test)和奎氏试验(Queckenstedt test)阳性。

2. 影像学检查

(1)X 线检查:通常作为常规检查。腰椎正位片可显示腰椎侧弯程度、椎间隙宽度和椎体边缘有无骨刺出现等,侧位片可见腰椎生理曲线减少或消失(尤其是急性发作者)、椎间隙狭窄。

(2)CT 及 MRI 检查:阳性率高于 X 线平片检查。某些游离型椎间盘突出症因脱出的髓核组织远离椎间隙水平,可出现漏诊,此时应行 MRI 检查。

(3)造影检查:临床应用较少。一般情况下 X 线平片即可达到诊断目的,必要时选用 MRI 检查,轻易不选用脊髓造影、硬膜外造影、椎间盘造影等方法。

3. 肌电图检查   有助于腰椎间盘突出的诊断,并可以推断神经受损的节段。

(五) 诊断要点

诊断依据主要包括病史、症状、体征和 X 线平片检查。如腰痛、下肢放射痛、步行困难、感觉或肌力减退等,必要时配合影像学检查结果即可作出诊断。

本病主要与伴有相似症状的其他疾病相鉴别,如腰肌劳损、梨状肌综合征、腰椎管狭窄症、椎体滑脱、脊柱肿瘤、椎管内肿瘤、脊柱结核等。

(六) 治疗

1. 非手术治疗   ①卧床休息,一般严格卧床 3 周,带腰围逐步下地活动;②非甾体抗炎药;③牵引疗法,骨盆牵引最常用;④理疗。

腰椎间盘摘除术

2. 手术治疗   ①传统开放手术(包括半椎板切除术、全椎板切除术、椎板开窗术等);②显微外科腰椎间盘摘除术;③微创椎间盘摘除手术;④人工腰椎间盘置换术等。

3. 介入治疗   ①胶原酶化学溶解疗法;②臭氧注射疗法;③冷冻消融治疗;④射频热凝靶点穿刺术;⑤激光消融术等。

腰椎间盘突出症的预防

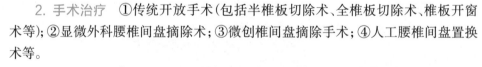

典型病案

　　病史摘要：患者，男，40岁。近半年来感到腰背部疼痛不适，劳动时为甚；5日前不慎扭伤腰部，疼痛加剧，伴有右下肢放射痛，弯腰、咳嗽及用力排便时症状加重。体格检查可见腰椎曲度变直，腰$_4$～腰$_5$棘突、棘间及椎旁叩击痛(+)，压迫腰$_4$～腰$_5$右侧椎旁引右下肢放射痛，左侧跟腱反射(++)，右侧跟腱反射(+)，右侧直腿抬高试验60°(+)。腰椎X线平片显示腰$_4$～腰$_5$椎间隙变窄；腰椎MRI显示腰$_4$～腰$_5$椎间盘退变，腰$_4$～腰$_5$椎间突出。

　　病案分析：结合患者腰痛及扭伤史、典型的下肢放射痛症状及体征、影像学检查结果等，确诊为腰$_4$～腰$_5$椎间盘突出症。建议绝对卧床休息(硬板床)；给予理疗、牵引、消肿、镇痛等治疗；仍无好转或加重，可考虑行单纯髓核摘除术(开窗减压)、腰椎椎间融合术、微创治疗等。

第三节　骨　关　节　炎

　　骨关节炎(osteoarthritis，OA)又称骨关节病(osteoarthrosis，osteoarthropathy)、退行性关节病(degenerative osteoarthropathy)，是一种以关节软骨退行性病变和继发性骨质增生为特征的慢性关节疾病。疾病涉及关节软骨或整个关节，包括软骨下骨、关节囊、滑膜和关节周围肌肉。多见于中老年人，女性多于男性。可发生于全身各关节，多见于负重较大的膝关节、髋关节及脊柱等，也见于手指各关节。根据发病原因不同，将骨关节炎分为原发性骨关节炎和继发性骨关节炎。

(一)病因与发病机制

　　目前病因尚不明确，一般认为年龄是主要高危因素，其他因素包括肥胖、关节过量活动、关节外伤、遗传、炎症、骨质疏松、代谢及内分泌异常等。这些变化可引发骨关节退行性病变。

　　1. 原发性骨关节炎的诱因

　　(1)年龄：老龄时软骨易发生退行性病变(又称老化)，其基质丧失硫酸软骨素，剩下无支架作用的胶原纤维。

　　(2)性别：男、女均可发病，但原发性骨关节炎多见于女性。

　　(3)遗传：赫伯登结节(Heberden node，发生于关节伸侧面的骨性结节)具有明显的家族遗传倾向。

　　(4)气候：常居住于潮湿、寒冷环境的人易患此病，可能与温度低引起血液循环障碍有关。

　　2. 继发性骨关节炎的诱因　　可发生于青壮年，可继发于创伤、炎症、关节不稳定、代谢性疾病、慢性反复的积累性劳损或先天性疾病等。

(二)临床表现

　　1. 症状

　　(1)疼痛：几乎所有患者都有不同程度的骨关节疼痛，主要表现为活动过多时疼痛加剧，休息后好转。部分患者在静止或晨起时疼痛明显，稍活动后疼痛减轻，称为"静息痛"。有时疼痛可呈放射性，如髋关节疼痛可放射至大腿内侧和膝关节附近。与天气变化、潮湿受凉等因素有关。

　　(2)功能障碍：早期可见关节僵硬，如膝关节长时间处于某一体位时，自觉活动不利，起动困难；此后逐渐出现关节屈伸活动范围减少及步行能力下降，尤以上下台阶、下蹲、跑步、弹跳时等明显。

　　2. 体征

　　(1)畸形：部分骨关节炎晚期患者可能出现下肢畸形，以膝内翻最常见。

　　(2)关节肿大和压痛：赫伯登结节病时表现为远端指间关节伸面内、外侧骨样肿大结节。关节间隙有局限性压痛，在伴有关节肿胀时尤为明显。

　　(3)骨擦音(感)：由于关节软骨破坏、关节面不平，关节活动时出现骨擦音(感)，多见于膝关节。

(三) 辅助检查

1. **实验室检查**　多数患者的血常规正常;少数全身性原发性骨关节炎及伴有创伤性滑膜炎的患者红细胞沉降率可稍快,C反应蛋白轻度升高。关节液检查可见白细胞,偶见红细胞和软骨碎片。活动期患者的红细胞沉降率明显增快,随病情缓解可逐渐下降。少数患者可有甲状腺功能减退。

2. **X线检查**　早期X线检查正常。骨关节炎进行性发展时,关节间隙呈明显的非对称性狭窄,软骨下骨硬化和囊性变,关节边缘处出现骨刺或骨赘形成,或伴有不同程度的关节积液,部分关节内可见游离体。Ahlback分级按膝关节的X线表现将膝骨关节炎分为5级。Ⅰ级:关节间隙狭窄(50%的关节软骨磨损);Ⅱ级:关节间隙消失;Ⅲ级:轻度骨磨损;Ⅳ级:中度骨磨损;Ⅴ级:严重骨磨损,常有关节半脱位。

3. **关节超声与磁共振成像**　可清楚观察关节软骨、滑膜、韧带、半月板等关节结构的早期改变,对骨关节炎的早期诊断有重要意义。

(四) 诊断要点

1. **症状和体征**　50岁以上、体型肥胖,伴关节运动受限、关节畸形、赫伯登结节、关节间隙局限性压痛、有骨摩擦音(感);双手第2、第3指和第1腕掌关节中有2个以上出现硬组织肥大、掌指关节肿胀,并有1个以上关节出现畸形,结合X线检查结果基本可确诊。

2. **X线及磁共振成像检查**　受累关节间隙变窄、软骨下骨质硬化、关节缘有骨赘形成,或关节畸形。

(五) 治疗

1. **保护关节**　限制关节负重活动,避免过久站立或长距离步行,避免长时间跑、跳、蹲,减少或避免爬楼梯。体重超标者宜减轻体重。患病关节保暖、避风寒。严重时可短期卧床休息,完全制动。急性炎症期对负重关节予以牵引,以防关节面粘连和关节囊挛缩。

2. **局部理疗**　急性期关节发热、肿胀时宜先进行局部冷敷,退热消肿后可应用热敷。慢性期可应用热疗、水疗、超声波、针灸、按摩、牵引、经皮神经电刺激等。

3. **功能锻炼**　在关节不负重的条件下屈伸活动,如坐位进行关节屈伸锻炼及游泳等。

4. **行动支持**　主要减少受累关节负重,可采用手杖、拐杖、助行器等。

5. **改变负重力线**　应用矫形支具或矫形鞋以平衡各关节面的负荷。

6. **药物治疗**　局部药物治疗首选NSAID的乳胶剂、膏剂、贴剂等局部外用药,可镇痛、抗炎,且不良反应轻微。全身镇痛可口服NSAID及软骨保护剂,包括塞来昔布、依托考昔、氨基葡萄糖等。关节内注射糖皮质激素适用于急性发作的剧烈疼痛、夜间痛、关节积液等严重病例,可在数小时或数日之内缓解症状,改善运动功能,但反对多次反复应用。

糖皮质激素
使用

7. **手术治疗**　适用于其他治疗方法无效,或需要改善关节功能、矫正畸形、消除腐蚀关节面的患者。手术方法包括游离体摘除术、通过关节镜行关节清理术、截骨术、关节融合术和人工关节置换术等。

第四节　骨　肿　瘤

一、骨肿瘤总论

骨肿瘤(bone tumor)是指发生在骨内或起源于各种骨组织成分的肿瘤,包括原发性、继发性和转移性骨肿瘤。常发生于长骨生长活跃的部位即干骺端,如股骨远端、胫骨近端、肱骨近端。良性原发性骨肿瘤以骨软骨瘤和软骨瘤多见,恶性原发性骨肿瘤以骨肉瘤和软骨肉瘤多见。其中骨肉瘤多见于青少年。

（一）分类

2013 年 WHO 公布第 4 版骨肿瘤分类法，将骨肿瘤分为 13 类。

1. 软骨源性肿瘤

(1) 良性：骨软骨瘤、软骨瘤、骨软骨黏液瘤等。

(2) 中间型（局部侵袭性）：软骨黏液样纤维瘤和非典型软骨性肿瘤 / 软骨肉瘤（Ⅰ级）。

(3) 中间型（偶见转移）：软骨母细胞瘤。

(4) 恶性：软骨肉瘤（Ⅱ级、Ⅲ级）、去分化软骨肉瘤、间叶性软骨肉瘤和透明细胞软骨肉瘤。

2. 骨源性肿瘤

(1) 良性：骨瘤和骨样骨瘤。

(2) 中间型（局部侵袭性）：骨母细胞瘤。

(3) 恶性：低级别中心型骨肉瘤、普通型骨肉瘤、毛细血管扩张型骨肉瘤等。

3. 纤维源性肿瘤

(1) 中间型（局部侵袭性）：(骨的)促结缔组织增生性纤维瘤。

(2) 恶性：(骨的)纤维肉瘤。

4. 纤维组织细胞增生性肿瘤　良性纤维组织细胞瘤 / 非骨化性纤维瘤。

5. 造血系统肿瘤　浆细胞骨髓瘤、(骨的)孤立性浆细胞瘤、(骨的)原发性非霍奇金淋巴瘤。

6. 富于巨细胞的破骨细胞肿瘤

(1) 良性：小骨的巨细胞病变。

(2) 中间型（局部侵袭性，偶见转移型）：(骨的)巨细胞瘤。

(3) 恶性：骨巨细胞瘤内的恶性病变。

7. 脊索组织肿瘤

(1) 良性：良性脊索样细胞瘤。

(2) 恶性：脊索瘤。

8. 血管性肿瘤

(1) 良性：血管瘤。

(2) 中间型（局部侵袭性，偶见转移型）：上皮样血管瘤。

(3) 恶性：上皮样血管内皮瘤、血管肉瘤。

9. 肌源性肿瘤

(1) 良性：(骨的)平滑肌瘤。

(2) 恶性：(骨的)平滑肌肉瘤。

10. 脂肪源性肿瘤

(1) 良性：(骨的)脂肪瘤。

(2) 恶性：(骨的)脂肪肉瘤。

11. 其他肿瘤　尤因肉瘤、釉质瘤、(骨的)未分化高级别多形性肉瘤。

12. 未明确肿瘤性质的肿瘤

(1) 良性：单纯性骨囊肿、纤维结构不良(纤维异常增殖症)、骨性纤维结构不良等。

(2) 中间型（局部侵袭型）：动脉瘤样骨囊肿、朗格汉斯细胞组织细胞增多症、Erdheim-Chester 病。

13. 肿瘤综合征　Beckwith-Wiedemann 综合征、内生软骨瘤病、Li-Fraumeni 综合征等。

（二）临床表现

疼痛是肿瘤生长迅速的最显著的症状，其中恶性骨肿瘤可发展为持续性剧痛、夜间痛，伴压痛。骨肿瘤患者还可因疼痛、局部肿块和肿胀导致关节活动功能障碍和压迫症状。轻微外伤引起病理性骨折是某些骨肿瘤的首发症状，也是恶性骨肿瘤和骨转移癌的常见并发症。晚期恶性骨肿瘤还可出现贫血、消瘦、食欲缺乏、体重下降、低热等全身症状。

(三) 辅助检查

1. 影像学检查

(1) X线检查：能反映骨与软组织的基本病变。良性骨肿瘤具有界限清楚、密度均匀的特点。恶性骨肿瘤的病灶多不规则，呈虫蚀样或筛孔样，密度不均，界限不清。

(2) CT和MRI检查：可以更清楚地确定骨肿瘤的性质和范围，识别肿瘤侵袭的程度及与邻近组织的关系，协助制订手术方案和评估治疗效果。

(3) 其他检查：ECT检查可以明确病变范围，在病变早期发现骨转移灶。DSA检查可以显示肿瘤的血供情况，有利于进行选择性血管栓塞和注入化疗药物。超声检查可以寻找骨转移癌的原发病灶。

2. 病理检查　是确诊骨肿瘤的最重要的方法。分为穿刺活检和切开活检2种。

3. 生化测定　骨质迅速破坏时，血钙常升高；在成骨性肿瘤如骨肉瘤中，血清碱性磷酸酶多明显升高；尿本周蛋白阳性则可提示骨髓瘤的存在。

4. 现代生物技术检测　遗传学研究发现一些骨肿瘤中有常染色体异常，可以帮助诊断肿瘤并进行分类，也可以更精确地预测肿瘤的行为。

(四) 诊断与分期

1. 诊断要点　骨肿瘤的诊断必须结合临床、影像学和病理学，生化测定也是必要的辅助检查。

2. 外科分期　将外科分级（grade, G）、肿瘤解剖定位（territory, T）和区域性或远处转移（metastasis, M）结合起来综合评价。外科分级可分为3级：G_0（良性）、G_1（低度恶性）和G_2（高度恶性）。肿瘤解剖定位指肿瘤侵袭范围，分为T_0（囊内）、T_1（间室内）和T_2（间室外）。远处转移指肿瘤区域或远处发现转移病灶，分为M_0（无转移）和M_1（转移）。

(五) 治疗

骨肿瘤的治疗应以外科分期为指导，手术疗法根据外科分期选择手术界限和方法，尽量切除肿瘤、保全肢体。

1. 良性骨肿瘤的外科治疗　良性骨肿瘤及瘤样病变可采用刮除植骨术，术中彻底刮除病灶，药物或理化方法杀死残留瘤细胞后置入填充物。骨软骨瘤可采用切除术。

2. 恶性骨肿瘤的外科治疗　保肢治疗的关键是完整切除肿瘤，广泛切除瘤体、包膜、反应区及其周围的部分正常组织。对于就诊较晚、破坏广泛和对其他辅助治疗无效的恶性骨肿瘤，为了解除患者痛苦，截肢术仍是一种重要的有效的治疗方法。但对于截肢术的选择必须持慎重的态度，严格掌握手术适应证，同时也应考虑术后假肢的制作与安装。

3. 化学治疗　新辅助化疗的开展大大提高了恶性骨肿瘤患者的生存率和保肢率。对于骨肉瘤等恶性肿瘤，围手术期的新辅助化疗已经是标准的治疗流程。

4. 放射治疗　放射治疗可强有力地影响恶性肿瘤细胞的增殖能力。对于放疗敏感的恶性肿瘤如尤因肉瘤，可在化疗后或与化疗同时进行放疗，有效控制局部病灶。骨肉瘤对放疗不敏感。

5. 其他治疗　血管栓塞治疗可用于减少血管丰富的肿瘤的术中出血，对不能切除的恶性肿瘤行姑息性治疗。局部动脉内插管化疗辅以栓塞疗法或栓塞后辅以放疗可达到更好的疗效。恶性骨肿瘤的温热-化学疗法可以起到热疗与化疗的叠加作用。

二、骨软骨瘤

骨软骨瘤（osteochondroma）是一种常见的，软骨源性的良性骨肿瘤。好发于青少年。好发部位为长骨干骺端，如股骨远端、胫骨近端和肱骨近端。分为单发性和多发性2种。

(一) 临床表现

可长期无症状，多因发现骨性包块就诊。当肿瘤压迫周围组织或其表面的滑囊发生炎症时可产生疼痛。体格检查可触及肿块。恶变可出现疼痛、肿胀、软组织包块等。

（二）X线表现

单发或多发，在干骺端可见皮质突向软组织的骨性突起，突起表面为软骨帽，不显影，厚薄不一，可呈不规则的钙化影。

骨软骨瘤若发生恶变，可见原来稳定的骨软骨瘤再度生长，骨质破坏，呈云雾状改变及钙化不规则等。

（三）治疗

通常不需治疗。有以下情况者应行切除术：①肿瘤生长过快，有疼痛或影响关节活动功能；②影响邻骨或关节畸形；③压迫神经、血管或肿瘤自身发生骨折；④肿瘤表面滑囊反复感染；⑤病变活跃有恶变的可能性。

三、骨巨细胞瘤

骨巨细胞瘤（giant cell tumor of the bone）是一种交界性或行为不确定的骨肿瘤。好发于20~40岁，女性略多。好发部位为长骨干骺端和椎体，尤其是股骨远端和胫骨近端。分为巨细胞瘤和恶性巨细胞瘤2种。

（一）临床表现

主要症状为疼痛和肿胀，与病情发展相关。局部包块，压之有乒乓球样感觉和压痛，病变关节活动受限。

（二）X线表现

典型特征为骨端偏心位、溶骨性、囊性破坏而无骨膜反应，病灶膨胀生长，骨皮质变薄，呈肥皂泡样改变。

（三）治疗

属 $G_0T_0M_{0-1}$ 者以手术治疗为主，采用切除术加灭活处理，再植入自体或异体骨或骨水泥。对于复发者应行切除或节段切除或假体植入术。属 $G_{1-2}T_{1-2}M_0$ 者采用广泛或根治切除，化疗无效。病变在脊椎者可采用放化疗，但放疗后易变成肉瘤。靶向药物也可用于控制疾病进展和复发。

四、骨肉瘤

骨肉瘤（osteosarcoma）是一种最常见的恶性骨肿瘤，特点是肿瘤产生骨样基质。好发于青少年，好发部位为股骨远端、胫骨近端和肱骨近端的干骺端。存在多种亚型和继发性骨肉瘤。

（一）临床表现

主要症状为局部持续性疼痛，逐渐加重，尤以夜间明显。可伴局部肿块，附近关节活动受限。局部表面皮温升高，静脉怒张。肿瘤晚期可伴全身恶病质表现。部分患者可出现病理性骨折。

（二）X线表现

可表现为不同的形态，密质骨和髓腔有成骨性、溶骨性和混合性骨质破坏，骨膜反应明显，呈侵袭性发展，可见 Codman 三角或呈"日光射线"形态。

（三）治疗

属 $G_2T_{1-2}M_0$ 者采取综合治疗，术前大剂量化疗，然后根据肿瘤浸润范围做保肢手术或截肢术，术后继续大剂量化疗。骨肉瘤极易发生肺转移，属 $G_2T_{1-2}M_1$ 者除上述治疗外，还可行手术切除转移灶。

（赵明沂）

思考题

1. 腰椎间盘突出症的临床表现有哪些？手术适应证有哪些？
2. 如何诊断骨关节炎？其治疗原则主要有哪些？
3. 如何鉴别良性骨肿瘤与恶性骨肿瘤？

第十四章
目标测试

第十五章

中　毒

第十五章
教学课件

第一节　概　述

中毒（intoxication）是指进入人体的化学物质达到中毒量而产生组织和器官损害引起的全身疾病。引起中毒的化学物质称为毒物（toxicant），包括工业性毒物、药物、农药及有毒动植物等。中毒分为急性中毒和慢性中毒。急性中毒是机体一次大剂量暴露或 24 小时内多次暴露于某种或某些有毒物质引起急性病理变化而出现的临床表现，通常发病急、症状重，如不及时治疗可危及生命；慢性中毒常见于职业中毒，指长时间暴露，毒物进入人体蓄积中毒而出现的临床表现，起病慢、病程长，因缺乏特异性诊断指标而易漏诊和误诊。

中毒的诊断应依据毒物接触史、临床表现、实验室毒物检查分析、调查周围环境有无毒物存在，与其他症状相似的疾病相鉴别后作出诊断。病史一般包括接触毒物的时间、中毒环境和途径、毒物名称及剂量、初步治疗情况和既往生活史及健康状况。对临床表现如不明原因的突然昏迷、呕吐、惊厥、呼吸困难和休克患者，或不明原因的发绀、周围神经麻痹、贫血、白细胞减少、血小板减少及肝损伤患者都要考虑到中毒。对有确切毒物接触史的急性中毒患者应分析症状和体征出现的时间顺序是否符合某种毒物中毒的规律，然后进行迅速的体格检查。急性中毒时应常规留取剩余的毒物或可能含毒的标本如呕吐物、胃内容物、血、尿、粪标本等，必要时行毒物分析或细菌培养；而慢性中毒应检查环境或人体内有无毒物存在，以有助于诊断。总之，任何中毒都要了解发病现场情况，查明接触毒物的证据。

治疗因毒物种类、中毒速度与程度及有无特效解毒药等情况的不同而有所不同。治疗原则包括立即终止接触毒物、紧急复苏和对症支持治疗、清除体内尚未吸收的毒物、应用解毒药及预防并发症等。毒物经过物理、化学或生物学过程转化成无毒的物质或毒物未发生性质改变但丧失毒性作用的现象称为解毒（detoxication）。可消除毒物对机体毒害作用的药物称为解毒药（antidote）。根据解毒机制不同，解毒药分为物理性解毒药、化学性解毒药和药理性解毒药 3 类；从临床角度，解毒药可分为非特异性解毒药和特异性解毒药 2 类。非特异性解毒药主要通过药物的理化性质发挥解毒作用，应用范围广泛，但无特异性；而特异性解毒药可特异性针对一种或一类毒物，发生特效作用。

第二节　有机磷类杀虫剂中毒

有机磷类杀虫剂（organophosphorus insecticides，OPI）属有机磷酸酯或硫代磷酸酯类化合物。有机磷类杀虫剂中毒的病死率高，患者常死于呼吸衰竭，严重影响人们的身体健康。

有机磷类杀虫剂是农业生产过程中最常用的杀虫剂,品种繁多。国内生产的有机磷类杀虫剂的毒性按大鼠急性口服的半数致死量(LD_{50})分为 4 类(表 15-1),对其中毒的抢救具有重要的参考价值。

表 15-1　根据大鼠急性口服 LD_{50} 的有机磷类杀虫剂的毒性分类

毒性分类	大鼠的 LD_{50}/(mg/kg)	OPI 品种
剧毒类	<10	甲拌磷(3911)、内吸磷(1059)、对硫磷(1605)等
高毒类	10~100	甲基对硫磷、甲胺磷、氧乐果、敌敌畏等
中度毒类	100~1 000	乐果、倍硫磷、碘依可酯乙硫磷(1240)、美曲膦酯等
低毒类	1 000~5 000	马拉硫磷(4049)、肟硫磷(辛硫磷)、甲基乙酯磷等

(一) 病因与发病机制

有机磷类杀虫剂中毒通常是由于生产、运输、分销、贮存和使用过程中不注意防护或摄入农药污染的食物、故意服毒或误服导致的。有机磷类杀虫剂主要经胃肠、呼吸道及皮肤黏膜吸收,吸收后迅速分布全身各器官,其主要在肝内进行生物转化和代谢。

有机磷类杀虫剂进入人体后,迅速与真性胆碱酯酶的酯解部位结合形成稳定的磷酰化胆碱酯酶,失去分解乙酰胆碱的能力,乙酰胆碱大量蓄积于神经末梢,过度兴奋胆碱能神经,出现一系列毒蕈碱样、烟碱样和中枢神经系统症状,严重者常死于呼吸衰竭。

(二) 临床表现

1. 急性中毒　发病时间与毒物种类、剂量、侵入途径和机体状态(如空腹或进餐)密切相关。口服中毒一般在 10 分钟~2 小时发病;吸入者数分钟至半小时内发病;皮肤吸收后 2~6 小时发病。中毒后的主要表现如下。

(1)毒蕈碱样症状:又称 M 样症状。

1)平滑肌痉挛:瞳孔缩小、腹痛、腹泻等。

2)括约肌松弛:大小便失禁等。

3)腺体分泌增加:大汗、流泪、流涎等。

4)气道分泌物增多:咳嗽、气促、呼吸困难、双肺有干或湿啰音等,严重者出现肺水肿。

(2)烟碱样症状:又称 N 样症状。出现肌纤维颤动、全身肌强直性痉挛,也可出现肌力减退或瘫痪,呼吸肌麻痹引起呼吸衰竭或停止。交感神经节节后纤维末梢释放儿茶酚胺,表现为血压增高和心律失常。

(3)中枢神经系统症状:血 AChE(乙酰胆碱酯酶)浓度明显降低而脑组织 AChE 活力值>60%,通常不出现中毒的症状和体征;脑 AChE 活力值<60%,出现头晕、头痛、烦躁不安、谵妄、抽搐和昏迷,有的发生呼吸、循环衰竭死亡。

(4)局部损害:皮肤接触部位可出现过敏性皮炎、皮肤水疱或剥脱性皮炎;污染眼部时出现结膜充血和瞳孔缩小。

2. 迟发性多发神经病变　见于甲胺磷、敌敌畏、乐果和敌百虫等中毒。急性重度和中度中毒患者症状消失后的 2~3 周出现迟发性多发神经病变,主要累及肢体末端,发生下肢瘫痪、四肢肌肉萎缩等。

3. 中间型综合征　见于甲胺磷、敌敌畏、乐果和久效磷等中毒。多发生在重度中毒后的 24~96 小时及胆碱酯酶(ChE)复能药用量不足的患者,经治疗急性中毒表现消失和迟发性多发神经病变发生前突然出现屈颈肌和四肢近端肌无力,第Ⅲ、Ⅶ、Ⅸ、Ⅹ 对脑神经支配的肌肉无力,可引起通气功能障碍性呼吸困难或衰竭,可导致死亡。

（三）辅助检查

1. 血 ChE 活力测定　为诊断有机磷中毒的特异性实验指标,对判断中毒程度、疗效和预后极为重要。

2. 尿有机磷代谢物测定　在体内对硫磷和甲基对硫磷氧化分解为对硝基酚,敌百虫代谢为三氯乙醇。尿中测出上述毒物代谢产物有助于诊断上述毒物中毒。

3. 其他　ChE 活力正常而神经 - 肌电图检查提示神经源性损害,有助于迟发性多发神经病变的诊断。肌电图检查出现肌诱发电位波幅进行性递减,提示中间型综合征的发生。

（四）诊断与鉴别诊断

诊断需依据毒物接触史、呼出气大蒜味、瞳孔缩小、多汗、肺水肿、肌纤颤和昏迷、全血 ChE 活力降低、血及胃内容物有机磷类杀虫剂及代谢物检测等。有机磷类杀虫剂中毒一般不难诊断。血 ChE 活力降低是确诊的特异性指标,也作为急性中毒分级诊断的重要依据。应与中暑、急性胃肠炎或脑炎及拟除虫菊酯类、甲脒类中毒等相鉴别。

（五）治疗原则

1. 脱离中毒现场　立即将患者撤离中毒现场,迅速脱去污染的衣服。

2. 迅速清除毒物　用肥皂水清洗污染的皮肤、毛发和指甲;眼部污染时用清水、生理盐水、2% 碳酸氢钠溶液或 3% 硼酸溶液冲洗。口服中毒者催吐,用清水、2% 碳酸氢钠溶液(敌百虫遇碱可转变为毒性更强的敌敌畏,故忌用)或 1:5 000 高锰酸钾溶液(甲拌磷、对硫磷、内吸磷和乐果忌用)反复洗胃,直至洗出液清亮为止。然后用硫酸钠 20~40g 溶于 20ml 水中,口服,观察 30 分钟,无导泻作用时再口服或经鼻胃管注入水 500ml。

3. 紧急复苏　有机磷类杀虫剂中毒者常死于肺水肿、呼吸肌麻痹、呼吸中枢衰竭。对上述患者要紧急采取复苏措施,清除呼吸道分泌物,保持气道通畅,吸氧,根据病情应用机械通气。肺水肿应用阿托品,不能应用氨茶碱和吗啡。心脏停搏时行体外心脏按压复苏等。

4. 尽早给予足量的特效解毒药　在清除毒物的同时,应早期、足量、联合和重复应用解毒药,并选用合理的给药途径及择期停药。解毒药包括 ChE 复能药、胆碱受体阻滞药和复方制剂,中毒早期即联合应用才能取得更好的疗效。

(1)ChE 复能药:是有机磷类杀虫剂中毒的主要解毒药,常用药物有氯解磷定、碘解磷定、双复磷等。其中氯解磷定的复能作用强、毒性小,是临床首选的解毒药。

(2)胆碱受体阻滞药:常用阿托品,为 M 胆碱受体阻滞药,可有效缓解毒蕈碱样症状及中枢神经系统症状,对烟碱样症状无明显作用,且无恢复 ChE 活性的作用。直到患者的 M 样症状消失或出现"阿托品化",减少阿托品的剂量或停用。

根据有机磷农药中毒的程度,轻度中毒可单用 ChE 复能药,中、重度可采用 ChE 复能药与胆碱受体阻滞药阿托品联合用药。两药合用时应减少阿托品的用量,避免发生阿托品中毒。

(3)复方制剂:是将生理性拮抗剂与中毒酶复能药组成的复方制剂,国内有解磷注射液(每支含阿托品 3mg、苯那辛 3mg 和氯解磷定 400mg)。

5. 对症治疗　针对多种并发症如酸中毒、低钾血症、严重心律失常、脑水肿、严重呼吸及循环衰竭等积极采取相应的有效措施治疗,急性中毒者应注意呼吸功能支持。

（六）预防

对生产和使用有机磷类杀虫剂的人员要宣传普及防治中毒的常识,生产加工过程中严格执行安全生产制度和操作规程,加强安全防护;搬运和应用农药时应做好安全防护。对于慢性接触者,要定期体检和监测全血胆碱酯酶活力。

典型病案

　　病史摘要：患者，女，40岁，农民。因与家人争吵后服用农药敌敌畏（有机磷类杀虫剂），出现意识不清，呼之不应，抽搐，口吐白沫，即入院治疗。体格检查：T 36.8℃，P 70次/min，BP 110/73mmHg，全身湿冷，中度昏迷。双侧瞳孔针尖样，球结膜水肿，呼出气体有异味，口唇发绀。双肺呼吸音粗，满布中细湿啰音。P 70次/min，无杂音。肠鸣音活跃。

　　病案分析：临床诊断为有机磷农药中毒。治疗原则为立即反复洗胃并行硫酸镁导泻；给予阿托品直至瞳孔出现较前散大，颜面潮红，心率加快，肺湿啰音减少；同时给予氯解磷定。

第三节　急性一氧化碳中毒

　　一氧化碳（carbon monoxide，CO）是无色、无臭和无味的气体。空气中的 CO 浓度达到 12.5% 时有爆炸危险。急性一氧化碳中毒（acute carbon monoxide poisoning）系指吸入过量 CO 引起的中毒，俗称煤气中毒，是常见的生活中毒和职业中毒。

（一）病因与发病机制

　　含碳物质燃烧不完全可产生 CO。日常生活中，一氧化碳中毒的最常见的原因是家庭煤炉取暖和煤气泄漏。连续大量吸烟也可致 CO 中毒。

　　CO 吸入后经肺毛细血管膜迅速弥散，与血液中红细胞的血红蛋白（Hb）结合，形成稳定的 COHb。COHb 不能携带氧且不易解离，COHb 与血红蛋白中的血红素部分结合，抑制氧的释放，加重组织细胞缺氧。CO 可与还原型细胞色素氧化酶的二价铁结合，抑制细胞色素氧化酶活性，阻碍氧的利用。CO 中毒时，体内血管吻合支少且代谢旺盛的器官如大脑和心脏最易遭受损害，导致脑细胞水肿、脑血栓形成、迟发性脑病等。

（二）临床表现

　　1. 急性中毒　　中毒症状与患者血液中的 COHb 浓度、中毒前的健康状况如有无心脑血管病及中毒时的体力活动等有关，按中毒程度可分为 3 级。

　　（1）轻度中毒：血液 COHb 浓度为 10%~20%。患者有不同程度的头痛、头晕、恶心、呕吐、心悸和四肢无力等。脱离中毒环境吸入新鲜空气或氧疗，症状很快消失。

　　（2）中度中毒：血液 COHb 浓度为 30%~40%。患者出现胸闷、气短、呼吸困难、幻觉、视物不清、判断力降低、运动失调、烦躁、嗜睡、意识模糊或浅昏迷、口唇黏膜呈樱桃红色。氧疗后患者可恢复正常且无明显的并发症。

　　（3）重度中毒：血液 COHb 浓度高达 40%~60%。迅速出现昏迷、呼吸抑制、肺水肿、心律失常或心力衰竭。患者可呈去皮质综合征状态，部分患者合并吸入性肺炎。受压部位皮肤可出现红肿和水疱。眼底检查可发现视神经乳头水肿。

　　2. 迟发型神经精神综合征　　急性 CO 中毒患者在意识障碍恢复后，经过 2~60 日的"假愈期"，可出现下列临床表现之一。

　　（1）精神意识障碍：出现痴呆、木僵、谵妄状态或去皮质状态。

　　（2）锥体外系神经障碍：由于基底神经节和苍白球损害，出现帕金森综合征（表情淡漠、四肢肌张力增强、静止性震颤、前冲步态）。

　　（3）锥体系神经损害：如偏瘫、病理反射阳性或小便失禁等。

　　（4）大脑皮质局灶性功能障碍：如失语、失明、不能站立及继发性癫痫等。

　　（5）脑神经及周围神经损害：如视神经萎缩、听神经损害及周围神经病变等。

（三）辅助检查

1. 血液 COHb 检测　目前临床上常用直接分光光度法定量测定 COHb 浓度,通常在 COHb 浓度高达 50% 时才呈阳性反应。

2. 其他　进行脑电图检查和头部 CT 检查,可了解中枢神经系统的病变情况。

（四）诊断与鉴别诊断

根据吸入较高浓度 CO 的接触史,急性发生的中枢神经损害的症状和体征,结合及时血液 COHb 测定结果,按照国家诊断标准《职业性急性一氧化碳中毒诊断标准及处理原则》(GB 8781—1988),可作出急性 CO 中毒的诊断。

急性 CO 中毒应与脑血管意外、脑震荡、脑膜炎、糖尿病酮症酸中毒及其他中毒引起的昏迷相鉴别。

（五）治疗原则

1. 终止 CO 吸入　迅速将患者转移到空气新鲜处,终止 CO 继续吸入。卧床休息,保暖,保持呼吸道畅通。

2. 氧疗　如吸氧或高压氧舱治疗,为关键治疗,可迅速纠正缺氧状态。

3. 重要器官功能支持　有严重冠状动脉粥样硬化病变基础的患者应密切进行心电监测;有心肺基础疾病的患者建议 100% 氧治疗至 COHb 浓度降至 2% 以下。

4. 防治脑水肿　CO 严重中毒后,脑水肿可在 24~48 小时发展到高峰,在积极纠正缺氧的同时给予脱水治疗。20% 甘露醇快速静脉滴注,2~3 日后颅内压增高好转可减量。糖皮质激素有助于减轻脑水肿,但其临床价值尚有待验证。有频繁抽搐者首选地西泮,抽搐停止后再静脉滴注苯妥英钠。

5. 防治并发症和后遗症　保持呼吸道通畅,必要时行气管切开。定时翻身以防压疮和坠积性肺炎的发生。给予营养支持,必要时鼻饲。

第四节　急性毒品中毒

毒品(narcotic)是指国家规定管制的能使人成瘾的麻醉性镇痛药(narcotic analgesics)和精神药物(psychotropic drug),其具有药物依赖、危害和非法性。用于治疗目的即为药品,滥用即为毒品。短时间内滥用、误用或故意使用大量毒品超过耐受量产生相应的临床表现时称为急性毒品中毒(acute narcotic poisoning)。我国将毒品分为麻醉(镇痛)药和精神药 2 类,麻醉(镇痛)药包括阿片类、可卡因类、大麻类等,精神药包括中枢抑制药(镇静催眠药、抗焦虑药)、中枢兴奋剂、致幻剂等。

一、阿片类中毒

（一）病因与发病机制

大多数毒品中毒为滥用所引起的。有时误食、误用或故意大量使用也可中毒。毒品中毒还包括治疗用药过量或频繁用药超过人体耐受性所致。

阿片的主要有效成分为吗啡。进入体内的阿片类药物通过激活中枢神经系统内的阿片受体起作用,产生镇痛、镇静、抑制呼吸、致幻或欣快等作用。大剂量尚可抑制延髓血管运动中枢和释放组胺,导致低血压和心动过缓。长期使用者易产生药物依赖性。

（二）临床表现

常出现昏迷、呼吸抑制和瞳孔缩小(miosis)的"三联征"。吗啡中毒时的"三联征"典型,并伴发绀和血压降低。急性阿片类中毒者大多数于 12 小时内死于呼吸衰竭,存活 48 小时以上者的预后较好。此外,阿片类中毒昏迷者尚可出现横纹肌溶解、肌红蛋白尿、肾衰竭及腔隙综合征(compartment syndrome)。

（三）辅助检查

1. 毒物检测　口服中毒时留取胃内容物、呕吐物或尿液、血液进行毒物定性检查,有条件时测定血药浓度协助诊断。

2. 诊断性治疗　如怀疑某种毒品中毒时,给予相应的解毒药后观察疗效有利于诊断。如怀疑吗啡中毒,静脉给予纳洛酮后可迅速缓解。

3. 其他　动脉血气分析、血糖、电解质等血液生化检查和肝肾功能检查。

（四）诊断

通常根据滥用相关毒品史、临床表现、实验室检查及解毒药试验诊断,同时吸食几种毒品中毒者的诊断较为困难。

阿片类药物中毒患者出现谵妄时,可能同时服用其他精神药或合并脑疾病所致。瞳孔缩小者应鉴别有无镇静催眠药、吩噻嗪类、有机磷类杀虫剂、可乐定中毒或脑桥出血。阿片类物质戒断综合征患者无认知改变,出现认知改变者应寻找其他可能的原因。

（五）治疗原则

1. 复苏支持治疗　毒品中毒合并呼吸、循环衰竭时,首先应进行复苏治疗。

(1)呼吸支持:保持道通畅,必要时行气管插管或气管造口;应用中枢兴奋药苯甲酸钠咖啡因(安钠咖)、尼可刹米;机械通气。禁用氨茶碱。

(2)循环支持:血压降低者静脉输液,必要时应用血管升压药。

(3)纠正代谢紊乱:伴低血糖、酸中毒和电解质平衡失常者应给予相应的处理。

2. 清除毒物　采用催吐、洗胃尽快清除毒物,应用药用炭混悬液可吸附未吸收的毒物。

3. 使用解毒药

(1)纳洛酮(naloxone):可静脉注射、肌内注射、皮下注射或气管内给药,为阿片类中毒的常用解毒药。

(2)纳美芬(nalmefene):治疗吗啡中毒优于纳洛酮。

(3)烯丙吗啡(nalorphine,纳洛芬):化学结构与吗啡类似,用于吗啡及其衍生物或其他镇痛药急性中毒的治疗。

(4)左洛啡烷(levallorphan,烯丙左吗南):为阿片受体拮抗剂,对非阿片类中枢抑制剂中毒的呼吸抑制非但不能逆转,反而加重病情。

(5)纳曲酮(naltrexone):与纳洛酮的结构相似,试用于阿片类药中毒的解毒和预防复吸。

4. 对症治疗　高热应用物理降温;中毒惊厥者应用硫喷妥钠或地西泮;胸壁肌肉强直者应用肌肉松弛药;严重营养不良者给予营养支持疗法。

二、急性镇静催眠药中毒

（一）病因与发病机制

镇静催眠药是中枢神经系统抑制剂,具有镇静、催眠作用,过大剂量可麻醉全身,包括延髓。一次大剂量服用可引起急性镇静催眠药中毒(acute sedative-hypnotics poisoning)。镇静催眠药服用不当(误服或故意大量服用)是中毒的常见原因。长期滥用催眠药可引起耐药性和依赖性而导致慢性中毒,突然停药或减量可引起戒断综合征。临床上应用的镇静催眠药主要有以下几种。

1. 苯二氮䓬类　苯二氮䓬类主要通过与苯二氮䓬受体结合,提高中枢抑制性神经递质 γ- 氨基丁酸(GABA)与 GABA 受体结合的亲和力,从而加强 GABA 对突触后的抑制功能,发挥中枢神经抑制作用。

2. 巴比妥类　巴比妥类也能提高中枢 GABA 能神经的功能,与苯二氮䓬类有类似的作用。但苯二氮䓬类主要选择性地作用于边缘系统,影响情绪和记忆力;而巴比妥类主要作用于网状结构上行激活系统而引起意识障碍,其中枢抑制作用有剂量 - 效应关系,随剂量增加,由镇静、催眠至麻醉,以至于延髓麻痹。

3. 非巴比妥非苯二氮䓬类　非巴比妥非苯二氮䓬类药物对中枢神经系统的作用与巴比妥类相似。

4. 吩噻嗪类　吩噻嗪类主要作用于网状结构,能减轻焦虑紧张、幻觉妄想和病理性思维等精神症状。

（二）临床表现

1. 苯二氮䓬类急性中毒　中枢神经系统抑制较轻,主要症状是嗜睡、头晕、眩晕、乏力、言语含糊不清、意识模糊和共济失调。很少出现严重的症状,如长时间深昏迷和呼吸抑制等。如果出现,应考虑同时服用了其他镇静催眠药或酒等因素。

2. 巴比妥类急性中毒　一次大剂量服用巴比妥类可引起广泛的中枢神经系统抑制,其抑制程度与服用剂量有关。

（1）轻度中毒：嗜睡、情绪不稳定、注意力不集中、记忆减退、共济失调、发音含糊不清、步态不稳和眼球震颤。

（2）重度中毒：进行性中枢神经系统抑制,由嗜睡至深昏迷。呼吸抑制由呼吸浅而慢至呼吸停止。可出现低血压或休克、肌张力下降、腱反射消失、大疱样皮损等表现。长期昏迷患者可并发肺炎、肺水肿、脑水肿和肾衰竭。

3. 非巴比妥非苯二氮䓬类急性中毒　症状与巴比妥类中毒相似,但不同的药物各有特点。如水合氯醛中毒可有心律失常、肝肾损伤;格鲁米特中毒的意识障碍有周期性波动,有抗胆碱能神经症状如瞳孔散大等;甲丙氨酯中毒常有血压下降;甲喹酮中毒可有明显的呼吸抑制,出现锥体束征(如肌阵挛、抽搐,甚至癫痫发作等)。

4. 吩噻嗪类急性中毒　最常见的为锥体外系反应,如帕金森综合征、静坐不能(akathisia)、急性肌张力障碍反应如斜颈、吞咽困难和牙关紧闭等。

（三）辅助检查

1. 血液、尿液、胃液中的药物浓度测定　对诊断具有参考意义。血清苯二氮䓬类浓度对判断中毒严重程度的作用有限,因其活性代谢物的半衰期及个人的药物排出速度不同。

2. 其他　血糖、尿素氮、肌酐和电解质等血液生化检查,动脉血气分析等。

（四）诊断

急性镇静催眠药中毒的诊断依据有服用大量镇静催眠药史;相应的中枢神经系统抑制的临床表现,如意识障碍、呼吸抑制及血压下降等;胃液、血液或尿液中检出镇静催眠药或其代谢产物。

对病史不清者需与其他导致昏迷的疾病相鉴别,如高血压急症、癫痫、糖尿病、肝性脑病、肾衰竭及其他中毒等。

（五）治疗原则

1. 维持昏迷患者的重要器官功能。

2. 清除毒物。

3. 特效解毒疗法。巴比妥类和吩噻嗪类药物中毒无特效解毒药。氟马西尼是苯二氮䓬类受体拮抗剂,可通过竞争性地抑制苯二氮䓬类受体,阻断此类药物的中枢神经系统抑制作用。

4. 防治并发症。

第五节　急性酒精中毒

乙醇(ethanol)又名酒精,是无色、易燃、易挥发的液体,具有醇香气味,能与水和大多数有机溶剂混溶。一次饮入过量酒精或酒类饮料引起兴奋继而抑制的状态称为急性酒精中毒或急性乙醇中毒（acute ethanol poisoning）。

（一）病因与发病机制

酒精中毒主要由酗酒所致。若大量饮酒摄入的乙醇和乙醛超过机体的代谢速度，则蓄积于体内造成中毒。血中的乙醇增高时可抑制大脑皮质、边缘系统、网状结构、小脑等，引起相应的临床症状。浓度极高时可抑制延髓呼吸中枢，引起呼吸、循环衰竭而死亡。

（二）临床表现

一次大量饮酒引起中枢神经系统抑制，症状与饮酒量、血清乙醇浓度及个人耐受性相关，临床分为 3 期。

1. 兴奋期 血清乙醇浓度达到 11mmol/L（50mg/dl）时出现头痛、欣快、兴奋；超过 16mmol/L（75mg/dl）时出现健谈、饶舌、情绪不稳定、自负、易激怒，可有粗鲁行为或攻击行动，也可能沉默、孤僻等行为；达到 22mmol/L（100mg/dl）时驾车易发生车祸。

2. 共济失调期 血清乙醇浓度达到 33mmol/L（150mg/dl）时出现肌肉运动不协调、行动笨拙、言语含糊不清、眼球震颤、视物模糊、复视、步态不稳，出现明显的共济失调；达到 43mmol/L（200mg/dl）时出现恶心、呕吐、困倦。

3. 昏迷期 血清乙醇浓度升至 54mmol/L（250mg/dl）时患者进入昏迷期，表现为昏睡、瞳孔散大、体温降低；超过 87mmol/L（400mg/dl）时患者陷入深昏迷，表现为昏睡、瞳孔散大、体温降低、血压下降、心率增快，甚至出现呼吸、循环麻痹而危及生命。

此外，重症患者可并发意外损伤，酸碱平衡失衡，水、电解质紊乱，低血糖症，肺炎，急性肌病，急性肾衰竭等。

（三）辅助检查

1. 血清乙醇浓度测定 可明确诊断，急性酒精中毒时呼出气中的乙醇浓度与血清乙醇浓度相当。

2. 其他 动脉血气分析、血电解质和血糖浓度测定、肝功能检查及心电图检查等。

（四）诊断与鉴别诊断

饮酒史结合临床表现，如中枢神经系统抑制症状、呼气酒味等。血清或呼出气中的乙醇浓度测定可明确诊断。本病应与可引起意识障碍的其他疾病如镇静催眠药中毒、一氧化碳中毒、脑血管意外、糖尿病昏迷、颅脑外伤等相鉴别。

（五）治疗原则

1. 催吐，维持生命体征，加强代谢。

2. 监测血糖水平。低血糖是急性酒精中毒的最严重的并发症之一，应密切监测血糖水平。急性意识障碍者可考虑静脉注射葡萄糖。

3. 药物治疗。烦躁不安或过度兴奋者可用小剂量地西泮。纳洛酮可用于急性酒精中毒的治疗，对酒精中毒所致的意识障碍、呼吸抑制和休克有较好的疗效。避免用吗啡、氯丙嗪、苯巴比妥类镇静药。

第六节 高 原 病

海拔 3 000m 以上的地区称为高原。高原空气稀薄，大气压和氧分压低，气候寒冷干燥，紫外线辐射强。因对高原环境适应不足而发生的以缺氧为突出表现的一组疾病称为高原病（high altitude sickness），或称高原适应不全症（unacclimatization to high altitude），又称高山病（mountain sickness）。高原病也可发生于海拔 3 000m 以下的地区。高原病是高原旅行者常见的病死原因。

（一）病因与发病机制

高原地区的大气压和氧分压降低,进入高原后人体吸入气的氧分压明显下降,氧供发生严重障碍。低压性低氧血症是急性高原病的重要原因。

从平原进入高原,为适应低氧环境,机体需要适应性改变以维持毛细血管内的血液与组织间的必要压力阶差。每个人对高原缺氧的适应能力有限,过度缺氧时易发生适应不全,引发高原病。

（二）临床表现

1. 急性高原病

(1)急性高原反应:很常见。未适应者进入高原地区 6~24 小时发病,出现双额部疼痛、心悸、胸闷、气短、厌食、恶心、呕吐等。中枢神经系统症状与过量饮酒类似。通常在高原停留 24~48 小时症状缓解,数日后症状消失。少数发展成高原肺水肿和/或高原脑水肿。

(2)高原肺水肿:系常见且致命的高原病。在快速进入高原地区 2~4 日内发病,先出现急性高原反应,继而出现心动过速、呼吸困难、干咳加重、端坐呼吸、咳白色或粉红色泡沫样痰,肺部可闻及干、湿啰音。

(3)高原脑水肿:又称为神经性高原病,系罕见且严重的急性高原病。大多数在进入高原地区 1~3 日后发病,出现剧烈头痛伴呕吐、精神错乱、共济失调、幻听、幻视、言语障碍及定向障碍,病情加重可出现步态不稳、嗜睡、木僵或昏迷,或出现惊厥。

2. 慢性高原病　较少见,有慢性高原反应、高原红细胞增多症、高原血压改变、高原性心脏病几种临床类型。

（三）辅助检查

1. 血液学检查　急性高原病可有轻度白细胞数量增多。

2. 心电图检查　慢性高原性心脏病患者表现为电轴右偏,肺型 P 波,右心室肥大劳损,T 波倒置和/或右束支传导阻滞。

3. 胸部 X 线检查　高原肺水肿患者的胸片显示双肺弥散性斑片或云絮状模糊阴影。高原性心脏病表现为肺动脉明显突出,右心室增大。

4. 肺功能检查　高原肺水肿表现为低氧血症、低碳酸血症和呼吸性碱中毒;高原性心脏病表现为低氧血症和 $PaCO_2$ 增高。

（四）诊断与鉴别诊断

高原病的诊断依据包括进入高海拔或高原地区后发病;其症状与海拔、攀登速度和有无适应明显相关;除外类似于高原病表现的相关疾病;氧疗或易地治疗明显有效。此外,不同临床类型的高原病要与相关疾病相鉴别。

（五）治疗原则

1. 急性高原反应

(1)休息和氧疗:应终止攀登,卧床休息和补充液体,经鼻导管或面罩吸氧,几乎全部病例症状可以缓解。

(2)药物治疗:头痛者应用阿司匹林、对乙酰氨基酚、布洛芬等;恶心、呕吐者给予丙氯拉嗪;严重病例可使用地塞米松或联合应用地塞米松和乙酰唑胺。

(3)易地治疗:症状不缓解甚至恶化者,尽快将患者转送到低海拔地区,以改善症状。

2. 高原肺水肿

(1)休息和氧疗。

(2)易地治疗:氧疗无效时,应立即转送到海拔较低的地区。

(3)药物治疗:不能及时转送的患者给予硝苯地平降低肺动脉压和改善氧合作用;给予氨茶碱解除支气管痉挛、强心、利尿和显著降低肺动脉压;应用呋塞米减少血容量,减轻心脏负荷;严重者使用皮质激素治疗;出现快速性心房颤动时应用洋地黄和抗血小板药。

3. 高原脑水肿　治疗基本与急性高原反应和高原肺水肿相同。早期识别是成功治疗的关键。给予甘露醇和呋塞米降低颅内高压。昏迷患者应注意保持气道通畅,必要时行气管插管。

(姜　威)

思考题

1. 何谓急性毒品中毒? 阿片类中毒的主要临床表现有哪些?
2. 试述急性高原病的分类和主要临床表现。
3. 试述有机磷类杀虫剂中毒的主要治疗原则。

第十五章
目标测试

参考文献

［1］万学红, 卢雪峰. 诊断学. 9 版. 北京: 人民卫生出版社, 2018.

［2］葛均波, 徐永健, 王辰. 内科学. 9 版. 北京: 人民卫生出版社, 2018.

［3］桂庆军, 尹凯. 临床基本技能学 (诊断技能分册). 2 版. 北京: 科学出版社, 2017.

［4］罗伯特 J. 奇波利, 琳达 M. 斯特兰德, 彼得 C. 莫利. 药学监护实践方法 (以患者为中心的药物治疗管理服务): 第 3 版. 康震, 金有豫, 朱珠, 等译. 北京: 化学工业出版社, 2016.

［5］陈孝平, 汪建平, 赵继宗. 外科学. 9 版. 北京: 人民卫生出版社, 2018.

［6］步宏, 李一雷. 病理学. 9 版. 北京: 人民卫生出版社, 2018.

［7］李桂源. 病理生理学. 2 版. 北京: 人民卫生出版社, 2010.

［8］MASHITA K, TANABE F, IWAMOTO M. Adaptation and the use of vasodilator agents in circulatory diseases. Chiryo, 1964, 46: 386-395.

［9］FU D G. Cardiac arrhythmias: diagnosis, symptoms, and treatments. Cell biochemistry and biophysics, 2015, 73 (2): 291-296.

［10］GARJÓN J, SAIZ L C, AZPARREN A, et al. First-line combination therapy versus first-line monotherapy for primary hypertension (review). Cochrane database of systematic reviews, 2020, 2 (2): CD010316.

［11］SINAGRA G, ELLIOTT P M, MERLO M. Dilated cardiomyopathy: so many cardiomyopathies! European heart journal, 2020, 41 (39): 3784-3786.

［12］FROSTEGÅRD J. Immunity, atherosclerosis and cardiovascular disease. BMC medicine, 2013, 11 (1): 117.

［13］王庭槐. 生理学. 9 版. 北京: 人民卫生出版社, 2018.

［14］董卫国. 消化系统. 北京: 人民卫生出版社, 2015.

［15］陈生弟, 高成阁. 神经与精神疾病. 北京: 人民卫生出版社, 2015.

中文索引

英文索引